清·陳夢雷　等編

古今圖書集成

醫部全録

（點校本）

第三册　診斷

（卷七一—卷九二）

人民衛生出版社

U0880036

圖書在版編目(CIP)數據

古今圖書集成醫部全録. 第三册. 診斷/(清)陳夢雷等編.—北京: 人民衛生出版社，1988. 10(2024.12)重印

ISBN 978-7-117-00504-3

Ⅰ. 古…　Ⅱ. 陳…　Ⅲ. ①中國醫藥學-古籍-匯編　②中國診斷學-古籍-匯編　Ⅳ. R2-52

中國版本圖書館 CIP 數據核字(2006)第 110018 號

人衛智網　**www.ipmph.com**　**醫學教育、學術、考試、健康，購書智慧智能綜合服務平臺**
人衛官網　**www.pmph.com**　**人衛官方資訊發布平臺**

版权所有，侵权必究！

古今圖書集成醫部全録(點校本)

第　三　册

診　斷

(卷七一——卷九二)

編　　者：清·陳夢雷等
出版發行：人民衛生出版社(中繼綫 010-59780011)
地　　址：北京市朝陽區潘家園南里 19 號
郵　　編：100021
E - mail：pmph @ pmph. com
購書熱綫：010-59787592　010-59787584　010-65264830
印　　刷：三河市宏達印刷有限公司
經　　銷：新華書店
開　　本：787×1092　1/16　**印張：**38. 5
字　　數：566 千字
版　　次：1988 年 5 月第 1 版　2024 年 12 月第 1 版第 15 次印刷
標準書號：ISBN 978-7-117-00504-3
定　　價：57. 00 元
打擊盜版舉報電話：010-59787491　E-mail：WQ @ pmph.com
質量問題聯系電話：010-59787234　E-mail：zhiliang @ pmph.com
數字融合服務電話：4001118166　E-mail：zengzhi @ pmph.com

内容簡介

本書是《古今圖書集成醫部全録》的『脈法』和『外診』部分（原卷次71—92卷）。在這一部分内所介紹的都是關於中醫診法上的具體内容——望（望形體、面色、舌色、舌苔、指紋……）、聞（聞喘息、聲音、咳唾……）、問（問性情、喜、惡、寒熱、汗、頭身、二便、飲食、胷膈、聾、渴、經期……）等外診法和切脈法（寸、關、尺、三部九候……），簡稱四診法。中醫的醫療特點——辨證論治，就是由四診法而來的。

本書彙集了三十四種醫學著作，其中有六種專講四診的名著。此外更有三種有關四診法的文獻。按内容和時間先後系統地對四診法作了詳盡的敍述，對研究中醫的診法有極大的實用價值。讀了本書，可以系統地學習到四診法。

本書可作中、西醫學習和研究中醫診法的參考書。

出版者的話

在浩如烟海的古醫籍中，保存了中國醫藥學精湛的理論和豐富的臨證經驗。爲繼承發揚祖國醫藥學遺産，過去，我社影印、排印出版了一批古醫籍，以應急需。根據中共中央和國務院關於加强古籍整理的指示精神，以及衛生部一九八二年制定的《中醫古籍整理出版規劃》的要求，今後，我社將經過中醫專家、學者和研究人員在最佳版本基礎上整理的古醫籍，做到有計劃、有系統地陸續出版，以滿足廣大讀者和中醫藥人員的需要。

這次中醫古籍整理出版，力求保持原書原貌，並注意吸收中醫文史研究的新發現、新考證；有些醫籍經過整理後，在一定程度上可反映出當代學術研究的水平。然而，歷代中醫古籍所涉及的内容是極其廣博的，所跨越的年代也是極其久遠的。由於歷史條件所限，有些醫籍夾雜一些不當之説，或迷信色彩，或現代科學尚不能解釋的内容（如本册太素脈）等，希望讀者以辯證唯物主義的觀點加以分析，正確對待，認真研究，從中吸取精華，以推動中醫學術的進一步發展。

古今圖書集成醫部全録目録

卷七十四

卷七十五

卷七十六

卷七十七

卷七十八

卷七十九

卷八十一

卷八十五

卷八十六

卷八十七

卷八十八

卷九十一

卷九十二

古今圖書集成醫部全録卷七十一

脈　法

黄帝素問

陰陽應象大論

善診者，察色按脈，先别陰陽。審清濁，而知部分；視喘息，聽音聲，而知所苦；觀權衡規矩，而知病所主；按尺寸，觀浮沉滑濇，而知病所生以治。無過以診，則不失矣。

註　色爲陽，血爲陰，色有陰陽，而脈亦有陰陽。夫色有清明濁暗，五色之見於面也，各有部分，審清濁而知病之從來，知部分則知病之所在。《金匱要略》曰：息揺肩者，心中堅；息引心中上氣者，欬；息張口短氣者，肺痿唾沫。又曰：吸而微數，其病在中焦，實也，當下之則愈。虚則不治。在上焦，其吸促；在下焦，其吸遠。此皆難治。呼吸動揺振振者，不治。又曰：病人語聲寂寂然，喜驚呼者，骨節間病；語聲喑喑然不徹者，心膈間病；語聲啾啾然細而長者，頭中病。平脈篇曰：病人欠者無病也，脈之呻者病也。言遲者風也；揺頭者裹病也；裹實護腹如懷卵物者，心痛也。此視喘息聽音聲而知所苦也。視權衡規矩而知所苦者，觀四時所應之脈而知病之所主者何臟。按尺寸觀浮沉滑濇而知病所生以治者，寸主在上爲陽，尺主在下爲陰；浮爲在表爲陽，沉爲在裹爲陰；滑主氣爲陽，濇主血爲陰。審察脈之上下表裹氣血，而知病之生於陰生於陽，而以法治之也。夫診有五過，診無差誤，則治之不失矣。

陰陽别論

黄帝問曰：人有四經十二從，何謂？岐伯曰：四經應四時，十二從應十二月，十二月應十二脈。脈有陰陽，知陽者知陰，知陰者知陽。凡陽有五，五五二十五陽。所謂陰者，真臟也，見則爲敗，敗必死也。所謂陽者，胃脘之陽也。別於陽者，知病處也；別於陰者，知死生之期。三陽在頭，三陰在手，所謂一也。別於陽者，知病忌時；別於陰者，知死生之期。謹熟陰陽，無與衆謀。所謂陰陽者，去者爲陰，至者爲陽；靜者爲陰，動者爲陽；遲者爲陰，數者爲陽。凡持真脈之臟脈者，肝至懸絶急十八日死，心至懸絶九日死，肺至懸絶十二日死，腎至懸絶七日死，脾至懸絶四日死。

註　四經者，春脈弦、夏脈鉤、秋脈毛、冬脈石，應四時之氣也。十二從者，手足三陰三陽之氣，從手太陰順行至足厥陰也。應十二月者，手太陰應正月寅，手陽明應二月卯，足陽明應三月辰，足太陰應四月巳，手少陰應五月午，手太陽應六月未，足膀胱應七月申，足少陰應八月酉，手厥陰應九月戌，手少陽應十月亥，足少陽應十一月子，足厥陰應十二月丑。十二脈者，六腑六臟之經脈。十二經脈乃臟腑陰陽配合，故知陽者可以知陰，知陰者可以知陽，能知陰陽，可別死生。夫胃脘之陽，資養五臟，五臟相生而各有五，是以五五二十五陽也。五臟爲陰，如無陽和之胃氣，而真臟之脈見，則臟氣爲敗必死。所謂二十五陽者，乃胃脘所生之陽氣也。四時五臟，皆得微和之胃氣，故爲二十五陽也。能別陽和之胃氣，則一有不和，便可知病處。能別真臟之陰脈，則知肝脈至者期十八日死，心脈至者九日死也。手足三陽之脈，手走頭而頭走足，故曰三陽在頭。手足三陰之脈，足走腹而腹走手，故曰三陰在手。十二經脈雖有手足陰陽之分，然皆一以貫通也。能別於陽之脈證者，知一陽二陽三陽之發病及陽結之爲病也。至於三陽搏鼓三日死，二陽俱搏十日死，忌，死忌也，言別於陽者知所病之證及死忌時也。別於陰之脈者，知一陰二陰三陰之發，病及肝之心，心之肺，以至於陰搏之死證也。所謂陰陽者，胃脘之陽，真臟之陰，手足之三陽，手足之三陰也。言審辨陰陽之脈，謹熟之於心，應之於手，無與衆相謀論也。手足之陰陽，乃六臟六腑之經脈，故當以脈之來去、動靜、遲數而分別其陰陽。懸絶者，真臟孤懸而絶無胃氣之陽和也。急者，肝死脈來急益勁，如張弓弦也，木生於地，故死於九九之數。肺主天氣，絶於六六之期。水火本於先天，故死於生成之數。脾土寄於四季，故絶於四日之周。五臟死期，總合大衍之數。

鼓一陽曰鉤，鼓一陰曰毛，鼓陽勝急曰弦，鼓陽至而絶曰石，陰陽相過曰溜。

註　鼓，動也。一陽之氣初升，故其脈如弦之端直，以應春生之氣。一陰之氣初升，故其脈如毛之輕柔，以應秋陰之氣。陽氣正盛，故其脈來盛去悠，如鉤之急，以應夏熱之氣。至者爲陽，陽氣伏藏，故脈雖鼓至而斷絶，以應冬藏之氣。溜，滑也。陰陽相遇，其脈則滑，長夏之時，陽氣微下，陰氣微上，陰陽相過，故脈滑也。

六節臟象論

人迎一盛病在少陽，二盛病在太陽，三盛病在陽明，四盛以上爲格陽。

註　左爲人迎，右爲氣口。蓋陽氣從左而行於右，陰氣從右而行於左，故以人迎以候三陽之氣。一盛病在少陽，少陽主春升之氣也。太陽主夏，陽明主秋。四盛以上者，言人之陰陽惟陽太盛，名曰格陽。蓋陽主在外，陽格於外，不得三陰中見之化以和之，此三陽之太過也。

寸口一盛病在厥陰，二盛病在少陰，三盛病在太陰，四盛以上爲關陰。

註　寸口，手太陰之兩脈口，以候三陰之氣也。厥陰主乙木春生之氣，故寸口一盛，病在厥陰。二之氣少陰，三之氣太陰。四盛以上者，人之陰陽惟陰太盛，名曰關陰。蓋陰氣主内，關陰於内，不得三陽中見之化以和之，此三陰之太過也。

人迎與寸口，俱盛四倍以上爲關格，關格之脈羸，不能極於天地之精氣則死矣。

註　俱四倍以上者，陰陽俱亢極也。天有陰陽，地有陰陽，陽盛之下陰精承之，陰盛之下陽氣承之，陰陽承制而交相生化者也。人生於天地氣交之中，陰陽和平，是爲無病。如陰陽俱盛而不和，是不能及於天地陰陽精氣之承制，則死矣。

五臟生成篇

心之合脈也，其榮色也。多食鹹，則脈凝泣而色變。

註　心主血，故合於脈。經云：脈出於氣口，色見於明堂。心之華在面，故其榮在色。多食鹹，則水味太過而傷心，其脈凝泣而色變矣。

諸脈者皆屬於目。凝於脈者爲泣。

註　五臟六腑之精，十二經脈，皆上注於目。衝任之血，溢於皮膚，滲於絡脈，故凝於皮膚則爲痺，凝於絡脈則泣濇而不能流行矣。

診病之始，五決爲紀。欲知其始，先建其母。所謂五決者，五脈也。

註　始者，言邪始在三陰三陽之氣分也。五決者，審别五臟陰陽之經氣以決其病也。欲知其病之始在某經，先分立五臟爲根本，審其邪病某經之氣某臟之經也。

夫脈之大小、滑濇、浮沉，可以指别；五臟之象，可以類推；五臟相音，可以意識；五色微診，可以目察。能合色脈，可以萬全。

註　小者正氣虚，大者邪氣盛；滑主血傷，濇爲少氣；浮爲在外在腑，沉爲在内在臟。此六者，脈之提綱，可以指别也。五臟在内而氣象見於外，以五行之理可類而推之。五臟之相合於五音，發而爲聲，可以意識。視五色之微見，可以目内察之。能審色脈之相應，以辨病之死生，則萬全而無失矣。

赤脈之至也，喘而堅。診曰有積氣在中，時害於食，名曰心痺。得之外疾，思慮而心虚，故邪從之。

註　赤當脈，脈合心，故曰赤脈之至也。喘，急疾也。心脈之至急而牢，主積氣於中，當時害於食。蓋食氣入胃，濁氣歸心，淫精於脈。有積於中，故害於食，名曰心痺，積氣痺閉於心下也。此得之外淫之邪，因思慮而心虚，故邪氣乘虚而留於内也。

白脈之至也，喘而浮。上虚下實，驚，有積氣在胷中，喘而虚，名曰肺痺寒熱，得之醉而使内也。

註　呼吸急則脈亦急，故以呼吸之喘息以形容脈之急疾也。肺主氣而虚，故脈浮。病氣而不病血，病上而不病下，故脈上虚而下實也。陽氣虚則善爲驚，胷中爲氣之海，上注於肺，以司呼吸，邪積於上，則膻中之正氣反虚，故爲虚喘也。臟真高於肺，主行榮衛陰陽，陰陽虚乘，則爲往來之寒熱矣。酒者熟穀之液，其氣慓悍，入於胃中則胃脹，氣上逆則滿於胷中，醉而使内，則氣上逆，故有積氣在胷中也。入房太過則傷腎，腎爲本，肺爲末，本傷，故肺虚也。

青脈之至也，長而左右彈。有積氣在心下支胠，名曰肝痺。得之寒濕，與疝同法，腰痛足清頭痛。

註　脈長而彈，弦而急也，弦則爲減，諸急爲寒，此得之寒濕而陽氣受傷，故弦急也。邪在心下支胠間，故脈左右彈也。清濕，地氣之中人也，必從足始。足厥陰之脈，從足上膕入毛中，過陰器〔一〕，抵小腹，布脅肋，故病證與疝痛相同，而腰痛足冷也。厥陰與督脈會於巔，故頭痛也。

黄脈之至也，大而虚。有積氣在腹中，有厥氣，名曰厥疝。女子同法。得之疾使四肢汗出當風。

註　脾屬四肢，四肢汗出當風，則風濕内乘於脾而爲積氣，脾氣不能灌溉於四旁，則逆於中而爲厥氣矣。名曰厥疝者，氣逆而痛也。夫男女氣血相同，受病亦屬同法，故於中央土臟而曰女子同法者，欲類推於四臟也。

黑脈之至也，上堅而大。有積氣在小腹與陰，名曰腎痺。得之沐浴，清水而卧。

註　尺以候腎，黑脈之至，上堅而大者，腎臟有積而腎脈堅大也。上堅者，堅大在上而脈不沉也。與陰者，小腹而兼於前陰也。清水，冷水也。腎臟寒水主氣，亦同氣相感也。

移精變氣論

色脈者，上帝之所貴也，先師之所傳也。上古使僦貸季理色脈而通神明，合之金木水火土、四時、八風、六合，不離其常，變化相移，以觀其妙，以知其要。欲知其要，則色脈是矣。色以應日，脈以應月，常求其要，則其要也。夫色之變化，以應四時之脈，此上帝之所貴，以合於神明也，所以遠死而近生。生道之長，命曰聖王。

註　天有八風，在人則有五經之風，謂調理五脈之邪也。色者氣之華，脈乃精之液，變化相移者，移精變氣也。觀其移精變氣以通神明之妙，欲知其要，則色脈是矣。日月者，天地陰陽之精也。色爲陽，脈爲陰，常求其色脈之要，總不外乎陰陽，故知色以應日，脈以應月，則其要在是矣。夫色之變化，五色以應四時之脈，色生於脈也。能貴重色脈以合於神明，所以遠死而近生，生道以長，是謂聖王。

脈要精微論

黄帝問曰：診法何如？岐伯對曰：診法常以平旦，陰氣未動，陽氣未散，飲食未進，經脈未盛，絡脈調匀，

註〔一〕器　原作氣，據《靈樞》經脈改。

氣血未亂，故乃可診有過之脈。切脈動静，而視精明察五色，觀五臟有餘不足，六腑强弱，形之盛衰，以此參伍，决死生之分。

註　飲食於胃，淫精於脈，脈氣流經，經脈盛則絡脈虚，是以飲食未進，則經絡調匀，血氣未亂，故可診有過之脈。動静者，陰陽動静也，精明五臟之精神，見於聲色也。切脈觀色，以知臟腑强弱虚實，兼視形體之盛衰，以此參伍錯綜而斟酌之，以决其死生之分焉。

夫脈者，血之腑也。長則氣治，短則氣病。數則煩心，大則病進。上盛則氣高，下盛則氣脹。代則氣衰，細則氣少，濇則心痛。渾渾革至如涌泉，病進而色弊。綿綿其去如弦絶死。

註　血行脈中，脈故爲血之腑。榮氣宗氣行於脈中，衛氣行於脈外，脈隨氣行，故脈長則氣平，脈短則氣病矣。心主血，脈數乃熱迫所生，故煩心。大則病進於脈内。上盛謂寸口脈盛，主氣上升而氣高。下盛謂尺中脈盛，主氣下逆而爲脹。代脈者動而中止，不能自還，主氣之衰敗也。脈中之榮氣宗氣不足，故脈細如絲。濇主少血，故心虚而爲痛矣。渾渾，濁亂疾流之貌；革至者，迥易於平常也。此血脈受邪而内亂如涌泉也。夫色生於血，病進於脈，而色亦敗惡矣。綿綿其去，如弦細而欲絶者，形容其脈去之象也。病進而脈至如此之盛，血亡而脈去如此之衰，血者神氣也，邪盛正亡，不治之死證矣。

帝曰：脈其四時動奈何？知病之所在奈何？知病之所變奈何？知病乍在内奈何？知病乍在外奈何？請問此五者，可得聞乎？

註　言脈合陰陽四時，診脈而知病之所在，病成而變爲他病，候尺寸以分别臟腑外内、上下、左右，曲盡其脈要精微之理。

岐伯曰：請言其與天運轉大也。萬物之外，六合之内，天地之變，陰陽之應。彼春之暖，爲夏之暑；彼秋之忿，爲冬之怒。四變之動，脈與之上下，以春應中規，夏應中矩，秋應中衡，冬應中權。是故冬至四十五日，陽氣微上，陰氣微下。夏至四十五日，陰氣微上，陽氣微下。陰陽有時，與脈爲期；期而相失，知脈所分；分之有期，故知死時。微妙在脈，不可不察；察之有紀，從陰陽始；始之有經，從五行生；生之有度，四時爲宜。補瀉勿失，與天地如一，得一之情，以知死生。是故聲合五音，色合五行，脈合陰陽。

註　人之陰陽出入，與天運轉之大相合。天氣包乎萬物之外，運轉於六合之内。其變動之應，彼春之煖爲夏之暑，言陽氣從生升而至於盛長也。彼秋之忿爲冬之怒，言陰氣自清肅而至於凛冽也。此四時陰陽之變動，而脈亦與之上下浮沉也。春時天氣始生，而脈耎弱，輕虚而滑，如規之圓轉而動也。夏時天氣正方，其脈洪大，如矩之方正而盛也。秋時天氣始降，其脈浮平，有如衡之平準也。冬時天氣閉藏，其脈沉石，有如權之下垂也。四十五日者，從冬至而至立春，從夏至而至立秋。冬至一陽初生，陽氣微上，陰氣微下，至春而陽氣方始，至夏盛長，而陰氣下藏矣。夏至一陰初生，陰氣微上，陽氣微下，至秋而陰氣清涼，至冬凛冽而陽氣伏消矣。陰陽升降，出入離合有期，而脈亦與之相應如期，而脈氣相失，則知脈之所分，分之有期，故知死時也。察脈之綱領，當從陰陽始，即冬至陽氣微上，夏至陰氣微上，陰陽上下，自有經常之理。然又從五行而生，如春木生夏火，火生長夏土，土生秋金，金生冬水，水生春木，生之有度，而四時爲五行相生之宜矣。夫四時有未至而至、至而不至、至而太過、至而不及，而人亦應之。是以脈之不及則補之，太過則瀉之，與天地四時太過不及、陰陽之道，合之如一。得一之情，可以知死生矣。然必聲合天地之五音，色合天地之五行，脈合天地之陰陽，而始能得一之情以知死生也。

是故持脈有道，虚静爲保。春日浮，如魚之遊在波。夏日在膚，泛泛乎萬物有餘。秋日下膚，蟄蟲將去。冬日在骨，蟄蟲周密，君子居室。故曰知内者，按而紀之；知外者，終而始之。此六者，持脈之大法。

註　欲知四時五行陰陽外内，在診脈之精微，故當虚静其心志，守而勿失。魚在波，雖出而未浮，如春升初出之象。在膚，浮在外也，泛泛充滿之象，萬物有餘，盛長之極也。秋氣降收，如蟄蟲之將去外而内藏之象。冬令閉藏，故脈沉在骨，如蟄蟲之封閉，如君子之居室，藏而勿出也。然欲知在内臟腑陰陽之虚實者，按其脈而記之；欲知外之四時陰陽者，終而始之。蓋陽氣之始者，陰氣之將終也，以陰陽之出入而應四時之脈也。

心脈搏堅而長，當病舌卷不能言。其軟而散者，當消環自已。

註　脈搏擊應手有力而長，此爲太過之脈，心火太過，故當病舌卷。心主言，故不能言。其軟而散者，此爲不足之脈，心液不足，則火鬱而爲消渴之病。心藏神，得神機環轉而病自已也。

肺脈搏堅而長，當病唾血。其軟而散者，當病灌汗，至令不復散發也。

註　肺主氣而主行榮衛，陰陽氣盛，太過則血隨而上逆。其不及，當病灌汗。灌汗者，脾土灌溉之汗。蓋脾氣散津，上歸於肺，肺氣通調而後水津四布。今肺氣虚不能輸布水液，脾氣自灌於肌腠皮膚，至令肺氣不復通調而散發也。

肝脈搏堅而長，色不青，當病墜若搏。因血在脅下，令人喘逆。其軟而散色澤者，當病溢飲。溢飲者，渴暴多飲，而易入肌皮腸胃之外也。

註　肝主血而主色，脈盛而色不見者，血蓄於下也，當病墜傷，或爲手搏所傷。因血凝脅下，故令人喘逆。其不及而色澤者，當病溢飲。蓋水溢於皮膚，故其色潤澤也。肝主疏泄，肝氣虚而渴暴多飲，以致溢於皮膚腸胃之外而爲飲也。

胃脈搏堅而長，其色赤，當病折髀。其軟而散，當病食痺。

註　足陽明之脈，從氣衝下髀抵伏兔，下足跌。髀傷，故脈盛而色赤也。飲食於胃，由中焦之腐化。胃氣不足，故當病食痺。

脾脈搏堅而長，其色黄，當病少氣。其軟而散，色不澤者，當病足胻腫，若水狀也。

註　五臟元真之氣，脾所主也。濕熱太過，則色黄脈盛而少氣矣。其不及，當病足脛腫，脾氣虚也。若水狀而非水病，故其色不澤。

腎脈搏堅而長，其色黄而赤者，當病折腰。其軟而散者，當病少血，至令不復也。

註　腰者腎之腑，腰傷，故腎脈盛也。傷於骨者，其色赤黄，則外應於肌肉間也。其不及，當病少血。蓋腎爲牝臟，受五臟之精而藏之，腎之精液，復上入心而爲血，精虚至令不復化赤而爲血也。

帝曰：診得心脈而急，此爲何病？病形何如？岐伯曰：病名心疝，少腹當有形也。帝曰：何以言之？岐伯曰：心爲牡臟，小腸爲之使，故曰少腹當有形也。

註　病形病氣，見於形證也。蓋臟腑經絡相連，陰陽相應，是以脈見於臟而形見於腑也。

帝曰：診得胃脈，病形何如？岐伯曰：胃脈實則脹，虚則泄。

註　胃爲陽，脾爲陰，陽病者上行極而下，是以脈見於胃而病見於脾也。

帝曰：有故病五臟發動因傷脈色，各何以知其久暴至之病乎？岐伯曰：悉乎哉問也！徵其脈小色不奪者，新病也。徵其脈不奪，其色奪者，此久病也。徵其脈與五色俱奪者，此久病也。徵其脈與五色俱不奪者，此新病也。

註　有故病因傷五臟之色脈，復感暴至之病，有似乎病成而變也。夫病久則色脈傷，脈小而色不奪，故知爲新病。脈與五色俱奪者，乃血氣俱傷，故爲久病。若暴至之病自外而內，色脈之傷從內而外，故有病而色脈俱不奪者，知爲新感之病也。

肝與腎脈並至，其色蒼赤，當病毀傷，不見血。已見血，濕若中水也。

註　毀傷筋骨，故肝與腎脈並至。而其色蒼赤不見血者，謂筋骨傷而血不傷也。如已見血而血傷，則又若中水傷心，而心脈亦並至矣。

尺內兩旁，則季脅也。尺外以候腎，尺裏以候腹。中附上，左外以候肝，內以候膈；右外以候胃，內以候脾。上附上，右外以候肺，內以候胷中，左外以候心，內以候膻中。前以候前，後以候後。上竟上者，胷喉中事也；下竟上者，少腹腰股膝脛足中事也。

註　尺內，尺中也。兩旁，兩尺部之外旁也。季脅，兩脅之下杪也。尺以候腎，以左右兩尺而候兩腎也。兩腎附於季脅，是季脅之內乃是兩腎，兩腎之內乃是腹中，故尺內候腹中，尺外以候腎。尺之兩旁以候季脅，是兩旁更出於外也。所謂外內者，脈體本圓，用指向外以候內，向內以候外，候脈之兩側也。中附上者，附左尺而上左手之關脈也。心肝居左，故左以候肝。膈者，胷脅內之膈也。肝居脅內，故以關候肝。膈氣在中，故以內候膈。右外者，附右尺而上右手之關脈也。脾主中土，故以關內候脾；陰內而陽外，故以關外候胃。上附上右者，從右關而上右寸口也。心肺居上爲陽，故以兩寸候氣。胷中者，宗氣之所居也。左外，左寸口也。膻中者，臣使之官，心主之相位也。前曰廣明，後曰太衝。寸爲陽，尺爲陰，故以兩手關前以候形身之前，關後以候形身之後。上竟上者，從尺關而直上於魚也；下竟下者，從寸關而直下於尺也。夫身半以上爲天，身半以下爲地，此又以陰陽之氣竟上竟下，而候形身之上下也。

粗大者，陰不足，陽有餘，爲熱中也。

註　脈者，陰陽血氣之榮行。粗大者，陽乘於陰也。陽在外，陰在內，陽乘於陰，故熱中也。

來疾去徐，上實下虚，爲厥癲疾。來徐去疾，上虚下實，爲惡風也。故中惡風者，陽氣受也。

註　來疾去徐者，來盛去悠也。上實下虚者，寸實尺虚也。此氣惟上逆，陽盛陰虚，所謂一上不下，寒厥到膝，氣上不下，頭痛癲疾是也。來徐去疾者，此陽虚陰盛，爲惡風也。蓋風爲陽邪，傷入陽氣，在於皮膚間。風之惡厲者，從表陽而直入於裏陰，故去疾下實也。陽氣受邪，則正氣虚傷，故來徐。上虚邪氣内陷，故去疾下實。

有脈俱沉細數者，少陰厥也。沉細數散者，寒熱也。浮而散者，爲眴仆。

註　有脈，有厥脈之因、厥脈之象也。夫脈始於足少陰腎，生於足陽明胃，輸於足太陰脾，轉而不回者也。如脈俱沉細而數者，此少陰厥也。少陰之氣不上合於陽明，轉輸於臟腑，故惟見少陰本脈之沉細也。陽明之熱反下入於陰中，故數也。若沉細數散者，此陰中所陷之陽散，而陰陽相乘，故爲寒熱也。如浮而散者，此復上逆於陽分，故爲眴仆。經曰：清濁之氣相干，亂於頭，則爲厥逆眴仆。

諸浮不躁者，皆在陽，則爲熱，其有躁者在手。諸細而沉者，皆在陰，則爲骨痛，其有静者在足。

註　諸浮者，無論左右三部之浮皆在陽分。其浮而躁者，在手之三陽也。無論左右三部之細而沉皆在陰分。其沉細而有静者，在足之三陰也。太陽少陰爲水火陰陽之主，故爲熱、爲骨痛也。

數動一代者，病在陽之脈也，泄及便膿血。

註　諸浮在陽，諸沉在陰者，在陰陽之氣也，故爲熱爲骨痛。如在陽，則脈見數動，而爲便膿血之經證矣。陽熱在經，故脈數動。熱傷血分，故便膿血。經血下泄，故一代也。

諸過者切之濇者，陽氣有餘也；滑者，陰氣有餘也。陽氣有餘，爲身熱無汗；陰氣有餘，爲多汗身寒；陰陽有餘，則無汗而寒。

註　諸過者，謂諸邪所傷而爲有過之脈也。有餘者，邪氣之有餘也。陽氣有餘，則陽氣受傷，故脈濇。如邪入於陰，則經血沸騰，故脈滑也。邪在陽分，故身熱無汗。邪在陰分，故多汗身寒。陰陽並受其邪，則無汗而寒也。

推而外之，内而不外，有心腹積也。推而内之，外而不内，身有熱也。推而上之，上而不下，腰足清也。

推而下之，下而不上，頭項痛也。

註　推，詳也。推詳其脈之偏於外內上下也。推而外之者，以左右之三指向外按之，若脈偏盛向內而不外者，此邪在心腹之間而成積也。推而內之者，以左右三指向內以候之，若脈偏盛於外而不內者，此邪在外而身有熱也。推而上之者，以三指平按而審之，上而不下，乃氣上盛下虛，當主腰足清冷也。推而下之，下而不上，乃氣下盛上虛，當主頭項痛也。外內論邪氣之有餘，上下論正氣之不足。

按之至骨，脈氣少者，腰脊痛而身有痺也。

註　所謂外內上下者，非浮沉舉按之法也。若謂浮爲在外，沉爲在內，病腰脊痛而身有痺者，直按之至骨，如心腹之積，又當何如而按之？

平人氣象論

黄帝問曰：平人何如？岐伯對曰：人一呼，脈再動，一吸脈亦再動，呼吸定息，脈五動閏以太息，命曰平人。平人者，不病也。當以不病調病人，醫不病，故爲病人平息以調之爲法。

註　平人，無病之人也。無病之人，自有平常之脈，反常則爲病矣。出氣曰呼，人氣曰吸，一呼一吸爲一息。平人之脈，一呼再動，一吸再動，閏以太息，呼吸定息脈計五動也。不病者其息平，病者其息亂。醫者不病，故爲病人平息以調之，是爲候診之法。

人一呼脈一動，一吸脈一動，曰少氣。人一呼脈三動，一吸脈三動而躁，尺熱，曰病温。尺不熱，脈滑曰病風，脈濇曰痺。人一呼吸四動以上曰死，脈絶不至曰死，乍疎乍數曰死。

註　一呼一動，一吸一動，減於平人過半，故主氣之衰微。若一息之中脈六動者，氣之太過也。吸而躁急者，有餘之邪從外而內也。温病者，冬傷於寒至春發爲温病，冬傷於風至春發爲風温，此皆伏匿之邪由內而外，從陰而陽，故尺中熱也。風爲陽邪，傷人陽氣，故尺不熱。氣分之邪，留而不去，則迫於經，故脈滑也。痺者，閉也。邪積而不行，故脈濇泣也。四動以上，太過之極也。脈絶不至，不及之極也。乍數乍疎，或太過，或不及，氣之亂也。此皆不平之甚，故爲死脈。

平人之常氣稟於胃，胃者平人之常氣也。人無胃氣曰逆，逆者死。

註　平人之常，受氣於穀，穀入於胃，五臟六腑皆以受氣，故胃者平人之常氣也。人無胃氣，是生機已絶，絶則死矣。

春胃微弦曰平，弦多胃少曰肝病，但弦無胃曰死。胃而有毛曰秋病，毛甚曰今病。臟真散於肝，肝藏筋膜之氣也。夏胃微鉤曰平，鉤多胃少曰心病，但鉤無胃曰死。胃而有石曰冬病，石甚曰今病。臟真通於心，心藏血脈之氣也。長夏胃微軟弱曰平，弱多胃少曰脾病，但代無胃曰死。耎弱有石曰冬病，弱甚曰今病。臟真濡於脾，脾藏肌肉之氣也。秋胃微毛曰平，毛多胃少曰肺病，但毛無胃曰死。毛而有弦曰春病，弦甚曰今病。臟真高於肺，以行榮衛陰陽也。冬胃微石曰平，石多胃少曰腎病，但石無胃曰死。石而有鉤曰夏病，鉤甚曰今病。臟真下於腎，腎藏骨髓之氣也。

註　胃氣乃中土柔和之氣，弦乃東方春木之象，微乃胃氣之和，故春得胃氣而脈微弦曰平，弦多而少柔和之氣曰肝病，但弦無胃曰死。毛爲秋脈屬金，如春雖得微弦之平脈，而兼有輕浮之毛，此金來剋木，至秋金令之時則當病矣。如毛脈過甚，此木受金刑，當主即病。臟真者，真臟所藏之神也。神在臟爲肝，在體爲筋，言真臟之神散於肝，而主藏筋膜之氣也。鉤乃南方夏火之象，微則柔和之胃氣也。夏得胃氣而脈微鉤曰平，鉤甚而少微和之氣曰心病，但鉤無胃曰死。石乃冬令之脈微鉤而帶石，乃火中有水，至冬水氣所主之時而爲病矣。如水氣太甚，此火受水剋，當即病矣。夏臟之元真通於心，而主藏血脈之氣也。長夏濕土，主氣微軟弱者，中土柔和之氣也。代者相離之脈，蓋脾主四季，四季有交相更代之氣，是以柔和相離，脾之平脈也。如但代而無微軟之和，此胃氣已絶，故爲死脈。蓋脾之得以灌溉於四臟者，由胃氣之所生，故但代無胃曰死。軟弱有石，是所不勝之水氣反來侮土，至冬時水氣反虚而爲病矣。弱甚者，脾氣太弱，當主即病。蓋言乘侮太甚者即病，而本氣虚者亦即病矣。土臟之元真濡於脾，而主藏肌肉之氣也。毛乃秋金之脈，微則柔和之胃氣也，秋得胃氣而脈微毛曰平，毛多而少柔和之氣曰肺病，但毛無胃曰死。毛而有弦，是所不勝之木氣反來侮金，則木虚其本位矣。至春當木旺之時，而木氣反虚，是以爲病，所謂侮反受邪寡於畏也。弦甚者乘侮太過，而金氣當即病矣。金臟之元真高居於肺，而主行榮衛陰陽，肺主周身之氣而朝百脈也。石乃冬藏之脈，微則柔和之胃氣也，腎得胃氣而脈微石曰平，石多而少柔和之氣曰腎病，但石而無胃氣曰死。石而有鉤，火侮水也，立夏火氣反虚而爲病矣。若乘侮太甚，當主今病。水臟之元真下藏於腎，而主藏骨髓之氣也。

胃之大絡名曰虛里，貫膈絡肺，出於左乳下，其動應衣，脈宗氣也。盛喘數絶者，則病在中結而橫有積矣。絶不至曰死。乳之下其動應衣，宗氣泄也。

註　宗氣者胃腑水穀之所生，積於胷中，上出喉嚨，以司呼吸，行於十二經隧之中，爲臟腑經脈之宗，故曰宗氣。胃之大絡貫膈絡肺，出於左乳下，而動應衣，乃胃臟宗氣之所出，此脈以候宗氣者也。五臟無胃氣曰死者，宗氣或絶於內而或泄於外也。如喘盛而乳下之脈數絶者，宗氣病於膻中也。如脈結而有止者，虛里之橫絡有積滯也。是胃氣少而爲五臟之病者，宗氣之有虛有實也。如虛裏之脈絶不至者，胃腑之生氣絶於內也。乳之下其動甚而應衣者，宗氣欲泄於外也。此無胃氣而爲五臟之死脈也。

欲知寸口太過與不及。寸口之脈中手短者，曰頭痛。寸口脈中手長者，曰足脛痛。寸口脈中手促上擊者，曰肩背痛。寸口脈沉而堅者，曰病在中。寸口脈浮而盛者，曰病在外。寸口脈沉而弱，曰寒熱及疝瘕少腹痛。寸口脈沉而橫，曰脅下有積，腹中有橫積痛。寸口脈沉而喘，曰寒熱。

註　寸爲陽，尺爲陰；外爲陽，內爲陰；皮肉筋骨爲陽，腹中脅內爲陰。蓋天地四時之氣從外而內，由陽而陰，故以寸口之浮沉以候外因之外內也。寸口脈中手短者，此惟在寸之陽部，故主頭痛，諸陽氣之在上也。寸口脈中手長者，寸脈直下於尺也，此陽邪直行於下部，故主足脛痛也。中手促上擊者，浮而搏擊應手，此陽邪不上不下，故主在肩背之中也。此以外邪在於形身之外，而有上中下之分也。沉爲在裏，浮主在外。寸口脈沉而堅，主病邪堅積在裏；若浮而盛，主邪病在外，此以寸口之浮沉而別外邪之在形身之外內也。寸爲陽，沉爲陰，寸口脈沉而此弱，正氣虛而陽邪直入於裏陰，陰陽相乘，故主寒熱；陽邪入裏，故又主疝瘕而少腹痛也。此緣正氣弱而陽邪直入於裏陰之下也。脅下主身半之中，腹中爲形身之裏，寸口脈沉而橫，是外邪入於裏陰之中，故主脅下腹中有橫積也。邪氣上逆則喘，寸口脈沉而喘，此外因之陽邪入於裏陰而上逆，陰陽相搏，故爲寒熱。此又以寸口之沉，候外因之邪入於裏陰，而亦有上中下之別也。

脈盛滑堅者，曰病在外；脈小實而堅者，曰病在內。脈小弱以濇，謂之久病；脈滑浮而疾者，謂之新病。脈急者曰疝瘕少腹痛，脈滑曰風，脈濇曰痺，緩而滑曰熱，中盛而緊曰脹。

註　脈盛脈小者，槩左右三部脈而言也。夫以寸口浮沉以候病之外内上下者，候表裏陰陽之氣也。蓋天地四時之邪始傷氣分，留而不去則入於經，亦有始終留於氣分者，有即轉入於經者。邪之中人，變幻不一，故當以脈甄之，是以氣分之邪止見寸口之浮沉長短，如入於經，則有滑濇緊急之形象矣。夫脈乃陰血，氣分之陽邪入經，陰陽相搏，其脈則滑，是以脈盛滑者病在外，有餘之病，故堅而有力也。夫經脈外絡形身，内連臟腑，病在内者，故小實而堅也。此以三部之盛滑小實，而分别邪正之在外在内也。始受之病，邪正相持，故滑浮而疾；久則血脈已傷，故小弱以濇也。諸急爲寒，故主疝瘕在内。滑主陽熱，故主風邪在陽。此又以三部之急滑，以别邪病之在陽絡陰絡也。痺者閉也，風寒濕邪，皆能爲痺，或在於皮肉筋骨之間，或内舍於五臟六腑，故痺病於外内之間者，其脈皆主濇也。緩爲脾脈，滑則熱盛於中，緊則爲寒，故主腹脹也。此外因之邪入於腹中而有寒熱之分也。

脈從陰陽，病易已；脈逆陰陽，病難已。脈得四時之順，曰病無他；脈反四時及不間臟，曰難已。

註　陰陽者，氣血外内上下也。言臟腑之脈陰陽并交，雌雄相應，内外循環爲順；如陰陽反逆，其病爲難愈。脈得四時之順者，春脈微弦，夏脈微鉤，此得四時生氣之順而無他變也。反四時者，春胃而有毛，夏胃而有石也。間臟者，相剋而傳也。如外淫之邪，始傷皮毛，則内合於肺，肺欲傳肝而腎間之，腎欲傳心而肝間之，肝欲傳脾而心間之，心欲傳肺而脾間之，脾欲傳腎而肺間之也。

臂多青脈曰脱血。

註　臂多青脈者，臂内浮見之絡脈多青，蓋因脱血而不華於色也。

尺脈緩濇，謂之解㑊。安卧脈盛，謂之脱血。尺濇脈滑，謂之多汗。尺寒脈細，謂之後泄。脈尺粗常熱者，謂之熱中。

註　緩爲脾脈，濇主臟氣之不足，此脾臟之爲病也。尺屬陰而主血，脈宜沉静，盛者肝臟之火盛而血不藏也。《靈樞》診尺篇曰：尺膚濇者，風痺也。夫邪迫於經，其脈則滑，以風之陽邪閉於皮膚之間而迫於經脈，故主多汗。所謂陽加於陰謂之汗，汗乃陰之液也。此以診尺而知肺合之表汗也。診尺篇曰：尺膚寒，其脈小者，泄，少氣。夫陽氣生於陰中，尺膚寒，生陽之氣少矣。陽氣衰於下，故主虚泄。泄則亡陰，故脈細也。此以診尺而知腎臟之生陽、下焦之虚泄也。尺膚粗常熱者，火熱下行，故主熱中，此診尺而知心火之下行也。夫陰陽氣血，由陰而陽，從下而上，是以診尺而知病之外内上下也。

肝見庚辛死，心見壬癸死，脾見甲乙死，肺見丙丁死，腎見戊己死，是謂真臟見者死。

註　夫五臟之氣，乃由地之五行而生；而地之五行，又乃由天之十干所化。是以生於五行而死於十干也。

婦人手少陰脈動甚者，姙子也。

註　以婦人之兩手尺部候之，若左手之少陰腎脈動甚者，當姙男子，以左男而右女也。

脈有逆從，四時未有臟形，春夏而脈瘦，秋冬而脈浮，大命曰逆四時也。

註　後章論五臟之氣外合於四時，故雖未有春弦、夏鉤、秋毛、冬石之臟形，而陰陽出入之大概不可逆也。

風熱而脈静，泄而脱血，脈實病在中，脈虚病在外，脈濇堅者皆難治，命曰反四時也。

註　夫天地有四時之寒暑，而人之氣血有浮大沉瘦之陰陽，即受病之脈氣，亦有外内虚實之相應，故脈不應病者，命曰反四時也。如風熱之病，氣應浮動而脈反静；泄脱之病，氣應虚收而脈反實；病在中者，氣應沉實而脈反虚；病在外者，氣應升浮而脈反堅濇。此脈證之不相應者，正氣亂也，故爲難治。

人以水穀爲本，故人絶水穀則死，脈無胃氣亦死。所謂無胃氣者，但得真臟脈不得胃氣也。所謂脈不得胃氣者，肝不弦、腎不石也。

註　五臟皆稟氣於胃，胃氣者，水穀之所資生，故人以水穀爲本，胃絶水穀則死，脈無胃氣亦死也。所謂無胃氣者，真臟脈見而不得微和之氣也。又非惟微和之爲胃氣也，即真臟之脈亦胃氣之所生也。故曰臟氣者，不能自致於手太陰，必因於胃氣乃至於手太陰也。故五臟各以其時自爲，而至於手太陰者，春爲弦，夏爲鉤，秋爲毛，冬爲石，皆得胃氣而爲之也。故曰脈不得胃氣者，肝不弦、腎不石也。

太陽脈至洪大以長。少陽脈至乍數乍疎，乍短乍長。陽明脈至浮大而短。

註　夫脾與胃，以膜相連耳，是以胃氣之行於五臟者，由脾氣之轉輸，故太陰爲之行氣於三陰。陽明者表也，五臟六腑之海也，亦爲之行氣於三陽，是以臟腑各因其經而受氣於陽明焉。故太陽之洪大，陽氣之盛也；少陽之乍忽，初生之象也；陽明之浮大而短者，兩陽合明，陽盛而間於二陽之間也。此三陽之氣也，亦胃腑之所生也。

夫平心脈來，累累如連珠，如循琅玕，曰心平。夏以胃氣爲本。

註　累累如連珠者，滑利如珠，連綿相貫，心臟和平之象。琅玕，美石之似珠者，取其温潤而柔滑也。此臟真之脈柔軟和平者，得四時之胃氣也。前節以四時胃氣資於臟真，故曰春胃微弦，夏胃微鉤。此節以五臟之真得四時胃氣，故曰平心脈來夏以胃氣爲本，平肺脈來秋以胃氣爲本，以是脈象之少有不同也。蓋弦、鉤、毛、石者，臟真之氣象也。如連珠如榆莢者，臟真之體象也。

病心脈來，喘喘連屬，其中微曲，曰心病。死心脈來，前曲後居，如操帶鉤，曰心死。

註　喘喘，急疾貌。喘喘連屬，心氣不安也。曲者鉤之象，其中微曲，心氣虚也，故當主心病。居，不動也。曲而不動，如操帶鉤，無如珠生動之象矣。

平肺脈來，厭厭聶聶，如落榆莢，曰肺平。秋以胃氣爲本。

註　厭厭，安静貌。聶聶，輕小也。落，降收也。如落榆莢者，言雖輕薄而中不虚。蓋肺脈雖主收降輕虚之象，而資生於脾土，是以有如榆莢之輕而中不虚也。

病肺脈來，不上不下，如循鷄羽，曰肺病。死肺脈來，如物之浮，如風吹毛，曰肺死。

註　不上不下，往來濇滯也。如循鷄羽，較之榆莢更屬輕虚，其中又不得生我之土象，而反有賊我之木體。如風吹毛，散亂劇也。

平肝脈來，耎弱招招，如揭長竿末梢，曰肝平。春以胃氣爲本。

註　軟弱，初生柔和之氣也。以手相呼曰招。招招，乍起乍伏之象，形容其初生之脈象。長竿末梢，長而耎也。此皆本於胃氣，故臟真之脈，得以柔軟和平。

病肝脈來，盈實而滑，如循長竿，曰肝病。死肝脈來，急益勁，如新張弓弦，曰肝死。

註　盈實，則非軟弱招招之象矣。如循長竿，非若梢末之軟弱矣。滑脈如珠，弦長帶滑，如竿之有節矣。辨脈篇曰：累累如循長竿者，名曰陰結也。此肝氣病而阻結也。急益勁如新張弓弦，强勁之劇，胃氣絶也。

平脾脈來，和柔相離，如鷄踐地，曰脾平。長夏以胃氣爲本。

註　和柔，中土和柔之氣也。相離時一代也。蓋脾爲孤臟，中央土以灌四旁，故柔和之中而有相離之代散也。鷄足有四爪踐地，極和緩，形容脾土之灌溉四臟，有如鷄之踐地和緩而四散也。

病脾脈來，實而盈數，如鷄舉足，曰脾病。

註　實而盈數，阜實而無柔和之氣也。如鷄舉足，拳而收斂，不能灌溉於四臟也。

死脾脈來，鋭堅如烏之喙，如烏之距，如屋之漏，如水之流，曰脾死。

註　如烏之喙者，堅止而無柔和相離之象也；如烏之距者，較鷄舉足更拳急也；如屋之漏者，點滴稀疎而不能灌溉也；如水之流者，濕土之氣四散也。蓋言脾主中和之氣，如太過不及之甚者，皆爲死脈也。

平腎脈來，喘喘累累，如鉤按之而堅，曰腎平。冬以胃氣爲本。

註　喘喘累累，沉石生動之象也。如鉤者，浮而中空水之體也。按之堅者，石之象也。

病腎脈來，如引葛按之益堅，曰腎病。死腎脈來，發如奪索，辟辟如彈石，曰腎死。

註　如葛如索者，木象也。蓋沉石者，腎之本體，如引葛而按之益堅，是腎氣不藏而外泄矣。如奪索者，如引葛而更堅勁矣。如彈石者，無喘累生動之氣，腎之死象也。

玉機真臟論

黄帝問曰：春脈如弦，何如而弦？岐伯對曰：春脈者，肝也，東方木也，萬物之所以始生也。故其氣來軟弱，輕虚而滑，端直以長，故曰弦。反此者病。

註　春弦、夏鉤、秋毛、冬石，臟真之神也。此言真臟之脈，資生於胃，輸禀於脾，合於四時，行於五臟，五臟相通，移皆有次，如璇璣玉衡轉而不回者也。如五臟有病，則各傳其所勝，至其所不勝則死。有爲風寒外乘亦逆傳所勝而死者，有爲五志内傷、交相乘傳而死者，有春得肺脈、夏得腎脈，真臟之神爲所不勝之氣乘之者，皆奇恒之爲病也。故曰：奇恒者言奇病也。所謂奇者，言奇病不得以四時死也。恒者，得以四時死也。是以岐伯對曰：春脈者肝也，言春時之脈，肝臟主氣，而合於東方之木，如萬物之始生，故其氣來軟弱，輕虛而滑，端直以長。蓋以臟真之氣而合於四時，非四時之氣而爲五臟之順逆也。

帝曰：何如而反？岐伯曰：其氣來實而强，此謂太過，病在外；其氣來不實而微，此謂不及，病在中。

註　實而强者，盈實而如循長竿也。不實而微者，無端長之體也。此言五臟之神氣由中而外，環轉不息。如氣盛强，乃外出之太過；如氣不足，則衰微而在中。太過不及，皆臟真之氣不得其和平而爲病也。

帝曰：春脈太過與不及，其病皆何如？岐伯曰：太過，則令人善忘，忽忽眩冒而巔疾；其不及，則令人胷痛引背下，則兩脅胠滿。

註　夫五臟之脈，行氣於其所生，受氣於所生之母。若肝則行氣於心而受氣於腎也，然春脈太過，則氣并於上。經曰：氣并于上，亂而喜忘。氣上盛而與督脈會於巔，故眩冒而巔疾也。《金匱要略》曰：胷痛引背，陽虛而陰弦故也。蓋春木之陽生於腎水之陰，陰氣虛寒以致生陽不足，故胷痛引背也。脅胠乃肝腎之部分，生氣虛而不能外達，故逆滿於中也。

帝曰：善。夏脈如鉤，何如而鉤？岐伯曰：夏脈者，心也，南方火也，萬物之所以盛長也，故其氣來盛去衰，故曰鉤。反此者病。

註　心脈通於夏，氣如火之發焰，如物之盛長，其氣惟外出，故脈來盛而去悠，有如鉤象，其本有力而肥，其環轉則秒而微也。

帝曰：何如而反？岐伯曰：其氣來盛去亦盛，此謂太過，病在外；其氣來不盛，去反盛，此謂不及，病在中。

註　來盛者，盛長之本氣也。去亦盛者，太過于外也。來不盛者，盛長之氣衰於内也。去反盛者，根本虛而末反盛也。

帝曰：夏脈太過與不及，其病皆何如？岐伯曰：太過，則令人身熱而膚痛，爲浸淫；其不及，則令人煩心，上見欬唾，下爲氣泄。

註　身熱膚痛者，心火太過而淫氣於外也。浸淫，膚受之瘡火熱盛也。其不及，則反逆於內，上熏肺，爲欬唾，下走腹而爲氣泄矣。夫心氣逆則爲噫，虛逆之氣不上出而爲噫，則下行而爲氣泄。氣泄者，得後與氣則快然如衰也。

帝曰：善。秋脈如浮，何如而浮？岐伯曰：秋脈者，肺也，西方金也，萬物之所以收成也，故其氣來輕虛以浮，來急去散，故曰浮。反此者病。

註　秋氣降收，外虚内實。内實，故脈來急；外虚，故浮而散也。

帝曰：何如而反？岐伯曰：其氣來毛而中央堅，兩旁虚，此謂太過，病在外；其氣來毛而微，此謂不及，病在中。

註　如榆莢而兩旁虚中央實，此肺之平脈，堅則爲太過矣。毛而微，是中央兩旁皆虚，此所生之母氣不足，而致肺氣更衰微也。

帝曰：秋脈太過與不及，其病皆何如？岐伯曰：太過，則令人逆氣而背痛，慍慍然；其不及，則令人喘，呼吸少氣而欬，上氣見血，下聞病音。

註　肺主周身之氣，太過則反逆於外而爲背痛，肺之俞在肩背也。經曰：氣并於肺則憂；其不及則令人氣虚而喘，呼吸少氣而欬。虚氣上逆，則血隨而上行；虚氣下逆，則聞呻吟之病音。蓋肺主氣而司呼吸開闔，其太過則盛逆於外，其不及則虚逆於内也。

帝曰：善。冬脈如營，何如而營？岐伯曰：冬脈者，腎也，北方水也，萬物之所以合藏也，故其氣來沉以搏，故曰營。反此者病。

註　營，居也。言冬氣之安居於内，如萬物之所以合藏也。沉而搏者，沉而有石也。

帝曰：何如而反？岐伯曰：其氣來如彈石者，此謂太過，病在外；其去如數者，此謂不及，病在中。

註　如彈石者，石而强也。腎爲生氣之原，數則爲虚，生氣不足也。

帝曰：冬脈太過與不及，其病皆何如？岐伯曰：太過，則令人解㑊，脊脈痛而少氣，不欲言；其不及，則令人心懸，如病饑，眇中清，脊中痛，少腹滿，小便變。帝曰：善。

註　腎爲生氣之原，而主閉藏，太過則氣外泄而根本反傷，故爲懈惰。少氣，生陽之氣不足，故脊中痛。心主言而發原於腎，根氣傷故不欲言也。其不及，則心腎水火之氣不能交濟，故令人心懸，如病饑。眇中，脅骨之眇，當兩腎之處。腎之生陽不足，故眇中冷也。腎合膀胱，腎虚而不能施化，故小便變而少腹滿也。

帝曰：四時之序，逆從之變異也，然脾脈獨何主？

註　此總結上文而言也。蓋臟真之氣，合於四時，有升降浮沉之序，如逆其順序和平之氣，則有變異之病矣。然四時之脈，止合四臟，而脾臟之脈獨何所主乎？

岐伯曰：脾脈者，土也，孤臟以灌四旁者也。帝曰：然則脾善惡可得見之乎？岐伯曰：善者不可得見，惡者可見。

註　脾屬土而位居中央，寄王於四季，月各十八日，不得獨主於時，故爲孤臟而灌溉四臟。四臟受脾之氣而各見其善，是脾之善在四臟而不自見其善耳。

帝曰：惡者如何可見？岐伯曰：其來如水之流者，此爲太過，病在外；如烏之喙者，此爲不及，病在中。

註　如水之流者，灌溉太過也。如烏之喙者，黔喙之屬，艮止而不行也。

帝曰：夫子言脾爲孤臟，中央土，以灌四旁，其太過與不及，其病皆何如？岐伯曰：太過，則令人四肢不舉；其不及，則令人九竅不通，名曰重强。

註　經云：四肢皆禀氣於胃，而不得至經，必因於脾乃得禀也。脾爲濕土，主氣濕行，太過，故令人四肢不舉。經曰：五臟不和，則九竅不通。脾氣不足，則五臟之氣皆不和矣。夫胃爲陽土而氣强，脾爲陰土而氣弱，脾弱而不得禀水穀之氣，則胃氣益强，故名曰重强。蓋言脾氣虚而不能爲胃行其津液者，胃强脾弱，臟腑之剛柔不和也。

帝瞿然而起，再拜而稽首曰：善。吾得脈之大要。天下至數，五色脈變，揆度奇恒，道在于一。神轉不回，回則不轉，乃失其機。至數之要，迫近以微。著之玉版，藏之臟腑，每旦讀之，名曰玉機。

註　至數者，五脈之至數也。蓋天地之間，六合之内，不離於五，人亦應之。故曰天下至數，五色脈變，揆度奇恒，道在于一。一者，五臟之神，轉而不回，如逆回則失其旋轉之機矣。五臟相通，陰陽并合，脈之至數迫近以微。著之玉版者，有格有序也。藏之臟腑者，陰陽雌雄之相應也。每旦讀之者，血氣未亂也。名曰玉機者，如璇璣玉衡也。以上論真臟之神，五臟相通，外内環轉，如太過不及，則病若回而不轉，乃失其機而死矣。

大骨枯槁，大肉陷下，胷中氣滿，喘息不便，其氣動形，期六月死。真臟脈見，乃予之期日。

註　氣血發原於腎，生於胃，而輸於脾，回則不轉，而無相生之機，是以大骨枯槁，大肉陷下，而令人有大病也。大骨，兩臂兩腿之骨。大肉，即兩臂兩腿之肉。蓋腎主骨而脾胃主肌肉四肢也。夫胃氣之資養於五臟者，宗氣也。宗氣積於胷中，從虛里之大絡，貫於十二經脈，經脈逆行，是以胷中氣滿。陽明氣厥，故喘息不便。其氣動形者，心病而欲傳之於肺，肺主氣，故氣盛而呼吸動形也。期以六月死者，今心始傳之肺，肺傳之肝，肝傳之脾，脾傳之腎而後死，故有六月之久也。真臟脈見，堅而搏，如循薏苡子，累累然。予之期日者，當死於壬癸日之中夜也。

大骨枯槁，大肉陷下，胷中氣滿，喘息不便，内痛引肩項，期一月死。真臟見，乃予之期日。

註　此言肝病至肺而死也。内痛者，肺受其傷。肺之俞在肩背，故痛引肩項也。肝病而已傳及於所勝之臟，故當期以本月之内而死也。真臟脈見，如循刀刃，責責然如按琴瑟弦。予之期日，當死於庚辛日之薄暮也。

大骨枯槁，大肉陷下，胷中氣滿，喘息不便，内痛引肩項，身熱脱肉破䐃。真臟見，十日之内死。

註　此言肺病至心而死。肺病，故痛引肩背，傳及於心，故身熱也。夫心主血而生於腎臟之精，血氣盛則充膚熱肉，心腎傷而精血衰，故曰脱肉破䐃。破䐃，脱肉也。䐃，肉之標也。真臟脈見大而虚，如羽毛中人膚。病傳於心，故期以十日之内死。蓋心不受邪，故死之速也。

大骨枯槁，大肉陷下，肩髓内消，動作益衰，真臟來見，期一歲死。見其真臟，乃予〔一〕之期日。

註　此言脾病而終於一歲也。脾主爲胃行其津液，津液者，淖澤注於骨，補益腦髓。脾病而津液不行，故肩髓内消也。肩髓者，大椎之骨髓上會於腦，是以項骨傾者，死不治也。脾主四肢，脾病則四肢懈惰，故動作益衰。真臟來見者，如水之流，如烏之喙，脾土旺於四時，脾氣灌於四臟，故雖有真臟來見，尚期有一歲之久，蓋以四時五臟之氣終而後死也。期死之月〔二〕，見其真臟之乍數乍疎，乃與之期日，謂當死於甲乙之昧旦也。

大骨枯槁，大肉陷下，胷中氣滿，腹内痛，心中不便，肩項身熱，破䐃脱肉，目眶陷，真臟見，目不見人，立死。其見人者，至其所不勝之時則死。

註〔一〕予　原作與，據《素問》玉機真臟論改。
〔二〕月　疑作日。

註　此腎病而死於脾也。本經曰：腎病者，大小腹痛。腎傳之心，故心中不便。心傳之肺，肺傳之肝，故肩項身熱。肝傳之脾，故目眶陷也。真臟脈見，搏而絶，如指彈石辟辟然。如目不見人，腎之精氣已絶，故立死。其見人者，餘氣未盡，至所不勝之時而死，謂當死於日昃也。夫腎爲生氣之原，生氣絶於下，故死之更速也。

急虚身中卒至，五臟絶閉，脈道不通，氣不往來，譬於墮溺，不可爲期。

註　此言卒發者，莫治其傳也。夫邪氣盛則精氣虚，風寒之邪，卒中於身，精氣一時虚奪，故急虚也。此病三陰三陽之氣而不病於有形，故五臟之氣，一時絶閉，脈道一時不通，而氣不往來。譬若墮溺，乃倉卒一時之病，而生死亦在於時日之間。與風寒之病形臟勿治而爲肺痺，勿治而傳之肝、肝傳之脾、脾傳之腎、腎傳之心，期以三歲六歲死者不相同也，故不可以爲期。

其脈絶不來，若人一息五六至，其形肉不脱，真臟雖不見，猶死也。

註　此復言倉卒之病，非但不可爲期，並不待形肉脱而真臟見也。脈絶不來，生氣絶於内也。一息五六至，邪氣盛於外也。此邪氣盛而正氣絶，不必真臟見而猶死也。

真肝脈至，中外急如循刀刃，責責然如按琴瑟弦，色青白不澤，毛折乃死。真心脈至，堅而搏，如循薏苡子累累然，色赤黑不澤，毛折乃死。真肺脈至，大而虚，如以羽毛中人膚，色白赤不澤，毛折乃死。真腎脈至，搏而絶，如指彈石辟辟然，色黑黄不澤，毛折乃死。真脾脈至，弱而乍數乍疎，色黄青不澤，毛折乃死。諸真臟脈見者，皆死不治也。

註　此審别真臟之脈象乃可與之期日也。如循刀刃，如按琴瑟弦，肝木之象也。如薏苡子，如彈石，心腎之象也。皆堅勁之極而無柔和之氣。乍數乍疎，欲灌不能，脾氣欲絶之象也。如羽毛中人膚，肺氣虚散之象也。蓋堅勁虚散皆不得胃氣之中和，人無胃氣則死矣。色青白不澤，赤黑不澤，皆兼剋賊所勝之色，色生於血，脈氣將絶，故不澤也。夫脈氣流經，經氣歸於肺，肺朝百脈，輸精於皮毛，毛脈合精而後行氣於臟腑，是臟腑之氣欲絶而毛必折焦也。《靈樞經》曰：血獨盛，則淡滲皮膚生毫毛。又曰：經脈空虚，血氣枯弱，腸胃懾辟，皮膚薄著，毛腠夭焦。予之死期，是皮毛夭折者，血氣先絶也。

黄帝曰：見真臟曰死，何也？岐伯曰：五臟者，皆稟氣於胃。胃者五臟之本也。臟氣者不能自致於手太陰，必因於胃氣，乃至於手太陰也。故五臟各以其時，自爲而至於手太陰也。故邪氣勝者，精氣衰也。故病甚者胃氣不能與之俱至於手太陰，故真臟之氣獨見。獨見者，病勝臟也，故曰死。帝曰：善。

註　五臟之氣，皆胃腑水穀之所資生，故胃爲五臟之本。手太陰者，兩脈口也。臟氣者，五臟之精氣也。五臟之氣必因於胃，乃至於手太陰，又非惟微和之爲胃氣也，即五臟之弦、鉤、毛、石各以其時，自爲其象而至於手太陰者，皆胃氣之所資生。故邪氣勝者，五臟之精氣已衰而不能爲弦、鉤、毛、石之象矣。如令人有大病而病甚者，胃氣絶而真臟見。真臟見者，病氣勝而臟氣絶也。

黄帝曰：凡治病，察其形氣色澤，脈之盛衰，病之新故，乃治之，無後其時。

註　帝以伯所言之五臟乘傳有淺有深，而胃氣不資有虚有絶，故當察其形氣色脈。治病者宜急治之，無後其時，而致於死不治也。

形氣相得，謂之可治。色澤以浮，謂之易已。脈從四時，謂之可治。脈弱以滑，是有胃氣。命曰易治，取之以時。

註　形氣相得，病之新也。色澤以浮，乘逆淺也。脈從四時者，五臟各以其時，自爲而至於手太陰也。脈弱以滑者，胃氣能與之俱至於手太陰也。察此四易，當急治之，而無後其時。取之以時者，春刺散俞，夏刺絡俞，秋刺皮膚，冬刺俞竅也。

形氣相失，謂之難治。色夭不澤，謂之難已。脈實以堅，謂之益甚。脈逆四時，爲不可治。必察四難而明告之。

註　形氣相失，病之久也。色夭不澤，乘傳深也。脈實以堅，無胃氣也。脈逆四時，剋賊勝也。

所謂逆四時者，春得肺脈，夏得腎脈，秋得心脈，冬得脾脈。其至皆懸絶沉濇者，命曰逆四時。

註　春得肺脈、夏得腎脈者，臟精衰而不勝乘之也。其至皆懸絶沉濇者，無胃氣之資生也。

未有臟形，於春夏而脈沉濇，秋冬而脈浮大，名曰逆四時也。

註　五臟各以其時自爲而至於手太陰者，臟真之神氣也。如無弦、鉤、毛、石之象，而升降浮沉之氣不可逆，蓋氣順則脈順，氣逆則脈逆，脈隨氣行也。

病熱脈静，泄而脈大。脱血而脈實，病在中；脈實堅，病在外；脈不實堅者，皆難治。

註　脈病不相應者，病勝臟也，故皆爲難治。

古今圖書集成醫部全録卷七十二

脈　法

黄帝素問

三部九候論

黄帝問曰：余聞九針於夫子，衆多博大，不可勝數。余願聞要道，以屬子孫，傳之後世，著之骨髓，藏之肝肺，歃血而受，不敢妄泄！

註　離合真邪論曰：余聞九針九篇，夫子乃因而九之，九九八十一篇，余盡通其意矣。此言先立《針經》八十一篇，論九針之道，然衆多博大，不可勝數，故願聞要道。要道者，以神臟五合形臟四，以應九候也。故曰著之骨髓者，藏之深隧也。藏之肝肺者，知血氣之診也。歃血而受者，藏之於心也。不敢妄泄者，藏之於中也。蓋必先定五臟之神而後知死生之分，察病之所在，以調其虚實。故曰凡刺之真，必先治神。五臟已定，九候已備，後乃存針。

令合天道，必有終始，上應天光星辰曆紀，下副四時五行，貴賤更互，冬陰夏陽，以人應之，奈何？願聞其方！岐伯對曰：妙乎哉問也！此天地之至數。

註　此篇首論九針九候之道。九針者，天地之大數，始於一而終于九。故一以法天，二以法地，三以法人，四以法時，五以法音，六以法律，七以法星，八以法風，九以法野。夫聖人之起天地之數也，一而九之，故以立九野，九而九之，九九八十一以起黄鍾數焉，以針應數也。一者天也，天者陽也。五臟之應天者肺，肺者五臟六腑之蓋也。皮者，肺之合也，人之陽也。二者地也，人之所以應土者肉也。三者人也，人之所以成生者血脈也。四者時也，時者四時八風之氣也。五者音也，音者冬夏之分，分於子午，陰與陽别，寒與熱爭，兩氣相搏也。六者律也，律者調陰陽四時而合於十二經脈也。七者星也，星者人之七竅也。八者風也，風者人之股肱八節，八正之虛風，八風之邪合於骨節腠理之間也。九者野也，野者人之節解皮膚之間也。此天地之至數，上應天光星辰曆紀，下副四時五行，中合人之九臟九竅三部九候也。帝言九針之道，以通其意於《針經》，今願聞簡要之道，是以伯答三部九候之法。三部九候爲之原，九針之道不必存矣。是以針解篇之人皮應天，人肉應地，人脈應人，人筋應時，人聲應音，人陰陽合氣應律，人齒面目應星，人出入氣應風，人九竅三百六十五絡應野，與《靈樞》九針論之多有不同。蓋《靈樞》論十二原，本經以三部九候爲原也。

帝曰：願聞天地之至數，合於人形血氣，通決死生，爲之奈何？

註　六節臟象論曰：夫自古通天者，生之本，本於陰陽，其氣九州九竅，皆通乎天氣。

岐伯曰：天地之至數，始於一，終於九焉。一者天，二者地，三者人。因而三之，三三者九，以應九野。

註　始於一，終於九者，天之數也。曰天地之至數者，言天包乎地，地氣通於天也。故曰令合天道。一者奇也，陽也，故應天；二者耦也，陰也，故應地；三者參也，故應人。因三才而三之，則爲九，以應九野。九野者，九州分野，上應天之二十八宿也。人有三部，部有三候者，三而成天，三而成地，三而成人也。決死生者，觀其形氣，別其陰陽，調其血脈，察其腑臟，以知死生之期也。處百病者，表裏陰陽寒熱虛實之爲病也。調虛實者，實則瀉之，虛則補之。除邪疾者，去血脈，除邪風也。

故人有三部，部有三候，以決死生，以處百病，以調虛實而除邪疾。

帝曰：何謂三部？岐伯曰：有下部，有中部，有上部。部各有三候。三候者，有天有地有人也。必指而導之，乃以爲真。上部天，兩額之動脈；上部地，兩頰之動脈；上部人，耳前之動脈。中部天，手太陰也；中部地，手陽明也；中部人，手少陰也。下部天，足厥陰也；下部地，足少陰也；下部人，足太陰也。故下部之天以候肝，地以候腎，人以候脾胃之氣。

註　夫人生於地，懸命於天，天地合氣，命之曰人。是以一身之中有三部，一部之中而各有天地人。不知三部者，陰陽不别，天地不分，以實爲虛，以邪爲真，絶人長命，予人夭殃。故必捫循三部九候之盛虛而調之，以爲刺法之真。兩額動脈，在額兩分，上循於頂，足太陽膀胱脈也。太陽爲諸陽主氣，故主上部天。兩頰動脈在鼻兩旁，近於巨髎之分，足陽明胃脈也，二陽之氣而主土，故爲上部地。耳前動脈，在耳前曲車下陷中，手太陽小腸脈也。夫心主血而小腸爲之使，人之所以生成者血脈也，故主上部人。此陽氣之在上也。兩手氣口之動脈，手太陰脈也，五臟之應天者肺，然臟爲陰，故主中部天。大指次指岐骨間，合骨之分，動應於手，手陽明大腸脈也，陽明居中土，故主中部地。鋭骨端之動脈，手少陰心脈也，三以應人，人主血脈，心藏血脈之氣，故主中部人。毛際外氣衝下五里之分，動應於手，足厥陰肝脈也，厥陰爲陰中之少陽，主春生之氣，故主下部天。足內踝後太谿之分，動脈應手，足少陰腎脈也，腎爲牝臟而居下，故主下部地。魚腹上越筋間箕門之分，動脈應手，足太陰脾脈也，脾爲陰臟而居中，故主下部人。故以下部之三候，以候膈下之三神臟焉。

帝曰：中部之候奈何？岐伯曰：亦有天，亦有地，亦有人。天以候肺，地以候胷中之氣，人以候心。

註　肺屬乾金而主氣，故天以候肺。心主血脈而居肺之下，故人以候心。胷中，膻中也，宗氣之所聚也。宗氣者，陽明水穀之所資生，故地以候胷中之氣。此以中部之三候，以候膈上之二神臟，中土之二形臟焉。

帝曰：上部以何候之？岐伯曰：亦有天，亦有地，亦有人。天以候頭角之氣，地以候口齒之氣，人以候耳目之氣。

註　太陽爲諸陽主氣，其經脈上額交巔，會於腦出項，故天以候頭角之氣。足陽明之氣，胃腑之所生也，其經脈起於鼻交頞中，上入齒中，還出挾口環脣下，故地以候口齒之氣。手太陽者，少陰心臟之腑也，其經脈上目鋭眥，入耳中爲聽宮，故人以候耳目之氣。此以膺喉頭首以候三形臟焉，蓋陽臟之氣在上也。

三部者，各有天，各有地，各有人。三而成天，三而成地，三而成人。三而三之，合則爲九。九分爲九野，九野爲九臟。

註　三部之中有九候，九候之中而各有三焉，兼三才而三之，合則爲九，九分爲九野。九野者，身形之應九野也。左足應立春，左脅應春分，左手應立夏，膺喉頭首應夏至，右手應立秋，右脅應秋分，右足應立冬，腰尻下竅應冬至，六腑膈下三臟應中州。凡此九者，以候臟腑陰陽之氣，故九野爲九臟。

故神臟五，形臟四，合爲九臟。五臟已敗，其色必夭，夭必死矣。

註 神臟者，心藏神、肝藏魂、肺藏魄、脾藏意、腎藏志也。形臟者，胃與大小腸、膀胱，藏有形之物也。夫五味入口，藏於腸胃，味有所藏，以養五氣，氣和而生，津液相成，神乃自生。是五臟之神，由腸胃津液之所生也。胃主化水穀之津液，大腸主津，小腸主液，膀胱者津液之所藏，故以四腑爲形臟，而人之陰陽氣血肌肉經脈，皆由此九臟之所生也。夭，死色也。言五臟之神氣，由形臟之資生，五色之外榮，由五臟之所發，以此九臟九候之氣而復歸重於五臟之神氣焉。

帝曰：以候奈何？岐伯曰：必先度其形之肥瘦，以調其氣之虚實，實則瀉之，虚則補之。必先去其血脈而後調之，無問其病，以平爲期。

註 候者，候三部九候之脈而刺之也。肥人血氣充盈，膚革堅固，其氣濇以遲，刺此者宜深而留之。瘦人者皮薄色少，血清氣滑，易脱於氣，易損於血，刺此者宜淺而疾之。實者邪氣盛也，虚者精氣奪也。宜瀉者迎而奪之，宜補者追而濟之。去血脈者，除宛陳也。蓋凡治病，必先去其血，乃去其所苦，然後瀉有餘補不足。無問其病之可否，必候其氣至和平而後乃出其針也。

帝曰：決死生奈何？岐伯曰：形盛脈細，少氣不足以息者，危。形瘦脈大，胷中多氣者，死。形氣相得者，生。參伍不調者，病。三部九候皆相失者，死。上下左右之脈相應如參春者，病甚。上下左右相失不可數者，死。中部之候雖獨調，與衆臟相失者，死。中部之候相減者，死。目内陷者，死。

註 形充而脈堅大者，順也。形充而脈小以弱者，氣衰，衰則危矣。《針經》曰：病而形肉脱，氣勝形者死，形勝氣者危。蓋形瘦者正氣衰也，脈大者病氣進也，胷中多氣者氣勝形也，氣勝形者邪氣盛而正氣脱也。天之生命所以立形定氣，形氣和平，是爲相得。參伍不調，即獨大獨小、獨疾獨徐之意。皆相失者，非止於參伍不調也。此臟腑陰陽之氣皆病，故死。夫脈之來去，隨氣降升，是以九候之相應，上下若一。如參春者，言脈之上至下去，左至右去，有如春者之參差彼上而此下也。此因邪病甚而正爲邪傷故也。如參春者，止言其來去之參差相失。不可數者，併其至數之錯亂，此邪病更甚而正氣將脱，故死。中部天主氣，中部人主血，中部地主胷中之宗氣。夫上下左右之脈交相應者，血氣之循環也。臟腑之脈得胃氣而至於手太陰者，宗氣之所通也。如中部之候雖獨調，與衆臟相失者，不得中焦之血氣以資養，故死。目者五臟六腑之精也，此臟腑之精氣消滅。

帝曰：何以知病之所在？岐伯曰：察九候獨小者病，獨大者病，獨疾者病，獨遲者病，獨熱者病，獨寒者病，獨陷下者病。

註　九候之相應也，上下若一，不得相失，如一部獨異，即知病之所在而隨證治之。大小者，脈之體象也。疾遲者，脈之氣數也。寒熱者，三部皮膚之寒熱也。陷下者，沉陷而不起也。《針經》曰：上下左右，知其寒温何經所在，審皮膚之寒温滑濇，知其所苦。

以左手足上上去踝五寸按之，庶右手足當踝而彈之。

註　此候生陽之氣以知病之死生也。諸陽氣者，太陽之所主也。根結篇曰：太陽爲開，開折則肉節瀆而暴病起矣。故暴病者取之足太陽，視有餘不足。瀆者，皮膚宛焦而弱也，是以知病之所在，又當候太陽之氣焉。衛氣篇曰：足太陽之本在踝上五寸中，而氣在脛者，止之於氣街，與承山踝上以下，必先按而在久，應於手，乃刺而予之。按承山乃足太陽穴，在外踝上七寸，故以左手於病者足上上去踝五寸按之，是在承山之下矣。庶右手於病者足上當踝而彈之，蓋以左手取脈，庶右手得以在下而彈，其應過五寸以上蠕蠕然者不病，是更過踝上五寸而及於承山矣。故曰踝上以下，必先按而在久。踝上者謂去踝五寸以上而及於承山，以下者謂承山以下而至去踝五寸之間。蓋以左手之三指，於踝上五寸承山以下，以候太陽之氣，以察病之死生，故下文曰足太陽氣絶者，其足不可屈伸，死必戴眼。蓋九針之要，候氣爲先，足太陽爲諸陽主氣也。

其應過五寸以上蠕蠕然者不病，其應疾中手渾渾然者病，中手徐徐然者病。

註　蠕蠕，微動貌，氣之和也。應疾而中手渾渾然者，急疾太過也。徐徐然者，氣不及也，故皆主病。

其應上不能至五寸，彈之不應者死。

註　生氣絶於下，故不能上應也。

是以脱肉身不去者死。

註　脱肉者，皮肉宛焦而弱也。身不去者，開折而暴病留於身也，言正氣虚而肉脱，邪留於身而不去者死也。

中部乍疎乍數者死。

註　太陽之氣者，論先天之生陽。榮衛氣血者，乃後天水穀之精氣。中部乍疎乍數者，中焦之生氣欲絶也。

其脈代而鉤者，病在絡脈。

註　血脈生於心而輸於脾，代乃脾脈，鉤乃心脈，此復申明候足上中部者，候中下二焦之生氣。如病在絡脈者，其脈代而鉤也。

九候之相應也，上下若一，不得相失。一候後則病，二候後則病甚，三候後則病危。所謂後者，應不俱也。

註　人生有形，不離陰陽。天地合氣，別爲九野。故九候之相應也，上下若一，不得相失。一候後不應，是天地人之氣失其一矣，故主病。二候後不應，是三部之中失其二矣，故主病甚。三候後不應，是三者皆失，故主病危。

察其腑臟以知死生之期，必先知經脈，然後知病脈。真臟脈見者勝死。足太陽氣絶者，其足不可屈伸，死必戴眼。

註　腑爲陽，臟爲陰。知陽者知病之所從來，知陰者知死生之期，知經脈之死生出入，而後知病脈之所從來。詳經脈別論，真臟脈見者，至其所勝剋之日時而死。復結上文，其應上不能至五寸，彈之不應者，足太陽之氣絶也。足太陽主筋，陽氣者柔則養筋，是以太陽氣絶，筋攣急而足不可屈伸。太陽之脈起於目内眥，爲目上綱，脈系絶，故死必戴眼。

帝曰：冬陰夏陽奈何？岐伯曰：九候之脈，皆沉細懸絶者爲陰，主冬，故以夜半死；盛躁喘數者爲陽，主夏，故以日中死。

註　此復問冬陰夏陽，以人應之奈何？按九針篇曰：五者，音也。音者，冬夏之分，分於子午，陰與陽別，寒與熱爭，兩氣相搏也。蓋言冬至之子，陰之極也，陰極而一陽初生，陰氣始下；夏至之午，陽之極也，陽極而一陰初生，陽氣始下。是陰陽之氣，分於子午也。至春分之時，陽氣直上，陰氣直下；秋分之時，陰氣直上，陽氣直下，是陰陽離別也。寒熱者，陰陽之氣也。陰陽分別而復有交合，故寒與熱爭而兩氣相搏也。此言三部九候之中，有天地陰陽四時五行之氣。若九候之脈皆沉細而絶，無陽氣之和，此爲陰而主冬，故死於夜半之子；如盛躁喘數而無陰氣之和，此爲陽而主夏，故死於日中之午。皆陰陽偏絶之爲害也。

是故寒熱病者，以平旦死；熱中及熱病者，以日中死；病風者，以日夕死；病水者，以夜半死；其脈乍疏乍數，乍遲乍疾者，日乘四季死。形肉已脱，九候雖調猶死。

註　寒熱病者，陰陽相乘而爲寒爲熱也。本經云：因於露風，乃生寒熱。病風者，亦爲寒熱病也。平旦，日夕，係陰陽兩分之時。

寒熱者，乃陰陽兩傷之病，是以應時而死。熱中、熱病者，陽盛之極，故死於日中之午。病水者，陰寒之邪，故死於夜半之中。土位中央，王於四季，其脈乍疎乍數，乍疾乍遲，乃土氣敗而不能灌溉四臟，故死於辰戌丑未之時也。夫形歸氣，氣生形，形氣已敗，血脈雖調猶死。言七診之死，因氣而見於脈，非血脈之爲病也。故下文云，其脈候亦敗者死。

七診雖見，九候皆從者，不死。所言不死者，風氣之病及經月之病，似七診之病而非也，故言不死。若有七診之病，其脈候亦敗者，死矣。必發噦噫。

註　七診者，謂沉細懸絶、盛躁喘數、寒熱、熱中、病風、病水、土絶於四季也。九候皆從者，謂上下若一，無獨大獨小也。七診者乃陰陽之氣，自相分離，是以應時而死。若因邪而病有似乎七診者，不死也。風氣之病，病風也，病風而陰陽相離，期以日夕死；如病風而陰陽和平，九候若一，不死也。經月之病，病水也，病水而沉細懸絶，期以夜半死；病水而陰陽和平，九候皆從，不死也。蓋言七診之死，死於陰陽分離，不因邪病而有應時之死也。若七診之病，其脈亦敗者，氣病而脈亦病也，故必發噦噫。蓋胃氣敗者其聲噦，胃氣逆而上走心爲噫，胃主氣而心主脈也。

必審問其所始病，與今之所方病，而後各切循其脈，視其經絡浮沉，以上下逆從循之。其脈疾者不病，其脈遲者病，脈不往來者死，皮膚著者死。

註　始病者，病久而深也。方病者，新受之邪病淺也。各切循其脈者，切其病之在陰在陽在臟在腑也。夫病久者其脈沉而逆，方病者其脈從而浮，故當視其經絡浮沉以上下之逆從循之。夫邪傷經脈則脈數疾，故其脈疾者，知不病在七診也。陰陽臟氣受傷則其脈遲，故脈遲者，知其病在七診也。脈不往來者，有七診之病而脈候亦敗也。皮膚著者，病久而肉脱也。根結篇曰：皮膚薄著，毛腠夭焦，予之死期。此言方病而傷於形身經絡者不死，病久而傷五臟陰陽之氣者死。故曰：經病者治其經，孫絡病者治其孫絡血。若五臟陰陽之氣已絶於内，而欲以鍼石治其外者，未之有也。

帝曰：其可治者奈何？岐伯曰：經病者治其經，孫絡病者治其孫絡血，血病身有痛者治其經絡。其病者在奇邪，奇邪之脈，則繆刺之。留瘦不移，節而刺之。上實下虚，切而從之。索其結絡脈，刺出其血，以見通之。瞳子高者太陽不足，戴眼者太陽已絶，此決死生之要，不可不察也。手指及手外踝上五指留針〔一〕。

註〔一〕手指及手外踝上五指留針　此句王冰註謂：錯簡文也。

註　血病者，血傳舍於絡脈，在絡之時，痛於肌肉，故身有痛。蓋言病在經之深者治其經，病在孫絡之淺者治其孫絡，病在經絡淺深之間而痛及於肌肉者，治其經與絡也。奇邪者，邪不入於經，流溢於大絡而生奇病也。夫邪客大絡者，左注右，右注左，上下左右，與經相干而布於四末，其氣無常處，不入於經俞，故宜繆刺之。繆刺者，以左取右，以右取左也。留瘦不移者，留淫日深，著於骨髓，故即於節而刺之。蓋病在脈絡者取之脈，病在骨節者治其節也。刺節真邪篇曰：大經調者謂之不病，雖病謂之自已也。一經上實下虛而不通者，此必有横絡盛加於大經，令之不通，視而瀉之，此所謂解結也。是以上實下虛者，有横絡盛加於經，以致上下不通而有虛實也。切而從之者，切其某經之所阻而從治之也。索其結絡者，索其横絡之結而刺出其血。以見通之者，視而瀉之也。上言病在經脈者爲可治也。夫九針九候之道，貴在神與氣，心藏神而爲陽中之太陽，腎爲生氣之原而膀胱爲之表裏，是以獨候手足之太陽者，太陽主諸陽之氣也。瞳子高者，乃太陽之神氣不足，蓋手太陽之脈，上頞至目鋭眥，其支者抵鼻至目内眥，虛則經氣急而瞳子高大矣。足太陽之脈，起於目内眥系，氣絶，故死必戴眼。雖然，手足之經氣交相貫通，手經之不足，緣生氣之衰微，如生氣脱於下，手太陽先絶於上矣。故虛於上者宜補之，絶於下者爲死證，所謂木敷者其葉發，絃敗者其音嘶。手太陽之脈起於小指之端，循手外側上腕出踝中。外踝上者，在手外側踝上也。五指者，第五之小指也。言太陽不足，當於手指及外踝上之後谿，五指之少澤上，留針以補之。蓋候足太陽之氣者，於足上去踝五寸而彈之；補手太陽者，當於手外踝上五指而取之。此手足之經氣交相貫通，先不足於上而後絶於下也。

經脈别論

黄帝問曰：人之居處，動静勇怯，脈亦爲之變乎？岐伯對曰：凡人之驚恐恚勞動静，皆爲變也。是以夜行則喘出於腎，淫氣病肺；有所墮恐，喘出於肝，淫氣害脾；有所驚恐，喘出於肺，淫氣傷心；度水跌仆，喘出於腎與骨。當是之時，勇者氣行則已，怯者則著而爲病也。

註　按三部九候論至血氣形志篇，與《靈樞》之九針論前後相符。人之居處安静，其氣和平，自有經常之脈；如動作過用，則變而爲病脈矣。腎屬亥子而氣主閉藏，夜行則腎氣外泄，故喘出於腎。腎爲本，肺爲末，腎氣上逆，故淫傷於肺也。夫喘屬肺證，又曰陽明厥則喘，汗出於肺主之皮毛，而生於胃腑之津液，墮則傷筋，筋即爲肝，故喘出於肝。木勝土，故淫氣害脾。驚則氣亂，故喘出於肺。肺者心之蓋，故淫氣傷心。跌則傷骨，骨即爲腎，故喘出焉。此數者皆傷五臟之氣，勇者逆氣已過，正氣復順，怯者則留著爲病而見病脈矣。

故曰：診脈之道，觀人勇怯骨肉皮膚，能知其情，以爲診法也。故飲食飽甚，汗出於胃；驚而奪精，汗出於心；持重遠行，汗出於腎；疾走恐懼，汗出於肝；摇體勞苦，汗出於脾。故春秋冬夏四時，陰陽生病起於過用，此爲常也。

註　汗者水穀之津液，飽甚則胃滿，故汗出焉。血乃心之精，汗乃血之液，驚傷心氣，汗出於心，故曰奪精。持重遠行，則傷骨，故汗出於腎。疲罷傷筋，故汗出於肝。勞傷四體，故汗出於脾。四時陰陽，自有經常，血氣循行，各有調理，如動作過傷，則血氣妄逆而生病，此自然之理也。

食氣入胃，散精於肝，淫氣於筋。食氣入胃，濁氣歸心，淫精於脈。脈氣流經，經氣歸於肺，肺朝百脈，輸精於皮毛。毛脈合精，行氣於腑，腑精神明，留於四臟，氣歸於權衡。權衡以平，氣口成寸，以決死生。飲入於胃，遊溢精氣，上輸於脾，脾氣散精，上歸於肺，通調水道，下輸膀胱。水精四布，五經並行。合於四時五臟，陰陽揆度，以爲常也。

註　肝者土之勝，制則生化，故散精於肝。肝者筋其應，故淫氣於筋。經曰：受穀者濁，胃食氣，故曰濁氣。胃絡上通於心，故入胃之食，氣歸於心，子令母實也。心氣通於脈，故淫精於脈。脈氣者，水穀之精氣而行於經脈中也。經，大經也，言入胃之穀氣，先淫氣於脈，百脈之經氣總歸於大經，經氣歸於肺，是以百脈之氣皆朝會於肺也。肺合皮毛，故復輸精於皮毛。經云：血獨盛，則淡滲皮膚，生毫毛。夫皮膚主氣，經脈主血，毛脈合精者，血氣相合也。六腑爲陽，故先受氣。腑精神明者，六腑之津液相成，而神乃自生也。穀氣入胃，淫精於脈，乃傳之肺，肺氣散精，行氣於腑，腑精留於四臟，以養五臟之氣，故曰穀入於胃，乃傳之肺，五臟六腑，皆以受氣。權衡平也，言脈之浮沉出入陰陽和平，故曰權衡以平。氣口，手太陽之兩脈口。成寸者，分尺爲寸也。言五臟六腑受氣於穀，淫精於脈，變見於氣口，以決其死生。夫入胃之飲，精氣上輸於脾，脾氣散精，上歸於肺，蓋脾主爲胃行其津液者也。肺應天而主氣，故能通調水道而下輸膀胱。所謂地氣升而爲雲，天氣降而爲雨也。水精四布者，氣化則水行，故四布於皮毛。五經並行者，通灌於五臟之經脈也。五臟，五行之氣也。揆度，度數也。總結上文而言經脈之道，合於四時五行之次序，陰陽出入之度數，以爲經脈之經常。

太陽臟獨至，厥喘虚氣逆，是陰不足陽有餘也。表裏當俱瀉，取之下俞。

註　言臟腑經脈有陰陽相合之常度。如偏陰偏陽之獨至，則爲厥喘諸病。所謂先知經脈，今識病脈也。太陽臟獨至者，太陽之經氣獨至而無陰氣之和也。陽氣惟上，故下厥上喘而虚氣上逆也。是陰不足而陽有餘，表裏俱當瀉。蓋太陽經氣發原於下，而上出於膚表，故當表裏俱瀉而取之下俞。

陽明臟獨至，是陽氣重并也。當瀉陽補陰，取之下俞。

註　陽明獨至，是太少重并於陽明，陽盛故陰虚矣。言陰陽并合，乃經脈之常，如陽并於陽，陰并於陰，則爲病脈矣。

少陽臟獨至，是厥氣也。蹻前卒大，取之下俞。

註　少陽主初生之氣，生氣厥逆於下，致臟脈之獨大於蹻前也。蹻者，奇經之蹻脈，足少陽經脈在陽蹻之前，故蹻前卒大。

少陽獨至者，一陽之過也。

註　此明經氣之各有别也。夫一陰一陽，分而爲三陰三陽，三陰三陽合於手足十二經脈，十二經脈合於十二臟腑，所以藏物，故亦名臟也。所謂太陽陽明少陽臟獨至者，言三陽經脈之獨盛也。三陽經脈之獨盛者，是三陽氣之太過也。

太陰臟搏者，用心省真。五脈氣少，胃氣不平，三陰也。宜治其下俞，補陽瀉陰。

註　言三陰三陽之經氣皆有手有足也。夫手之太陰，足之太陰，是爲三陰。是以太陰之臟脈相搏者，須用心省察其爲手之太陰、足之太陰乎？如五脈氣少者，手太陰之過也。蓋肺朝百脈而輸精於臟腑，肺氣搏而不行，則五脈之氣皆少。是以五脈氣少者，知在手之太陰也。脾主爲胃行其津液，脾氣搏而不行，是以胃氣不平。胃氣不平者，知在足之太陰也。手之太陰，足之太陰，而後謂之三陰也。足之三陰從足走腹，手之三陰從腹走手，手足經氣交相貫通，故獨取之下俞。

一陽獨嘯，少陽厥也。

註　一陽之氣獨嘯者，蓋因少陽之經氣厥逆也。所謂少陽獨至，一陽之過者，言氣盛而及於經也。一陽獨嘯，少陽厥者，言經逆而及於氣也。

陽幷於上，四脈爭張，氣歸於腎，宜治其經絡，瀉陽補陰。

註　陽幷者，太陽陽明之氣相幷也。四脈者，太陽之小腸膀胱、陽明之胃與大腸，即四形臟之脈也。四脈爭張，以致陽幷於上，亦經厥而及於氣也。腎爲生氣之原，三陰之氣虚陷於腎，不能與陽相接，故瀉其陽之絡，補其陰之經，陰陽平而經氣和矣。

一陰至，厥陰之治也。真虚痟心，厥氣留薄，發爲白汗。調食和藥，治在下俞。

註　言經氣逆而病及於臟也。一陰者，厥陰也。是以一陰氣至，當厥陰主治，而反見臟真之虚，心爲痟痛。蓋厥陰之氣發於命門，爲心主之包絡，厥陰氣逆以至真虚而心痛也。厥逆之氣留薄於心下，則上迫於肺，故發爲白汗。夫真虚痛心，病在内也；經氣厥逆，病在外也。病在内者，治以藥食；病在外者，治以針砭。故宜調食和藥，治其下俞。夫所謂一陽、二陽、三陽，一陰、二陰、三陰者，陰陽之二氣也，所謂太陽、陽明、少陽，太陰、厥陰、少陰者，概臟腑經氣而言也。

帝曰：太陽臟何象？岐伯曰：象三陽而浮也。帝曰：少陽臟何象？岐伯曰：象一陽也。一陽臟者，滑而不實也。帝曰：陽明臟何象？岐伯曰：象大浮也。太陰臟搏，言伏鼓也。二陰搏至，腎沉不浮也。

註　太陽臟者，小腸膀胱之經脈也。少陽臟者，三焦甲膽之經氣，故象一陽初動之生陽。所謂一陽二陽者，乃三陽之氣也，三陽陽盛之氣也，言太陽之臟脈象陽盛之氣而浮也。少陽臟者，三焦甲膽之經脈也。象者，效象形容也。此論經氣之見於脈者，各有别也。象者像也，三陽陽盛之氣也，氣應脈外，故以脈之浮沉以效象陰陽之氣。如在一陽之臟脈，則見脈體之滑象矣。蓋陽氣搏於脈中其脈則滑，陽欲外浮，故不實也。陽明臟者，胃與大腸之經脈也。陽明者，兩陽合明，陽氣合幷，則陽熱盛，故其象大浮。象大浮者，二陽之氣也。太陰臟搏者，乃太陰之經脈相搏，故見脈象之伏鼓。如二陰之氣相搏，雖至少陰之腎，止見乎沉而不浮。蓋以脈象之浮沉，以别陰陽之氣，以脈體之滑動不實，鼓動而伏，以别陰陽之脈也。

通評虚實論

黄帝問曰：何謂虚實？岐伯對曰：邪氣盛則實，精氣奪則虚。帝曰：虚實何如？岐伯曰：氣虚者，肺虚也；

氣逆者，足寒也。非其時則生，當其時則死。餘臟皆如此。

註　邪氣者，風寒暑濕之邪。精氣者，榮衛之氣也。蓋邪氣有微盛，故邪盛則實；正氣有强弱，故精奪則虚。奪，失也，爲邪所奪也。伯言虚實者，皆從物類始。如肺主氣，其類金，五行之氣先虚於外，而後内傷五臟。蓋邪從表入裏，在外之氣血骨肉，先爲邪病所虚，是以骨肉滑利，則邪不内侵，而裏亦實，表氣虚則内傷五臟而裏亦虚，此表裏之虚實也。如氣逆於上，則下虚而足寒，此上下之虚實也。如值其生旺之時則生，當其勝尅之時則死，此四時之虚實也。夫肝主筋，其類木；心主血，其類火；脾主肉，其類土；肺主氣，其類金；腎主骨，其類水。蓋五臟之氣外合於五行，五行之氣歲應於四時，故皆有生旺尅勝之氣而各有死生之分。

帝曰：何謂重實？岐伯曰：所謂重實者，言大熱病，氣熱脈滿，是謂重實。帝曰：經絡俱實何如？何以治之？岐伯曰：經絡皆實，是寸脈急而尺緩也，皆當治之。故曰滑則從，濇則逆也。夫虚實者，皆從其物類始，故五臟骨肉滑利，可以長久也。

註　大熱者，邪氣盛也。氣爲陽，血脈爲陰，邪盛而氣血皆傷，故爲重實，論血氣之陰陽虚實也。邪盛於經，則寸口脈急。緩爲内熱，熱在於絡，則尺脈緩也。此當以針取之。此以寸尺而候血脈之陰陽也。滑主氣血皆盛，故爲從；濇主血氣皆少，故爲逆。五行者，天地之陰陽也。五臟者，人之陰陽也。《易》曰：方以類聚，物以羣分。皮肉筋骨，五臟之外合也；金木水火土，五臟之外類也。夫邪之中人，始於皮膚，次於肌肉，留而不去，則入於經脈以及於筋骨，故邪之中人，先從其物類始。是以壯者之血氣盛，其肌肉滑，氣道通，榮衛之行不失其常，可以長久其天命。如五臟不堅，使道不長，空外以張，數中風寒，血氣虚，脈不通，真邪相攻，亂而相引，故不壽而盡也。

帝曰：絡氣不足，經氣有餘，何如？岐伯曰：絡氣不足，經氣有餘者，脈口熱而尺寒也。秋冬爲逆，春夏爲從。治主病者。

註　不足者，精氣奪；有餘者，邪氣盛。此邪去絡而入經也。寒熱者，尺寸之膚寒熱而應於經絡也。絡脈外連皮膚爲陽，主外；經脈内連臟腑爲陰，主内。經云：榮出中焦，衛出下焦。衛氣先行皮膚，先充絡脈，絡脈先盛，衛氣已平，榮氣乃滿，而經脈大盛。經脈之虚實，以氣口知之，故以尺膚候絡而以寸候經。夫邪氣之從外而内，猶借正氣之從内而外以扞禦，使邪仍從膚表而出。秋冬之氣降沉，不能使邪外散，故爲逆；春夏之氣生浮，故爲從也。邪病在經，當從其經而取之。此論外因之虛實也。

帝曰：經虛絡滿何如？岐伯曰：經虛絡滿者，尺脈滿，脈口寒濇也。此春夏死、秋冬生也。帝曰：治此者奈何？岐伯曰：絡滿經虛，灸陰刺陽；經滿絡虛，刺陰灸陽。

註　此論內因之虛實也。尺脈熱滿，故主絡滿；脈口寒濇，故主經虛。春夏之氣，生長於外，氣惟外弛而根本虛脱，故死。秋冬之氣收藏於內，故生。蓋外因之病宜神機外運，內因之病宜根本實堅。絡爲陽，經爲陰，刺者瀉其盛滿之氣，灸者起其陷下之陽。蓋不足者病，而太過者亦爲病也。

帝曰：何謂重虛？岐伯曰：脈氣上虛尺虛，是謂重虛。帝曰：何以治之？岐伯曰：所謂氣虛者，言無常也。尺虛者，行步恇然。脈虛者，不象陰也。如此者，滑則生，濇則死也。

註　此論脈氣皆虛也。榮氣宗氣行於脈中，衛氣行於脈外，故曰脈氣。蓋以氣口之脈可以候血，可以候氣也。上虛者，寸口之脈氣虛也。尺虛者，脈氣虛於下也。上下皆虛，故曰重虛。氣者，謂陽明所生之榮衛宗氣也。恇，虛怯也。謂陽明之氣虛於上，則言語無常；陽明之氣虛於下，則令人行步恇然。蓋氣從太陰出注手陽明，上行注足陽明，下行至跗上。故曰身半以上，手太陰陽明皆主之；身半以下，足太陰陽明皆主之。氣爲陽，血脈爲陰。陽明之生氣爲陽，少陰之精氣爲陰。蓋以寸尺之脈，以候陽明之生氣，而不效象其陰之虛也。夫氣生於陽明而發原在腎，少陰之氣上與陽明相合，陰陽相搏，其脈則滑，搏則化水穀之精微而氣生矣，故主生。濇主少氣，生原已絕，故死。

帝曰：寒氣暴上，脈滿而實，何如？岐伯曰：實而滑則生，實而逆則死。

註　此承上文之意而問也。蓋脈氣生於胃腑，而發原在於少陰，是以上節論生氣之原，此以下復論發原之始。夫腎臟主水，在氣爲寒。寒氣暴上者，水寒之氣暴上而滿於脈也。實而滑者，得陽明之氣相和故生。逆者，少陰之生氣已絶，故死。蓋寒氣上乘，則真氣反下逆矣。

帝曰：脈實滿，手足寒，頭熱，何如？岐伯曰：春秋則生，冬夏則死。脈浮而濇，濇而身有熱者，死。

註　腎主生氣之原，膀胱爲太陽之腑。脈實滿者，少陰之寒氣充於外。手足寒者，少陰之生氣虛於內也。頭熱者，太陽之氣發越於上也。腎與膀胱，陰陽並交，咸主生氣，若盛於外則反虛於內矣。春時陽氣微上，陰氣微下；秋時陰氣微上，陽氣微下。陰陽二氣，交相資生，故主生。冬時陰氣盡出於外，夏時陽氣盡虛於內，故主死。言陰陽之根氣不可虛脱者也。脈浮而濇，陰越於外而虛於內也；濇而身熱，陽脱於內而弛於外也。此復言陰陽之根氣脱者，皆爲死證，非但冬夏死而春秋可生。

帝曰：其形盡滿何如？岐伯曰：其形盡滿者，脈急大堅，尺濇而不應也。如是者故從則生，逆則死。帝曰：何謂從則生，逆則死？岐伯曰：所謂從者，手足温也。所謂逆者，手足寒也。

註　腎爲水臟，在氣爲寒。上論寒氣暴上，此復論其水體泛溢，故其形盡滿也。形爲皮膚肌腠，蓋經脈之內，有有形之血，是以無形之氣乘之；肌腠之間，主無形之氣，是以有形之水乘之而爲腫脹也。諸急爲寒，寒水充溢於形身，故脈急而堅大。水邪外溢，則少陰之正氣不升，故尺濇而不應也。《靈樞經》曰：脈堅大以濇者脹也。夫少陰之氣從下而上，合於陽明，戊癸合而化火，火土之氣，故有如是之證者。得少陰之氣仍從下而上者生，逆而下者死。手足温者，少陰之生氣復也。生氣復，則火土之氣漸旺，寒水之邪漸消。手足寒者，少陽之生氣已絶，故死。

帝曰：乳子而病熱脈懸小者，何如？岐伯曰：手足温則生，寒則死。帝曰：乳子中風熱，喘鳴肩息者，脈何如？岐伯曰：喘鳴肩息者，脈實大也。緩則生，急則死。

註　夫病熱者，皆傷寒之類。凡傷於寒，借陽氣以化熱，熱雖盛不死。然陽氣生於精水之中，男子八歲，女子七歲，腎氣始實。乳子天癸未至，腎氣未盛，故帝復有此問焉。夫心主脈而資生於腎，心腎水火之氣上下時交，腎氣不能上資於心，則心懸如病飢；而寸口之脈懸絶小者，腎氣未盛也。伯答乳子之生陽，借後天之氣也。四肢皆禀氣於胃，故陽受氣於四末。是以手足温者，胃氣尚盛，故生；寒則胃氣已絶，故死。夫水穀入於胃，津液各走其道，腎爲水臟，受五臟之精而藏之，是先天之精，猶借後天之所資益者也。又别出兩行營衛之道，其大氣之摶而不行者，名曰宗氣，積於胷中，上出於肺，以司呼吸，是四肢之原俞，又受資於胃腑所生之榮衛宗氣，是以手足温者生，寒者死。然後天所生之宗氣，而亦不可傷也。宗氣者，五臟六腑十二經脈之宗始，故曰宗氣。肩息者，呼吸摇肩也。風熱之邪始傷皮毛，喘鳴肩息，是風熱盛，内干肺氣宗氣，故脈實大也。夫脈之所以和緩者，得陽明之胃氣也。急則胃氣已絶，故死。

帝曰：腸澼便血何如？岐伯曰：身熱則死，寒則生。帝曰：腸澼下白沫何如？岐伯曰：脈沉則生，脈浮則死。帝曰：腸澼下膿血何如？岐伯曰：脈懸絶則死，滑大則生。帝曰：腸澼之屬身不熱，脈不懸絶，何如？岐伯曰：滑大者曰生，懸濇者曰死。以臟期之。

註　腸澼者，邪澼積於腸中，而爲便利。經言陽絡傷則血外溢，血外溢則衄血；陰絡傷，則血内溢，血内溢則便血。腸胃之絡傷，則血溢於腸外，腸外有寒汁沫與血相搏，則合并凝聚而積成矣。故腸澼便血者，陰絡之血溢也。腸澼下白沫者，腸外之寒汁沫也。腸澼下膿血者，汁沫與血相搏并合而下。夫便血，陰泄於内也。發熱，陽脱於外也。本經曰：陰陽虚，腸澼死。此陰陽血氣之相離也。腸下白沫者，陰液下注，故脈沉者爲順。如脈浮，是經氣下泄，脈氣上浮，此經脈相離，故爲死證。夫血脈始於足少陰腎，生於足陽明胃，主於手少陰心，輸於足太陰脾。懸絶者，足少陰之陰液絶也，故死。滑大者足少陰之生氣盛也，故生。身不熱者，陽不外脱也。脈不懸絶，陰不下絶也。懸濇者，陽明之生氣已絶，故死。辨脈篇曰：趺陽脈浮而濇，故知脾氣不足，胃氣虚也。懸則胃氣絶矣。胃氣已絶，則真臓之脈見，故當以臓期之。肝至懸絶十八日死，心至懸絶九日死，肺至懸絶十二日死，腎至懸絶七日死，脾至懸絶四日死。懸絶者，絶無陽明之胃氣，而真臓孤懸也。

帝曰：癲疾何如？岐伯曰：脈搏大滑，久自已；脈小堅急，死不治。帝曰：癲疾之脈，虚實何如？岐伯曰：虚則可治，實則死。

註　此論五臓之外合爲病有虚實也。《靈樞經》曰：肺脈急甚爲癲疾，腎脈急甚爲骨癲疾。骨癲疾者，顑齒諸俞分肉皆滿而骨居，汗出，煩悗，嘔多沃沫，氣下泄，不治。筋癲疾者，身倦攣急，嘔沫，氣下泄，不治。脈癲疾者，暴仆，四肢之脈皆脹而縱，嘔沫，氣泄，不治。是肺合之形，腎合之骨，心合之脈，肝合之筋，爲病於外而有死生之分。脈搏大者，氣盛於外，故生；小堅急者，氣泄於下，故死。經曰：重陰則癲。蓋癲乃血實之證，故治癲疾者，瀉出其血，置於瓠壺之中。是以脈堅實者死；氣滑大者生。

帝曰：消癉虚實何如？岐伯曰：脈實大，病久可治；脈懸小堅，病久不可治。

註　五臓皆柔弱，善病消癉。五臓之精氣皆虚轉而爲熱，熱則消肌肉，故爲消癉也。脈實大者，精血尚盛，故爲可治；脈懸小者，精氣漸衰，故爲難治。

腹中論

帝曰：病熱而有所痛者，何也？岐伯曰：病熱者，陽脈也，以三陽之動也。人迎一盛，少陽二盛，太陽三盛，陽明入陰也。夫陽入於陰，故病在頭與腹，乃䐜脹而頭痛也。帝曰：善。

註　病熱者，陽脈盛也。陽脈盛者，三陽之氣動之也。是以人迎之脈一盛，盛在少陽之氣；二盛，盛在太陽之氣；三盛，盛在陽明之氣。三陽俱盛，當主病熱頭痛。腹爲陰，陰中之至陰，脾也。如陽入於陰，又當病在頭與腹，乃䐜脹而頭痛也。蓋言表裏陰陽之氣，各有所主之部署。如陰氣厥逆於上，則爲膺頸腫痛。陽氣下入於陰中，則爲腹中䐜脹也。

病能論

黄帝問曰：人病胃脘癰者，診當何如？岐伯曰：診此者，當候胃脈，其脈當沉細。沉細者，氣逆，逆者人迎甚盛，甚盛則熱。人迎者胃脈也，逆而盛，則熱聚於胃口而不行，故胃脘爲癰也。

註　胃脈者，手太陰之右關脈也。人迎者，結喉兩旁之動脈也。蓋胃氣逆則不能至於手太陰，而胃脈沉細矣。氣逆於胃則人迎甚盛，人迎甚盛則熱聚於胃矣。人迎者，胃之動脈也。故胃氣逆則人迎脈盛，熱聚於胃口而不行，則留滯而爲癰矣。

帝曰：人之不得偃臥者，何也？岐伯曰：肺者，臟之蓋也。肺氣盛則脈大，脈大則不得偃臥。論在奇恒陰陽中。

註　此肺氣逆而爲病也。臟真高於肺，爲五臟之華蓋，朝百脈而輸精於臟腑。肺氣逆則氣盛而脈大，脈大則不得偃臥矣。奇恆陰陽中爲玉機諸論，篇中言行奇恒之法以太陰始也。

帝曰：有病厥者，診右脈沉而緊，左脈浮而遲。不然，病主安在？岐伯曰：冬診之右脈，固當沉緊，此應四時；左脈浮而遲，此逆四時。在左當主病在腎，頗關在肺，當腰痛也。帝曰：何以言之？岐伯曰：少陰脈貫腎絡肺，今得肺脈，腎爲之病，故腎爲腰痛之病也。

註　此腎氣逆而爲病也。夫左脈主血當沉，右脈主氣當浮。今脈不然，其所主之病安在？脈合四時，故冬診之左右脈皆當沉緊，今左脈反浮而遲，是逆四時之氣矣。腎主冬氣而又反浮在左，故當主病在腎，頗關涉於肺，當爲腰痛之病。行奇恆之法，以太陰始。五臟相通，移皆有次，是水穀所生之精氣，先至於手太陰。太陰肺金相生而順傳於腎，腎當復傳之於肝。今反見浮遲之肺脈，是腎臟有病而氣反還逆之於母臟，故當主腎病之腰痛，而頗關涉之於肺也。

奇病論

帝曰：人有尺脈數甚，筋急而見，此爲何病？岐伯曰：此所謂疹筋，是人腹必急，白色黑色見，則病甚。

註　此諸筋之爲病也。夫奇恒之勢，診有十度，度脈、度臟、度肉、度筋、度俞、度陰陽氣。如心脈滿大，肝脈小急，脈來懸鉤，脈至如喘之類，皆所以度脈也。如肝滿、腎滿、肺滿則爲腫；肝氣予不足，木葉落而死；腎氣予不足，去棗華而死，皆所以度臟也。如肌氣予不足，膚脹身腫，大肉陷下，皆所以度肉也。疹筋之病，所以度筋也。如十二俞之予不足，水凝而死，所以度俞也。如正月太陽，三月厥陰，五月陽明，十月少陰，所以度陰陽氣也。皆爲病之異於恒常者也。夫內有陰陽，外有陰陽。在外者皮膚爲陽，筋骨爲陰，是以筋病急而尺脈數也。諸筋之會，聚於宗筋。衝脈者，主滲灌谿谷與陽明，合於宗筋，是以筋病而腹必急也。夫十二經之筋病，惟手太陰甚則成息賁脇急吐血，足少陰筋病甚者死不治。是以白色黑色見者，則病甚也。

帝曰：有癃者一日數十溲，此不足也。身熱如炭，頸膺如格，人迎躁盛，喘息氣逆，此有餘也。太陰脈微細如髮者，此不足也。其病安在？名爲何病？岐伯曰：病在太陰，其盛在胃，頗在肺，病名曰厥。死不治。

註　水穀入胃，脾主行其津液，太陰爲之行氣於三陰，陽明爲之行氣於三陽，太陰不足則陽明甚盛，太過不及則陰陽不和，陰陽不和則表裏之氣皆絶矣。夫入胃之飲，上輸於脾，脾氣散精，上歸於肺，通調水道，下輸膀胱。今太陰病而不能轉輸於上，頗在肺而不能通調於下，則病癃矣。夫地氣升而爲雲，天氣降而爲雨，今地氣不能上升而惟下泄，是以日數十溲，此太陰之不足也。陽明者，表也。身熱如炭，陽明盛也。陽明脈挾喉，其輸在膺中，頸膺如格，胃氣强也。陽明盛强，則人迎躁急，頗關在肺，故喘息氣逆。此陽明之有餘也。陽明盛強，則與脾陰相絶，太陰不得受水穀之精，是以脈微如髮，此太陰之不足也。

帝曰：有病痝然如有水狀，切其脈大緊，身無痛者，形不瘦，不能食，食少，名爲何病？岐伯曰：病生在腎，名爲腎風。腎風而不能食，善驚。驚已，心氣痿者死。

註 痝然，浮腫貌。如有水狀者，水氣上乘，非有形之水也。足少陰寒水主氣，大則爲風，緊則爲寒，故脈大緊也。夫病風水者，外證骨節疼痛，此病在腎，非外受之風邪，故身無痛也。水氣上乘，故形不瘦。風木水邪，乘侮土氣，故不能食，即食亦不能多也。腎爲水臟，水生風木，此腎臟自生之風，非外受之邪，故曰病生在腎水者，火之勝。不能食者，水邪直入於上焦也。善驚者，水氣薄於心下也。夫心不受邪，驚已而心氣痿者，心受邪傷也。

大奇論

心脈滿大，癇瘛筋攣。肝脈小急，癇瘛筋攣。

註 癇瘛，抽掣也。攣，拘攣也。心爲火臟，火熱太過，是以脈大而癇瘛筋攣。肝主筋而主血，小則爲虚，急則爲寒，此肝臟虚寒而不能榮養於筋，故爲攣瘛之病。此論筋之爲病，有因心氣之有餘，有因肝氣之不足，與風傷筋脈，筋脈乃應之爲病不同也。

肝脈騖暴，有所驚駭。

註 騖，疾奔而亂馳也。言肝脈之猝疾而暴亂者，必有驚駭故也。此言因驚駭而致肝脈暴亂，非東方肝木，其病發驚駭也。

脈不至，若瘖，不治自已。

註 脈絡阻於下，則音不出於上。脈絡疎通，其音自復。故脈不至而瘖者，不須治之，其病自已。此係經脈所阻之病，與邪搏於陰則爲瘖之不同也。

腎脈小急，肝脈小急，心脈小急，不鼓皆爲瘕。

註 小急，虚寒之脈也。臟氣有所留聚，故脈見小急而不鼓。

腎肝并沉爲石水，并浮爲風水，并虚爲死，并小弦欲驚。

註　肝乃東方春生之木，主發冬令閉藏之氣，如肝腎之脈幷沉，是二臟之氣皆閉逆於下而爲石水矣。石水者，腎水也，如石之沉，腹滿而不喘。肝主風木，腎主寒水，如肝腎之脈並浮，是二臟所主之氣皆發於外，故名曰風水。如浮而並虚，是臟氣不藏而外脱，故死。此言肝腎之氣過於閉藏，則沉而爲水，過於發越，則浮而兼風，皆本臟所主之氣而自以爲水爲風，與本經之熱病論、水熱穴論、《靈樞》論疾診尺篇及《金匱要略》諸經所論石水風水之不同也。小者血氣皆少，弦則爲減爲寒，肝臟之氣生於腎，脈幷小弦，是二臟之氣皆虚而欲發驚也。

腎脈大急沉，肝脈大急沉，皆爲疝。心脈摶滑急爲心疝，肺脈沉摶爲肺疝。三陽急爲瘕，三陰急爲疝。

註　大則爲虚，急則爲寒，沉爲在下在裏，故皆爲疝。心疝之有形在少腹，其氣上摶於心，故心脈摶而滑急也。肺脈當浮而反沉摶，是肺氣逆聚於内而爲肺疝矣。瘕者假也，假物而成有形，故病在三陽之氣者爲瘕，三陰之氣者爲疝。

二陰急爲癇厥，二陽急爲驚。

註　二陰，少陰也。癇厥者，昏迷仆撲，卒不知人。此水氣乘心，是以二陰脈急。二陽，陽明也。陽明者，土也。土氣虚寒則陽明脈病，故發驚也。

脾脈外鼓，沉爲腸澼，久自已。肝脈小緩爲腸澼，易治。腎脈小摶沉爲腸澼下血。血温身熱者死。心肝澼亦下血，二臟同病者可治。其脈沉小濇爲腸澼，其身熱者死。熱見七日死。

註　腸澼，下痢也。著至教論曰：三陽者，至陽也。積幷則爲驚，病起疾風，至如礔礰，九竅皆塞，陽氣滂溢，乾嗌喉塞，幷於陰則上下無常，薄爲腸澼，此三陽幷至，乾薄臟陰，乃奇恒之下痢，與外受六淫之邪迫於經絡而爲下利膿血者不同，故病見於臟脈而各有死生之别。脾爲陰臟，位居中央，受三陽陽盛之氣迫而上行，則其脈外鼓，摶而下沉，則爲腸澼下痢，蓋陽氣上下之無常也。脾爲陰中之至陰，故雖受陽熱之氣，其病久而自已。經云：緩者多熱，小者血氣皆少，此陽熱之氣干摶臟陰，致肝臟之血氣下泄而虚，故其脈小緩也。肝主藏血，故雖受陽邪，尚爲易治。腸澼下血者，或下痢赤色，或下血也。腎主藏精，爲精血之原，陽熱之氣下摶於腎，故爲腸澼下血。血傷，故脈小。熱邪干腎，故沉而摶也。夫陰陽相合則生，偏害則死。三陽爲陽，三陰爲陰。氣爲陽，血爲陰。三陽之熱摶於陰血，血受熱傷，故血温也。身熱者，三陽盛而三陰之氣絶也。夫心主生血，肝主藏血，是以心肝二臟受陽盛之氣而爲腸澼者，亦下血。如二臟同病，則陰血盛而可以對待陽邪，尚爲可治之證。若脈小沉滯者，三陰之氣爲陽薄所傷也，其身熱者陽盛而陰絶也。七日死者，六臟之陰氣終也。

胃脈沉鼓濇，胃外鼓大，心脈小堅急，皆膈偏枯。男子發左，女子發右。不瘖舌轉可治，三十日起。其從者瘖，三歲起。年不滿二十者，三歲死。

註　榮衛調則筋骨强健肌肉致密。如血氣虚逆，則皮膚筋骨失其榮養，而成偏枯之患矣。榮衛之氣由陽明之所生，血脈乃心臟之所主，陽明氣血皆多，其脈當浮大。今脈沉而鼓動帶濇，《靈樞》曰濇爲少氣，《傷寒論》曰濇則無血，是血氣虚於内矣。推而外之，胃外以候形身之中，其脈鼓大，大則爲虚，此血氣虚於外矣，是以成膈偏枯。夫邪之偏中於身，及風之傷人而成偏枯者，乃外受之邪，當主半身不遂。此由在内之血氣虚逆，故主於膈偏枯。膈偏枯者，止病在胷脇腰脊之間而不及周身之上下也。左右者，陰陽之道路也。男子血氣從左而轉，女子血氣從右而旋，是以男子之病發於左，而女子之病發於右也。夫榮衛氣血，雖生於陽明，主於心臟，然始於先天之腎中。少陰之脈，貫腎繫舌本。不瘖舌轉，是先天之根氣不傷，故爲可治。偏枯而主三十日起者，言其愈之速也。從，順也。謂男子發左，女子發右，陰陽血氣雖順，而瘖者至三歲之久而後能復也。年不滿二十者，臟腑正盛，血氣方殷，而反有此衰敗之證，比及三年，五臟胃腑之氣漸次消滅而死矣。

脈至而搏，血衄身熱者，死。脈來懸鉤浮爲常脈。

註　脈搏擊而血衄者，經熱盛而迫血妄行，血脱，故身熱也。脈來懸鉤者，心之脈也。浮者，肺之脈也。心主血脈，肺主皮膚，而開竅在鼻，心脈來盛上乘於肺而致衄者，此血衄之常脈也。

脈至如喘，名曰暴厥。暴厥者，不知與人言。

註　如喘者，脈來滑急也，此痰水上壅，故脈來急滑，名曰暴厥。暴厥者，一時昏厥而不能與人言。

脈至如數，使人暴驚。三四日自已。

註　夫有形之邪上乘則脈至如喘，無形之氣上逆則脈至數急，邪溥心下，故發驚也。蓋心不受邪，至三四日，邪自下而驚厥之病自已，非比外淫卒厥之難愈也。

脈至浮合，浮合如數，一息十至以上，是經氣予不足也。微見九、十日死。

註　浮合者，如浮波之合，來去無根也。浮合如數而一息十至以上，是經氣予之不足也。微見此脈，至九日十日之交而死。蓋九者陽之終，十者陰之盡，此三陰三陽十二經脈之氣終也。夫五臟相通，移皆有次，臟腑之氣各傳與之。如五臟有病而逆傳其所勝者死，如順傳其所生而受所與之氣不足者亦死，故曰氣予之不足也。又五臟各以其時而至于手太陰者，臟氣傳與之俞，俞氣傳與之經脈，脈與之絡，絡與之肌，此經脈之氣受五臟所與之不足，故脈至如此，虛數之極也。

脈至如火薪然，是心精之予奪也。草乾而死。

註　如火薪然，心氣不藏，虛炎之極也。精者，五臟主藏精，謂所與之氣精氣也。曰奪、曰虛、曰不足者，謂奪其所與之精氣以致虛而不足也。草乾，冬令之時，當遇勝剋之氣而死。所謂脈至者，概左右三部而言也。

脈至如散葉，是肝氣予虛也。木葉落而死。

註　散葉，飄零虛散之象。肝木之氣虛，故至秋令之時而死。

脈至如省客，省客者，脈塞而鼓，是腎氣予不足也。懸去棗華而死。

註　脈塞而鼓，謂脈始來充塞於指下，旋即鼓動而去，有如省問之客及門而即去也。懸去棗華者，謂相隔於棗華之時而死也。

脈至如丸泥，是胃精予不足也。榆莢落而死。

註　丸泥者，如泥丸而不滑也。胃爲陽土，位居中央，其性柔，其體圓，故曰脈弱以滑，是有胃氣。蓋往來流利如珠曰滑。如丸泥者，無滑動之象，胃將死敗之徵也。榆莢至春而落，木令之時也。臟腑之氣生於胃腑水穀之精，故曰精予不足。

脈至如横格，是膽氣予不足也。禾熟而死。

註　膽屬甲子，主一陽初生之氣。膽氣升，十一臟腑之氣皆升。如横格者，如横拒而不得上下，是膽氣虛而不能升也。《靈樞經》曰：其膽乃横，是膽氣横而脈亦見其横格也。禾熟，秋深之時也。

脈至如弦縷，是胞精予不足也。病善言，下霜而死；不言可治。

註　弦縷者，精血虛而如縷之細也。胞精，胞絡之精氣也。胞絡者，繫於腎少陰之脈，貫腎及舌本。善言者，胞氣泄也。隕霜九月之候，九月萬物盡衰則氣去，陽而之陰，氣應收藏而反外泄，故死。胞主藏精血，故曰精予不足。

脈至如交漆，交漆者，左右旁至也。微見三十日死。

註　此承上文而言衝任之脈絶也。衝任起於胞中，循腹上行，爲經血之海。胞精不足，衝任將絶矣。交，絞也。如絞漆之左右旁流無中通一貫之象，是循中而上之衝任絶矣。精血爲陰，故至三十日而死。三十日者，月之終也。

脈至如涌泉，浮鼓肌中，太陽氣予不足也。少氣味，韭英而死。

註　至如涌泉，來盛而不返也。浮鼓肌中，無根外脱之象。太陽者，巨陽也，爲諸陽主氣而生於膀胱之水中，是以標陽而本寒。夫水爲陰，火爲陽，陽爲氣，陰爲味。少氣味者，太陽之標本皆虚也。蓋言若太陽之氣不足而水腑未虚，陽生於陰，尚有根而可復。如標本皆少，不免於死亡矣。韭乃肝之菜，至春而英，韭英之時，更疏泄其本氣，則死矣。

脈至如頽土之狀，按之不得，是肌氣予不足也。五色先見黑，白壘發死。

註　頽土，傾頽之頑土也。脾主肌肉，如頽土而按之不得者，無來去上下之象，是肌氣受所予之不足也。土位中央而分主於四季，當五色具見而先主黄，若五色之中而先見黑，是土敗而水氣乘之矣。葛色白而發於春，白壘發時，木氣旺而頽土之氣絶之矣。

脈至如懸雍，懸雍者浮揣，切之益大，是十二俞之予不足也。水凝而死。

註　懸雍者，如懸癰也。揣，度也。先輕浮而度之，再重按而切之，其本益大，有如癰之頭小本大，此臓腑十二俞氣之不足也。夫經俞之氣，晝夜環轉，俞予之不足，故脈壅滯而有如癰之象。天寒地凍，則經水凝泣，壅滯之脈再爲凝泣，絶無生動之機矣。

脈至如偃刀，偃刀者，浮之小急，按之堅大急，五臟菀熱，寒熱獨并於腎也。如此其人不得坐，立春而死。

註　偃，仰也。脈如仰起之刀，口利鋭而背堅厚，是以浮之小急而按之堅大也。夫五臟相通，精氣各循序而傳予之。腎爲水臟，又獨受五臟之精而藏之，是以傳與之外而又有邪氣獨并於腎之奇病也。有如此之脈病者，其人當至立春而死。《靈樞經》曰：腎是動病，喝喝而喘，坐而欲起。其病不得坐者，腎氣傷也。冬令閉藏以奉春生之氣，腎氣已傷，再至春而泄之，腎氣絶矣。

脈至如丸滑不直手，不直手者，按之不可得也，是大腸氣予不足也。棗葉生而死。

註　如丸滑而不直手者，圓活流利，似於無形，故按之不可得也。大腸爲肺之腑而屬庚金，其脈宜耎弱輕浮，氣予不足，故脈至若此。棗葉生於夏，火旺則金鑠矣。

脈至如華者，令人善恐，不欲坐臥，行立常聽，是小腸氣予不足也。季秋而死。

註　脈至如華者，如華之輕微也。小腸爲心之腑而爲丙火，其脈當來盛，反如華者，氣予不足也。腑氣不足，則臟氣亦虚，神虚則恐懼自失，神志不寧，故坐臥不安也。小腸之脈入耳中，屬聽宫，常有所聽者，如耳作蟬鳴或如鐘磬聲，皆虚證也。遇金水生旺之時而死。

古今圖書集成醫部全録卷七十三

脈　法

黄帝素問

四時刺逆從論

厥陰有餘病陰痺，不足病生熱痺；滑則病狐疝風，濇則病少腹積氣。少陰有餘病皮痺、隱軫，不足病肺痺；滑則病肺風疝，濇則病積溲血。太陰有餘病肉痺寒中，不足病脾痺；滑則病脾風疝，濇則病積心腹時滿。陽明有餘，病脈痺身時熱，不足病心痺；滑則病心風疝，濇則病積時善驚。太陽有餘病骨痺身重，不足病腎痺；滑則病腎風疝，濇則病積善時巔疾。少陽有餘病筋痺脇滿，不足病肝痺；滑則病肝風疝，濇則病積，時筋急目痛。

註　有餘者，多氣少血。不足者，血氣皆少。滑者，陽氣盛，微有熱。濇者，多血少氣，微有寒。痺者閉也，血氣留著於皮肉筋骨間而爲痛也。氣病之謂疝，血病之謂積。蓋氣盛而生熱，則爲疝痛；血多而凝泣，故成積也。厥陰者，陰之極也。陰極而陽生，得中見少陽之火化，故有寒有熱也。厥陰主春，生風木之氣，故首論厥陰焉。三陰三陽，有多血少氣者，有多氣少血者，惟陽明血氣皆多，蓋血氣之生於陽明也。榮血行於脈中，乃陽明水穀之精，上歸於心，淫精於脈，脈氣歸於肺，肺朝百脈，輸精於皮毛，毛脈合精，行氣於腑。腑者在外之皮肉筋骨也。腑精與神明相合而通於五臟，氣復歸於權衡，此脈氣之生始出入也。是以陽明之有餘不足，則爲脈痺、心痺。心主脈而上歸於肺，肺主皮毛，毛脈合精於皮膚之間，是以少陰之爲皮痺、肺痺也。脈氣散於皮毛，復從太陰所主之肉，少陽所主之筋，太陽所主之骨而内通於五臟，是以有餘而在外則爲肉痺、筋痺、骨痺，不足而陷於内則爲脾痺、肝痺、腎痺矣。至氣有餘於内而爲熱則爲疝，血有餘於内而爲寒則爲積矣。故所謂風者，熱所生也；所謂身重者，病在氣也；所謂溲血腹滿善驚目痛者，病在血也。此三陰三陽所主之血氣生始出入，各有太過不及之爲病也。

五運行大論

尺寸反者死，陰陽交者死。

註　南政北政之歲有寸不應、尺不應之分，如應不應而反應之，是爲尺寸相反。左爲陽，右爲陰，寸爲陽，尺爲陰，如陰陽交相應者死。

至真要大論

帝曰：夫子言察陰陽所在而調之。論言人迎與寸口相應，若引繩大小齊等，命曰平。陰之所在寸口何如？岐伯曰：視歲南北可知之矣。帝曰：願卒聞之！

註　此申明少陰之所在也。五運之中，少陰不司氣化，隨六氣之陰陽而上下左右，故曰陰之所在何如？聖人南面而立，前曰廣明，後曰太衝。太衝之地，名曰少陰。少陰之上，名曰太陽。蓋太衝坎位也，廣明離位也。少陰主天一之坎水而上爲太陽之離火，是以北政之歲隨三陰而在坎，南政之歲從三陽而在離，故有應不應之分焉。所謂南北者，陰陽也。五運之中，戊癸化火，以戊癸年爲南政，甲乙丙丁己庚辛壬爲北政。五運之政有南有北，少陰之氣有陰有陽，是以隨之而上下也。寸、尺，血脈也。血乃中焦之汁，流溢於下而爲精，奉心神化赤而爲血。故脈始於足少陰腎，而主於手少陰心。是以診寸尺之陰陽，以徵少陰之上下。

岐伯曰：北政之歲，少陰在泉則寸口不應，厥陰在泉則右不應，太陰在泉，則左不應。南政之歲，少陰司天則寸口不應，厥陰司天則右不應，太陰司天則左不應。諸不應者，反其診則見矣。

註　風寒暑濕燥火，天之陰陽也，三陰三陽上奉之，以司主歲之六氣。木火土金水火，地之陰陽也，以司五行之化運。化運五歲而有遷，而五行之中有二火，故君火不司氣化。然雖不主運而有所居之位焉。少陰之上，君火主之，是少陰本於陰而主於陽，是以南政之歲居陽，北政之歲居陰也。司天在南，在泉在北，此天地之定位。人面南而診之，寸爲陽而在南，尺爲陰而在北。北政之歲，少陰在泉則隨陰而居北，是以寸口不應。不應者脈微而不應於診。此論寸尺之陰陽南北也。北政之歲，厥陰在泉則少陰在左，故右不應；太陰在泉則少陰在右，故左不應。南政之歲，厥陰司天則少陰在左，故右不應；太陰司天則少陰在右，故左不應。此論人迎寸口之左右也。諸不應者，謂左右之不應也。反其診者，以人面南，面北而診之也。蓋以圖象平置於几上，以司天在南，在泉在北。北政之歲，人面北以診之；南政之歲，人面南以診之，則左右之不應可見矣。夫天上地下，天南地北，此天地之定位也。人面南而面北者，人居天地氣交之中，隨天地之氣而環轉也。

帝曰：尺候何如？岐伯曰：北政之歲，三陰在下則寸不應，三陰在上則尺不應。南政之歲，三陰在天則寸不應，三陰在泉則尺不應。左右同。故曰：知其要者，一言而終；不知其要，流散無窮。此之謂也。

註　三陰者，以少陰居二陰之中也。上下者，以天在上而泉在下也。左右同者，謂尺之左右不應，與寸之左右不應同也。故知其要者，知少陰之不司氣化，隨陰陽而居上居下也；不知其要，流散無窮者，如疏註之議論紛紜，而茫無歸著也。

帝曰：其脈至何如？岐伯曰：厥陰之至其脈弦，少陰之至其脈鉤，太陰之至其脈沉，少陽之至大而浮，陽明之至短而濇，太陽之至大而長。至而和則平，至而甚則病，至而反者病，至而不至者病，未至而至者病，陰陽易者危。

註　此論六氣應六脈也。厥陰主木，故其脈弦；少陰主火，故其脈鉤；太陰主土，故其脈沉；少陽主火，故大而浮；陽明主金，故短而濇；太陽主水，而爲諸陽主氣，故大而長。如脈至而和則爲平人，脈至而甚則爲病；脈所至之脈與時相反者病；及時而脈不至者病，未及時而脈先至者病；如三陰主時而得陽脈，三陽主時而得陰脈者，危。

帝曰：脈從而病反者，其診何如？岐伯曰：脈至而從，按之不鼓，諸陽皆然。帝曰：諸陰之反，其脈何如？岐伯曰：脈至而從，按之鼓甚而盛也。

註　此論脈病有標本也。脈從者，陽病而得陽脈，陰病而得陰脈也。如太陽陽明之病，其脈至而浮，是脈之從也。其病反陰寒者，太陽之病從本化，陽明之病從中見之陰化也，故脈雖浮而按之不鼓也。如少陰厥陰之病，其脈至而沉，是脈之從也，其病反陽熱者，少陰之病從標化，厥陰之病從中見之火化也，故脈雖沉而按之鼓甚也。是脈有陰陽之化，而病有標本之從也。再按太陽病頭痛發熱，煩渴不解，此太陽之病本也；如手足攣急，或汗漏脈沉此太陽之病標也。如少陰病脈沉者，急溫之，宜四逆湯，此少陰之病標也；如少陰病得之二三日，口燥咽乾者，急下之，宜大承氣湯，此少陰之病本也。如陽明病發熱而渴，大便燥結，此陽明之病陽也；如胃中虛冷，水穀不別，食穀欲嘔，脈遲惡寒，此陽明感中見陰濕之化也。如厥陰病脈微，手足厥冷，此厥陰之病陰也；如消渴，氣上衝心，心中疼熱，此厥陰感中見少陽之火化也。如太陰標陰而本濕，故當治之以四逆輩；少陽標陽而本火，則宜散之以清涼。治傷寒六經之病，能於標本中求之，思過半矣。

帝曰：其脈應皆何如？岐伯曰：差同正法，待時而去也。脈要曰：春不沉，夏不弦，冬不濇，秋不數，是謂四塞。沉甚曰病，弦甚曰病，濇甚曰病，數甚曰病；參見曰病，復見曰病；未去而去曰病，去而不去曰病。反者死。故曰氣之相守司也，如權衡之不得相失也。夫陰陽之氣清淨則生化治，動則苛疾起，此之謂也。

註　正謂四時之正位，言脈同四時之正法，而前後相交。待時而去者，待終三十度而去也。如春之沉，尚屬冬之氣交終，正月之三十日而春氣始獨司其令也。春不沉，則冬氣不交於春；夏不弦，則春氣不交於夏；秋不數，則夏氣不交於秋；冬不濇，則秋氣不交於冬，是四時之氣不相交通而閉塞矣。四時之氣盛於主位之時，而微於始生，衰於交化，是以甚則病也。參見者，謂春初之沉弦並見，夏初之弦數並見也；復見者，已去而復見也。未去而去者，未及三十度而去也；去而不去者，已至三十日應去而不去也。反者，謂四時反見賊害之脈也。故曰：氣之相守司也，如權衡之不得相失也。言四時之氣守於本位司於氣交，猶權衡之不相離也。四時陰陽之氣清淨則生化治，生化者，生於前而化於後也。動者，氣之亂也。

陰陽類論

帝曰：所謂三陽者，太陽，爲經。三陽脈至手太陰弦浮而不沉，決以度，察以心，合之陰陽之論。

註　手太陰肺也，肺主表而應天。心乃君火之陽以應日。太陽之氣生於水中，肺主氣而發原於腎，是以三陽脈至於手太陰，則陰陽相合，皆從陰而樞出於陽也。弦者，樞脈也。浮而不沉者，太陽太陰之主開也。以此而察度之，以心合之，正合於陰陽之類論。蓋太陽主表，肺主皮毛，應天氣之包乎地之外，是太陽與手太陰之同類也。太陽之氣，坎中之滿也。少陰與太陽，標本相合，故心爲陽中之太陽，猶日之隨天氣而遶地環轉，是太陽與手少陰之同類也。故以此察其陰陽，斷其行度，正合於陰陽之論也。

所謂二陽者，陽明也。至手太陰弦而沉急不鼓，炅至以病，皆死。

註　二陽，陽明也，陽明主闔。至手太陰弦而沉急不鼓者，太陰之開，反從陽明之闔，不能鼓動而外出也，是以炅至而爲陽明太陰之病者，皆死。蓋太陰之氣主開而反沉，是天氣之不運行矣。陽明主清涼之金氣，反爲炅熱所傷，是以二氣皆死，乃陰陽類而不相合者也。炅者，日中之火氣也。此言陽明之氣不與天氣相合，而亦不與太陽之相合也。

一陽者，少陽也。至手太陰上連人迎弦急懸不絶，此少陽之病也。專陰則死。

註　一陽者，少陽也，少陽主樞。樞者從陰而出於陽，從陽而入於陰，外内出入之無息者也。如至手太陰上連人迎弦急不絶者，少陽惟從太陰之開，而不能樞轉復入，此少陽爲太陰之所病也。如專於陰而不能樞出於陽，是少陽之氣絶於内矣。

三陰者，六經之所主也。交於太陰，伏鼓不浮，上空志心。

註　三陰者，五臟六經之所主也。五臟内合五行，五行者，木火土金水火，地之陰陽也。太陰者，脾土也。三陰之氣交於太陰，猶六氣之歸於地中，燥勝則地乾，暑勝則地熱，風勝則地動，濕勝則地泥，寒勝則地裂，火勝則地固。故脈伏鼓而不浮，乃六氣伏鼓於地中而不浮於外，是以上空志心，謂不及於心腎也。

二陰至肺，其氣歸膀胱，外連脾胃。

註　此二陰之氣上通於天，下歸於泉，中連於土也。二陰者，少陰也，少陰主水。二陰至肺者，肺腎之相合也。其氣歸膀胱者，陰陽雌雄之相應也。外連脾胃者，水津通貫於地中也。上言太陰之土氣不及於心腎，此言二陰之氣復通貫於地中，蓋少陰之氣，與手足太陰、足太陽陽明之相類也。

一陰獨至，經絶氣浮，不鼓鉤而滑。

註　一陰者，厥陰也，厥陰爲陰中之生陽。是以經絶者，陰脈伏於内也。氣浮者，生陽之氣浮於外也。不鼓者，厥陰之主闔也。不鉤者，厥陰主相火而非心火也。滑者，陰陽經氣外内出入之相搏也。一此承上文而言，二陰之氣與肺臟脾胃膀胱相通，是少陰之有類聚也。厥陰乃陰中之少陽，爲一陰之獨使，故曰一陰獨至，謂一陰之無類聚也。

此六脈者，乍陰乍陽。交屬相並，繆通五臟，合於陰陽。先至爲主，後至爲客。

註　六脈，手足三陰之六脈也。乍陰、乍陽，謂陰中有陽，或陰或陽之交至也。交屬相幷，繆通五臟，合於陰陽者，謂六經之氣，屬陰屬陽，交相合幷，互通五臟，五臟之氣，合於五行之陰陽也。然心腎二臟，并主少陰，脾肺二臟，并主太陰，肝與包絡，並主厥陰，原無手經足經之别，不過以先至爲主，後至爲客。如心之陽脈先至，即以心爲主而腎爲客；腎之陰脈先至，即以腎爲主而心爲客。乍陰乍陽，或先或後，各有主客之類合也。前三陽爲經節，論陽中有陰。此論陰中有陽。

二陽一陰，陽明主病。不勝一陰，脈耎而動，九竅皆沉。

註　二陽一陰者，陽明與厥陰類聚也。二陽爲衛，是陽明主病，當在外。不勝一陰者，不能勝厥陰之闔也。脈耎而動者，陽欲外出而無力也。陽明主生津液，九竅爲水注之氣，陽明不能外出，是以九竅之氣皆沉。

三陽一陰，太陰脈勝，一陰不能止。内亂五臟，外爲驚駭。

註　三陽主開，一陰主闔。二氣類聚，而太陰脈勝。是一陰不能止其開，則内亂五臟，外爲驚駭。蓋三陰之氣，繆通五臟，陰不能内守，而從陽外出，是以五臟内亂。

二陰二陽，病在肺。少陰脈沉，勝肺傷脾，外傷四肢。

註　夫腎精之上通於肺者，從脾土而上升，若鴻漸之衛於天也。二陰二陽，相類而病在肺者，腎水從陽明而直乘於肺，是以肺反病也。少陰脈沉，是心腎不交矣。水不濟火，則火熱炎上而勝肺。水不灌於土中，則土燥而脾氣損傷，外傷四肢，蓋土受水津之濕，而後能灌漑於四旁。

一陰一陽代絶，止陰氣至心。上下無常，出入不知，喉咽乾燥，病在土脾。

註　一陰，厥陰也。一陽，少陽也，乃陰中之生陽也。若一陰一陽之氣代絶則水不能隨之上升，止陰氣自至於心下。上下無常者，或上或下也。古者以腹中和、小便利爲知。出入不知，謂脾肺燥而不能出灌於四肢也。是以水液不能上交於肺，則喉咽乾燥矣；不能滲灌於中土，則土燥而脾病矣。

二陽三陰，至陰皆在。陰不過陽，陽氣不能止陰。陰陽並絶，浮爲血瘕，沉爲膿胕。

註 二陽者，陽明之主闔也。三陰者，太陰之主開也。脾爲陰中之至陰，至陰皆在者，言脾胃之氣皆在於中。而爲開爲闔者，乃二陽三陰之氣也。陰欲開而不能過於陽之闔，陽欲闔而不能止其陰之開，陰陽之氣不相和合，而陽與陰絶，陰與陽絶矣。如脈浮則病在脾而爲血瘕，沉則病在胃而爲膿胕。蓋陰陽之氣不從，而血爲之病也。

雷公曰：請問短期？黄帝曰：冬三月之病，病合於陽者，至春正月脈有死徵，皆歸出春。

註 冬三月之病，水爲病也。病合於陽者，合病太陽之氣也。至春正月有死徵之脈見，皆歸於所出之春氣。蓋春氣之本於冬，而陽氣之生於水，陽氣已病，復從春氣外出，故死。

方盛衰論

聖人持診之道，先後陰陽而持之，奇恒之勢乃六十首。診微合之事，追陰陽之變，章五中之情。其中之論取虛實之要，定五度之事。知此乃足以診。

註 先後陰陽而持之者，按尺寸以候脈之來去也。奇恒之勢，各以六十爲首，即診要經終、脈解諸篇所論是也。合微之事者，聲合五音也，合五行脈，合陰陽也。陰陽之變者，天地陰陽之氣，有德化政令變易災眚也。五中之情，五内之情志也。取虛實之要，定五度之事者，取虛實定五度也。五度者，度神之有餘有不足、氣有餘有不足、血有餘有不足、形有餘有不足、志有餘有不足也。又有五實死，五虛死。其時有生者，如漿粥入胃泄注止，則虛者活；身汗得後利，則實者活。此皆聖人持診之要道，不可不知也。

是以切陰不得陽，診消亡；得陽不得陰，守學不湛。知左不知右，知右不知左，知上不知下，知先不知後，故治不久。知醜知善，知病不知病，知高知下，知坐知起，知行知止。用之有紀，診道乃具，萬世不殆。起所有餘，知所不足。

註 持診之道，有陰陽逆從，有左右前後上下之診，論在脈要精微篇中。湛，甚也。醜善，脈證之有善惡也。有餘之病則起而行，不足之病多坐而臥，知起之所爲有餘，則知所以不足，蓋知此即可以知彼，知一可以知十也。

度事上下，脈事因格。是以形弱氣虛，死。形氣有餘，脈氣不足，死；脈氣有餘，形氣不足，生。

註　事者，謂通變也。上下者，氣之通於天，病之變化也。格，窮究也。言當先度其上下之通變，因而窮究其脈之通變，是以形弱氣虛者死，此又無論其脈之平與不平，度其形氣而知其死矣。形氣有餘脈氣不足者死，脈氣有餘形氣不足者生，是當以形證脈氣通變審之，而後可必其死生也。

是以診有大方，坐起有常。出入有行，以轉神明。必清必靜，上觀下觀。司八正邪，別五中部。按脈動靜，循尺滑濇寒温之意。視其大小，合之病能。逆從以得，復知病名。診可十全，不失人情。故診之或視息視意，故不失條理。道甚明察，故能長久。不知此道，失經絶理。亡言妄期，此謂失道。

註　轉神明者，運己之神以候彼之氣也。上觀下觀者，若視深淵，若迎浮雲也。八正，日月星辰，四時之氣也。別五中部，先別五臟之脈也。按脈動靜，候其浮沉遲數也。循尺滑濇寒温之意，謂：脈滑者尺之皮膚亦滑，脈濇者尺之皮膚亦濇；尺膚滑其淖澤者風也，尺膚濇者風痺也；尺膚熱甚脈甚躁者病温也，尺膚寒其脈小者泄少氣；尺膚炬然先熱後寒者寒熱也，尺膚先寒久大之而熱者亦寒熱也。故善調尺者不待於寸，善調脈者不待於色，能參合而行之，可以爲上工也。視其脈之大小，合之病能。病能者，奇恒之病也。逆從者，轉神不回，回則不轉也。能正其病名，而後診可十全，不失其人情矣。視息者，候呼吸之往來，脈之去至也。視意者，閉户塞牖，繫之病者，數問其情以從其意。得神者昌，失神者亡。亡言者，亡妄之言，不知診道，妄與生死之期，此失經絶理，是謂失道矣。

靈樞經

邪氣臟腑病形篇

黄帝問於岐伯曰：余聞之，見其色知其病，名曰明；按其脈知其病，命曰神；問其病知其處，命曰工。余願聞見而知之，按而得之，問而極之，爲之奈何？岐伯答曰：夫色脈與尺之相應也，如鼓桴影響之相應也，不得相失也。此亦本末根葉之出候也，故根死則葉枯矣。色脈形肉，不得相失也。故知一則爲工，知二則爲神，知三則神且明矣。黄帝曰：願卒聞之！岐伯曰：色青者，其脈弦也；赤者，其脈鉤也；黄者，其脈代也；白者，其脈毛；黑者，其脈石。見其色而不得其脈，反得其相勝之脈，則死矣；得其相生之脈，則病已矣。

註　精明五色者，氣之華也，乃五臟五行之神氣而見於色也。脈者，榮血之所循行也。尺者，謂脈外之氣血，循手陽明之絡而變見於尺膚，脈内之血氣，從手太陰之經而變見於尺寸，此皆胃腑五臟所生之氣血，本末根葉之出候也。形肉，謂尺膚也。知色脈與尺之三者，則神且明矣。青黄赤白黑，五臟五行之氣色也；弦鉤代毛石，五臟五行之脈象也，如影響之相應者也。故色青者其脈弦，色赤者其脈鉤。見其色而得脈之相應，猶坤道之順承天也。如色青而反見毛脈，色赤而反見石脈，此陰陽五行之反勝，故死；如色青而得石脈，色赤而得代脈，此色生於脈，陽生於陰，得陽生陰長之道，故其病已矣。

黄帝問於岐伯曰：五臟之所生，變化之病形，何如？岐伯答曰：先定其五色五脈之應，其病乃可別也。黄帝曰：色脈已定，別之奈何？岐伯曰：調其脈之緩急大小滑濇，而病變定矣。黄帝曰：調之奈何？岐伯答曰：脈急者尺之皮膚亦急，脈緩者尺之皮膚亦緩；脈小者尺之皮膚亦減而少氣，脈大者尺之皮膚亦賁而起；脈滑者尺之皮膚亦滑，脈濇者尺之皮膚亦濇。凡此變者有微有甚，故善調尺者不待於寸，善調脈者不待於色。能參合而行之者，可以爲上工，上工十全九。行二者爲中工，中工十全七。行一者爲下工，下工十全六。

註　尺膚之氣血，出於胃腑水穀之精，注於臟腑之經隧而外布於皮膚。寸口尺脈之血氣，出於胃腑水穀之精，榮行於臟腑經脈之中，變見於手太陰之兩脈口，皆五臟之血氣所注。故脈急者尺之皮膚亦急，脈緩者尺之皮膚亦緩，如桴鼓之相應也。故善調尺者不待於寸口之脈，善調脈者不待於五者之色，能參合而行之，斯可爲上工矣。夫數始於一奇二偶，合而爲三，三而兩之成六，三而三之成九，此三才三極之道也。生於一而成於十，陰陽相得而各有合，此河圖之數也。知者知天地陰陽始終變化之道，故能全九十之大數。水數成於六，火數成於七。水即是精血，火即是神氣。中工僅知血氣之診，故能全水火之成。下工血氣之診，亦不能全知矣。故曰能參合而行之者可以爲上工。行者，謂色脈應天地陰陽之理數。

黄帝曰：請問脈之緩急、大小、滑濇之病形何如？岐伯曰：臣請言五臟之病變也。心脈急甚者爲瘛瘲；微急爲心痛，引背食不下。緩甚爲狂笑；微緩爲伏梁在心下，上下行，時唾血。大甚爲喉吤；微大爲心痺引背，善淚出。小甚爲善噦；微小爲消癉。滑甚爲善渴；微滑爲心疝，引臍小腹鳴。濇甚爲瘖；微濇爲血溢，維厥，耳鳴，顛疾。

註　緩急、大小、滑濇，陰陽寒熱血氣之綱領也。下章曰：諸急多寒，緩者多熱，大者多氣少血，小者血氣皆少，滑者陽氣盛微有熱，濇者多血少氣微有寒。心爲火臟，故寒甚則爲瘛瘲。蓋手足諸節神氣之所遊行出入，寒傷神氣，故瘛瘲也。微急爲心痛引背，蓋甚則心臟之神氣受傷，微則薄於宮城之分也。食氣入胃，濁氣歸心，心氣逆，故食不下。緩甚則心氣有餘，心藏神，神有餘則笑不休。伏梁乃心下有餘之積，故微主邪薄於心下也。心主血，熱則上溢，而時唾血也。喉吩者，喉中吩然有聲，宗氣積於胷中，上出喉嚨，以貫心脈而行呼吸，心氣盛，故喉中有聲也。心氣微盛，則逆於心下而爲心痺，引背行於上，則心精隨氣上湊於目而淚出矣。心臟虚，則火土之氣弱，故爲善噦。噦，呃逆也。夫五臟主藏精者也，五臟之血氣皆少，則津液枯竭而爲消癉。消癉者，心肺主上消，脾胃主中消，肝腎主下消也。滑則陽氣盛而有熱，盛於上則善渴，微在下則少腹當有形也。心主言，心氣少，故爲瘖，血多故溢於上也。維，四維也。心爲陽中之太陽，陽氣少，故手足厥冷也。南方赤色，入通於心，開竅於耳，心氣虚，故耳鳴顛疾。

肺脈急甚爲癲疾；微急爲肺寒熱，怠惰，欬唾血，引腰背胷，若鼻息肉不通。緩甚爲多汗；微緩爲痿，瘻偏風，頭以下汗出不可止。大甚爲脛腫；微大爲肺痺，引胷背，起惡日光。小甚爲泄；微小爲消癉。滑甚爲息賁上氣；微滑爲上下出血。濇甚爲嘔血；微濇爲鼠瘻在頸支腋之間，下不勝其上，其應善痠矣。

註　肺主清金而畏寒，寒甚則爲癲疾，所謂重陰則癲也。肺寒熱者，皮寒熱也。寒在皮毛，故微急也。肺主氣，怠惰，欬唾血，引腰背胷，鼻若有息肉而氣不通，皆肺氣虚寒所致。緩則熱甚故多汗。肺熱葉焦，則爲痿也。鼠瘻，寒熱病也。其本在臟，其末在脈，肺主百脈，是以微緩之有熱，微濇之有寒，皆爲鼠瘻在頸腋之間。本經曰：偏枯，身偏不用，病在分腠之間，蓋病在皮膚爲肺寒熱，病在血脈爲寒熱鼠瘻，在分腠則爲偏風，肺主周身之氣而朝百脈也。腠理開，故頭以下汗出不可止。頭以下者，頸項胷背之間，脈之外部也。大主多氣少血，氣盛於下，則爲脛腫，微盛於上，則爲肺脾，引胷背，蓋氣從下而上也。日光，太陽之火，陰血少，故惡日光。金畏火也。小則氣血皆虚而爲泄，肺與大腸爲表裏也。微小則爲消癉，肺主津水之生原也。滑主陽氣盛，故爲息賁上氣。微則上下出血，血隨氣行者也。濇主多血少氣，血多氣少則血留不行，故爲嘔血。痿者，陰寒而瘦削不能行，肺主氣而發原在下，少氣有寒，則下不勝其上矣。

肝脈急甚者爲惡言；微急爲肥氣在脅下，若覆杯。緩甚爲善嘔；微緩爲水瘕痺也。大甚爲內癰，善嘔衄；微大爲肝痺陰縮，欬引小腹。小甚爲多飲；微小爲消癉。滑甚爲㿗疝；微滑爲遺溺。濇甚爲溢飲；微濇爲瘛攣筋痺。

註　肝主語，在志爲怒。肝苦急，故急甚爲惡言，微急爲肥氣在脅下若覆杯，皆有餘之氣也。食氣入胃，散精於肝。緩主多熱，熱則肝氣逆，故善嘔。水瘕痺者，亦食飲所積也。本經曰：喜怒不測，飲食不節，陰氣不足，陽氣有餘，榮氣不行，乃發爲癰。大主肝氣盛，盛則鬱怒而不得疎達，故爲內癰嘔衄，肝氣逆於上也。陰縮，肝氣逆於下也。肝脈抵少腹，上注肺。欬引小腹者，經氣逆於上下也。小者血氣皆少，少則木火盛，故多飲及爲消癉也。滑主氣盛而熱，故爲㿗疝。肝主疎泄，肝氣盛而熱，故遺溺也。溢飲者飲留於四肢，則經脈阻滯，故脈濇。肝氣虛而有寒，故爲瘛攣筋痺，肝主筋也。

脾脈急甚爲瘛瘲；微急爲膈中食飲，入而還出，後沃沫。緩甚爲痿厥；微緩爲風痿，四肢不用，心慧然若無病。大甚爲擊仆；微大爲疝氣，腹裏大，膿血在腸胃之外。小甚爲寒熱；微小爲消癉。滑甚爲㿗癃；微滑爲蟲毒蛕蝎，腹熱。濇甚爲腸㿗；微濇爲內㿗，多下膿血。

註　瘛者，急而收引。瘲者，縱而懈弛。脾主四肢，故急甚爲瘛瘲。脾有寒不能運化飲食，故爲膈中食飲入而還出，後沃沫。蓋不能遊溢津液，上歸於肺，四布於皮毛，故涎沫從口出也。痿厥、風痿，皆四肢癱痪而不爲所用，甚則從中而病見於外，微則病在外而不及於中，故心慧然若無病也。大乃太過之脈，脾爲孤臟，中央土以灌四旁，太過則令人四肢不舉，故爲擊仆，若擊之而仆地也。疝氣腹裏大，膿血在腸胃之外，皆有餘之積聚也。寒熱者，血氣虛也。脾虛而不能爲胃行其津液，故爲消癉。脾爲陰濕之土，濕熱則爲疝㿗，爲小便閉癃。濕熱則生蟲也。脾氣虛而有寒則爲腸㿗，多血少氣，故下膿血也。

腎脈急甚爲骨癲疾；微急爲沉厥奔豚，足不收，不得前後。緩甚爲折脊；微緩爲洞，洞者食不化，下嗌還出。大甚爲陰痿；微大爲石水，起臍以下至小腹，腄腄然，上至胃脘，死不治。小甚爲洞泄；微小爲消癉。滑甚爲癃㿗；微滑爲骨痿，坐不能起，起則目無所見。濇甚爲大癰；微濇爲不月，沉痔。

註　腎爲陰臟主骨，陰寒太甚，故爲骨癲疾。腎爲生氣之原，正氣虚寒，則爲沉厥。虚氣反逆，故爲奔豚。陰寒在下，故足不收。腎開竅於二陰，氣虚不化，故不得前後也。督脈屬腎貫脊，緩則督脈懈弛，故脊折也。戊癸合而化生火土，以消入胃之食飲，腎氣緩，故食不化而還出也。陰痿者，陰器痿而不舉。石水，腎水也。上至胃脘，水泛而土敗也。腎氣虚，則爲洞泄。精血不足，則爲消癉。腎有熱，則爲小便閉癃，爲睾丸腫㿉，骨痿坐不能起，熱傷腎氣也。目無所見，熱傷骨精也。血氣皆始於腎，濇則血氣阻滯，故爲大癰。氣血不行，故爲女子不月，爲沉痔。

黄帝曰：病之六變者，刺之奈何？岐伯答曰：諸急者多寒；緩者多熱。大者多氣少血；小者血氣皆少。滑者陽氣盛，微有熱；濇者多血少氣，微有寒。是故刺急者深内而久留之；刺緩者淺内而疾發針，以去其熱。刺大者微瀉其氣，無出其血。刺滑者疾發針而淺内之，以瀉其陽氣而去其血；刺濇者必中其脈，隨其逆順而久留之，必先按而循之，已發針，疾按其痏，無令其出血，以和其脈。諸小者陰陽形氣俱不足，勿取以針而調以甘藥也。

註　六變者，五臟之所生，變化之病形，有緩急大小滑濇之六脈，此陰陽血氣之不和而變見於脈也。寒氣收勁，故脈急；熱氣散弛，故脈緩。宗氣榮氣行於脈中，衛氣行於脈外，故大主多氣；如血氣皆少，則脈小也。陽氣盛而微有熱，則脈行滑利，氣少則脈行濇滯，血隨氣行者也。深内而久留之者，俟陽氣至而針下熱也；淺内而疾發針者，去其熱也。氣盛者微瀉其氣，無出其血，使陰陽血氣之和調也。滑者疾發針而淺内之，瀉脈外之陽熱也。濇者必中其脈，隨其逆順而久留之，調經脈外内之血氣也。必先按而循之，致脈外之氣也。疾按其痏，無令其出血，以和其脈，無令皮膚之血出，使脈外之氣以和於脈中也。夫針者，所以調陰陽血氣之不和。若血氣皆少者，必須調以甘藥，非針之所能資生也。按刺濇者曰：必中其脈，要知刺急刺緩，取脈外之氣也。刺大刺滑，瀉脈外之陽以和脈内之血也。刺濇者必中其血，隨其逆順，必先按而循之，調脈内之血以致脈外之氣也。勿取以針，調以甘藥者，血氣之生於陽明也。當知血氣乃胃腑水穀之精，有行於皮膚之外者，有行於經脈之内者。外内貫通，環轉不息。故善調尺者不待於寸，善調脈者不待於色。能參合而行之，可爲上工。上工者，知陰陽血氣之終始出入者也。

根結篇

一日一夜五十營，以營五臟之精，不應數者，名曰狂生。所謂五十營者，五臟皆受氣，持其脈口，數其至也。五十動而不一代者，五臟皆受氣。四十動一代者，一臟無氣。三十動一代者，二臟無氣。二十動一代者，三臟無氣。十動一代者，四臟無氣。不滿十動一代者，五臟無氣。予之短期，要在終始。所謂五十動而不一代者，以爲常也，以知五臟之期。予之短期者，乍數乍踈也。

註　五臟生於五行，五行之氣本於十干合化。是以五臟五十動而不一代者，以爲常也。代者，止而不還也。乍數乍踈者，死脈見也。要在終始者，大要在終始篇之生於六氣，而死於六經也。

終始篇

謹奉天道，請言終始。終始者，經脈爲紀，持其脈口人迎，以知陰陽有餘不足，平與不平，天道畢矣。所謂平人者，不病。不病者，脈口人迎應四時也，上下相應而俱往來也，六經之脈不結動也，本末之寒温之相守司也，形肉血氣必相稱也，是謂平人。少氣者，脈口人迎俱少而不稱尺寸也。如是者，則陰陽俱不足，補陽則陰竭，瀉陰則陽脱。如是者，可將以甘藥，不可飲以至劑。如是者，弗灸不已者，因而瀉之，則五臟氣壞矣。

註　謹奉天道，請言終始，謂陰陽經脈應天之六氣也。夫血脈本五臟五行之所生，而外合於陰陽之六氣，有生始而有經終，故曰終始者經脈爲紀也。持其脈口人迎，以知陰陽有餘不足，平與不平，蓋診其脈以候其氣也。應四時者，春夏之氣從左而右，秋冬之氣從右而左，是以春夏人迎微大，秋冬氣口微大，是謂平人。上下相應者，應天之六氣，上下環轉，往來不息，六經之脈隨氣流行不結動也。本末者有本標之出入，寒温者應寒暑之往來，各相守司也。形肉血氣，謂脈外之血氣，與六經之脈必相稱也。脈口人迎，以候三陰三陽之氣，是以少氣者脈口人迎俱少。尺以候陰，寸以候陽，不稱尺寸者，陰陽氣虚而又應於尺寸之脈也。甘藥者，調胃之藥。謂三陰三陽之氣，本於中焦胃腑所生，宜補其生氣之原。道之流行，故不可飲以至劑，謂甘味太過反留中也。弗灸者，謂陰陽之氣不足於外，非經脈陷下也。因而瀉之，則五臟氣壞者，六氣化生五行，五行上呈六氣，五六相得而各有合也。

人迎一盛，病在足少陽；一盛而躁，病在手少陽。人迎二盛，病在足太陽；二盛而躁，病在手太陽。人迎三盛，病在足陽明；三盛而躁，病在手陽明。人迎四盛，且大且數，名曰溢陽。溢陽爲外格。脈口一盛，病在足厥陰；厥陰一盛而躁，在手心主。脈口二盛，病在足少陰；二盛而躁，在手少陰。脈口三盛，病在足太陰；三盛而躁在手太陰。脈口四盛，且大且數者，名曰溢陰。溢陰爲内關。内關不通，死不治。人迎與太陰脈口，俱盛四倍以上，命曰關格。關格者，與之短期。

注　左爲人迎，右爲氣口，以候三陰三陽之氣。聖人南面而立，前曰廣明，後曰太衝，左東右西，天道右旋，地道左遷，故以左候陽而右候陰也。躁者陰中之動象，蓋六氣皆由陰而生，從地而出，故止合足之六經。其有躁者在手以合六臟六腑十二經脈，蓋十二經脈以應三陰三陽之氣，非六氣之分手與足也。外格者，謂陽盛於外而無陰氣之和；内關者，陰盛於内而無陽氣之和。關格者，陰關於内，陽格於外也。按脈口者，太陰也。人迎者，陽明也。蓋臟氣者不能自至於手太陰，必因於胃氣，乃至於手太陰，是左右皆屬太陰而皆有陽明之胃氣。以陽氣從左而右，陰氣從右而左，故以左候三陽，右候三陰，非左主陽而右主陰也。陰中有陽，陽中有陰，是爲平人。若左獨主陽，右獨主陰，是爲關陰格陽之死候也。

人迎一盛，瀉足少陽而補足厥陰，二瀉一補，日一取之，必切而驗之，疏〔一〕取之，上氣和乃止。人迎二盛，瀉足太陽補足少陰，二瀉一補，二日一取之，必切而驗之，疏取之，上氣和乃止。人迎三盛，瀉足陽明而補足太陰，二瀉一補，日二取之，必切而驗之，疏取之，上氣和乃止。脈口一盛，瀉足厥陰而補足少陽，二補一瀉，日一取之，必切而驗之，疏而取，上氣和乃止。脈口二盛，瀉足少陰而補足太陽，二補一瀉，二日一取之，必切而驗之，疏取之，上氣和乃止。脈口三盛，瀉足太陰而補足陽明，二補一瀉，日二取之，必切而驗之，疏而取之，上氣和乃止。所以日二取之者，陽明〔二〕主胃，大富於穀氣，故可日二取之也。人迎與脈口俱盛三倍

註〔一〕疏　《太素》人迎脈口診作躁，下均同。
〔二〕陽明　《靈樞》終始作太陽，《太素》人迎脈口診作大（太）陰。

以上，命曰陰陽倶溢。如是者不開，則血脈閉塞，氣無所行，流淫於中，五臟内傷，如此者因而灸之，則變易而爲他病矣。

註　補瀉者，和調陰陽之氣平也。陽二瀉而陰一瀉者，陽常有餘而陰常不足也。陽補二而陰補一者，陽可盛而陰不可盛也。故溢陽不曰死，溢陰者死不治矣。必切而驗之者，切其人迎氣口，以驗三陰三陽之氣也。踈當作躁，謂一盛而躁，二盛而躁，當取手之陰陽也。陽明主胃，大富於穀氣，故可日二取之。蓋三陰三陽之氣，乃陽明水穀之所生也。人迎與脈口倶盛，命曰陰陽倶溢。蓋陰盛於内則陽盛於外矣，陽盛於左則陰盛於右矣。如是者若不以針開之，則血脈閉塞，氣無所行，流溢於中，則内傷五臟矣。夫盛則瀉之，虚則補之，陷下則灸之，此陰陽之氣偏盛不和，非陷下也，故灸之則生他病矣。

五十營篇

黄帝曰：余願聞五十營，奈何？岐伯答曰：天周二十八宿，宿三十六分。人氣行一周，千八分，日行二十八宿。人經脈上下左右前後二十八脈，周身十六丈二尺，以應二十八宿，漏水下百刻以分晝夜。故人一呼脈再動，氣行三寸。一吸脈亦再動，氣行三寸。呼吸定息，氣行六寸。十息，氣行六尺。日行二分，二百七十息，氣行十六丈二尺。氣行交通於中，一周於身，水下二刻，日行二十五分。五百四十息，氣行再周於身，水下四刻，日行四十分。二千七百息，氣行十周於身，水下二十刻，日行五宿二十分。一萬三千五百息，氣行五十營於身，水下百刻，日行二十八宿，漏水皆盡，脈終矣。所謂交通者，並行一數也。故五十營備，得盡天地之壽矣。凡行八百一十丈也。

註　周天二十八宿，一面七星。子午爲經，卯酉爲緯；房畢爲緯，虚張爲經。房至畢爲陽，昴至心爲陰。陽主晝，陰主夜。每宿約三十六分，共乘一千零八分。人氣晝夜五十營，行二十八宿之一周，計一千八分。日麗天而遶地一周，亦行二十八宿之度分。人之經脈，上下左右前後，共計二十八脈。蓋手之三陰三陽，足之三陰三陽，上下左右，共計二十四脈，並左右之兩蹻脈，前之任脈，後之督脈，通共二十八脈。周身十六丈二尺爲五十營，以應二十八宿，以終漏下百刻，以分晝夜。故人一呼脈再動，氣行三寸；一吸脈亦再動，氣行三寸；呼吸定息，氣行六寸；十息則氣行六尺矣。二百七十息，氣行十六丈二尺。交通於二十八脈之中爲一周於身，乃水下二刻而日行二十分有奇矣。五百四十息，氣行再周於身，乃水下四刻日行四十分有奇矣。二千七百息，氣行十周於身，乃水下二十刻而日行五宿二十分，計二百分有奇矣。一萬三千五百息，氣行五十營於身，乃水下百刻，而日行二十八宿，計一千零八分也。漏水皆盡，而脈終於五十營矣。所謂交通者，謂皮膚經脈之宗氣，外内交通，而並行一百刻之數也。夫天主氣地主血脈，故五十營而外内之氣行周備，斯得盡天地之壽矣。凡經脈外内之宗營皆行八百一十丈也。

四時氣篇

覩其色，察其以，知其散復者，視其目色，以知病之存亡也。一其形，聽其動静者，持氣口人迎以視其脈，堅且盛且滑者病日進，脈軟者病將下。諸經實者病三日已。氣口候陰，人迎候陽也。

註　覩其色者，分别五行之色也。如色青者，内病在膽，外病在筋；色赤者，内病在小腸，外病在脈也。察其以者，察其所以然之病，或病因於外，或病因於内；或因於外而病及於内者，或因於内而病及於外者。散者，邪散而病已也。復者，病在外而復及於内，病在内而復及於外也。視其目色者，察其血色也。蓋在外之皮肉筋骨，内應於六腑，六腑内合五臟，外内之病，皆本於五行之色，而五臟之血色皆見於目，故視其目色，以知病之存亡也。一其形者，静守其神，形與神俱也。聽其動静者，持氣口人迎以視脈之堅滑軟静，而知病之進退也。諸經實者，邪在經脈也。氣口人迎，候三陰三陽之氣也。

禁服篇

雷公曰：願聞爲工！黄帝曰：寸口主中，人迎主外，兩者相應，俱往俱來，若引繩大小齊等。春夏人迎微大，秋冬寸口微大，如是者，名曰平人。

註　願聞爲工者，願聞血氣相應而後明合一之大道，是由工而上、上而神、神而明也。寸口主陰，故主中。人迎主陽，故主外。陰陽中外之氣，左右往來，若引繩上下齊等。如脈大者，人迎氣口俱大。脈小者，人迎氣口俱小。春夏陽氣盛而人迎微大。秋冬陰氣盛而寸口微大。如是者陰陽相應，是爲平人。若不應天之四時，而更偏大於數倍，是爲溢陰溢陽之關格矣。此論三陰三陽之氣，而應於人迎氣口之兩脈也。

人迎大一倍於寸口，病在足少陽；一倍而躁，病在手少陽。人迎二倍，病在足太陽；二倍而躁，病在手太陽。人迎三倍，病在足陽明；三倍而躁，病在手陽明。盛則爲熱，虛則爲寒。緊則爲痛痺，代則乍甚乍間。盛則瀉之，虛則補之。緊痛則取之分肉，代則取血絡且飲藥。陷下則灸之，不盛不虛以經取之，名曰經刺。人迎四倍者且大且數，名曰溢陽。溢陽爲外格，死不治。必審按其本末，察其寒熱，以驗其臟腑之病。

註　三陽之氣偏盛，則人迎大二倍三倍，此氣血之相應也。脈大以弱，則欲安靜，此血氣之相合也。痛痺者，病在皮膝之氣分，氣傷故痛，氣血相搏，其脈則緊，此病在氣而見於脈也。代則乍甚乍間、乍痛乍止者，病在血氣之交，或在氣，或在脈，有交相更代之義，故脈代也。盛則瀉之者，氣盛宜瀉之也。虛則補之者，氣虛宜補之也。緊痛之在氣分，故當取之分肉。代則病在血氣之交，故當刺其血絡。且飲藥者，助其血脈臟腑，勿使病從絡脈而入於經脈，從經脈而入於臟腑也。陷下則灸之者，氣之下陷也。不盛不虛者，氣之和平也。以經取之者，病不在氣而已入於經，則當取之於經矣。若人迎大於四倍，且大且數，名曰溢陽。溢陽者，死不治。夫始言人迎大一倍、二倍、三倍者，此陽氣太盛而應於脈也。後言以經取之，名曰經刺。人迎四倍者，且大且數，名曰溢陽。此陽盛之氣溢於脈中，氣血之相合也。此以陰陽氣之偏盛，病之在病在脈，以明氣之應於脈而合於脈也。故必審按其本末，察其寒熱，以驗其臟腑之病本者，以三陰三陽之氣爲本末者，以左右之人迎氣口爲標。蓋言陰陽血氣渾束爲一，外可以候三陰三陽之六氣，內可以候五臟六腑之有形，此陰陽離合之大道，天運常變之大數也。

寸口大於人迎一倍，病在足厥陰；一倍而躁，病在手心主。寸口二倍，病在足少陰；二倍而躁，病在手少陰。寸口三倍，病在足太陰；三倍而躁，病在手太陰。盛則脹滿，寒中食不化。虛則熱中，出糜，少氣，溺變色。緊則痛痺，代則乍痛乍止。盛則瀉之，虛則補之。緊則先刺而後灸之，代則取血絡而後調之。陷下則徒灸之。陷下者，脈血絡於中，中有著血，血寒，故宜灸之。不盛不虛以經取之，名曰經刺。寸口四倍者，名曰內關。內關者，且大且數，死不治。必審察其本末之寒温，以驗其臟腑之病。

註　在天蒼黅丹素元之氣，經於十干之分，化生地之五行。地之五行，上呈天之六氣，六氣合六經，五行生五臟，是六氣本於五臟之所生。故陰氣太盛，則脹滿寒中；虛則熱中出糜，溺色變。氣從内而外，由陰而陽也。是以候人迎氣口，則知陰陽六氣之盛虛，内可以驗臟腑之病，陰陽外内之相通也。夫病痺在於分腠之氣，分腠者皮膚臟腑之肉理，故病在陽者取之分肉，病在陰者先刺而後灸之。蓋灸者所以啓在内在下之氣也。代則氣分之邪交於脈絡，故先取血絡而後飲藥以調之。陷下則徒灸之，蓋言氣陷下者宜灸，今入於脈中，又當取之於經矣。如陷於脈而宜灸者，乃脈受絡之留血而陷於中，中有著血，血寒故宜灸。若氣並於血，又非灸之所宜也。

五色篇

雷公曰：病之益甚，與其方衰如何？黄帝曰：外内皆在焉。切其脈口滑小緊以沉者，病益甚，在中；人迎氣大緊以浮者，其病益甚，在外。其脈口浮滑者病日進，人迎沉而滑者病日損。其脈口滑而沉者病日進在内，其人迎脈滑盛以浮者其病日進在外。脈之浮沉及人迎與寸口氣小大等者，病難已。病之在臟，沉而大者易已，小爲逆。病在腑，浮而大者其病易已。人迎盛堅者，傷於寒；氣口盛堅者，傷於食。

註　此切脈口人迎，以知病之間甚外内也。夫外因之病，從外而内，自陽而陰；内因之病，從内而外，由陰而陽。脈口主内，人迎主外，故曰外内皆在。謂候其脈口人迎，而外感内傷之病，皆可以知其甚衰也。故切其脈口滑小緊以沉者，病甚在内也；人迎氣大緊以浮者，病甚在外也。夫浮爲陽，沉爲陰，其脈口浮滑者，陽氣在陰，故病主日進。人迎沉而滑者，陰氣出陽，故病日損也。其脈口滑以沉者，病日進在内也。其人迎滑以浮者，病日進在外也。脈之浮沉，謂左右寸關尺三部之脈，與人迎寸口之氣大小浮沉等者，此臟腑之形氣俱病，故爲難已。病之在臟沉而大者，此陰病見陽脈，故爲易已。是以小則爲逆，病在腑。浮而大者，陽病在外，故其病易散也。人迎主外，是以人迎盛堅者，傷於寒，病因於外也。氣口主中，是以氣口盛堅者，傷於食，病因於内也。人迎氣口，主臟腑陰陽之氣，故候其兩脈，而外内之病皆在焉。

其脈滑大以代而長者，病從外來。目有所見，志有所惡，此陽氣之並也。可變而已。

註　滑者寒水之象，大者暑熱之象，代者濕土之象，長者風木之象。曰以代，曰而長，謂或滑大、或代、或長，皆病從外來，非四氣之同並而見此脈也。目有所見者，色見於目也。志有所惡者，五臟之神志有所不安也。此陽氣之並也，可變而已。謂先治其外，後治其內，使之通變於外而病可已也。

玉版篇

黃帝曰：諸病皆有逆順，可得聞乎？岐伯曰：腹脹，身熱，脈大，是一逆也；腹鳴而滿，四肢清泄，其脈大，是二逆也；衄而不止，脈大，是三逆也；咳且溲血，脱形，其脈小勁，是四逆也；咳，脱形，身熱，脈小以疾，是謂五逆也。如是者，不過十五日而死矣。

註　諸病謂凡病多生於榮衛血氣之不調也。如腹脹，身熱，脈大者，逆傷於脾也；腹鳴而滿，四肢清泄，其脈大者，逆傷於腎也；肝主藏血，衄而不止，逆傷肝也。肺朝百脈，輸精於皮毛，欬而溲血，形脱，其脈小勁，逆傷肺也。夫心主血脈，肺者心之蓋，欬，形脱，身熱，脈小以疾，逆傷心也。夫血脈者，五臟之所生也。血氣逆則失其旋轉之機，而反傷其臟真矣。經脈應地之經水，水以應月，不過十五日而死者，隨月之盈虛而死，不能終周天之數矣。

其腹大脹，四末清，脱形，泄甚，是一逆也；腹脹便血，其血大，時絶，是二逆也；欬溲血，形內〔一〕脱，脈搏，是三逆也；嘔血，胷滿引背，脈小而疾，是四逆也；欬嘔，腹脹且飧泄，其脈絶，是五逆也。如是者，不過一時而死矣。工不察此者而刺之，是爲逆治。

註　皮膚分肉之氣血，從胃腑而注於臟腑之大絡，從大絡而出於孫絡，從孫絡而外滲於皮膚。如腹大脹，四肢清，形脱，泄甚，是逆於胃之大絡，不得出於皮膚充於四體也。腹脹便血，其脈大時絶，逆於腎絡也。欬溲血，形肉脱，脈搏，逆於肺絡也。嘔血胷滿引背，脈小而疾，逆於心絡也。欬嘔腹脹且飧泄，其脈絶，逆於肝脾之絡也。夫胃者，水穀血氣之海也，五臟之大絡，海之所以行雲氣於天下之道路也。水，天之氣。上下相通，一晝一夜，遶地環轉一周，如逆而不行，則開闔已息，是以不過一周而死矣。夫人皮以應天，皮膚之氣血逆而不行，不過一周而死。工不察此天運之大道，如逆傷其氣，遲則死於家中，速則死於堂上矣。

註〔一〕內　原作肉，據《靈樞》玉版篇改。

動輸篇

黄帝曰：經脈十二，而手太陰足少陰陽明獨動不休，何也？岐伯曰：是明胃脈也。胃爲五臟六腑之海，其清氣上注於肺，肺氣從太陰而行之，其行也以息往來，故人一呼脈再動，一吸脈亦再動，呼吸不已，故動而不止。黄帝曰：氣之過於寸口也，上十焉息，下八焉伏，何道從還，不知其極。岐伯曰：氣之離臟也，卒然如弓弩之發，如水之下岸，上於魚以反衰，其餘氣衰散以逆上，故其行微。

註　帝問手太陰、足少陰、陽明獨動不休者，謂手太陰之太淵、經渠，足陽明之人迎、衝陽，足少陰太谿之動脈也。伯言是明胃脈者，謂胃爲五臟六腑之海，其營衛宗氣，皆胃腑水穀之精。所生清氣，上注於肺者，營氣宗氣也。肺氣皆從太陰而行者，脈氣隨三陰三陽之氣而行也。其行也以息往來者，人一呼一吸脈行六寸，日夜一萬三千五百息，脈行八百十丈爲一周也。帝問氣之過於寸口，上十焉息者，乃營氣衛氣宗氣盡走於息道，而變見於寸口也。下八焉伏者，謂流溢於中之榮血，下伏於胞中，故如水之下岸也。帝言下伏之營血有八，是精專而行於經隧之營止二分矣。夫營氣行於脈中，衛氣行於脈外，宗氣兩行營衛之道，此經脈外內之氣相爲和平，而有形之營血分行於外内亦相爲匀等者也。夫衝脈起於胞中，上循背裏，爲經絡之海，其浮而外者，循腹右上行至胷中而散，充膚熱肉，澹滲皮毛，此下伏於胞中之血，半隨衝脈而行於脈内，半隨衝脈而散於皮膚。又足陽明之脈，與衝脈於臍左右之動脈而出於腹氣之街，衝脈與少陰之大絡，循陰股而下出於脛氣之街。夫精專者二分行於經隧，隨衝脈者二分出於氣街，是經脈外内之氣血相爲匀等矣。皮膚之氣血，從指井而溜注於榮俞，脈中之血氣，從本標而外出於膚表，從道往還，莫知其極矣。伯言氣之離臟，卒然如弓弩之發者，謂五臟之氣至於手太陰，而變見於寸口者，應手而動，若弓弩之發弦。上於魚際，則動氣衰而無動脈矣。其餘氣衰散以逆上者，謂餘氣分散而上注於手陽明大腸之經，故其脈上魚而其行微緩也。

黄帝曰：足之陽明何因而動？岐伯曰：胃氣上注於肺，其悍氣上衝頭者，循咽上走空竅，循眼係入絡腦，出顑，下客主人，循牙車，合陽明，並下人迎，此胃氣别走於陽明者也。故陰陽上下，其動也若一。故陽病而陽脈小者爲逆，陰病而陰脈大者爲逆。故陰陽俱静俱動，若引繩，相傾者病。

註　此言陽明氣盛而獨動不休者也。陰陽繫日月論曰：兩陽合於前，故曰陽明。又曰兩火合并，故爲陽明。是陽明主燥金之氣，而又有悍熱之火氣也。胃氣上注於肺者，胃腑所生之榮氣宗氣，上注於肺而行於經脈之外內，以應呼吸漏下。其悍熱之氣上衝頭者，循咽上走空竅，循眼系入絡腦，出顑，下客主人循牙車，此陽明之悍氣上走空竅，行於皮膚之氣分，而下合於陽明之脈中，並下人迎，此胃腑所生之悍氣，别走於陽明者也。故陰陽上下，其動也若一。蓋身半以上爲陽，身半以下爲陰，謂在上之人迎，在下之衝陽，其動之相應也。故陽病而陽脈小陰脈大者爲逆，陰病而陰脈大陽脈小者爲逆。故陰陽上下静則俱静，動則俱動，若引繩墨，如相傾而不相應者，則爲病矣。

黄帝曰：足少陰何因而動？岐伯曰：衝脈者，十二經之海也，與少陰之大絡起於腎下，出於氣街，循陰股内廉邪入膕中，循脛骨内廉並少陰之經，下入内踝之後，入足下；其别者，邪入踝，出屬跗，上入大指之間，注諸絡以温足脛。此脈之常動者也。

註　此言流溢於中之血氣，一從衝脈與足少陰之大絡而下。出足脛之氣街，循陰股内廉者，血氣出於皮膚，仍循少陰之經而行也。邪入膕中者，與太陽之承山踝上以下也。其别者，乃少陰之支絡别走於踝跗，上入大指之間，而散於十指之絡。是以陽氣起於足五指之表，陰氣起於足五指之裏。蓋陰陽二氣本於先天之水火，藏於腎臟，出於下而生於上也。

論疾診尺篇

尺炬然熱人迎大者，當奪血。尺堅大脈小甚，少氣悗有加，立死。

註　尺炬然熱人迎大者，三陽之氣偏盛也，故當主奪血。夫皮膚爲陽，血脈爲陰。尺堅大脈小甚者，陽盛而陰絶於外也。少氣悗有加者，陽盛而陰絶於内也。

身痛而色微黄，齒垢黄，爪甲上黄，黄疸〔一〕也。安臥，小便黄赤，脈小而濇者，不嗜食。

註　身痛，病見於肉也。色黄，病見於皮也。齒垢黄，病見於骨也。爪甲上黄，病見於筋也。黄疸，脾病也。脾病故解㑊安臥。

註〔一〕疸　原作膽，據《靈樞》論疾診尺改。

小腸爲赤腸，心之腑也。心主血脈，小便赤黄，脈小而濇，病見於脈也。小便赤黄，下焦熱也。不嗜食，上焦虚也。蓋土位中央，而上下四旁皆爲之應。

人病，其寸口之脈與人迎之脈小大等，及其浮沉等者，病難已也。

註　寸口者，手太陰之兩脈分寸關尺三部，以候臟腑之血氣也。人迎氣口者，候三陰三陽之氣也。人病，其寸口之脈與人迎之脈大小浮沉等者，皆表裏陰陽血氣皆病，故爲難已。按人迎氣口，以左爲陽而右爲陰。手太陰之兩脈，以寸爲陽而尺爲陰。是以宋·崔紫虚《四言舉要》曰：關前一分，人命之主，左爲人迎，右爲氣口，蓋亦有所本也。夫寸口者，在太淵之分，關前一分者，寸關之間也。寸關尺三部，以候内之五臟六腑。人迎氣口，以候外之三陰三陽。所候不同，而所取之部位亦有别也。是以手太陰之兩寸曰寸口。人迎寸口又曰脈口，又曰氣口。蓋各有部位之分，故名亦有别也。五色篇曰：脈之浮沉及人迎與寸口氣小大等者，病難已。蓋左右三部之脈以候血脈，左右之人迎氣口以候三陰三陽之氣，故曰氣口。

女子手少陰脈動甚者，姙子。

註　手少陰者，兩手之少陰腎脈也。蓋胞繫於腎，故少陰之脈動甚也。夫姙始成形，先生兩腎，猶太極中之陰陽。陰陽分而五行備，五行備而形始成。是以女子手少陰脈動甚者，主姙子也。

古今圖書集成醫部全録卷七十四

脈　法

傷寒論　漢·張機

辨脈法

問曰：脈有陰陽，何謂也？答曰：凡脈大、浮、數、動、滑，此名陽也。脈沉、濇、弱、弦、微，此名陰也。凡陰病見陽脈者生，陽病見陰脈者死。見音現。

問曰：脈有陽結陰結者，何以别之？答曰：其脈浮而數，能食不大便者，此爲實，名曰陽結也。期十七日當劇。其脈沉而遲，不能食，身體重，大便反鞕，名曰陰結也。期十四日當劇。

問曰：病有灑淅惡寒，而復發熱者何？答曰：陰脈不足，陽往從之；陽脈不足，陰往乘之。曰：何謂陽不足？答曰：假令寸口脈微，名曰陽不足。陰氣上入陽中，則灑淅惡寒也。曰：何謂陰不足？答曰：假令尺脈弱，名曰陰不足。陽氣下陷入陰中，則發熱也。陽脈浮，陰脈弱者，則血虚，血虚則筋急也。其脈沉者，榮氣微也。其脈浮而汗出如流珠者，衛氣衰也。榮氣微者，加燒針，則血流不行，更發熱而躁煩也。

脈藹藹如車蓋者，名曰陽結也。脈纍纍如循長竿者，名曰陰結也。脈瞥瞥如羹上肥者，陽氣微也。脈縈縈如蜘蛛絲者，陽氣衰也。脈綿綿如瀉漆之絶者，亡其血也。

脈來緩，時一止復來者，名曰結脈；來數，時一止復來者，名曰促脈。陽盛則促，陰盛則結，此皆病脈。

陰陽相搏，名曰動。陽動則汗出，陰動則發熱。形冷惡寒者，此三焦傷也。若數脈見於關上，上下無頭尾，如豆大，厥厥動摇者，名曰動也。

陽脈浮大而濡，陰脈浮大而濡，陰脈與陽脈同等者，名曰緩也。

脈浮而緊者，名曰弦也。弦者，狀如弓弦，按之不移也。脈緊者，如轉索無常也。

脈弦而大，弦則爲減，大則爲芤，減則爲寒，芤則爲虚，寒虚相搏，此名爲革。婦人則半産漏下，男子則亡血失精。

問曰：病有戰而汗出因得解者，何也？答曰：脈浮而緊，按之反芤，此爲本虚，故當戰而汗出也。其人本虚，是以發戰；以脈浮，故當汗出而解也。若脈浮而數，按之不芤，此人本不虚。若欲自解，但汗出耳，不發戰也。

問曰：病有不戰而汗出解者，何也？答曰：脈大而浮數，故知不戰，汗出而解也。

問曰：病有不戰不汗出而解者，何也？答曰：其脈自微，此以曾經發汗，若吐若下若亡血，以内無津液。此陰陽自和，必自愈。故不戰不汗出而解也。

問曰：傷寒三日，脈浮數而微，病人身涼和者，何也？答曰：此爲欲解也，解以夜半。脈浮而解者，濈然汗出也。脈數而解者，必能食也。脈微而解者，必大汗出也。

問曰：脈病欲知愈未愈者，何以别之？答曰：寸口、關上、尺中三處，大小、浮沉、遲數同等，雖有寒熱不解者，此脈陰陽爲和平，雖劇當愈。

師曰：立夏得洪大脈，是其本位。其人病身體苦疼，重者須發其汗。若明日身不疼不重者，不須發汗。若汗濈濈自出者，明日便解矣。何以言之？立夏得洪大脈，是其時脈，故使然也。四時倣此。

問曰：凡病欲知何時得，何時愈？答曰：假令夜半得病者，明日日中愈；日中得病者，夜半愈。何以言之？日中得病夜半愈者，以陽得陰則解也；夜半得病明日日中愈者，以陰得陽則解也。

寸口脈浮爲在表，沉爲在裏，數爲在腑，遲爲在臟。假令脈遲，此爲在臟也。

趺陽脈浮而濇，少陰脈如經也，其病在脾，法當下利。何以言之？若脈浮大者，氣實血虚也。今趺陽脈浮而濇，故知脾氣不足，胃氣虚也。以少陰脈弦而浮纔見，此爲調脈，故稱如經也。若反滑而數者，故知當屎膿也。

寸口脈浮而緊，浮則爲風，緊則爲寒。風則傷衛，寒則傷營。營衛俱病，骨節煩疼，當發其汗也。

趺陽脈遲而緩，胃氣如經也。趺陽脈浮而數，浮則傷胃，數則動脾。此非本病，醫特下之所爲也。營衛內陷，其數先微，脈反但浮，其人必大便鞕，氣噫而除。何以言之？本以數脈動脾，其數先微，故知脾氣不治，大便鞕，氣噫而除。今脈反浮，其數改微，邪氣獨留，心中則飢，邪熱不殺穀，潮熱發渴，數脈當遲緩。脈因前後度數如法，病者則飢，數脈不時，則生惡瘡也。

師曰：病人脈微而濇者，此爲醫所病也。大發其汗，又數大下之，其人亡血，病當惡寒，後乃發熱，無休止時。夏月盛熱，欲著複衣。冬月盛寒，欲裸其身。所以然者，陽微則惡寒，陰弱則發熱。此醫發其汗使陽氣微，又大下之令陰氣弱。五月之時，陽氣在表，胃中虚冷，以陽氣內微不能勝冷，故欲著複衣。十一月之時，陽氣在裏，胃中煩熱，以陰氣內弱，不能勝熱，故欲裸其身。又陰脈遲濇，故知亡血也。

脈浮而大，心下反鞕，有熱屬臟者，攻之不令發汗；屬腑者不令溲數，溲數則大便鞕。汗多則熱愈，汗少則便難。脈遲尚未可攻。

脈浮而洪，身汗如油，喘而不休，水漿不下，形體不仁，乍静乍亂，此爲命絶也。

又未知何臟先受其災？若汗出髮潤，喘而不休者，此爲肺先絶也。陽反獨留，形體如煙熏，直視搖頭者，此爲心絶也。脣吻反青，四肢漐習者，此爲肝絶也。環口黧黑，柔汗發黄者，此爲脾絶也。溲便遺失，狂言，目反直視者，此爲腎絶也。

又未知何臟陰陽先絶？若陽氣先絶，陰氣後竭者，其人死，身色必青。陰氣前絶，陽氣後竭者，其人死，身色必赤。腋下温，心下熱也。

寸口脈浮大，而醫反下之，此爲大逆。浮則無血，大則爲寒，寒氣相搏，則爲腸鳴。醫乃不知而反飲冷水，令汗大出，水得寒氣，冷必相搏，其人即䬴。

趺陽脈浮，浮則爲虚，虚浮相搏，故令氣䬴，言胃氣虚竭也。脈滑則爲噦，此爲醫咎，責虚取實，守空逼血。脈浮鼻中燥者，必衄也。

諸脈浮數，當發熱而灑淅惡寒。若有痛處，飲食如常者，蓄積有膿也。

脈浮而遲，面熱赤而戰惕者，六七日當汗出而解。反發熱者差遲，遲爲無陽，不能作汗，其身必癢也。

寸口脈陰陽俱緊者，法當清邪中於上焦，濁邪中於下焦。清邪中上，名曰潔也；濁邪中下，名曰渾也。陰中於邪，必内慄也。表氣微虚，裏氣不守，故使邪中於陰也。陽中於邪，必發熱頭痛、項强頸攣、腰痛脛酸，所謂陽中霧露之氣。故曰清邪中上，濁邪中下。陰氣爲慄，足膝逆冷，便溺妄出。表氣微虚，裏氣微急，三焦相溷，内外不通，上焦怫鬱，臟氣相熏，口爛食斷也。中焦不治，胃氣上衝，脾氣不轉，胃中爲濁，營衛不通，血凝不流。若衛氣前通者，小便赤黄，與熱相搏，因熱作使，遊於經絡，出入臟腑，熱氣所過，則爲癰膿。若陰氣前通者，陽氣厥微，陰無所使，客氣内入，嚏而出之，聲嗢咽塞，寒厥相逐，爲熱所壅，血凝自下，狀如豚肝，陰陽俱厥，脾氣孤弱，五液注下，下焦不闔，清便下重，令便數難，臍築湫痛，命將難全。

脈陰陽俱緊者，口中氣出，脣口乾燥，踡臥足冷，鼻中涕出，舌上胎滑，勿妄治也。到七日以來，其人微發熱，手足温者，此爲欲解。或到八日以上反大發熱者，此爲難治。設使惡寒者必欲嘔也，腹内痛者必欲利也。

脈陰陽俱緊，至於吐利，其脈獨不解，緊去入安，此爲欲解。若脈遲至六七日不欲食，此爲晚發，水停故也，爲未解，食自可者爲欲解。

病六七日，手足三部脈皆至，大煩，而口噤不能言，其人躁擾者，必欲解也。若脈和，其人大煩目重，瞼〔一〕内際黄者，此欲解也。

脈浮而數，浮爲風，數爲虚，風爲熱，虚爲寒，風虚相搏，則灑淅惡寒也。

註〔一〕瞼　作瞼。

脈浮而滑，浮爲陽，滑爲實，陽實相搏，其脈數疾。衛氣失度，浮滑之脈數疾，發熱汗出者，此爲不治。傷寒，欬逆上氣，其脈散者，死。謂其形損故也。

平脈法

問曰：脈有三部，陰陽相乘。營衛血氣，在人體躬。呼吸出入，上下於中。因息遊布，津液流通。隨時動作，效象形容。春弦秋浮，冬沉夏洪。察色觀脈，大小不同。一時之間，變無經常。尺寸參差，或短或長。上下乖錯，或存或亡。病輒改易，進退低昂。心迷意惑，動失紀綱。願爲具陳，令得分明。師曰：子之所問，道之根源。脈有三部，尺寸及關。營衛流行，不失衡銓。腎沉心洪，肺浮肝弦。此自經常，不失銖分。出入升降，漏刻周旋。水下百刻，一周循環。當復寸口，虚實見焉。變化相乘，陰陽相干。風則浮虚，寒則牢堅。沉潛水蓄，支飲急弦。動則爲痛，數則熱煩。設有不應，知變所緣。三部不同，病各異端。太過可怪，不及亦然。邪不空見，中必有奸。審察表裏，三焦別焉。知其所舍，消息診看。料度腑臟，獨見若神。爲子條記，傳與賢人。

師曰：呼吸者，脈之頭也。

初持脈來疾去遲，此出疾入遲，名曰内虚外實也。初持脈來遲去疾，此出遲入疾，名曰内實外虚也。

問曰：上工望而知之，中工問而知之，下工脈而知之。願聞其說。師曰：病家人請，云病人苦發熱，身體疼，病人自卧，師到診其脈沉而遲者，知其差也。何以知之？表有病者，脈當浮大。今脈反沉遲，故知其愈也。假令病人云腹内卒痛，病人自坐，師到脈之，浮而大者，知其差也。何以知之？裏有病者，脈當沉而細。今脈浮大，故知愈也。

師曰：病家人來請，云病人發熱煩極，明日師到，病人向壁卧，此熱已去也。設令脈不和，處言已愈。設令向壁卧，聞師到不驚，起而盻視，若三言三止，脈之嚥唾者，此詐病也。設令脈自和，處言汝病太重，當須服吐下藥，針灸數十百處。

師持脈，病人欠者無病也，脈之呻者病也。言遲者風也，揺頭言者裏痛也，行遲者表强也，坐而伏者短氣也，坐而下一脚者腰痛也，裏實護腹如懷卵物者，心痛也。

師曰：伏氣之病，以意候之。今月之内，欲有伏氣。假令舊有伏氣，當須脈之。若脈微弱者當喉中痛似傷，非喉痺也。病人云實咽中痛，雖爾，今復欲下利。

問曰：人病恐怖者，其脈何狀？師曰：脈形如循絲累累然，其面白脱色也。

人不飲，其脈何狀？師曰：脈自濇，脣口乾燥也。

人愧者，其脈何類？師曰：脈浮而面色乍白乍赤。

問曰：脈有災怪，何謂也？師曰：假令人病脈得太陽，與形證相應，因爲作湯，比還送湯如食頃，病人乃大吐下利，腹中痛。師曰：我前來不見此證，今乃變異，是名災怪。問曰：何緣作此吐利？答曰：或有舊時服藥，今乃發作，故爲災怪耳。

問曰：經説脈有三菽六菽重者，何謂也？師曰：脈人以指按之，如三菽之重者，肺氣也；如六菽之重者，心氣也；如九菽之重者，脾氣也；如十二菽之重者，肝氣也；按之至骨者，腎氣也。假令下利，寸口關上尺中悉不見脈。然尺中時一小見，脈再舉頭者，腎氣也。若見損脈來，至爲難治。

問曰：東方肝脈，其形何似？師曰：肝者木也，名厥陰，其脈微弦，濡弱而長，是肝脈也。肝病自得濡弱者，愈也。假令得純弦脈者，死。何以知之？以其脈如弦直，此是肝臟傷，故知死也。

南方心脈，其形何似？師曰：心者火也，名少陰，其脈洪大而長，是心脈也。心病自得洪大者，愈也。假令脈來微去大，故名反，病在裏也；脈來頭小本大，故名復，病在表也。上微頭小者，則汗出；下微本大者，則爲關格不通，不得尿。頭無汗者可治，有汗者死。

西方肺脈，其形何似？師曰：肺者金也，名太陰，其脈毛浮也，肺病自得此脈。若得緩遲者皆愈，若得數者則劇。何以知之？數者南方火，火剋西方金，法當癰腫，爲難治也。

問曰：二月得毛浮脈，何以處言至秋當死？師曰：二月之時，脈當濡弱，反得毛浮者，故知至秋死。二月肝用事，肝屬木，脈應濡弱，反得毛浮者，是肺脈也。肺屬金，金來剋木，故知至秋死。他皆倣此。

師曰：脈肥人責浮，瘦人責沉。肥人當沉，今反浮；瘦人當浮，今反沉，故責之。

師曰：寸脈下不至關爲陽絶，尺脈上不至關爲陰絶，此皆不治，決死也。若計其餘命生死之期，期以月節剋之也。

師曰：脈病人不病，名曰行屍。以無王氣，卒眩仆不識人者，短命則死。人病脈不病，名曰内虚。以無穀神，雖困無苦。

問曰：脈有相乘，有縱有横，有逆有順，何謂也？師曰：水行乘火，金行乘木，名曰縱；火行乘水，木行乘金，名曰横；水行乘金，火行乘木，名曰逆；金行乘水，木行乘火，名曰順也。

寸口諸微亡陽，諸濡亡血，諸弱發熱，諸緊爲寒。諸乘寒者則爲厥，鬱冒不仁。以胃無穀氣，脾塞不通，口急不能言，戰而慄也。

問曰：濡弱，何以反適十一頭？師曰：五臟六腑相乘，故令十一。

問曰：何以知乘腑？何以知乘臟？師曰：諸陽浮數爲乘腑，諸陰遲濇爲乘臟也。

問曰：脈有殘賊，何謂也？師曰：脈有弦、緊、浮、滑、沉、濇，此六脈名曰殘賊，能爲諸脈作病也。

問曰：翕奄沉名曰滑，何謂也？師曰：沉爲純陰，翕而正陽，陰陽和合，故令脈滑。關尺自平，陽明脈微沉，食飲自可。少陰脈微滑，滑者緊之浮名也。此爲陰實，其人必股内汗出，陰下濕也。

問曰：曾爲人所難，緊脈從何而來？師曰：假令亡汗，若吐，以肺裏寒，故令脈緊也。假令欬者坐飲冷水，故令脈緊也。假令下利，以胃中虚冷，故令脈緊也。

寸口衛氣盛名曰高，營氣盛名曰章，高章相搏，名曰綱。衛氣弱名曰惵，營氣弱名曰卑，惵卑相搏名曰損。衛氣和名曰緩，營氣和名曰遲，緩遲相搏名曰沉。

寸口脈緩而遲，緩則陽氣長，其色鮮，其顔光，其聲商，毛髮長；遲則陰氣盛，骨髓生，血滿肌肉，緊薄鮮硬，陰陽相抱，營衛俱行，剛柔相得，名曰强也。

趺陽脈滑而緊，滑者胃氣實，緊者脾氣强，持實擊强，痛還自傷，以手把刃，坐作瘡也。

寸口脈浮而大，浮爲虚，大爲實。在尺爲關，在寸爲格。關則不得小便，格則吐逆。

趺陽脈伏而濇，伏則吐逆水穀不化，濇則食不得入，名曰關格。

脈浮而大，浮爲風虚，大爲氣强。風氣相搏，必成癮疹，身體爲癢，癢者名泄風，久久爲痂癩。

寸口脈弱而遲，弱者衛氣微，遲者營中寒。營爲血，血寒則發熱；衛爲氣，氣微者心内飢。飢而虚滿，不能食也。

趺陽脈大而緊者，當即下利，爲難治。

寸口脈弱而緩，弱者陽氣不足，緩者胃氣有餘，噫而吞酸，食卒不下，氣填於膈上也。

趺陽脈緊而浮，浮爲氣，緊爲寒；浮爲腹滿，緊爲絞痛，浮緊相搏，腸鳴而轉，轉即氣動，膈氣乃下。少陰脈不出，其陰腫大而虚也。

寸口脈微而濇，微者衛氣不足，濇者營氣不足。營衛不能相將，三焦無所仰身，體痺不仁。營氣不足，則煩疼口難言。衛氣虚者，則惡寒數欠。三焦不歸其部，上焦不歸者噫而酢吞，中焦不歸者不能消穀引食，下焦不歸者則遺溲。

趺陽脈沉而數，沉爲實，數消穀。緊者病難治。

寸口脈微而濇，微者衛氣衰，濇者營氣不足。衛氣衰，面色黄；營氣不足，面色青。營爲根，衛爲葉。營衛俱微，則根葉枯槁，而寒慄欬逆，唾腥，吐涎沫也。

趺陽脈浮而芤，浮者衛氣虚，芤者營氣傷，其身體瘦肌肉甲錯。浮芤相搏，宗氣衰微，四屬斷絶。

寸口脈微而緩，微者衛氣疎，疎則其膚空；緩者胃氣實，實則穀消而水化也。穀入於胃，脈道乃行，水入於經，而血乃成。營盛則其膚必疎，三焦絶經，名曰血崩。

趺陽脈微而緊，緊則爲寒，微則爲虛。微緊相搏，則爲短氣。少陰脈弱而濇，弱者微煩，濇者厥逆。

趺陽脈不出脾，不上下，身冷膚鞕。

少陰脈不至，腎氣微，少精血，奔氣促迫，上入胷膈，宗氣反聚。血結心下，陽氣退下，熱歸陰股，與陰相動，令身不仁，此爲尸厥。當刺期門、巨闕。

寸口脈微，尺脈緊，其人虛損多汗。知陰常在，絶不見陽也。

中藏經 漢·華佗

脈要論

脈者，乃氣血之先也。氣血盛則脈盛，氣血衰則脈衰；氣血熱則脈數，氣血寒則脈遲；氣血微則脈弱，氣血平則脈緩。又長人脈長，短人脈短；性急則脈急，性緩則脈緩。反此者逆，順此者從之也。又諸數爲熱，諸遲爲寒；諸緊爲痛，諸浮爲風；諸滑爲虛，諸伏爲聚；諸長爲實，諸短爲虛。又短、濇、沉、遲、伏，皆屬陰；數、滑、長、浮、緊，皆屬陽。陰得陰者從，陽得陽者順。違之者逆。陰陽消息，以經而處之。假令數在左寸得之浮者，熱入小腸；得之沉者，熱入心。餘可倣此。

五色脈論

面青，無右關脈，脾絶，木剋土；面赤，無右寸脈，肺絶，火剋金；面白，無左關脈，肝絶，金剋木；面黄，無左尺脈，腎絶，土剋水；面黑，無左寸脈，心絶，水剋火。五絶者死。凡五絶當時即死，非其時則半歲死耳。五色雖見，而五脈不見，即非死者矣。

脉病内外證訣

病風人脉緊數浮沉，有汗出不止，呼吸有聲者死；不然則生。病氣人一身悉腫，四肢不收，喘無時，厥逆不温，脉候沉小者死；浮大者生。病勞人脱肛，骨肉相失，聲散嘔血，陽事不禁，夢寐交侵，呼吸不相從，晝涼夜熱者死，吐膿血者亦死；其脉不數有根蒂，及頰不赤者生。病腸澼者下膿血，病人脉急皮熱，食不入，腹脹目瞪者死；或一身厥冷，脉沉細而不生者亦死；食如故，脉沉浮有力而不絶者生。病熱人四肢厥，脉弱不欲見人，食不入，利下不止者死；食入，四肢温，脉大，語狂無睡者生。病寒人狂言不寐，身冷脉數，喘息目直者死；脉有力而不喘者生。陽病人精神顛倒，寐而不惺，言語失次，脉候浮沉有力者生；及食不入，胃不定者死。久病人脉大身瘦，食不充腸，言如不病，坐臥困頓者死；若飲食進退，脉小而有力，言語輕嘶，額無黑氣，大便結澁者生。凡陽病陰證，陰病陽證，身熱大，肥人脉衰，上下交變，陰陽顛倒，冷煖相乘，皆屬不吉。從者生，逆者死。治藥之證，宜爲詳悉耳。

論臟腑虚實寒熱生死逆從脉證之法

肝者與膽爲表裏，足厥陰少陽是其經也。王於春，春乃萬物之始生，其氣嫩軟，虚而寬，故其脉弦軟，不可發汗，弱則不可下，弦長曰平。反此曰病。脉虚而弦，則爲太過，病在外。太過則令人善忘，忽忽眩冒。實而微則爲不足，病在内不及則令人胷脅脹滿。凡肝實引兩脅下痛，喜怒；虚則如人將捕之。其氣逆則頭痛耳聾頰赤，其脉沉而急，浮而急亦然，主脅支滿小便難，頭痛眼眩。其脉急甚，惡言；微急氣在脅下。緩甚嘔逆；微緩主脾太急，内癰吐血。大甚筋痺；小甚多飲，微小消癉。滑甚則癩疝；微滑遺溺。澁甚留飲；微澁瘲攣。又身熱惡寒，四肢不舉，其脉當弦長而急，反短澁，乃金剋木，十日死不治。又肝中寒則兩臂不舉，舌本燥，多太息，胷中痛不能轉側，其脉左關上遲而澁者是也。肝中熱則喘滿多怒，目疼腹脹，不嗜食，所作不定，睡中驚怖，眼赤視不明，其脈左關陰實者是也。肝虛冷則脅下堅痛，目盲，臂痛，發寒如瘧狀，不欲食，婦人月水不來，氣急，其脈左關上沉而弱者是也。

膽者，中清之腑也，號曰將軍，決斷出於此焉，足少陽是其經也。其脈診在左關上，浮而得者，是其部也。又關上脈陽微者膽虛，陽數者膽實，陽虛者膽絶也。

心者臟之尊號，帝王之稱也，與小腸爲表裏，神之所舍；又生血，屬於火，旺於夏，手少陰是其經也。凡夏脈鉤，來盛去衰，故曰鉤。反此者病。來盛去亦盛，爲太過，病在外；來衰去盛，爲不足，病在內。太過則令人熱而骨痛，口瘡，舌焦，引水；不及則令人煩躁，上爲欬唾，下爲氣泄。其脈來如連珠，如循琅玕，曰平；脈來纍纍連屬，其中微曲，曰病；來前曲後倨，如操帶鉤，曰死。夏心王，左寸脈浮洪大而散曰平；反此則病。若沉而滑者水剋火，十死不治；弦而長者，木來歸子，其病自愈；緩而大者，土入火，微邪相干，無所害。又左寸脈大，則手熱赤腫；大甚則胷中滿而煩，澹澹面赤目黃也。心脈沉小而緊浮，氣喘。其脈急甚則瘈瘲；微急心中痛，引腰背痛，不下食。太緩則發狂笑；微緩則吐血。大甚則喉閉；微大則痛引背多淚。小甚則噦；微小則消癉。滑甚則爲渴；微滑則心痛引臍，腹鳴。濇甚，瘖不能言。又心脈搏堅而長，主强舌不能語，軟而散，當懾怯不食也。又急則心疝，臍下有病形，煩悶少氣，大熱上煎。又心病狂言汗出，躁，身厥冷，其脈當浮而大，反沉濡而滑，其色當赤反黑者，水剋火，十死不可治也。又心瘧先煩而後渴，翕翕然發熱，其脈浮緊而大者是也。心氣實，則小便不利，腹滿身熱而重溫，溫欲吐，吐而不出，喘息，急不安臥，其脈左寸口與人迎皆實大者是也。心虛則恐懼多驚，憂思不樂，胷腹中若痛，言語顫慄，惡寒恍惚，面赤目黃，喜衄，診其脈，左右寸口兩虛而微者是也。

小腸者，受盛之腑也，與心爲表裏，手太陽是其經也。左手寸口陽絶，則無小腸，六日死。右手寸口實大者，小腸實也，有熱，小便赤濇。又實，口瘡，身熱去來，心中煩滿，體重；虛則左寸口脈浮而微，軟弱不禁，按病驚狂，無所守下，空空然不能語者是也。

脾者土也，諫議之官，主意與智，消磨五穀，寄在其中，養於四旁，王於四季，正旺長夏，與胃爲表裏，足太陰是其經也。其脈來似水流，曰太過，病在外；如鳥之距，曰不及，病在內。太過則令人四肢沉重，語言蹇濇；不及則令人中滿，不食乏力，手足緩弱不遂，涎引口中，四肢腫脹，溏泄不時，夢中飲食。脾脈來而緩柔，去似鳥距踐地，曰平；脈來實而滿，稍數舉足，曰病；又如鳥之喙，如鳥之距，如屋之漏，曰死。王時其脈阿阿然緩，曰平。及弦急者肝剋脾，真鬼相逢，大凶之兆。及微濇而短者，肺來乘脾，不治而自愈。反季而得者，腎來從脾，亦爲不妨。反浮而洪，心來生脾，不疾耳。脾病也，色黃，體重失便，目直視，脣反張，爪甲青，四逆吐食，百節疼痛不能舉，其脈當浮大而緩。今反弦急，其色反青，此十死不可治也。又脾病其色黃，飲食不消，腹脹滿身體重，骨節痛，大便鞕，小便不利，其脈微緩而長者，可治。脈急甚則瘈瘲；微急則膈中不利，食入而還出。脈緩甚則痿厥；微緩則風痿，四肢不持。大甚則寒熱作；微大則消癉。滑甚則癩疝；微滑則蟲毒腸鳴中熱。濇甚則腸癩；微濇則內潰下膿血。脾脈至大而虛，有積。脾氣絕則十日死。

胃者腑也，又名水穀之海，與脾爲表裏。胃者人之根本，胃氣壯，五臟六腑皆壯也，足陽明是其經也。胃脈堅而長，其色黃赤，病折腰。其脈軟而散，病食痺。關上脈浮大者虛也，浮而短濇者實也，浮而微滑者亦虛，浮而遲者寒也，浮而數者熱也。虛實寒熱生死之證，察其脈理，即成神妙也。

肺者，魄之舍，生氣之源，乃五臟之華蓋也，外養皮毛，內榮腸胃，與大腸爲表裏，手太陰陽明是其經也。王於秋，其脈浮而毛，曰平。又浮而短濇者，肺脈也。其脈來毛而中央堅，兩旁虛，曰太過，病在外；其脈來毛而微，曰不及，病在內。太過則令人氣逆，胷滿背痛；不及則令人喘呼而欬，上氣見血，不聞聲音。又肺脈厭厭聶聶如落榆葉，曰平；來如循雞羽，曰病；如物之浮，如風之吹，鳥背上毛者，死。其肺脈來至大虛，又如以毛羽中人膚，其色赤，其毛折者死。又微毛曰平，毛多曰病。毛而弦曰春病，弦甚曰即死。又肺病吐衄血，皮熱脈數，頰赤者死。又久欬而見血，身熱而短氣，脈當濇今反浮大，色當白今反赤者，火剋金，十死不治也。肺病喘欬，身寒無熱，脈遲微者可治。秋王於肺，其脈當浮濇而短曰平，反此爲病。又反洪而大而長，是火焚金，亦不可治；反得軟而滑者，腎來乘肺，不治自愈；反浮大而緩者，是脾來生肺，不治而差；反弦而長者，是肺被肝從，爲微邪，雖病不妨。其脈按之虚弱，如葱葉下無根者死。中熱則唾血。其脈細緊浮數芤，皆主失血，此由躁擾嗔怒勞傷得之，氣結壅所爲也。又其人喘而目脱，其脈浮大者是也，其沉濁者病在内，浮清者病在外。其脈浮而緊，又滑而數，又遲濇而小，皆爲肺病之脈也。

腎者，精神之舍，性命之根，外通於耳，男以閉精，女以包血，與膀胱爲表裏，足少陰太陽是其經也。腎氣絶，則不得盡其天命而死也。王於冬，其脈沉濡曰平；反此者病。其脈彈石名曰太過，病在外；其去如數者爲不及，病在内。太過則令人體瘠而少氣，不欲言；不及則令人心如懸，小腸腹滿，小便滑變黄色。又腎脈來喘喘累累，如鉤，按之堅，曰平；又來如引葛，按之益堅，曰病；來如轉索，辟辟如彈石，曰死。又腎脈但石無胃氣亦死。脈緩當沉而滑，今反浮大，其色當黑，其翕翕少氣，兩耳若聾，精自出，飲食少，便下清，脈遲可治。冬則脈沉而滑，曰平。反大而緩，是土剋水，不可治；反浮濇而短，肺乘腎易治；反弦而長者，肝乘腎不治自愈；反浮大而洪，心乘腎不爲害。脈急甚，則腎痿瘕疾；微急則沉厥，奔豚，足不收。緩甚則折脊；微緩則洞泄，食不化，入咽還出。大甚則陰痿；微大則石水起臍下，其腫埵埵而上至胃者死。小甚則洞泄；微小則消癉。滑甚則癃㿗；微滑則骨痿，坐弗能起，目視見花。濇甚則大壅塞；微濇則痔疾。又其脈之至上堅而大，有膿氣在陰中及腹内名腎癉，得之因浴冷水。脈來沉而大，堅浮而緊，手足腫，厥陰痿，腰背疼，小腸心下有水氣，時脹滿洞泄，此皆浴水中身未乾而合房得之。腎乏精，徹脊與腰相引而疼，飢見飽減。又腎中寒結在臍下，腎脈來而細軟，附於骨者是也。寒熱虚實既明，消詳調救，即十可治十全生之道也。

論診雜病必死脈

夫人生氣健壯者，外色光華，内脈平調。五臟六腑之氣消耗，則脈無所依，色無所澤，如是者百無一生。雖能飲食行立，不知死之逼矣。少具大法，列之於後：

病瞪目引水，心下牢滿，其脈濡而微者死。　病吐衄瀉血，其脈浮大牢數者死。　病妄言身熱，手足冷，其脈細微者死。　病大泄不止，其脈緊大而滑者死。　病頭目痛，其脈濇短者死。　病腹中痛，其脈浮大而長者死。　病腹痛而喘，其脈滑而利，數而緊者死。　病四逆者，其脈浮大而短者死。　病耳無聞，其脈浮大而濇者死。　病腦痛，其脈緩而大者死。　左痛右痛，上痛下痛者死。　下痛而脈病者死。　病厥逆，呼之不應，脈絶者死。　病人脈宜大，反小者死。　肥人脈細欲絶者死。　瘦人脈躁者死。　人脈本滑利而反濇者死。　人脈本長而反短者死。　人尺脈上應寸口太遲者死。　温病，三四日未汗，脈太疾者死。　温病脈細微，而往來不快，胷中閉者死。　温病發熱甚，脈反小者死。　病甚，脈往來不調者死。　病心腹脹滿，痛不止，脈堅大洪者死。　痢血不止，身熱，脈數者死。　病脹滿四逆，脈長者死。　熱病七八日，汗當出反不出，脈絶者死。　熱病七八日，不汗，躁狂，口舌焦黑，脈反細弱者死。　熱病未汗出，而脈大盛者死。　熱病汗出，而脈未静，往來轉大者死。　病欬嗽，脈數身瘦者死。　暴欬嗽，脈散者死。　病欬形肥，脈急甚者死。　病欬而嘔，便滑不禁，脈弦微欲絶者死。　病諸嗽喘，脈沉而浮者死。　病上氣，脈數者死。　病肌熱形瘦，脱肛，熱不去，脈甚緊急者死。　病腸澼轉筋，脈極數者死。　病中風，痿厥不仁，脈緊急者死。　病上喘氣急，四匝，脈濇者死。　病寒熱瘛瘲，脈大者死。　病金瘡血不止，脈大者死。　病墜損内傷，脈小弱者死。　病傷寒，身熱甚，脈反小者死。　病厥逆，汗出，脈虚而緩者死。　病洞泄不下食，脈急者死。　病腸澼下膿血，脈懸絶者死。　病腸澼下膿血，身有寒，脈絶者死。　病欬嗽，脈沉堅者死。　病腸中有積聚，脈虚弱者死。　病水氣，脈微而小者死。　病水脹如鼓，脈虚小濇者死。　病泄注，脈浮大而滑者死。　病内外俱虚，臥不得安，身冷，脈細微，嘔而不入食者死。　病冷氣上攻，脈逆而濇者死。　卒死，脈堅而細微者死。　熱病三五日，頭痛身熱，食如故，脈直而疾者八日死。　久病脈實者死；又虚緩、虚微、虚滑、弦急者死。　卒病，脈弦而數者死。

凡此凶脈，十死十，百死百，不可治也。

古今圖書集成醫部全録卷七十五

脈法

脈經 晉·王叔和

脈形狀指下秘訣第一

浮脈：舉之有餘，按之不足。浮於手下。

芤脈：浮大而軟，按之中央空，兩邊實。一曰手下無，兩旁有。

洪脈：極大在指下。一曰浮而大。

滑脈：往來前却，流利展轉，替替然與數相似。一曰浮中如有力；一曰漉漉如欲脱。

數脈：去來促急。一曰一息六七至；一曰數者進之名。

促脈：來去數，時一止復來。

弦脈：舉之無有，按之如弓弦狀。一曰如張弓弦，按之不移；又曰浮緊爲弦。

緊脈：數如切繩狀。一曰如轉索之無常。

沉脈：舉之不足，按之有餘。一曰重按之乃得。

伏脈：極重指按之，著骨乃得。一曰手下裁動；一曰按之不足，舉之無有；一曰關上沉不出，名曰伏。

革脈：有似沉伏，實大而長微弦。《千金翼》以革爲牢。

實脈：大而長微强，按之隱指愊愊然。一曰沉浮皆得。

微脈：極細而軟，或欲絶，若有若無。一曰小也；一曰手下快；一曰浮而薄；一曰按之如欲盡。

濇脈：細而遲，往來難且散，或一止復來。一曰浮而短；一曰短而止。

細脈：小大於微，常有但細耳。

軟脈：極軟而浮細。一曰按之無有，舉之有餘；一曰細小而軟。

弱脈：極軟而沉細，按之欲絶指下。一曰按之乃得，舉之無有。

虚脈：遲大而軟，按之不足，隱指豁豁然空。

散脈：大而散，散者氣實血虚，有表無裏。

緩脈：去來亦遲，小快於遲。一曰浮大而軟，陰浮與陽同等。

遲脈：呼吸三至，去來極遲。一曰舉之不足，按之盡牢；一曰按之盡牢，舉之無有。

結脈：往來緩，時一止復來。按之來緩，時一止者，名結陽；初來動止，更來小數，不能自還，舉之則動，名結陰。

代脈：來數中止，不能自還，因而復動。脈結者生，代者死。

動脈：見於關上，無頭尾，大如豆，厥厥然動摇。

浮與芤相類。與洪相類。　弦與緊相類。　滑與數相類。　革與實相類。《千金翼》云牢與實相類。　沉與伏相類。

微與濇相類。　軟與弱相類。　緩與遲相類。軟與遲相類。

平脈早晏法第二

黄帝問曰：夫診脈常以平旦，何也？岐伯對曰：平旦者，陰氣未動，陽氣未散，飲食未進，經脈未盛，絡脈調均《内經》作調勻，氣血未亂，故乃可診，過此非也。《千金》同《素問》。《太素》云：有過之脈。切脈動静，而視精明，察五色，觀五臟有餘不足，六腑强弱，形之盛衰。以此參伍，决死生之分。

分别三關境界脈候所主第三

從魚際至高骨却行一寸，其中名曰寸口；從寸至尺，名曰尺澤，故曰尺寸。寸從尺前名曰關。陽出陰入，以關爲界。陽出三分，陰入三分，故曰三陰三陽。陽生於尺動於寸，陰生於寸動於尺。寸主射上焦，出頭及皮毛竟手；關主射中焦腹及腰；尺主射下焦少腹至足。

辨尺寸陰陽榮衛度數第四

夫十二經皆有動脈，獨取寸口，以決五臟六腑死生吉凶之候者，何謂也？然。寸口者，脈之大會，手太陰之動脈也。人一呼脈行三寸，一吸脈行三寸，呼吸定息，脈行六寸。人一日一夜，凡一萬三千五百息，脈行五十度，周於身，漏水下百刻。榮衛行陽二十五度，行陰亦二十五度，爲一周。故五十度而復會於手太陰。太陰者，寸口也，即五臟六腑之所終始。故法取於寸口。

脈有尺寸，何謂也？然。尺寸者，脈之大要會也。從關至尺是尺內，陰之所治也；從關至魚際是寸口內，陽之所治也。故分寸爲尺，分尺爲寸。故陰得尺內一寸，陽得寸內九分，尺寸終始一寸九分，故曰尺寸也。

脈有太過，有不及，有陰陽相乘，有復有溢，有關有格，何謂也？然。關之前者，陽之動也，脈當見九分而浮。過者，法曰太過；減者，法曰不及。遂上魚爲溢，爲外關內格，此陰乘之脈也。關之後者，陰之動也，脈當見一寸而沉。過者，法曰太過；減者，法曰不及。遂入尺爲復，爲內關外格，此陽乘之脈。故曰：復溢是真臟之脈也，人不病自死。

平脈視人大小長短男女逆順法第五

凡診脈當視其人大小長短及性氣緩急。脈之遲速大小長短皆如其人形性者則吉，反之者則爲逆也。脈三部大都欲等，只如小人、細人、婦人、脈小軟。小兒四五歲，脈呼吸八至細數者吉。《千金翼》云：人大脈細，人細脈大；人樂脈實，人苦脈虛；性急脈緩，性緩脈躁；人壯脈細，人羸脈大。此皆爲逆，逆則難治。反此爲順，順則易治。凡婦人脈常欲濡弱於丈夫。小兒四五歲者，脈自快疾，呼吸八至也。男左大爲順，女右大爲順。肥人脈沉，瘦人脈浮。

持脈輕重法第六

脈有輕重，何謂也？然。初持脈如三菽之重，與皮毛相得者，肺部也。菽者小豆，言脈輕如三小豆之重，而動作皮毛之間者，肺氣所行，故言肺部也。如六菽之重與血脈相得者，心部也。心主血脈，次於肺，如六豆之重。如九菽之重與肌肉相得者，脾部也。脾在中央，主肌肉，故次心如九豆之重。如十二菽之重與筋平者，肝部也。肝主筋，又在脾下，故次之。按之至骨，舉之來疾者，腎部也。腎主骨，其脈沉至骨。故曰輕重也。

兩手六脈所主五臟六腑陰陽逆順第七

脈法讚云：肝心出左，脾肺出右。腎與命門，俱出尺部。魂魄穀神，皆見寸口。左主司官，右主司腑。左大順男，右大順女。關前一分，人命之主。左爲人迎，右爲氣口。神門決斷，兩在關後。人無二脈，病死不愈。諸經損減，各隨其部。察按陰陽，誰與先後。《千金》云：三陰三陽，誰先誰後？陰病治官，陽病治腑。奇邪所舍，如何捕取？審而知者，針入病愈。

心部在左手關前寸口是也，即手少陰經也，與手太陽爲表裏，以小腸合爲腑。合於上焦，名曰神庭。在龜一作鳩尾下五分。

肝部在左手關上是也，足厥陰經也，與足少陽爲表裏，以膽合爲腑。合於中焦，名曰胞門。一作少陽。在大倉左右三寸。

腎部在左手關後尺中是也，足少陰經也，與足太陽爲表裏，以膀胱合爲腑。合於下焦，在關元左。

肺部在右手關前寸口是也，手太陰經也，與手陽明爲表裏，以大腸合爲腑。合於上焦，名呼吸之府，在雲門。

脾部在右手關上是也，足太陰經也，與足陽明爲表裏，以胃合爲腑。合於中焦脾胃之間，名曰章門，在季脅前一寸半。

腎部在右手關後尺中是也，足少陰經也，與足太陽爲表裏，以膀胱合爲腑。合於下焦，在關元右，左屬腎，右爲子户，名曰三焦。

辨臟腑病脈陰陽大法第八

脈何以知臟腑之病也？然。數者腑也，遲者臟也。數即有熱，遲即生寒。諸陽爲熱，諸陰爲寒。故別知臟腑之病也。腑者陽，故其脈數。臟者陰，故其脈遲。陽行遲，病則數。陰行疾，病則遲。

脈來浮大者，此爲肺脈也。脈來沉滑如石，腎脈也。脈來如弓弦者，肝脈也。脈來疾去遲，心脈也。脈來當見而不見爲病，病有深淺，但當知如何受邪。

辨脈陰陽大法第九

脈有陰陽之法，何謂也？然。呼出心與肺，吸入腎與肝，呼吸之間脾受穀味也。其脈在中，浮者陽也，沉者陰也，故曰陰陽。

心肺俱浮，何以別之？然。浮而大散者心也，浮而短濇者肺也。腎肝俱沉，何以別之？然。牢而長者肝也，按之軟舉指來實者腎也。脾者中州，故其脈在中，《千金翼》云：遲緩而長者脾也。是陰陽之脈也。脈有陽盛陰虛，陰盛陽虛，何謂也？然。浮之損小，沉之實大，故曰陰盛陽虛。沉之損小，浮之實大，故曰陽盛陰虛。是陰陽虛實之意也。陽脈見寸口，浮而實大，今輕手取之更損減而小，故言陽虛；重手按之，反更實大而沉，故言陰實。

經言脈有一陰一陽，一陰二陽，一陰三陽；有一陽一陰，一陽二陰，一陽三陰。如此言之，寸口有六脈俱動耶？然。經言如此者，非有六脈俱動也。謂浮沉長短滑濇也。浮者陽也，滑者陽也，長者陽也；沉者陰也，濇者陰也，短者陰也。所以言一陰一陽者，謂脈來沉而滑也；一陰二陽者，謂脈來沉滑而長也；一陰三陽者，謂脈來浮滑而長時一沉也。所以言一陽一陰者，謂脈來浮而濇也；一陽二陰者，謂脈來長而沉濇也；一陽三陰者，謂脈來沉濇而短時一浮也。各以其經所在，名病之逆順也。凡脈大爲陽，浮爲陽，數爲陽，動爲陽，長爲陽，滑爲陽；沉爲陰，濇爲陰，弱爲陰，弦爲陰，短爲陰，微爲陰，是爲三陰三陽也。陽病見陰脈者反也，主死；陰病見陽脈者，順也，主生。關前爲陽，關後爲陰。陽數則吐血，陰微則下利；陽弦則頭痛，陰弦則腹痛；陽微則發汗，陰微則自下；陽數口生瘡，陰數加微必惡寒而煩撓不得眠也。陰附陽則狂，陽附陰則癲。得陽屬腑，得陰屬臟。無陽則厥，無陰則嘔。陽微則不能呼，陰微則不能吸。呼吸不足，胸中短氣。依此陰陽以察病也。

寸口脈浮大而疾者，名曰陽中之陽。病苦煩滿，身熱頭痛，腹中熱。

寸口脈沉細者，名曰陽中之陰。病苦悲傷不樂，惡聞人聲，少氣，時汗出，陰氣不通，臂不能舉。

尺脈沉細者，名曰陰中之陰。病苦兩脛酸疼，不能久立，陰氣衰，小便餘瀝，陰下濕癢。

尺脈滑而浮大者，名曰陰中之陽。病苦小腹痛滿，不能溺，溺即陰中痛，大便亦然。

尺脈牢而長，關上無有，此爲陰干陽。其人苦兩脛重，少腹引腰痛。

寸口脈壯大，尺中無有，此爲陽干陰。其人苦腰背痛，陰中傷，足脛寒。夫風傷陽，寒傷陰。陽病順陰，陰病逆陽。陽病易治，陰病難治。在腸胃之間，以藥和之。若在經脈之間，針灸病已。

平虛實第十

人有三虛三實，何謂也？然。有脈之虛實，有病之虛實，有診之虛實。脈之虛實者，脈來軟者爲虛，牢者爲實。病之虚實者，出者爲虚，入者爲實；言者爲虚，不言者爲實；緩者爲虚，急者爲實。診之虚實者，癢者爲虚，痛者爲實；外痛内快，爲外實内虚；内痛外快，爲内實外虚。故曰虚實也。

問曰：何謂虚實？答曰：邪氣盛則實，精氣奪則虚。何謂重實？所謂重實者，言大熱病，氣熱脈滿，是謂重實。

問曰：經絡俱實如何？何以治之？答曰：經絡皆實，是寸脈急而尺緩也，當俱治之。故曰：滑則順，濇則逆。夫虚實者，皆從其物類始，五臟骨肉滑利，可以長久。

從横逆順伏匿脈第十一

問曰：脈有相乘，有從仲景從字作縱字有横，有逆有順，何謂也？師曰：水行乘火，金行乘木，名曰從。火行乘水，木行乘金，名曰横。水行乘金，火行乘木，名曰逆。金行乘水，木行乘火，名曰順。

經言脈有伏匿者，伏匿於何臟而言伏匿也？然。謂陰陽更相乘，更相伏也。脈居陰部，反見陽脈者，爲陽乘陰也；脈雖時沉濇而短，此陽中伏陰。脈居陽部，反見陰脈者，爲陰乘陽也；脈雖時浮滑而長，此爲陰中伏陽也。重陰者癲，重陽者狂。脱陽者見鬼，脱陰者目盲。

辨災怪恐怖雜脈第十二

問曰：脈有殘賊何謂？師曰：脈有弦有緊，有濇有滑，有浮有沉。此六脈爲殘賊，能與諸經作病。

問曰：嘗爲人所難，緊脈何所從而來？師曰：假令亡汗若吐，肺中寒，故令緊；假令欬者坐飲冷水，故令緊；假令下利者，以胃中虚冷，故令緊也。

問曰：翕奄沉名曰滑，何謂？師曰：沉爲純陰，翕爲正陽，陰陽和合，故脈滑也。

問曰：脈有災怪何謂？師曰：假令人病脈得太陽，脈與病形證相應，因爲作湯，比還送湯之時，病者因反大吐若下痢仲景痢子作利，病腹中痛。因問言我前來脈時，不見此證，今反變異，故是名爲災怪。因問何緣作此吐痢？答曰：或有先服藥，今發作，故爲災怪也。

問曰：人病恐怖，其脈何類？師曰：脈形如循絲，累累然，其面白脱色。

問曰：人媿者其脈何等類？師曰：其脈自浮而弱，面形乍白乍赤。

問曰：人不飲，其脈何類？師曰：其脈自濇而脣口乾燥也。

言遲者，風也。摇頭言者，其裏痛也。行遲者，其表强也。坐而伏者，短氣也。坐而下一膝者，必腰痛裏實。護腹如懷卵者，必心痛。師持脈，病人欠者，無病也；脈之因伸者，無病也一云呻者病也。假令向壁臥，聞師到不驚起而目盻視一云反面仰視，若三言三止，脈之咽唾，此爲詐病。假令脈自和，處言此病大重，當須服吐下藥，針灸數十百處乃愈。

遲疾短長雜脈法第十三

黄帝問曰：余聞胃氣手少陽三焦四時五行脈法。夫人言脈有三陰三陽，知病存亡，脈外以知内，尺寸大小，願聞之。岐伯曰：寸口之中，外别浮沉。前後左右，虚實生死之要，皆見寸口之中。脈從前來者爲實邪，從後來者爲虚邪，從所不勝來者爲賊邪，從所勝來者爲微邪，自病一作得者爲正邪。外結者病癰腫，内結者病疝瘕也。間來而急者，病正在心，癥氣也。脈來疾者，爲風也。脈來滑者，爲病食也。脈來滑躁者，病有熱也。脈來濇者。爲病寒濕也。脈逆順之道不與衆謀。

師曰：夫呼者脈之頭也。初持之來疾去遲，此爲出疾入遲，爲内虚外實；初持脈來遲去疾，此爲出遲入疾，爲内實外虚也。

脈數則在腑，遲則在臟。脈長而弦，病在肝。脈小血少，病在心。扁鵲云：脈大而洪，病出於心。脈下堅上虚，病在脾胃。脈滑一作濇而微浮，病在肺。脈大而堅，病在腎。扁鵲云：小而緊。脈滑者多血少氣，脈濇者少血多氣，脈大沉爲在裏。浮爲在表，沉爲在裏，浮爲在表，沉爲在裏。在上爲表，在下爲裏。

者血氣俱多。又云：脈來大而堅者血氣俱實，脈小者血氣俱少。又云：脈來細而微者血氣俱虛，沉細滑疾者熱，遲緊爲寒。又云：洪數滑疾爲熱，濇遲沈細爲寒。脈盛滑緊者病在外，熱；脈小實而緊者病在内，冷。脈小弱而濇，謂之久病；脈滑浮而疾者，謂之新病。脈浮滑，其人外熱風走刺，有飲，難治。脈沉而緊，上焦有熱，下寒得冷，即便下。脈沉而細，下焦有寒，小便數，時苦絞痛，下利重。脈浮緊且滑直者，外熱内冷，不得大小便。脈洪大緊急，病速進在外，苦頭發熱，癰腫。脈細小緊急，病速進在中，寒爲疝瘕積聚，腹中刺痛。脈沉重而直前絶者，病血在腸間。脈沉重而中散者，因寒食成癥。脈直前而中散絶者，病消渴。一云病浸淫痛。脈沉重，前不至寸口徘徊絶者，病在肌肉遁尸。脈左轉而沉重者，氣癥陽在胷中。脈右轉出不至寸口者，内有肉癥。脈累累如貫珠不前至，有風寒在大腸，伏留不去。脈累累中止不至寸口，軟者結熱在小腸膜中，伏留不去。脈直前左右彈者，病在血脈中，衃血也。脈後而左右彈者，病在筋骨中也。脈前大後小，即頭痛目眩。脈前小後大，即胷滿短氣。上部有脈，下部無脈，其人當吐，不吐者死。上部無脈，下部有脈，雖困無所苦。夫脈者血之腑也，長則氣治，短則氣病。數則煩心，大則病進。上盛則氣高，下盛則氣脹。代則氣衰，細則氣少。《太素》細作滑。濇則心痛，渾渾革革，至如涌泉。病進而危，弊弊綽綽，其去如弦絶者死。短而急者病在上，長而緩者病在下。沉而弦急者病在内，浮而洪大者病在外。脈實者病在内，脈虛者病在外。在上爲表，在下爲裏。浮爲在表，沉爲在裏。

平人得病所起脈第十四

何以知春得病，無肝脈也？無心脈，夏得病；無肺脈，秋得病；無腎脈，冬得病；無脾脈，四季之月得病。

假令肝病者西行，若食鷄肉得之，當以秋時發，得病以庚辛日也。家有腥死，女子見之以明要爲災。不者，若感金銀物得之。

假令脾病東行，若食雉兎肉，及諸木果實得之。不者當以春時發，得病以甲乙日也。

假令心病北行，若食豚魚得之。不者當以冬時發，得病以壬癸日也。
假令肺病南行，若食馬肉及麞鹿肉得之。不者當以夏時發，得病以丙丁日也。
假令腎病中央，若食牛肉及諸土中物得之。不者當以長夏時發，得病以戊己日也。
假令得王脈，當於縣官家得之。
假令得相脈，當於嫁娶家得之，或相慶賀家得之。
假令得胎脈，當於産乳家得之。
假令得囚脈，當以囚徒家得之。
假令得休脈，其人素有宿病，不治自愈。
假令得死脈，當於死喪家感傷得之。
何以知人露臥得病？陽中有陰也。
何以知人夏月得病？諸陽入陰也。
何以知人食飲中毒？浮之無陽，微細之不可知也。但有陰脈來疾去疾，此相爲水氣之毒也。脈遲者，食乾物得之。

診病將差難已脈第十五

問曰：假令病人欲差，脈而知愈，何以別之？師曰：寸關尺，大小遲疾浮沉同等，雖有寒熱不解者，此脈陰陽爲平復，當自愈。人病，其寸口之脈與人迎之脈，小大及浮沉等者，病難已。

平三關陰陽二十四氣脈第十六

左手關前寸口陽絶者，無小腸脈也。苦臍痺，小腹中有疝瘕，王月王字一本作五即冷上搶心。刺手心主經治陰，心主在掌後横理中。即太陵穴。

左手關前寸口陽實者，小腸實也。苦心下急痺一作急痛，小腸有熱，小便赤黃。刺手太陽經治陽一作手少陽者，非，太陽在手小指外側本節陷中。即後谿穴。

左手關前寸口陰絶者，無心脈也。苦心下毒痛，掌中熱，時時善嘔，口中傷爛。刺手太陽經治陽。

左手關前寸口陰實者，心實也。苦心下有水氣，憂恚發之。刺手心主經治陰。

左手關上陽絶者，無膽脈也。苦膝疼，口中苦，眛目，善畏，如見鬼狀，多驚少力。刺足厥陰經治陰，在足大指間即行間穴，或刺三毛中。

左手關上陽實者，膽實也。苦腹中實，不安，身軀習習也。刺足少陽經治陽，在足上第二指本節後一寸。第二指當云小指次指，即臨泣穴。

左手關上陰絶者，無肝脈也。苦癃，遺溺，難言，脅下有邪氣，善吐。刺足少陽經治陽。

左手關上陰實者，肝實也。苦肉中痛，動善轉筋。刺足厥陰經治陰。

左手關後尺中陽絶者，無膀胱脈也。苦逆冷，婦人月水不調，王月則閉，男子失精，尿有餘瀝。刺足少陰經治陰，在足内踝下動脈。即太谿穴。

左手關後尺中陽實者，膀胱實也。苦逆冷，脅下有邪氣相引痛。刺足太陽經治陽，在足小指外側本節後陷中。即束骨穴。

左手關後尺中陰絶者，無腎脈也。苦足下熱，兩髀裏急，精氣竭少，勞倦所致。刺足太陽經治陽。

左手關後尺中陰實者，腎實也。苦恍惚健忘，目視䀮䀮，耳聾悵悵，善鳴。刺足少陰經治陰。

右手關前寸口陽絶者，無大腸脈也。苦少氣，心下有水氣，立秋節即欬。刺手太陰經治陰，在魚際間。即太淵穴。

右手關前寸口陽實者，大腸實也。苦腸中切痛，如錐刀所刺，無休息時。刺手陽明經治陽，在手腕中。

即陽谿穴。

右手關上陽實者，胃實也。苦腸中伏伏一作愊愊，不思食物，得食不能消。刺足陽明經治陽，在足上動脈。即衝陽穴。

右手關上陽絶者，無胃脈也。苦吞酸頭痛，胃中有冷。刺足太陰經治陰，在足大指本節後一寸。即公孫穴。

右手關前寸口陰實者，肺實也。苦少氣，胷中滿，彭彭，與肩相引。刺手太陰經治陰。

右手關前寸口陰絶者，無肺脈也。苦短氣欬逆，喉中寒，噫逆。刺手陽明經治陽。

右手關上陰絶者，無脾脈也。苦少氣下利，腹滿身重，四肢不欲動，善嘔。刺足陽明經治陽。

右手關上陰實者，脾實也。苦腸中伏伏，如堅狀，大便難。刺足太陰經治陰。

右手關後尺中陽絶者，無子户脈也。苦足逆寒絶產，帶下，無子，陰中寒。刺足少陰經治陰。

右手關後尺中陽實者，膀胱實也。苦少腹滿，引腰痛。刺足太陽經治陽。

右手關後尺中陰絶者，無腎脈也。苦足逆冷，上搶胷痛，夢入水，見鬼，善魘寐黑色物來掩人上。刺足太陽經治陽。

右手關後尺中陰實者，腎實也。苦骨疼，腰脊痛，内寒熱。刺足少陰經治陰。

平人迎神門氣口前後脈第十七

心實　左手寸口人迎以前脈陰實者，手少陰經也。病苦閉，大便不利，腹滿，四肢重，身熱，苦胃脹。刺三里。

心虛　左手寸口人迎以前脈陰虛者，手少陰經也。病苦悸恐不樂，心腹痛，難以言，心如寒，狀恍惚。

小腸實　左手寸口人迎以前脈陽實者，手太陽經也。病苦身熱，熱來去，汗出一作汗不出而煩，心中滿，身重，口中生瘡。

小腸虛　左手寸口人迎以前脈陽虛者，手太陽經也。病苦顱際偏頭痛，耳頰痛。

心小腸俱實　左手寸口人迎以前脈陰陽俱實者，手少陰與太陽經俱實也。病苦頭痛身熱，大便難，心腹煩滿，不得臥，以胃氣不轉，水穀實也。

心小腸俱虛　左手寸口人迎以前脈陰陽俱虛者，手少陰與太陽經俱虛也。病苦洞泄，苦寒少氣，四肢寒，腸澼。

肝實　左手關上脈陰實者，足厥陰經也。病苦心下堅滿，常兩脅痛，自忿忿如怒狀。

肝虛　左手關上脈陰虛者，足厥陰經也。病苦脅下堅，寒熱腹滿，不欲飲食，腹脹，悒悒不樂，婦人月經不利，腰腹痛。

膽實　左手關上脈陽實者，足少陽經也。病苦腹中氣滿，飲食不下，咽乾頭重病，灑灑惡寒，脅痛。

膽虛　左手關上脈陽虛者，足少陽經也。病苦眩，厥痿，足指不能搖，躄坐不能起，僵仆，目黃，失精䀮䀮。

肝膽俱實　左手關上脈陰陽俱實者，足厥陰與少陽經俱實也。病苦胃脹，嘔逆，食不消。

肝膽俱虛　左手關上脈陰陽俱虛者，足厥陰與少陽經俱虛也。病苦恍惚，屍厥不知人，妄見，少氣，不能言，時時自驚。

腎實　左手尺中神門以後脈陰實者，足少陰經也。病苦膀胱脹閉，少腹與腰脊相引痛。

左手尺中神門以後脈陰實者，足少陰經也。病苦舌燥，咽腫，心煩嗌乾，胷脅時痛，喘欬汗出，小腹脹滿，腰背强急，體重骨熱，便赤黃，好怒好忘，足下熱痛，四肢黑，耳聾。

腎虛　左手尺中神門以後脈陰虛者，足少陰經也。病苦心中悶，下重，足腫，不可以按地。

膀胱實　左手尺中神門以後脈陽實者，足太陽經也。病苦逆滿，腰中痛，不可俛仰勞也。

膀胱虛　左手尺中神門以後脈陽虛者，足太陽經也。病苦脚中筋急，腹中痛，引腰背，不可屈伸，轉筋惡風，偏枯，腰痛，外踝後痛。

腎膀胱俱實　左手尺中神門以後脈陰陽俱實者，足少陰與太陽經俱實也。病苦脊强，反折，戴眼，氣上搶心，脊痛，不能自反側。

腎膀胱俱虚　左手尺中神門以後脈陰陽俱虚者，足少陰與太陽經俱虚也。病苦小便利，心痛，背寒，時時少腹滿。

肺實　右手寸口氣口以前脈陰實者，手太陰經也。病苦肺脹，汗出若露，上氣喘逆，咽中塞，如欲嘔狀。

肺虚　右手寸口氣口以前脈陰虚者，手太陰經也。病苦少氣不足以息，嗌乾不潮津液。

大腸實　右手寸口氣口以前脈陽實者，手陽明經也。病苦腹滿，善喘欬，面赤身熱，喉咽中如核狀。

大腸虚　右手寸口氣口以前脈陽虚者，手陽明經也。病苦胷中喘，腸鳴，虚渴，脣口乾，目急善驚，泄白。

肺大腸俱實　右手寸口氣口以前脈陰陽俱實者，手太陰與陽明經俱實也。病苦頭痛，目眩，驚狂，喉痺痛，手臂卷，脣吻不收。

肺大腸俱虚　右手寸口氣口以前脈陰陽俱虚者，手太陰與陽明經俱虚也。病苦耳鳴嘈嘈，時妄見光明，情中不樂，或如恐怖。

脾實　右手關上脈陰實者，足太陰經也。病苦足寒，脛熱，腹脹滿，煩擾，不得卧。

脾虚　右手關上脈陰虚者，足太陰經也。病苦泄注，腹滿，氣逆，霍亂，嘔吐，黄疸，心煩不得卧，腸鳴。

胃實　右手關上脈陽實者，足陽明經也。病苦腹中堅痛而熱《千金》作病苦頭痛，汗不出，如温瘧，脣口乾，善噦，乳癰，缺盆腋下腫痛。

胃虚　右手關上脈陽虚者，足陽明經也。病苦脛寒，不得卧，惡寒灑灑，目急，腹中痛虚鳴《外臺》作耳虚鳴，時寒時熱，脣口乾，面目浮腫。

脾胃俱實　右手關上脈陰陽俱實者，足太陰與陽明經俱實也。病苦脾脹，腹堅，搶脅下痛，胃氣不轉，大便難，時反泄利，腹中痛，上衝肺肝，動五臟，立喘鳴，多驚，身熱，汗不出，喉痺，精少。

脾胃俱虛　右手關上脈陰陽俱虛者，足太陰與陽明經俱虛也。病苦胃中如空狀，少氣不足以息，四逆寒，泄注不已。

腎實　右手尺中神門以後脈陰實者，足少陰經也。病苦痺，身熱，心痛，脊脇相引痛，足逆熱煩。

腎虛　右手尺中神門以後脈陰虛者，足少陰經也。病苦足脛小弱，惡風寒，脈代絶時不至，足寒，上重下輕，行不可以按地，少腹脹滿，上搶胷脅痛，引肋下。

膀胱實　右手尺中神門以後脈陽實者，足太陽經也。病苦轉胞，不得小便，頭眩痛，煩滿脊背强。

膀胱虛　右手尺中神門以後脈陽虛者，足太陽經也。病苦肌肉振動，脚中筋急，耳聾，忽忽不聞，惡風颼颼作聲。

腎膀胱俱實　右手尺中神門以後脈陰陽俱實者，足少陰與太陽經俱實也。病苦癲疾頭重，與目相引，痛厥欲起走，反眼，大風多汗。

腎膀胱俱虛　右手尺中神門以後脈陰陽俱虛者，足少陰與太陽經俱虛也。病苦心痛，若下重，不自收，篡反出，時時苦洞泄，寒中泄，腎心俱痛。一云腎有左右，而膀胱無二，今以左腎合膀胱，右腎合三焦。

平三關病候并治宜第十八

寸口脈浮，中風發熱頭痛，宜服桂枝湯、葛根湯，針風池、風府，向火灸身，摩治風膏，復令汗出。

寸口脈緊，苦頭痛骨肉疼，是傷寒。宜服麻黄湯發汗，針眉衝、顳顬，摩治傷寒膏。

寸口脈微，苦寒爲衄。宜服五味湯，摩茱萸膏，令汗出。

寸口脈數，即爲吐，以有熱在胃管，熏胷中。宜服藥吐之，及針胃管，服除熱湯。若是傷寒七八日至十日，熱在中，煩滿渴者，宜服知母湯。

寸口脈緩，皮膚不仁，風寒在肌肉。宜服防風湯，以藥薄熨之，摩治風膏，灸諸治風穴。

寸口脈滑，陽實，胷中壅滿吐逆。宜服前胡湯，針太陽、巨闕瀉之。

寸口脈弦，心下愊愊，微頭痛，心下有水氣。宜服甘遂圓，針期門瀉之。

寸口脈弱，陽氣虚，自汗出而短氣。宜服茯苓湯、内補散，適飲食消息，勿極勞；針胃管補之。

寸口脈濇，是胃氣不足。宜服乾地黄湯，自養調和飲食，針三里補之。三里一作胃管。

寸口脈芤吐血，微芤者衄血，空虚去血故也。宜服竹皮湯、黄土湯，灸膻中。

寸口脈伏，胷中逆氣噎塞不通，是胃中冷氣上衝心胷。宜服前胡湯、大三建圓，針巨闕、上管，灸膻中。

寸口脈沉，胷中引脅痛，胷中有水氣。宜服澤漆湯，針巨闕瀉之。

寸口脈濡，陽氣弱，自汗出，是虚損病。宜服乾地黄湯、薯蕷圓、内補散、牡蠣散并粉，針太衝補之。

寸口脈遲，上焦有寒，心痛咽酸，吐酸水。宜服附子湯、生薑湯、茱萸圓，調和飲食以煖之。

寸口脈實即生熱，在脾肺，嘔逆氣塞；虚即生寒，在脾胃，食不消化。有熱即宜服竹葉湯、葛根湯，有寒宜服茱萸圓、生薑湯。

寸口脈細，發熱吸吐，宜服黄芩龍膽湯；吐不止，宜服橘皮桔梗湯，灸中府。

寸口脈洪大，胷脅滿，宜服生薑湯，白薇圓亦可；紫菀湯下之，針上管、期門、章門。

右，上部寸口十七條。

關脈浮，腹滿不欲食。浮爲虚滿，宜服平胃圓、茯苓湯、生薑前胡湯；針胃管，先瀉後補之。

關脈緊，心下苦滿急痛。脈緊者爲實，宜服茱萸當歸湯，又大黄湯兩治之良，針巨闕、下管瀉之。《千金》云：服茱萸當歸湯，又加大黄二兩佳。

關脈微，胃中冷，心下拘急，宜服附子湯、生薑湯、附子圓，針巨闕補之。

關脈數，胃中有客熱，宜服知母圓、除熱湯，針巨闕、上管瀉之。

關脈緩，其人不欲食，此胃氣不調，脾氣不足。宜服平胃圓、補脾湯，針章門補之。

關脈滑，胃中有熱，滑爲熱實，以氣滿故不欲食，食即吐逆。宜服紫菀湯下之，大平胃圓，針胃管瀉之。

《千金》云：宜服朴硝麻黄湯、平胃圓。

關脈弦，胃中有寒，心下厥逆，此以胃氣虚，故爾。宜服茱萸湯，温調飲食，針胃管補之。

關脈弱，胃氣虚，胃中有客熱。脈弱爲虚熱作病，其説云有熱不可大攻之，熱去則寒起。正宜服竹葉湯，針胃管補之。

關脈濇，血氣逆冷，脈濇爲血虚，以中焦有微熱。宜服乾地黄湯、内補散，針足太衝上補之。

關脈芤，大便去血數斗者，以膈腧傷故也。宜服生地黄，並生竹皮湯，灸膈腧。若重下去血者，針關元；甚者宜服龍骨圓必愈。

關脈伏，中焦有水氣，溏泄，宜服水銀圓，針關元。利小便，溏泄便止。

關脈沉，心下有冷氣，苦滿吞酸，宜服白薇茯苓圓、附子湯，針胃管補之。

關脈濡，苦虚冷，脾氣弱，重下病，宜服赤石脂湯、女萎圓，針關元補之。

關脈遲，胃中寒，宜服桂枝圓、茱萸湯，針胃管補之。

關脈實，胃中痛，宜服梔子湯、茱萸烏頭圓，針胃管補之。

關脈牢，脾胃氣塞，盛熱即腹滿響響，宜服紫菀圓、瀉脾圓，針灸胃管瀉之。

關脈細，脾胃虚，腹滿，宜服生薑茱萸蜀椒湯、白薇圓，針灸三管。

關脈洪，胃中熱，必煩滿，宜服平胃圓，針胃管，先瀉後補之。

右，中部關脈十八條。

尺脈浮，下熱風，小便難，宜服瞿麥湯、滑石散，針横骨、關元瀉之。

尺脈緊，臍下痛，宜服當歸湯，灸天樞，針關元補之。

尺脈微，厥逆，小腹中拘急，有寒氣，宜服小建中湯一本更有順四湯，針氣海。

尺脈數，惡寒，臍下熱痛，小便赤黄，宜服雞子湯、白魚散，針横骨瀉之。
尺脈緩，脚弱下腫，小便難，有餘瀝，宜服滑石湯、瞿麥散，針横骨瀉之。
尺脈滑，血氣實，婦人經脈不利，男子尿血，宜服朴硝煎、大黄湯下去經血，針關元瀉之。
尺脈弦，小腹疼，小腹及脚中拘急，宜服建中湯、當歸湯，針氣海瀉之。
尺脈弱，陽氣少，發熱，骨煩，宜服前胡湯、乾地黄湯、茯苓湯，針關元補之。
尺脈濇，足脛逆冷，小便赤，宜服附子四逆湯，針足大衝補之。
尺脈芤，下焦虚，小便去血，宜服竹皮生地黄湯，灸丹田、關元，亦針補之。
尺脈伏，小腹痛癥疝，水穀不化，宜服大平胃圓、桔梗圓，針關元補之。桔梗圓一云結腸圓。
尺脈沉，腰背痛，宜服腎氣圓，針京門補之。
尺脈濡，苦小便難《千金》云：脚不收風痺，宜服瞿麥湯、白魚散，針關元瀉之。
尺脈遲，下焦有寒，宜服桂枝圓，針氣海、關元補之。
尺脈實，小腹痛，小便不禁，宜服當歸湯加大黄一兩，以利大便；針關元補之，止小便。
尺脈牢，腹滿，陰中急，宜服葶藶子茱萸圓，針丹田、關元、中極。
右，下部尺脈十六條。

平奇經八脈病第十九 八脈爲病不在十二經，故繫此卷之末

脈有奇經八脈者，何謂也？然。有陽維陰維、有陽蹻陰蹻、有衝、有督、有任、有帶之脈。凡此八脈者，皆不拘於經，故曰奇經八脈也。經有十二，絡有十五，凡二十七氣，相隨上下，何獨不拘於經也？然。聖人圖設溝渠，通利水道，以備不虞。天雨降下，溝渠溢滿，雱霈妄行，當此之時，聖人不能復圖也。此絡脈流溢諸經，不能復拘也。

奇經八脈者，既不拘於十二經，皆何起何繫也？然。陽維者，起於諸陽之會；陰維者，起於諸陰之交。陽維陰維者，維絡於身，溢蓄不能環流溉灌諸經者也。陽蹻者，起於跟中，循外踝而上行入風池。陰蹻者，亦起於跟中，循内踝而上行至咽喉，交貫衝脈。衝脈者，起於關元，循腹裏直上至咽喉中。一云：衝脈者，起於氣衝，並陽明之經，挾臍上行至胷中而散也。督脈者，起於下極之輸，並於脊裏，循背上至風府。衝脈者，陰脈之海也。督脈者，陽脈之海也。任脈者，起於胞門子户，挾臍上行至胷中。一云：任脈者，起於中極之下，以上毛際，循腹裏，上關元，至喉咽。帶脈者，起於季肋《難經》作季脅，迴身一周。此八者，皆不繫於十二經，故曰奇經八脈者也。奇經之爲病何如？然。陽維維於陽，陰維維於陰，陰陽不能相維，悵然失志，容容《難經》作溶溶不能自收持。悵然者，其人驚即維脈緩緩，即令身不能自收持，即失志善忘恍惚也。陽維爲病苦寒熱，陰維爲病苦心痛。陽維爲衛，衛爲寒熱。陰維爲榮，榮爲血，血者主心，故心痛也。陰蹻爲病，陽緩而陰急；陰蹻在内踝，病即其脈急，當從内踝以上急，外踝以上緩。陽蹻爲病，陰緩而陽急。陽蹻在外踝，病即其脈急，其人當從外踝以上急，内踝以上緩。衝之爲病，逆氣而裏急。衝脈從關元至喉咽，故其爲病逆氣而裏急。督之爲病，脊强而厥。督脈在背，病即其脈急，故令背强也。任之爲病，其内苦結，男子爲七疝，女子爲瘕聚。任脈起於胞門子户，故其病結爲七疝瘕聚。帶之爲病苦腹滿，腰容容《難經》作溶溶若坐水中狀。帶脈者迴帶人之身體，病即其脈緩，故令腰容容也。此奇經八脈之爲病也。

診得陽維脈浮者，蹔起目眩，陽盛實，苦肩息，灑灑如寒。

診得陰維脈沉大而實者，苦胷中痛，脅下支滿，心痛。

診得陰維如貫珠者，男子兩脅實，腰中痛；女子陰中痛，如有瘡狀。

診得帶脈左右遶臍，腹腰脊痛衝陰股也。

兩手脈浮之俱有陽，沉之俱有陰，陰陽皆實盛者，此爲衝督之脈也。衝督之脈者，十二經之道路也。衝督用事，則十二經不復朝於寸口，其人皆苦恍惚狂癡。不者必當猶豫有兩心也。兩手陽脈浮而細微，綿綿不可知，俱有陰脈，亦復細綿綿，此爲陰蹻陽蹻之脈也。此家曾有病鬼魅風死，苦恍惚，亡人爲禍也。

診得陽蹻病拘急，陰蹻病緩。

尺寸俱浮，直上直下，此爲督脈。腰背强痛，不得俛仰，大人癲病，小人風癇疾。

脈來中央浮直，上下痛者，督脈也。動苦腰背膝寒，大人癲，小兒癇也，灸頂上三圓，正當頂上。

尺寸脈俱牢一作芤，直上直下，此爲衝脈。胷中有寒疝也。

脈來中央堅實，徑至關者，衝脈也。動苦少腹痛，上搶心，有瘕疝，絶孕，遺矢溺，脅支滿煩也。橫寸口邊丸丸，此爲任脈。苦腹中有氣，如指上搶心，不得俛仰拘急。

脈來緊細實長至關者，任脈也。動苦少腹繞臍，下引橫骨，陰中切痛，取臍下三寸。

古今圖書集成醫部全録卷七十六

脈法

脈經 晉·王叔和

肝膽部第二十

肝象木，肝於五行象木。與膽合爲腑。膽爲清淨之腑。其經足厥陰，厥陰肝脈也。與足少陽爲表裏。少陽膽脈也，臟陰腑陽，故爲表裏。其脈絃，絃，肝脈之大形也。其相冬三月，冬水王木相。王春三月，廢夏三月，夏火王木廢。囚季夏六月，季夏土王木囚。死秋三月。秋金王木死。其王日甲乙，王時平旦日出；並木也。其困日戊己，困時食時日昳；並土也。其死日庚辛，死時晡時日入。並金也。其神魂，肝之所藏者魂。其主色，其養筋，肝氣所養者筋。其候目，肝候在目，故肝實則目赤。其聲呼，其色青，其臭臊，《月令》云：其臭羶。其液泣，泣出肝。其味酸，其宜苦，苦，火味也。其惡辛。辛，金味。肝俞在背第九椎，募在期門；直兩乳下二肋端。膽俞在背第十椎，募在日月。穴在期門下五分。

右，新撰。並出《素問》諸經，昔人撰集，或混雜相涉，煩而難了；今抄事要，分別五臟，各爲一部。

冬至之後，得甲子少陽，起於夜半，肝家王。冬至者，歲終之節。甲子日者，陰陽更始之數也。少陽膽也，膽者木也，生於水，故起夜半。其氣常微少，故言少陽云夜半。子者，水也。肝者，東方木。肝與膽，爲臟腑，故王東方，應木行也。萬物始生，其氣來軟而弱，寬而虛，春少陽氣溫和軟弱，故萬物日生焉。故脈爲絃。肝氣養於筋，故其脈絃强，亦法木體强也。軟即不可發汗，弱即不可下。寬者開，開者通，通者利，故名曰寬而虛。言少陽始起尚軟弱，人榮衛腠理開通，發即汗出不止；不可下，下之而泄利不禁，故言寬虛通利也。春以胃氣爲本，不可犯也。胃者土也，萬物稟土而生，胃亦養五臟，故肝王，以胃氣爲本也。不可犯者，不可傷也。

右，四時經。

黄帝問曰：春脈如絃，何如而絃？岐伯曰：春脈肝也，東方木也，萬物之所以始生也，故其氣來濡弱輕虚而滑，端直以長，故曰絃。反此者病。黄帝曰：何如而反？岐伯曰：其氣來實而强，此謂太過，病在外；其氣來不實而微，此謂不及，病在中。黄帝曰：春脈太過與不及，其病皆何如？岐伯曰：太過則令人善忘（忘當作怒），忽忽弦冒而癲疾；不及則令人胷脅痛引背，下則兩脅胠滿。黄帝曰：善！

肝脈來濡弱，招招如揭竿末梢，曰平。（《巢源》云：綽綽如按琴瑟之絃，如揭長竿，曰平。）春以胃氣爲本。肝脈來盈實而滑，如循長竿，曰肝病。肝脈急而益勁，如新張弓弦，曰肝死。

真肝脈至，中外急如循刀刃，責責然（《巢源》云：賾賾然）如按琴瑟絃，色青白不澤，毛折乃死。

春胃微弦曰平，弦多胃少曰肝病，但弦無胃曰死，有胃而毛曰秋病，毛甚曰今病。

肝藏血，血舍魂，悲哀動中則傷魂，魂傷則狂妄不精，不敢正當人（不精不敢正當人，一作其精不守，令人陰縮），陰縮而筋攣，兩脅骨不舉，毛悴色夭，死於秋。

春肝木王，其脈絃細而長，名曰平脈也。反得浮濇而短者（《千金》云：微濇而短）是肺之乘肝，金之剋[一]木，爲賊邪大逆，十死不治。（一本云：日月年數至三，忌庚辛。）反得洪大而散者（《千金》云：浮大而洪），是心之乘肝，子之扶母，爲實邪，雖病自愈。反得沉濡而滑者，是腎之乘肝，母之歸子，爲虚邪，雖病易治。反得大而緩者，是脾之乘肝，土之陵木，爲微邪，雖病即差。肝脈來，濯濯如倚竿，如琴瑟之弦，再至曰平，三至曰離經病，四至脱精，五至死，六至命盡，足厥陰脈也。肝脈急甚爲惡言，微急爲肥氣在脅下，若覆杯。緩甚爲善嘔，微緩爲水瘕痺。大甚爲内癰善嘔衄，微大爲肝痺縮欬引少腹。小甚爲多飲，微小爲消癉。滑甚爲頹疝，微滑爲遺溺。濇甚爲痰飲，微濇爲瘈瘲攣筋。足厥陰氣絶則筋縮，引卵與舌。厥陰者，肝脈也。肝者筋之合也。筋者聚於陰器而脈絡於舌本，故脈弗營則筋縮急，筋縮急則引舌與卵，故脣青舌卷，卵縮則筋先死，庚篤辛死，金勝木也。

註[一]剋　原作刻，據文意改。

肝死臟浮之脈弱，按之中如索不來，或曲如蛇行者死。

右，《素問》、《針經》、張仲景。

心小腸部第二十一

心象火，與小腸合爲腑。小腸爲受盛之腑也。其經手少陰，手少陰心脈也。與手太陽爲表裏。手太陽小腸脈也。其脈洪，洪，心脈之大形。其相春三月，木王火相。王夏三月，癈季夏六月，囚秋三月，金王火囚。死冬三月。水王火死。其王日丙丁，王時禺中日中；其困日庚辛，困時晡時日入；其死日壬癸，死時人定夜半。其藏神，心之所藏者，神也。其主臭，其養血，心氣所養者血。其候舌，其聲言，言由心出，故主言。其色赤，其臭焦，其液汗，其味苦，其宜甘，甘，脾味也。其惡鹹，鹹，腎味也。心俞在背第五椎，或云第七椎。募在巨闕；在心下一寸。小腸俞在背第十八椎，募在關元。臍下三寸。

右，新撰。

心者，南方火。心主血，其色赤，故以夏王於南方，應火行。萬物洪盛，垂枝布葉，皆下垂如曲，故名曰鉤。心王之時，太陽用事，故草木茂盛，枝葉布舒，皆下垂曲，故謂之鉤也。心脈洪大而長，洪則衛氣實，實則氣無從出。脈洪者，衛氣實，衛氣實，則腠理密，密則氣無從出。大則榮氣萌，萌洪相薄，可以發汗，故名曰長。榮者血也，萌當爲明字之誤耳。血王故明且大也。榮明衛實，當須發動，通其津液也。長洪相得，即引水漿溉灌經絡，津液皮膚。夏熱陽氣盛，故其人引水漿潤灌肌膚，以養皮毛，猶草木須雨澤以長枝葉。太陽洪大，皆是母軀。太陽夏火，春木爲其母，陽得春始生，名曰少陽，到夏洪盛，名曰太陽，故言是母軀也。辛得戊己，用牢根株。戊己土也，土爲火子，火王即土相，故用牢根株也。陽氣上出，汗見於頭，五月枯萎，胞中空虛，醫反下之，此爲重虛也。月當爲內，萎當爲乾，枯燥也，皆字誤耳。內字似月，由來遠矣，遂以傳焉。人頭者諸陽之會，夏時飲水漿上出爲汗，先從頭流於身軀，以實其表，是以五內乾枯，燥則胞中空虛，津液少也。胞者膀胱，津液之腑也。愚醫不曉，故反下之，令重虛也。脈浮，有表無裏，陽無所使。陽盛脈浮，宜發其汗，而反下之，損於陰氣，陽爲表，陰爲裏，經言陽爲陰使，陰爲陽守，相須而行，脈浮故無裏也。治之錯逆，故令陰陽離别，不能復相朝使。不但危身，並中其母。言下之，不但傷心，並復中肝。

右，四時經。

黄帝問曰：夏脈如鉤，何如而鉤？岐伯曰：夏脈心也，南方火也，萬物之所以盛長也，故其氣來盛去衰，故曰鉤。反此者病。黄帝曰：何如而反？岐伯曰：其氣來盛，去亦盛，此謂太過，病在外；其氣來不盛，去反盛，此謂不及，病在中。黄帝曰：夏脈太過與不及，其病皆何如？岐伯曰：太過則令人身熱而膚痛，爲浸淫；不及則令人煩心，上見欬唾，下爲氣泄。帝曰：善。

心脈來，累累如連珠，如循琅玕曰平。夏以胃氣爲本。心脈來喘喘《甲乙》作累累連屬，其中微曲，曰心病。心脈來前曲後居，如操帶鉤，曰心死。

真心脈至，堅而搏，如循薏苡子，累累然，其色赤黑不澤，毛折乃死。

夏胃微鉤曰平，鉤多胃少曰心病，但鉤無胃曰死，胃而有石曰冬病，石甚曰今病。

心藏脈，脈舍神，怵惕思慮則傷神，神傷則恐懼自失，破䐃脱肉，毛悴色夭，死於冬。

夏心火王，其脈洪《千金》作浮大而洪大而散，名曰平脈。反得沉濡而滑者，是腎之乘心，水之剋火，爲賊邪大逆，十死不治。一本云：日月年數至二，忌壬癸。反得大而緩者，是脾之乘心，子之扶母，爲實邪，雖病自愈。反得絃細而長者，是肝之乘心，母之歸子，爲虚邪，雖病易治。反得浮《千金》浮作微濇而短者，是肺之乘心，金之陵火，爲微邪，雖病即差。心脈來累累如貫珠滑利，再至曰平，三至曰離經病，四至脱精，五至死，六至命盡，手少陰脈。

心脈急甚爲瘈瘲；微急爲心痛引背，食不下。緩甚爲狂笑；微緩爲伏梁在心下，上下行時唾血。大甚爲喉介；微大爲心痺引背，善淚出。小甚爲善噦；微小爲消癉。滑甚爲善渴；微滑爲心疝，引臍少腹鳴。濇甚爲瘖；微濇爲血溢維厥，耳鳴巔疾。手少陰氣絶則脈不通。少陰者心脈也，心者脈之合也，脈不通則血不流，血不流則髮色不澤，故其面黑如漆柴者，血先死。壬篤癸死，水勝火也。

心死臟浮之脈，實如豆麻擊手，按之益躁疾者死。

右，《素問》、《針經》、張仲景。

脾胃部第二十二

脾象土，與胃合爲腑胃爲水穀之腑。其經足太陰太陰脾之脈也，與足陽明爲表裏陽明胃脈。其脈緩緩，脾脈之大形也。其相夏三月火王土相，王季夏六月，廢秋三月，囚冬三月，死春三月。其王日戊己，王時食時日昳；困日壬癸，困時人定夜半；其死日甲乙，死時平旦日出并木時也。其神意，其主味，其養肉，其候口，其聲歌，其色黃，其臭香，其液涎，其味甘，其宜辛，其惡酸。脾俞在背第十一椎，募在章門季肋端是；胃俞在背第十二椎，募在太倉。

右，新撰。

脾者土也，敦而福。敦者厚也，萬物衆色不同。脾主水穀，其氣微弱，水穀不化。脾爲土行，王於季夏，土性敦厚，育養萬物，當此之時，草木備具，枝葉茂盛，種類衆多，或青黃赤白黑，色各不同矣。故名曰德福者廣也。土生養萬物，當此之時，脾則同稟諸臟，故其德爲廣大。萬物懸根住莖，其葉在巔，蛸蜚蠕動，蚑蠷喘息，皆蒙土恩。懸根住莖，草木之類也，其次則蛾蚋幾微之蟲，因陰陽氣變化而生者也。喘息，有血脈之類也，言普天之下，草木昆蟲，無不被蒙土之恩福也。德則爲緩，恩則爲遲，故令太陰脈經而遲，尺寸不同。太陰脾也，言脾王之時，脈緩而遲，尺寸不同者，尺遲而寸緩也。酸鹹苦辛，大一作太沙一作涉又作妙而生，元行其時，而以各行，皆不羣行，盡可常服。肝酸，腎鹹，心苦，肺辛濇，皆四臟之味也。脾主調和五味以稟四臟，四臟受味於脾，脾王之時，其脈沙，一作涉，又作妙，達於肌肉之中，元〔一〕行人身軀，及復各行，隨其四肢，使其氣周匝榮諸臟腑，以養皮毛，皆不羣行至一處，故言盡可常服也。土寒則温，土熱則涼。冬陽氣在下，土中温煖；夏陰氣在下，土中清涼。脾氣亦然。土有一子，名之曰金。懷挾抱之，不離其身。金乃畏火，恐熱來熏。遂棄其母，逃歸水中。水自金子，而藏火神。閉門塞户，内外不通。此謂冬時也。陽氣在中，陽爲火行，金性畏火，故恐熏之。金歸水中，而避火也。母子相得，益盛。閉塞不通者，言水氣充實，金在其中，此爲强固，火無復得往剋之者，神密之類也。土亡其子，其氣衰微。水爲洋溢，浸漬爲池一作其地。走擊皮膚，面目浮腫，歸於四肢。此爲脾之衰，損土以防水，今土弱而水强，故水得陵之而妄行。愚醫見水，直往下之。虚脾空胃，水遂居之。肺爲喘浮。脾胃已病宜扶養其氣，通利水道。愚醫不曉，而往下之，此爲重傷，水氣遂更陵之上，侵胷中，肺得水而浮，故言喘浮。

註〔一〕元　疑作充。

肝反畏肺，故下沉没。肺金肝木，此爲相剋。肺浮則實，必復剋肝，故畏之，沉没於下。下有荆棘，恐傷其身。避在一邊，以爲水流。荆棘，木之狀，肝爲木，今没在下，則爲荆棘。其身脾也。脾爲土，土畏木，是以避在下一邊，避木也。水流者，水之流路也。土本剋水，而今微弱，又復觸水，無復制水，故水得流行。心衰則伏，肝微則沉，故令脈伏而沉。心火肝木，火則畏水，而木畏金，金水相得，其氣則實，剋於肝心，故令二臟衰微，脈爲沉伏也。工醫來占，周轉孔穴。利其溲便，遂通水道。甘液下流，亭其陰陽。喘息則微，汗出正流。肝著其根，心氣因起。陽行四肢，肺氣亭亭，喘息則安。轉孔穴者，諸臟之滎井，轉治其順。甘液，脾之津液，亭其陰陽，得復其常所，故滎衛開通，水氣消除，肝得還著其根株。肝心爲母子，肝著則心氣得起，肺氣平調，故言亭亭。此爲端好之類。腎爲安聲，其味爲鹹。肺主聲，腎爲其子，助於肺，故言安聲。鹹腎味也。倚坐母敗，洿臭如腥。金爲水母，而歸水中，此爲母住從子，脾氣反虚，五臟猶此而相剋賊倚倒，致敗宅洿臭而腥，故云然也。土得其子，則成爲山。金得其母，名曰丘矣。

右，四時經。

黄帝曰：四時之序，逆順之變異也。然脾脈獨何主？岐伯曰：脾者土也，孤臟以灌四旁者也。曰：然則脾善惡，可得見乎？曰：善者不可得見，惡者可見。曰：惡者何如？曰：其來如水之流者，此謂太過，病在外；如烏之喙，此謂不及，病在中。太過則令人四肢沉重不舉；其不及則令人九竅壅塞不通，名曰重强。

脾脈來而和柔相離，如雞足踐地，曰平。長夏以胃氣爲本。脾脈來實而盈數，如雞舉足，曰脾病。脾脈來堅兑如烏之喙，如烏之距，如屋之漏，如水之溜，曰脾死。

真脾脈至弱，而乍疎乍散，色青黄不澤，毛折乃死。

長夏胃微濡弱曰平，弱多胃少曰脾病，但代無胃曰死，濡弱有石曰冬病，石甚曰今病。

脾藏榮，榮舍意，愁憂不解則傷意，意傷則悶亂，四肢不舉。毛悴色夭，死於春。

六月季夏建未，坤未之間土之位。脾王之時，其脈大，阿阿而緩，名曰平脈。反得絃細而長者，是肝之乘脾，木之剋土，爲賊邪大逆，十死不治。反得浮《千金》浮作微濇而短者，是肺之乘脾，子之扶母，爲實邪，雖病自愈。反得洪大而散者《千金》作浮大而洪是心之乘脾，母之歸子，爲虚邪，雖病易治。反得沉濡而滑者，腎之乘脾，水之陵土，爲微邪，雖病即差。

脾脈萇萇《千金》作長長而弱，來踈去數，再至曰平，三至曰離經病，四至脱精，五至死，六至命盡，足太陰脈也。脾脈急甚爲瘈瘲；微急爲膈中滿，食飲入而還出，後沃沫。緩甚爲痿厥；微緩爲風痿，四肢不用，心慧然若無病。大甚爲擊仆；微大爲痞氣，裹大膿血在腸胃之外。小甚爲寒熱；微小爲消癉。滑甚爲癩癃；微滑爲蟲毒，蚘腸鳴熱。濇甚爲腸癩；微濇爲內潰，多下膿血也。足太陰氣絶，則脈不營其口脣。口脣者，肌肉之本也。脈不營則肌肉濡，肌肉濡則人中滿，人中滿則脣反，脣反者肉先死。甲篤乙死，木勝土也。

脾死臟浮之脈大緩一作堅，按之中如覆杯，絜絜狀如搖者死。一云㲋㲋狀如炙肉。

右，《素問》、《針經》、張仲景。

肺大腸部第二十三

肺象金，與大腸合爲腑。大腸爲傳導之腑也。其經手太陰，手太陰肺脈也。與手陽明爲表裏。手陽明大腸脈也。其脈浮，浮，肺脈之大形也。其相季夏六月，季夏土王金相。其王秋三月，廢冬三月，囚春三月，死夏三月。夏火王金死。其王日庚辛，王時晡時日入；其困日甲乙，困時平旦日出；其死日丙丁，死時禺中日中。其神魄，其主聲，其養皮毛，其候鼻，其聲哭，其色白，其臭腥，其液涕，其味辛，其宜鹹，其惡苦。肺俞在背第三椎，或云第五椎也。募在中府；直兩乳上下肋間。大腸俞在背第十六椎，募在天樞。挾臍旁各一寸半。

右，新撰。

肺者西方金，萬物之所終。金性剛，故王西方。割斷萬物，萬物是以皆終於秋也。宿葉落柯，萋萋枝條，其杌然獨在。其脈爲微浮毛。衛氣遲，萋萋者，零落之貌也，言草木宿葉得秋隨風而落，但有枝條杌然獨在，此時陽氣則遲，脈爲虛微如毛也。榮氣數，數則在上，遲則在下，故名曰毛。諸陽脈數，諸陰脈遲。榮爲陰，不應數反言榮氣數，陰得秋節，而升轉在陽位，故一時數而在上也。此時陰始用事，陽即下藏，其氣反遲，是以肺脈數散如毛也。陽當陷而不陷，陰當升而不升，爲邪所中。陰陽交易，則不以時定。一氣感激，故爲風寒所中。陽中邪則卷，陰中邪則緊。卷則惡寒，緊則爲慄，寒慄相薄，故名曰瘧。弱則發熱，浮乃來出。卷者其人拘卷也，緊者脈緊也。此謂初中風寒之脈，脈緊其人則寒，寒止而脈更微弱，弱則其人發熱，熱止則脈浮，浮者瘧解王脈出也。旦中旦發，暮中暮發。言瘧發，皆隨其初中風邪之時也。臟有遠近，脈有遲疾。周有度數，行有漏刻。臟謂人五臟，肝心脾肺腎也。心肺在膈上，呼則其氣出，是爲近。呼爲陽，其脈疾。腎肝在膈下，吸則其氣入，是爲遠也。吸爲陰，其脈遲。度數謂經脈之長短。周身行者，榮衛之行也。行陰陽各二十五度，爲一周，水應漏下百刻也。遲在上，傷毛采。數在下，傷下焦。中焦有惡則見，有善則匿。秋則陽氣遲，陰氣數，遲當在下，數當在上。隨節變，故言傷毛采也。人之皮毛，肺氣所行。下焦在臍下，陰之所治也。其脈應遲，今反數，故言傷下焦。中焦脾也，其平善之時，脈常自不見，衰乃見耳，故云有惡則見也。陽氣下陷，陰氣則温。言陽氣下陷，温養諸臟。陽反在下，陰反在巔，故名曰長而且留。陰陽交代，各順時節，人血脈和平，言可長留竟一時。

右，四時經。

黄帝問曰：秋脈如浮，何如而浮？岐伯對曰：秋脈肺也，西方金也，萬物之所以收成也。故其氣來輕虚而浮。其氣來急去散，故曰浮。反此者病。黄帝曰：何如而反？岐伯曰：其氣來毛而中央堅，兩旁虚，此謂太過，病在外；其氣來毛而微，此謂不及，病在中。黄帝曰：秋脈太過與不及，其病何如？岐伯曰：太過則令人氣逆，而背痛温温《内經》作慍慍然；不及則令人喘，呼吸少氣而欬，上氣見血，下聞病音。

肺脈來厭厭聶聶如落榆莢，曰肺平。秋以胃氣爲本。《難經》云：厭厭聶聶，如循榆葉，曰春平脈。藹藹如車蓋，按之益大，曰秋平脈。肺脈來不上《巢源》無不字不下，如循鷄羽，曰肺病。肺脈來如物之浮，如風吹毛，曰肺死。

真肺脈至，大而虚，如以毛羽中人膚，色赤白不澤，毛折乃死。秋胃微毛，曰平，毛多胃少曰肺病，但毛無胃曰死，毛而有弦曰春病，弦甚曰今病。

肺藏氣，氣舍魄，喜樂無極則傷魄，魄傷則狂，狂者意不存人，皮革焦，毛悴色夭，死於夏。秋金肺王。其脈浮《千金》作微濇而短曰平脈。反得洪大而散者《千金》作浮大而洪，是心之乘肺，火之剋金，爲賊邪大逆，十死不治。一本云：日月年數至四，忌丙丁。反得沉濡而滑者，是腎之乘肺，子之扶母，爲實邪，雖病自愈。反得大而緩者，是脾之乘肺，母之歸子，爲虚邪，雖病易治。反得絃細而長者，是肝之乘肺，木之陵金，爲微邪，雖病即差。肺脉來汎汎，輕如微風吹鳥背上毛，再至曰平，三至曰離經病，四至脱精，五至死，六至命盡。手太陰脉也。

肺脉急甚爲癲疾；微急爲肺寒熱，怠墮，欬唾血，引腰背胷苦，鼻息肉不通。緩甚爲多汗；微緩爲痿偏風一作漏風，頭以下汗出不可止。大甚爲脛腫；微大爲肺痺引胷背起腰内。小甚爲飧泄；微小爲消癉。滑甚爲息賁上氣；微滑爲上下出血。濇甚爲嘔血；微濇爲鼠瘻在頸支掖之間。下不勝其土，其能善酸。

手太陰氣絶，則皮毛焦。太陰者，行氣温皮毛者也。氣弗營則皮毛焦，皮毛焦則津液去，津液去則皮節傷，皮節傷者則爪一作皮枯毛折，毛折者則氣一作毛先死。丙篤丁死，火勝金也。

肺死臟浮之虚，按之弱如葱葉，下無根者死。

右，《素問》、《針經》、張仲景。

腎膀胱部第二十四

腎象水，與膀胱合爲腑膀胱爲津液之腑。其經足少陰，足少陰腎脉也。與足太陽爲表裏。其脉沉沉，腎脉之大形也。其相秋三月，秋金王水相。其王冬三月，廢春三月，囚夏三月，其死季夏六月。其王日壬癸，王時人定夜半；其困日丙丁，困時禺中日中；其死日戊己，死時食時日昳。其神志，其主液，其養骨，其候耳，其聲呻，其色黑，其臭腐，其液唾，其味鹹，其宜酸，其惡甘。腎俞在背第十四椎，募在京門；膀胱俞在第十九椎，募在中極。横骨上一寸，在臍下五寸，前陷者中。

右，新撰。

腎者北方水，萬物之所藏，冬則北方用事，王在三時之後。腎在四藏之下，故王北方也。萬物春生，夏長，秋收，冬藏。百蟲伏蟄。冬伏蟄，不食之蟲，言有百種也。陽氣下陷，陰氣上升。陽氣中出，陰氣烈爲霜。遂不上升，化爲雪霜。猛獸伏蟄，蜾蟲匿藏。陽氣下陷者，謂降於土中也，其氣猶越而升出。陰氣在上，寒盛，陽氣雖升出，而不能自致，因而化作霜雪。或謂陽氣中出，是十月，則霜降。猛獸伏蟄者，蓋謂龍蛇，冬時而潛處。蜾蟲無毛甲者，得寒皆伏蟄，逐陽氣所在，如此避冰霜，自溫養也。其脈爲沉，沉爲陰，在裏，不可發汗，發則蜾蟲出，見其霜雪。陽氣在下，故冬脈沉，溫養於臟腑，此爲裏實而表虛。復從外發其汗，此爲逆治，非其法也。猶百蟲伏蟄之時而反出土，見於冰霜，必死無疑。逆治者死，此之謂也。陰氣在表，陽氣在臟，慎不可下。下之者傷脾，脾土弱，即水氣妄行。陽氣在下，溫養諸臟，故不可下也。下之既損於陽氣，而脾胃復傷，土以防水而今反傷之，故令水得盈溢，而妄行也。下之者，如魚出水，蛾入湯。言治病逆則殺人，如魚出水，蛾入湯火之中，立死。重客在裏，慎不可熏，熏之逆客，其息則喘。重客者，猶陽氣也。重者，尊重之貌也。陽位尊處於上，今一時在下，非其當所，故言客也。熏謂燒針及以湯火之輩，熏發其汗，如此則客氣從外入，與陽氣相薄，是爲逆也。氣上熏胷中，故令喘息。無持客熱，令口爛瘡。無持者，無以湯火發熏其汗也；熏之則火氣入裏，爲客熱，故令其口生瘡。陰脈且解，血散不通。正陽遂厥，陰不往從。血行脈中，氣行脈外，五十周而復會，如環之無端也。血爲陰，氣爲陽，相須而行。發其汗，使陰陽離別，脈爲解散，血不得通。厥者逆也，謂陽氣逆，而不復相朝，使治病失所，故陰陽錯逆，可不慎也？客熱狂入，內爲結胷。陰陽錯亂，外熱狂入，留結胷中也。脾氣遂弱，清溲痢通。脾主水穀，其氣微弱，水穀不化，下痢不息。清者廁也，溲從水道出而反清。溲者是謂下痢至廁也。

右，四時經。

黃帝問曰：冬脈如營，何如而營？岐伯對曰：冬脈腎也，北方水也。萬物之所以合藏，故其氣來沉以搏《甲乙》作濡，故曰營。反此者病。黃帝曰：何如而反？岐伯曰：其氣來如彈石者，此謂太過，病在外；其去如數者，此謂不及，病在中。黃帝曰：冬脈太過與不及，其病皆如何？岐伯曰：太過則令人解㑊，脊脈痛而少氣，不欲言；不及則令人心懸如病飢，䏚中清，脊中痛，少腹滿，小便黃赤。

腎脈來喘喘累累如鉤，按之而堅，曰腎平。冬以胃氣爲本。腎脈來如引葛，按之益堅，曰腎病。腎脈來發如奪索，辟辟如彈石，曰腎死。

真腎脈至，搏而絕，如以指彈石辟辟然，色黃黑不澤，毛折乃死。

冬胃微石曰平，石多胃少曰腎病，但石無胃曰死，石而有鉤曰夏病，鉤甚曰今病。

凡人以水穀爲本，故人絕水穀則死，脈無胃氣亦死。所謂無胃氣者，但得真臟脈，不得胃氣也。所謂脈不得胃氣者，肝不絃，腎不石也。

腎藏精，精舍志。盛怒而不止，則傷志，志傷則善忘其前言，腰脊痛不可以俛仰屈伸。毛悴色夭，死於季夏。冬腎水王，其脈沉濡而滑，曰平脈。反得大而緩者，是脾之乘腎，土之剋水，爲賊邪大逆，十死不治。一本云：日月年數至一，忌戊己。反得絃細而長者，是肝之乘腎，子之扶母，爲實邪，雖病自愈。反得浮《千金》作微濇而短者，是肺之乘腎，母之歸子，爲虚邪，雖病易治。反得洪大而散者《千金》作浮大而洪是心之乘腎，火之陵水，爲微邪，雖病即差。腎脈沉細而緊，再至曰平，三至曰離經病，四至脱精，五至死，六至命盡。足少陰脈也。

腎脈急甚爲骨痿癲疾；微急爲奔豚沉厥，足不收，不得前後。緩甚爲折脊；微緩爲洞下，洞下者食不化，入咽還出。大甚爲陰痿；微大爲石水，起臍下以至小腹腫垂垂然，上至胃管，死不治。小甚爲洞泄；微小爲消癉。滑甚爲癃㿉；微滑爲骨痿，坐不能起，目無所見，視見黑花。濇甚爲大癰；微濇爲不月，沉痔。

足少陰氣絶，則骨枯。少陰者冬脈也，伏行而濡骨髓者也。故骨不濡，則肉不能著骨也。骨肉不相親，則肉濡而却。肉濡而却，故齒長而垢《難經》作枯髮無澤。髮無澤者，骨先死。戊篤己死，土勝水也。

腎死臟浮之堅，按之亂如轉丸，益下入尺中者死。

右，《素問》、《針經》、張仲景。

辨三部九候脈證第二十五

經言所謂三部者，寸關尺也。九候者，每部中有天地人也。上部主候，從胷以上至頭；中部主候，從膈以下至氣衝；下部主候，從氣衝以下至足。浮沉牢結，遲疾滑濇，各自異名，分理察之，勿怠觀變。所以別三部九候，知病之所起，審而明之。針灸亦然也。故先候脈寸中一作寸中於九。浮在皮膚，沉細在裏。昭昭天道，可得長久。上部之候，牢結沉滑，有積氣在膀胱；微細而弱，臥引裏急，頭痛欬嗽，逆氣上下，心膈上有熱者，口乾渴燥。病從寸口邪入上者，名曰解。脈來至狀如琴絃，苦少腹痛，女子經月不利，孔竅生瘡；男子病痔，左右脅下有瘡。上部不通者，苦少腹痛，腸鳴。寸口中虛弱者，傷氣，氣不足，大如桃李實，苦痺也。寸口直上者，逆虛也。如浮虛者，泄利也。中部脈結者，腹中積聚，若在膀胱兩脅下，有熱。脈浮而大，風從胃管入，水脹乾嘔，心下澹澹，如有桃李核，胃中有寒，時苦煩痛不食，食即心痛，胃脹支滿，膈上積，脅下有熱，時寒熱，淋露。脈橫出上者，脅氣在膀胱，病即著。右橫關入寸口中者，膈中不通，喉中咽難，刺關元，入少陰。下部脈者，其脈來至浮大者脾也，與風集合，時上頭痛，引腰背。小滑者厥也，足下熱，煩滿，逆上搶心，上至喉中，狀如惡肉，脾傷也，病少腹下在膝諸骨節間，寒清不可屈伸。脈急如絃者，筋急足攣結者，四肢重。從尺邪入陽明者，寒熱也。大風邪入少陰，女子漏白下赤，男子溺血，陰萎不起，引少腹痛。

人有三百六十脈，法三百六十日。三部者，寸關尺也。尺脈爲陰，陰脈常沉而遲；寸關爲陽，陽脈俱浮而速。氣出爲動，入爲息。故陽脈六息七息十三投，陰脈八息七息十五投，此其常也。二十八脈相逐上下，一脈不來知疾所苦。尺勝治下，寸勝治上，尺寸俱平治中央。臍以上陽也，法於天；臍以下陰也，法於地。臍爲中關。頭爲天，足爲地。有表無裏，邪之所止得鬼病。何謂表裏？寸尺爲表，關爲裏。兩頭有脈，關中絶不至也。尺脈上不至關爲陰絶，寸脈下不至關爲陽絶。陰絶而陽微，死不治。三部脈或至或不至，冷氣在胃中，故令脈不通也。上部有脈，下部無脈，其人當吐；不吐者死。上部無脈，下部有脈，雖困無所苦。所以然者，譬如人之有尺，樹之有根；雖枝葉枯槁，根本將自生，木有根本，即自有氣，故知不死也。寸口脈平而死者，何也？然。諸十二經脈者，皆係於生氣之原。所謂生氣之原者，非謂十二經之根本也，謂腎間動氣也。此五臟六腑之本，十二經之根，呼吸之門，三焦之原，一名守邪之神也。故氣者，人根本也，根絶則莖枯矣。寸口脈平而死者，生氣獨絶於内也。腎間動氣，謂左爲腎，右爲命門。命門者，精神之所舍，原氣之所係也，一名守邪之神。以命門之神，固守邪氣，不得妄入，入則死矣。此腎氣先絶於内，其人便死，其脈不復，反得動病也。岐伯曰：形盛脈細，少氣不足以息者死；形瘦脈大，胷中多氣者死；形氣相得者生；參伍不調者病。三部九候皆相失者死。下上左右之脈，相應如參舂者病甚；上下左右相失，不可數者死。中部之候，雖獨調，與衆臟相失者死；中部之候，相減者死。目内陷者死。黄帝曰：冬陰夏陽奈何？岐伯曰：九候之脈，皆沉細懸絶者，爲陰主冬，故以夜半死。盛躁喘數者，爲陽主夏，故以日中死。是故寒熱者，平旦死，熱中及熱病者日中死，病風者以日夕死，病水者以夜半死。其脈乍數乍踈，乍遲乍疾者，以日乘四季死。形肉已脱，九候雖調猶死。七診雖見，九候皆順者，不死。所言不死者，風氣之病，及經月之病，似七診之病而非也，故言不死。若有七診之病，其脈候亦敗者死矣，必發噦噫。必審問其所始病，與今之所方病，而後各切循其脈，視其經絡浮沉，以上下逆順循之。其脈疾者不病，其脈遲者病，脈不往來者死，皮膚著者死。

兩手脈結上部者濡，結中部者緩，結三里者豆起。弱反在關，濡反在巔，微反在上，濇反在下。微則陽氣不足，沾熱汗出。濇則無血，厥而且寒。黄帝問曰：余每欲視色，持脈獨調其尺，以言其病，從外知内，爲之奈何？岐伯對曰：審其尺之緩急，小大滑濇，肉之堅脆，而病形變定矣。調之何如？對曰：脈急者，尺之皮膚亦急；脈緩者，尺之皮膚亦緩。脈小者，尺之皮膚減而少；脈大者，尺之皮膚亦大。脈滑者，尺之皮膚亦滑；脈濇者，尺之皮膚亦濇。凡此六變，有微有甚。故善調尺者，不待於寸；善調脈者，不待於色。能參合行之，可爲上工。尺膚滑以淖澤者，風也。尺内弱解㑊安臥脱肉者，寒熱也。尺膚濇者，風痺也。尺膚粗如枯魚之鱗者，水泆飲也。尺膚熱甚，脈盛躁者，病温也；其脈盛而滑者，汗且出。尺膚寒甚，脈小一作急者，泄少氣。尺膚炬然，炬然《甲乙》作熱炙人手。先熱後寒者，寒熱也。尺膚先寒，久持之而熱者，亦寒熱也。尺炬然熱，人迎大者，當奪血。尺緊人迎脈小，甚則少氣，色白有加者，立死。肘所獨熱者，腰以上熱。肘前獨熱者，膺前熱。肘後獨熱者，肩背熱。肘後粗，以下三四寸熱者，腸中有蟲。手所獨熱者，腰以下熱。臂中獨熱者，腰腹熱。掌中熱者，腹中熱。掌中寒者，腹中寒。魚上白肉有青血脈者，胃中有寒。

諸浮、諸沉、諸滑、諸濇、諸弦、諸緊，若在寸口，膈以上病；若在關上，胃以下病；若在尺中，腎以下病。

寸口脈滑而遲，不沉不浮，不長不短，爲無病。左右同法。　寸口太過與不及。寸口之脈，中手短者曰頭痛，中手長者曰足脛痛，中手促上擊者曰肩背痛。　寸口脈浮而盛者，病在外。　寸口脈沉而堅者，病在中。寸口脈沉而弱者，曰寒熱，一作氣，又作中。及疝瘕少腹痛。　寸口脈沉而弱，髮必墮落。　寸口脈沉而緊，苦心下有寒，時痛，有積聚。寸口脈沉，胸中短氣。寸口脈沉而喘者，寒熱。寸口脈但實者，心勞。寸口脈緊或浮，膈上有寒，肺下有水氣。

脈緊而長過寸口者，注病。脈緊上寸口者，中風。風頭痛亦如之。《千金翼》云：亦爲傷寒頭痛。

脈弦上寸口者，宿食，降者頭痛。

脈來過寸入魚際者，遺尿。脈出魚際，逆氣喘息。

寸口脈瀲瀲如羹上肥，陽氣微；連連如蜘蛛絲，陰氣衰。寸口脈偏絶，則臂偏不遂。其人兩手俱絶者，不可治。兩手前部陽絶者，苦心下寒毒，喙中熱。

關上脈浮而大，風在胃中，張口肩息，心下澹澹食欲嘔。關上脈微浮，積熱在胃中，嘔吐蚘蟲，心健忘。關上脈滑而大小不勻，《千金》云：必吐逆。是爲病方欲進，不出一二日復欲發動。其人欲多飲，飲即注利。如利止者生，不止者死。關上脈緊而滑者，蚘動。關上脈濇而堅大而實，按之不減有力，爲中焦實，有伏結在脾，肺氣塞實，熱在胃中。關上脈襜襜，大而尺寸細者，其人必心腹冷積，癥瘕結聚，欲熱飲食。關上脈時來時去、乍大乍小、乍疎乍數者，胃中寒熱羸劣，不欲飲食，如瘧狀。

尺脈浮者，客陽在下焦。尺脈細微，溏泄下冷利。尺脈弱寸強，胃絡脈傷。尺脈虚小者，足脛寒痿痺脚疼。尺脈濇，下血不利多汗。《素問》又云：尺濇脈滑，謂之多汗。尺脈滑而疾，爲血虚。尺脈沉而滑者，寸白蟲。尺脈細而急者，筋攣痺不能行。尺脈粗，常熱者，謂之熱中，腰胯疼，小便赤熱。尺脈偏滑疾，面赤如醉，外熱則病。

平雜病脈第二十六

滑爲實爲下，又爲陽氣衰。數爲虚爲熱，浮爲風爲虚，動爲痛爲驚。

沉爲水爲實，又爲鬼疰。弱爲虚爲悸。

遲則爲寒，濇則少血，緩則爲虚，洪則爲氣，一作熱。緊則爲寒，弦數爲瘧。

瘧脈自弦，弦數多熱，弦遲多寒。微則爲虚，代散則死。

緊爲痛痺，一作浮爲風疰。偏弦爲飲，雙弦則脅下拘急而痛，其人濇濇惡寒。

脈大，寒熱在中。

伏者霍亂。

安臥脈盛，謂之脱血。

凡亡汗，肺中寒，飲冷水，欬嗽下痢，胃中虚冷。此等其脈並緊。

浮而大者風。浮而大者，中風，頭重鼻塞。浮而緩，皮膚不仁，風寒入肌肉。

滑而浮散者，癱瘓風。滑者鬼疰。

濇而緊，痺散。

浮洪大長者，風眩癲疾。

大堅疾者癲病。

弦而鉤，脅下如刀刺，狀如蜚屍，至困不死。

緊而急者遁屍。

洪大者，傷寒熱病。

浮洪大者，傷寒，秋吉，春成病。

浮而滑者宿食。

浮滑而疾者，食不消，脾不磨。

短疾而滑，酒病。

浮而細滑，傷飲。

遲而濇，中寒有癥結。

快而緊，積聚有擊痛。

弦急疝瘕小腹痛，又爲癖病。一作痺病。

遲而滑者脹。

盛而緊者脹。

弦小者寒癖。

沉而弦者，懸飲内痛。

弦數有寒飲，冬夏難治。

緊而滑者吐逆。

小弱而濇，胃反。

遲而緩者有寒。

微而緊者有寒。

沉而遲，腹臟有冷病。

微弱者，有寒，少氣。

實緊胃中有寒，苦不能食，時時利者，難治。一作時時嘔，稽留難治。

滑數，心下結，熱盛。滑疾，胃中有熱。

緩而滑曰熱中。

沉一作浮而急，病傷寒，暴發虚熱。

浮而絶者氣。

辟大而滑，中有短氣。

浮短者，其人肺傷，諸氣微少，不過一年死，法當嗽也。
沉而數，中水，冬，不治自愈。
短而數，心痛心煩。
弦而緊，脅痛臟傷，有瘀血。一作有寒血。
沉而滑爲下重，亦爲背膂痛。
脈來細而滑，按之能虛，因急持直者，僵仆，從高墮下，病在内。
微浮秋吉，冬成病。
微數雖甚，不成病，不可勞。
浮滑疾緊者，以合百病久易愈。
陽邪來見浮洪。
陰邪來見沉細。
水穀來見堅實。
脈來乍大乍小、乍長乍短者，爲祟。脈來洪大嫋嫋者，社祟。脈來沉沉澤澤，四肢不仁而重，土祟。
脈與肌肉相得，久持之至者，可下之。
弦小緊者，可下之。
緊而數，寒熱俱發，必下乃愈。
弦遲者，宜溫藥。
緊數者，可發其汗。

診五臟六腑氣絶證候第二十七

病人肝絶，八日死。何以知之？面青但欲伏眠，目視而不見人，汗一作泣出如水，不止。一曰二日死。

病人膽絶，七日死。何以知之？眉爲之傾。

病人筋絶，九日死。何以知之？手足爪甲青，呼罵不休。一曰八日死。

病人心絶，一日死。何以知之？肩息回視立死。一曰目亭亭，一日死。

病人腸一云小腸絶，六日死。何以知之？髮直如乾麻，不得屈伸，自汗不止。

病人脾絶，十二日死。何以知之？口冷，足腫，腹熱，臚脹，泄利不覺，出無時度。一曰五日死。

病人胃絶，五日死。何以知之？脊痛，腰中重，不可反覆。一曰腓腸平，九日死。

病人肉絶，六日死。何以知之？耳乾，舌皆腫，溺血，大便赤泄。一曰足腫，九日死。

病人肺絶，三日死。何以知之？口張，但氣出而不還。一曰鼻口虚張短氣。

病人大腸絶，不治。何以知之？泄利無度，利絶則死。

病人腎絶，四日死。何以知之？齒爲暴枯，面爲正黑，目中黄色，腰中欲折，自汗出如流水。一曰人中平七日死。

病人骨絶，齒黄落，十日死。

諸脈浮無根者，皆死。已上五臟六腑爲根也。

診四時相反脈證第二十八

春三月木王，肝脈治當先至，心脈次之，肺脈次之，腎脈次之，此爲四時王相順脈也。到六月土王，脾脈當先至，而反不至，反得腎脈，此爲腎反脾也，七十日死。何謂腎反脾？夏火王，心脈當先至，肺脈次之，而反得腎脈，是謂腎反脾。期五月六月，忌丙丁。

脾反肝，三十日死。何謂脾反肝？春肝脈當先至，而反不至，脾脈先至，是謂脾反肝。期正月二月，忌甲乙。

腎反肝，三歲死。何謂腎反肝？春肝脈當先至，而反不至，腎脈先至，是謂腎反肝也。期七月八月，忌庚辛。

腎反心，二歲死。何謂腎反心？夏心脈當先至，而反不至腎脈先至，是謂腎反心也。期六月，忌戊己。

林億按《千金》云：此中不論肺金之氣，疎略未諭，《指南》又推五行，亦頗顛倒，待求《別録》也。

診損至脈第二十九

脈有損至，何謂也？然。至之脈一呼再至曰平，三至曰離經，四至曰奪精，五至曰死，六至曰命絶，此至之脈也。何謂損？一呼一至曰離經，二呼一至曰奪精，三呼一至曰死，四呼一至曰命絶，此損之脈也。至脈從下上，損脈從上下也。損脈之爲病奈何？然。一損損於皮毛，皮聚而毛落；二損損於血脈，血脈虚少，不能榮於五臟六腑也；三損損於肌肉，肌肉痟瘦，食飲不爲肌膚；四損損於筋，筋緩不能自收持；五損損於骨，骨痿不能起於牀。反此者至於收病也。從上下者，骨痿不能起於牀者死。從下上者，皮聚而毛落者死。治損之法奈何？然。損其肺者，益其氣；損其心者，調其榮衛；損其脾者，調其飲食，適其寒温；損其肝者，緩其中；損其腎者，益其精氣。此治損之法也。

脈有一呼再至，一吸再至；一呼三至，一吸三至；一呼四至，一吸四至；一呼五至，一吸五至；一呼六至，一吸六至；一呼一至，一吸一至；再呼一至，再吸一至；呼吸再至。脈來如此，何以別知其病也？然。脈來一呼再至，一吸再至，不大不小，曰平。一呼三至，一吸三至，爲適得病，前大後小即頭痛目眩，前小後大即胷滿短氣。一呼四至，一吸四至，病適欲甚，脈洪大者苦煩滿，沉細者腹中痛，滑者傷熱，濇者中霧露。一呼五至，一吸五至，其人當困，沉細即夜加，浮大即晝加。不大小，雖困可治；其有大小者，爲難治。一呼六至，一吸六至，爲十死脈也，沉細夜死，浮大晝死。一呼一至，一吸一至，名曰損。人雖能行，猶當一作猶未著牀，所以然者，血氣皆不足故也。再呼一至，再吸一至，名曰無魂，無魂者，當死也。人雖能行，名曰行尸。

扁鵲曰：脈一出一入，曰平；再出一入，少陰；三出一入，太陰；四出一入，厥陰；再入一出，少陽；三入一出，陽明；四入一出，太陽。脈出者爲陽，入者爲陰，故人一呼而脈再動，氣行三寸，一吸而脈再動，氣行三寸，呼吸定息，脈五動，一呼一吸爲一息，氣行六寸。人十息，脈五十動，氣行六尺。二十息，脈百動，爲一備之氣，以應四時。天有三百六十五日，人有三百六十五節，晝夜漏水下百刻，一備之氣，脈行丈二尺，一日一夜，行於十二辰。氣行盡，則周遍於身，與天道相合，故曰平。平者無病也，一陰一陽是也。脈再動爲一至，再至而緊即奪氣。一刻百三十五息，十刻千三百五十息，百刻萬三千五百息。二刻爲一度，一度氣行一周身。晝夜五十度。脈三至者，離經。一呼而脈三動，氣行四寸半。人一息，脈七動，氣行九寸，十息脈七十動，氣行九尺。一備之氣，脈百四十動，氣行一丈八尺，一周於身，氣過百八十度，故曰離經。離經者，病一陰二陽是也。三至而緊，則奪血；脈四至則奪精。一呼而脈四動，氣行六寸。人一息，脈九動，氣行尺二寸，人十息，脈九十動，氣行一丈二尺。一備之氣，脈百八十動，氣行二丈四尺，一周於身，氣過三百六十度。再遍於身，不及五節，一時之氣而重至。諸脈浮濇者，五臟無精，難治，一陰三陽是也。四至而緊則奪形，脈五至者死。一呼而脈五動，氣行六寸半。當行七寸半。人一息，脈十一動，氣行尺三寸；當行尺五寸。人十息，脈百一十動，氣行丈三尺，當行丈五寸。一備之氣，脈二百二十動，氣行二丈六尺，當行三丈。一周於身，三百六十五節，氣行過五百四十度，再周於身，過百七十度，一節之氣，而至此氣。浮濇經行，血氣竭盡，不守於中，五臟痿痟，精神散亡。脈五至而緊則死，三陰一作二。三陽是也。雖五猶未如之何也。脈一損一乘者，人一呼而脈一動，人一息而脈再動，氣行三寸。十息，脈二十動，氣行三尺。一備之氣，脈四十動，氣行六尺，不及周身百八十節，氣短不能周遍於身，苦少氣，身體懈墮矣。脈再損者，人一息而脈一動，氣行一寸五分，人十息，脈十動，氣行尺五寸。一備之氣，脈二十動，氣行三尺，不及周身二百節，疑氣血盡經中不能及，故曰離經。血去不在其處，小大便皆血也。脈三損者，人一息復一呼而脈一動，十息脈七動，氣行尺五寸，當行尺五分。一備之氣，脈十四動，氣行三尺一寸，當行二尺三寸。不及周身二百九十七節，故曰爭；氣行血留，不能相與俱微，氣閉，實則胷滿臟枯，而爭於中，其氣不朝，血凝於中，死矣。脈四損者，再息而脈一動，人十息，脈五動，氣行七寸半。一備之氣，脈十動氣行尺五寸，不及周身三百六十五節，故曰亡血。亡血者，亡失其度，身羸疲，皮裹骨，故氣血俱盡，五臟失神，其死明矣。脈五損者，人再息復一呼，而脈一動，人十息，脈四動，氣行六寸。一備之氣，脈八動，氣行尺二寸，不及周身三百二十四節，故曰絶。絶者氣急不下牀，口氣寒，脈俱絶死矣。岐伯曰：脈失四時者爲至啟，至啟者，爲損至之脈也。損之爲言，少陰主骨爲重，此志損也；飲食衰減肌肉消者，是意損也；身安臥，臥不便利，耳目不明，是魂損也；呼吸不相通，五色不華，是魄損也；四肢皆見脈爲亂，是神損也。大損三十歲，中損二十歲，下損十歲。損各以春夏秋冬，平人人長脈短者，是大損三十歲；人短脈長者，是中損二十歲；手足皆細，是下損十歲。失精氣者一歲而損，男子左脈短右脈長，是爲陽損半歲；女子右脈短左脈長，是爲陰損半歲。春脈當得肝脈，反得脾肺之脈，損；夏脈當得心脈，反得腎肺之脈，損；秋脈當得肺脈，反得肝心之脈，損；冬脈當得腎脈，反得心脾之脈，損。當審切寸口之脈，知絶不絶。前後去爲絶。掌上相擊，堅如彈石，爲上脈虛盡，下脈尚有，是爲有胃氣；上脈盡，下脈堅如彈石，爲有胃氣。上下脈皆盡者，死；不絶不消者，皆生。是損脈也。至之爲言，言語音深，遠視憒憒，是志之至也；身體粗大，飲食暴多，是意之至也；語言妄見，手足相引，是魂之至也；蘢葱華色，是魄之至也；脈微小不相應，呼吸自大，是神之至也。是至脈之法也。死生相應，病各得其氣者生，十得其半也。黄帝曰：善。

診脈動止投數疎數死期年月第三十

脈一動一止，二日死。一經云一日死。二動一止，三日死。三動一止，四日死或五日死。四動一止，六日死。五動一止，五日死或七日死。六動一止，八日死。七動一止，九日死。八動一止，十日死。九動一止，九日死，又云十一日死。一經云十三日死，若立春死。十動一止，立夏死。一經云立春死。十一動一止，夏至死。一經云立夏死，一經云立秋死。十二、十三動一止，立秋死。一經云立冬死。十四、十五動一止，立冬死。一經云立夏死。二十動一止，一歲死，若立秋死。二十二動一止，一歲死。二十五動一止，立冬死。一經云一歲死或二歲死。三十動一止，二歲若三歲死。三十五動一止，三歲死。四十動一止，四歲死。五十動一止，五歲死。不滿五十動一止，五歲死。

脈來五十投而不止者，五臟皆受氣，即無病。《千金方》云：五行氣畢，陰陽數同，榮衛出入，經脈通流，晝夜百刻，五德相生。

脈來四十投而一止者，一臟無氣，却後四歲，春草生而死。

脈來三十投而一止者，二臟無氣，却後三歲，麥熟而死。

脈來二十投而一止者，三臟無氣，却後二歲，桑椹赤而死。

脈來十投而一止者，四臟無氣，歲中死；得節不動，出清明日死，遠不出穀雨死矣。

脈來五動而一止者，五臟無氣，却後五日而死。

脈一來而久住者，宿病在心主中治。

脈二來而久住者，病在肝支中治。

脈三來而久住者，病在脾下中治。

脈四來而久住者，病在腎間中治。

脈五來而久住者，病在肺支中治。

五脈病虚羸人得此者死，所以然者，藥不得而治，針不得而及。盛人可治，氣全故也。

診百病死生訣第三十一

診傷寒熱盛脈，浮大者生，沉小者死。

傷寒已得汗脈，沉小者生，浮大者死。

温病三四日以下不得汗，脈大疾者生，脈細小難得者死不治。

温病穰穰《千金》作時行大熱，其脈細小者死。

溫病下利腹中痛甚者，死不治。

溫病汗不出，出不至足者死。厥逆汗出，脈堅彊急者生，虚緩者死。

溫病二三日，身體熱，腹滿頭痛，食飲如故，脈直而疾者，八日死；四五日，頭痛腹痛，而吐，脈來細彊，十二日死；八九日，頭不疼，身不痛，目不赤，色不變而反利，脈來牒牒，按之不彈手，時大，心下堅，十七日死。

熱病七八日，脈不軟一作喘不散一作數者，當瘖，瘖後三日，溫汗不出者死。

熱病七八日，其脈微細，小便不利，加暴口燥，脈代，舌焦乾黑者死。

熱病未得汗，脈盛躁疾，得汗者生，不得汗者難差。

熱病已得汗，脈靜安者生，脈躁者難治。

熱病已得汗，常一作專大熱不去者，亦死。

熱病已得汗，熱未去，脈微躁者，慎不得刺治。

熱病發熱，熱甚者，其脈陰陽皆竭，慎勿刺，不汗出必下利。

診人被風，不仁痿蹶，其脈虚者生，堅急疾者死。

診癲病，虚則可治，實則死。

癲疾脈實堅者生，脈沉細小者死。

癲疾脈搏大滑者，久久自已；其脈沉小急實，不可治；小堅急，亦不可療。

診頭痛目痛，久視一作卒視無所見者死。

診人心腹積聚，其脈堅彊急者生，虚弱者死。又實彊者生，沉者死。其脈大，腹大脹，四肢逆冷，其人脈形長者死。腹脹滿，便血，脈大時絶，極下血，脈小疾者死。

心腹痛，痛不得息，脈細小遲者生，堅大疾者死。

腸澼便血身熱則死，寒則生。

腸澼下白沫，脈沉則生，浮則死。

腸澼下膿血，脈懸絶則死，滑大則生。

腸澼之屬身熱，脈不懸絶滑大者生，懸濇者死，以臟期之。

腸澼下膿血，脈沉小流連者生，數疾且大有熱者死。腸澼筋攣，其脈小細安靜者生，浮大緊者死。

洞洩食不化，不得留，下膿血，脈微小遲者生，緊急者死。

洩注，脈緩時小結者生，浮大數者死。

䘌蝕陰疰，其脈虚小者生，緊急者死。

欬嗽脈沉緊者死，浮直者生；浮軟者生，小沉伏匿者死。

欬嗽羸瘦，脈形堅大者死。

欬脱形，發熱，脈小堅急者死，肌瘦下一本云不脱形，熱不去者死。

欬而嘔，腹脹且洩，其脈弦急欲絶者死。

吐血衄血，脈滑小弱者生，實大者死。

汗出若衄，其脈小滑者生，大躁者死。

唾血，脈緊彊者死，滑者生。

吐血而欬，上氣，其脈數有熱，不得臥者死。

上氣，脈數者死，謂其形損故也。

上氣喘息低昂，其脈滑，手足温者生；脈濇、四肢寒者死。

上氣，面浮腫，肩息，其脈大不可治，加利必死。一作又甚。

上氣注液，其脈虚，寧寧伏匿者生，堅彊者死。

寒氣上攻，脈實而順滑者生，實而逆濇則死。《太素》云：寒氣暴上脈滿實何如？曰：實而滑則生，實而逆則死矣。其形盡滿何如？曰：

舉形盡滿者，脈急大堅，尺滿而不應，如是者，順則生，逆則死。何謂順則生，逆則死？曰：所謂順者，手足温也；謂逆者，手足寒也。

消癉，脈實大，病久可治；脈懸小，堅急，病久不可治。

消渴，脈數大者生，細小浮短者死。

消渴，脈沉小者生，實堅大者死。

水病，脈洪大者可治，微細者不可治。

水病脹閉，其脈浮大軟者生，沉細虛小者死。

水病，腹大如鼓，脈實者生，虛者死。

卒中惡吐血數升，脈沉數細者死，浮大疾快者生。

卒中惡腹大，四肢滿，脈大而緩者生，緊大而浮者死，緊細而微者亦生。

病瘡，腰脊彊急瘈瘲者，皆不可治。

寒熱瘈瘲，其脈代絶者死。

金瘡血出太多，其脈虛細者生，數實大者死。

金瘡出血，脈沉小者生，浮大者死。

斫瘡出血一二石，脈來大，二十日死。

斫刺俱有病多少，血出不自止，斷者其脈止，脈來大者七日死，滑細者生。

從高頓仆，内有血，腹脹滿，其脈堅彊者生，小弱者死。

人爲百藥所中傷，脈浮濇而疾者生，微細者死，洪大而遲者生。《千金》遲作速。

人病甚，而脈不調者難差。

人病甚，而脈洪者易差。

人内外俱虛，身體冷而汗出，微嘔而煩擾，手足俱逆，體不得安静者生。

脈實滿，手足寒，頭熱，春秋生，冬夏死。

老人脈微，陽羸陰彊者生；脈焱大加息一作如急者死。陰弱陽彊，脈至而代，奇一作寄月而死。

尺脈濇而堅，爲血實氣虚也。其發病，腹痛逆滿，氣上行，此爲婦人胞中絶傷有惡血，久成結瘕得病，以冬時黍穄赤而死。

尺脈細而微者，血氣俱不足。細而來有力者，是穀氣不充，病得節輒動，棗葉生而死，此病秋時得之。

左手寸口脈偏動，乍大乍小不齊，從寸口至關、關至尺三部之位，處處動摇，各異不同，其人病，仲夏得之，此脈桃花一作葉落而死。

右手寸口脈偏沉伏，乍小乍大，朝來浮大，暮夜沉伏。浮大即太過，上出魚際；沉伏即下，不至關中，往來無常，時時復來者，榆葉一作英枯落而死。

右手尺部脈三十動一止，有頃，更還二十動一止，乍動乍疎，連連相因，不與息數相應，其人雖食穀，猶不愈，蘩草生而死。

左手尺部脈四十動而一止，止而復來，來逆如循直木，如循張弓弦，絚絚然如兩人共引一索，至立冬死。《千金》作至立春而死。

診三部脈虚實決死生第三十二

三部脈調而和者死。

三部脈廢者生。

三部脈虚，其人長病得之死；虚而濇，長病亦死；虚而滑亦死；虚而緩亦死；虚而弦急癲病亦死。

三部脈實而大，長病得之死；實而滑，長病得之生；卒病得之死；實而緩亦生；實而緊亦生；實而緊急癲癇可治。

三部脈彊，非稱其人，病便死。

三部脈羸，非其人一作脈得之死。

三部脈粗，長病得之死，卒病得之生。

三部脈細而軟，長病得之生，細而數亦生，微而緊亦生。

三部脈大而數，長病得之生，卒病得之死。

三部脈微而伏，長病得之死。

三部脈軟一作濡長病得之不治自愈，治之死；卒病得之生。

三部脈浮而結，長病得之死；浮而滑，長病亦死；浮而數，長病風得之生；卒病得之死。

三部脈芤，長病得之生，卒病得之死。

三部脈弦而數，長病得之生，卒病得之死。

三部脈革，長病得之死，卒病得之生。

三部脈堅而數，如銀釵股，蠱毒病必死；數而軟，蠱毒病得之生。

三部脈潎潎如羹上肥，長病得之死，卒病得之生。

三部脈連連如蜘蛛絲，長病得之死，卒病得之生。

三部脈如霹靂，長病得之死，三十日死。

三部脈如弓弦，長病得之死。

三部脈累累如貫珠，長病得之死。

三部脈如水淹然流，長病不治自愈，治之反死。一云：如水淹者，長病七十日死；如水不流者，長病不治自愈。

三部脈如屋漏，長病十日死。《千金》云十四日死。

三部脈如雀啄，長病七日死。

三部脈如釜中湯沸，朝得暮死，夜半得日中死，日中得夜半死。

三部脈急切，腹間病，又婉轉腹痛，針上下差。

平姙娠分别男女將産脈證第三十三

脈平而虚者，乳子法也。經云：陰搏陽别，謂之有子。此是血氣和調，陽施陰化也。診其手少陰脈動甚者，姙子也。少陰心脈也，心主血脈。又腎名胞門子户。尺中腎脈也，尺中之脈按之不絶，法姙娠也。三部脈沉浮正等，按之無絶者，有娠也。姙娠初時，寸微小，呼吸五至，三月而尺數也。脈滑疾，重以手按之散者，胎已三月也。脈重手按之不散，但疾不滑者，五月也。婦人姙娠四月，欲知男女法：左疾爲男，右疾爲女，俱疾爲生二子。

又法：得太陰脈爲男；得太陽脈爲女。太陰脈沉，太陽脈浮。

又法：左手沉實爲男；右手浮大爲女。左右手俱沉實，猥生二男；左右手俱浮大，猥生二女。

又法：尺脈左偏大爲男，右偏大爲女；左右俱大，産二子。大者如實狀。

又法：左右尺俱浮爲産二男，不爾則女作男生；左右尺俱沉爲産二女，不爾則男作女生也。

婦人懷娠離經，其脈浮。設腹痛引腰脊，爲今欲生也。但離經者不病也。

又法：婦人欲生，其脈離經，夜半覺，日中則生也。

平姙娠胎動血分水分吐下腹痛證第三十四

婦人懷娠三月而渴，其脈反遲者，欲爲水分；復腹痛者必墮胎。

脈浮汗出者必閉，其脈數者必發癰膿。五月六月脈數者必向壞，脈緊者必胞漏，脈遲者必腹滿而喘，脈浮者必水壞爲腫。

問曰：有一婦人，年二十所，其脈浮數，發熱嘔欬持下利，不欲食，脈復浮，經水絶。何也？師曰：法當有娠。何以故？此虛家，法當微弱而反浮數，此爲戴陽。陰陽和合，法當有娠，到立秋熱當自去。何以知然？數則爲熱，熱者是火。火是木之子，死于未。未爲六月，位土王，火休廢，陰氣生。秋節氣至，火氣當罷，熱自除去，其病即愈。師曰：乳後三月有所見，後三月來脈無所見，此便是。軀有兒者護之，恐病利也。何以故？懷娠陽氣内養，乳中虛冷，故令兒利。

婦人懷娠六月七月，脈弦發熱，其胎踰腹，腹痛惡寒。寒者，小腹如扇之狀。所以然者，子臟閉故也。當以附子湯温其臟。

婦人妊娠七月，脈實大牢强者生，沉細者死。

婦人妊娠八月，脈實大牢强，弦緊者生，沉細者死。

師曰：寸口脈洪而濇，洪則爲氣，濇則爲血。氣動丹田，其形即温。濇在於下，胎冷若冰。陽氣胎活，陰氣必終。欲别陰陽，其下必殭。假令陽終，蓄然若杯。

問曰：婦人妊娠病，師脈之，何以知此婦人雙胎，其一獨死，其一獨生？而爲下其死者其病即愈，然後竟兒軀，其脈何類？何以别之？

師曰：寸口脈，衛氣平調，榮氣和暢，陽施陰化，精盛有餘，陰陽俱盛，故成雙軀。今少陰微緊，血即濁凝，經養不周，胎則偏夭，少腹冷滿，膝臏疼痛，腰重起難，此爲血理，若不早去，害母失胎。

問曰：婦人病，經水斷一二月而反經來，今脈反微濇，何也？師曰：此前月中若當下利，故令妨經；利止，月經當自下。此非軀也。

婦人經自斷而有軀，其脈反弦。恐其後必大下，不成軀也。

脈來近去遠，故曰反。以爲有軀而反斷，此爲有陽無陰故也。

婦人經月下，但爲微少，師脈之，反言有軀，其後審然。其脈何類？何以别之？師曰：寸口脈陰陽俱平，榮衛調和，按之滑，浮之則輕。陽明少陰，各如經法。身反灑淅，不欲食飲。頭痛心亂，嘔噦欲吐。呼則微數，吸則不驚。陽多氣溢，陰滑氣盛。滑則多實，六經養成。所以月見，陰見陽精。汁凝胞散，散者損墮。設復陽盛，雙姙二胎。今陽不足，故令激經也。

師曰：有一婦人來診一作脈，自道經斷不來。師言一月爲衃，二月爲血，三月爲居經，是定作軀也，或爲血積。譬如鷄乳子，熱者爲禄，寒者多濁。且當須後月復來。經當入月幾日來。假令以七日所來，因言且須後月十日所來相間。設其主復來者，因脈之，脈反沉而濇。因問曾經半生。若漏下亡血者，定爲有軀。其人言實有是。宜當護之。今經微弱，恐復不安，設言當奈何？當爲合藥治之。

師曰：脈婦人得平脈，陰脈小弱，其人渴不能食，無寒熱，名爲軀，桂枝主之。法六十日當有娠。設有醫治逆者，却一月加吐下者，則絶之，方在傷寒中。

婦人脈平而虚者，乳子法也。平而微者，實奄續法也。而反微濇，其人不亡血，下利而反甚，其脈虚，但坐乳大兒及乳小兒，此自其常，不能令甚虚竭，病與亡血虚等，必眩冒而短氣也。

師曰：有一婦人好裝衣來診，而得脈濇，因問曾乳子下利，乃當得此脈耳。曾半生漏下者，可。設不者，經斷三月六月，設乳子漏下可爲奄續，斷小兒勿乳，須利止，復來相問脈之。

師曰：寸口脈微遲，尺微於寸，寸遲爲寒，在上焦，但當吐耳。今尺反虚，復爲强下之，如此發胷滿而痛者，必吐血。少腹痛，腰脊痛者，必下血。師曰：寸口脈微而弱，氣血俱虚，若下血嘔吐汗出者，可；不者，趺陽脈微而弱。春以胃氣爲本，吐利者，可。不者，此爲水氣，其腹必滿，小便則難。

師曰：寸口脈沉而遲，沉則以水，遲則爲寒；寒水相搏，趺陽脈伏。水穀不化，脾氣衰則鶩溏，胃氣衰則身體腫。少陽脈卑，少陰脈細，男子則小便不利，婦人則經水不通。經爲血，血不利則爲水，名曰血分。一作水分。

師曰：寸口脈沉而數，數則爲出，沉則爲入。出則爲陽實，入則爲陰結。趺陽脈微而弦，微則無胃氣，弦則不得息。少陰脈沉而滑，沉則爲在裏，滑則爲實，沉滑相搏，血結胞門，其臟不瀉，經絡不通，名曰血分。

脈濡而弱，弱反在關，濡反在巔。遲在上，緊在下。遲則爲寒，名曰渾陽。濁則濕，名曰霧。緊則陰氣慄，脈反濡弱。濡則中濕，弱則中寒，寒濕相搏，名曰痺。腰脊骨節苦煩，肌爲不仁。此當爲痺，而反懷軀。遲歸經，體重以下脚爲胕腫，按之沒指，腰冷不仁，此爲水懷。喘則倚息，小便不通。緊脈爲嘔，血氣無餘，此爲水分。榮衛乖亡，此爲非軀。

平帶下絶産無子亡血居經脈證第三十五

師曰：婦人帶下，六極之病，脈浮則爲腸鳴腹滿；緊則爲腹中痛；數則爲陰中有痛，則生瘡；弦則陰疼掣痛。

師曰：帶下有三門，一曰胞門，二曰龍門，三曰玉門。已産屬胞門，未産屬龍門，未嫁女屬玉門。

問曰：有一婦人年五十所，病但苦背痛，時時腹中痛，少食多厭，喜䐜脹，其脈陽微，關尺小緊，形脈不相應，願知所說？師曰：當問病者飲食何如？假令病者言，我不欲飲食，聞穀氣臭者，病乃在上焦；假令病者言，我少多爲欲食，不食亦可，病爲在中焦；假令病者言，我自飲食如故，病爲在下焦，爲病屬帶下，當以帶下治之。

婦人帶下脈浮，惡寒漏下者，不治。

師曰：脈微弱而濇，年少得此爲無子，中年得此爲絶産。

師曰：少陰脈浮而緊，緊則疝瘕腹中痛，半産而上傷，去則亡血，絶産惡寒。

師曰：肥人脈細，胞有寒，故令少子。其色黄者，胷上有寒。

師曰：寸口脈微而濇，微則衛氣不足，濇則血氣無餘。衛不足，其息短，其形燥；血不足，其形逆。榮衛俱虛，言語謬誤。趺陽脈浮而濇，濇則胃氣虛，虛則短氣咽燥而口苦，胃氣濇則失液。少陰脈微而遲，微則無精，遲則陰中寒，濇則血不來，此爲居經，三月一來。

師曰：脈微血氣俱虚，年少者亡血也。乳子下利爲可；不者此爲居經，三月一來。

問曰：婦人姙娠三月，師脈之，言此婦人非軀，今月經當下。其脈何類？何以别之？師曰：寸口脈，衛浮而大，榮反而弱。浮大則氣强，反弱則少血。孤陽獨呼，陰不能吸。二氣不停，衛降榮竭。陰爲積寒，陽爲聚熱。陽盛不潤，經絡不足。陰虚陽往一作實，故令少血。時發灑淅，咽燥汗出。或溲稠數，多唾涎沫。此令重虚，津液漏泄。故知非軀，蓄煩滿洫。月稟一經，三月一來。陰盛則泄，名曰居經。

婦人月經一月再來者，經來其脈欲自如常而反微，不利不汗出者，其經二月必來。

平鬱冒五崩漏下脈證第三十六

問曰：婦人病如癲疾鬱冒，一日二十餘發。師脈之，反言帶下，皆如師言。其脈何類？何以别之？師曰：寸口脈濡而緊，濡則陽氣微，緊則榮中寒。陽微衛氣虚，血竭凝寒，陰陽不和，邪氣舍於榮衛。疾疾一作候起年少時，經水來以合房室，移時過度，精感命門開，經下血虚，百脈皆張。中極感陽動，微風激成寒。因虚舍榮衛，冷積於丹田。發動上衝，奔在胷膈。津液掩口入，涎唾湧溢出。眩冒狀如厥，氣衝髀裏熱。粗醫名爲癲，灸之因大劇。

問曰：婦人病苦，氣上衝胷，眩冒吐涎沫，髀裏氣衝熱。師脈之，不名帶下。其脈何類？何以别之？師曰：寸口脈沉而微，沉則衛氣伏，微則榮氣絶。陽伏則爲疹，陰絶則亡血。病當小便不利，津液閉塞。今反小便通，微汗出，沉變爲寒，欬逆嘔沫，其肺成痿，津液竭少，亡血損經絡。因寒爲血厥，手足苦痺，氣從丹田起，上至胷脅。沉寒怫鬱於上，胷中窒塞，氣歷陽部，面翕如醉，形體似肥，此乃浮虚。醫反下之，長針復重虚榮衛，久發眩冒，故知爲血厥也。

師曰：有一婦人來脈反得微濇，法當吐，若下利而言不。因言夫人年幾何？夫人年七七四十九，經水當斷，反至今不止，以故致此虚也。

寸口脈弦而大，弦則爲減，大則爲芤。減則爲寒，芤則爲虚。寒虚相搏，脈則爲革。婦人則半産漏下。旋覆花湯主之。

平陰吹陰瘡脱下脈證第三十七

師曰：脈得浮緊，法當身軀疼痛。設不痛者，當射。云何因當射？言若腸中痛，腹中鳴，欬者因失便，婦人得此脈者，法當陰吹。

師曰：寸口脈浮而弱，浮則爲虚，弱則無血。浮則短氣，弱則有熱而自汗出。趺陽脈浮而濇，浮則氣滿，濇則有寒。喜噫吞酸，其氣而下，少腹而寒。少陰脈弱而微，微則少血，弱則生風，微弱相搏，陰中惡寒，胃氣下泄，吹而正喧。

師曰：胃氣下泄，吹而正喧，此穀氣之實也，膏髮導之。

少陰脈滑而數者，陰中則生瘡。

少陰脈數，則氣淋，陰中生瘡。

少陰脈弦者，白腸必挺核。

少陰脈浮而動，浮則爲虚，動則爲痛，婦人則脱下。

平婦人病生死脈證第三十八

診婦人漏血下赤白，日下血數升，脈急疾者死，遲者生。

診婦人漏下赤白不止，脈小虚滑者生，大緊實數者死。

診婦人新生乳子，脈沉小滑者生，實大堅弦急者死。

診婦人疝瘕積聚，脈弦急者生，虚弱小者死。

診婦人新生乳子，因得熱病，其脈懸小，四肢温者生，寒清者死。

診婦人生産，因中風、傷寒、熱病，喘鳴而肩息，脈實大浮緩者生，小急者死。

診婦人生産之後，寸口脈焱疾不調者死，沉微附骨不絶者生。

金瘡在陰處出血不絶，陰脈不能至陽者死，接陽而復出者生。

平小兒雜病脈證第三十九

小兒脈呼吸八至者平，九至者傷，十至者困。

診小兒脈法多雀鬭，要以三部脈爲主，若緊爲風癇，沉者乳不消，弦急者客忤氣。

小兒是其日數應變蒸之時，身熱而脈亂，汗不出，不欲食，食輒吐哯者，脈亂無苦也。

小兒脈沉而數者，骨間有熱，欲以腹按冷清也。

小兒大便赤，青瓣飧泄，脈小手足寒難已，脈小手足温易已。

平三陰三陽三部脈證第四十

經言：肺者人之五臟華蓋也，上以應天，解理萬物，主行精氣，法五行四時，知五味。寸口之中，陰陽交會，中有五部，前後左右，各有所主。上下中央，分爲九道，浮沉結散，知邪所在，其道奈何？岐伯曰：脈大而弱者，氣實血虚也。脈大而長者，病在下。候浮直上下交通者，陽脈也。堅在腎，急在肝，實在肺。前如外者，足太陽也；中央如外者，足陽明也；後如外者，足少陽也。中央直前者，手少陰也；中央直中者，手心主也；中央直後者，手太陰也。前如内者，足厥陰也；中央如内者，足太陰也；後如内者，足少陰也。前部左右彈者，陽蹻也；中部左右彈者，帶脈也；後部左右彈者，陰蹻也。從少陽之厥陰者，陰維也；從少陰之太陽者，陽維也。來大時小者，陰絡也；來小時大者，陽絡也。

前如外者，足太陽也，動苦頭項腰痛。浮爲風，濇爲寒熱，緊爲宿食。

前如外者，足太陽也，動苦目眩，頭頸項腰背强痛也。男子陰下濕，女子月水不利，少腹痛引命門，陰中痛，子臟閉。浮爲風，濇爲寒血，滑爲勞熱，緊爲宿食。針入九分，却至六分。

中央如外者，足陽明也，動苦頭痛面赤。微滑，苦大便不利，腸鳴不能食，足脛痺。

中央如外者，足陽明也，動苦頭痛面赤。熱浮微滑，苦大便不利，喜氣滿。滑者爲飲，濇爲嗜臥，腸鳴不能食，足胻痺。針入九分，却至六分。

後如外者，足少陽也，動苦腰背胻股肢節痛。

後如外者，足少陽也，浮爲氣濇，濇爲風血，急爲轉筋，弦爲勞。針入九分，却至六分。

右，右三陽脉。

前如內者，足厥陰也，動苦少腹痛，月經不利，子臟閉。

前如內者，足厥陰也，動苦少腹痛，與腰相連，大便不利，小便難，莖中痛；女子月水不利，陰中寒，子門壅絶，內少腹急。男子疝氣，兩丸上入淋也。針入六分，却至三分。

中央如內者，足太陰也，動苦胃中痛，食不下，欬唾有血，足脛寒，少氣，身重，從腰上狀如居水中。

中央如內者，足太陰也，動苦腹滿，上管有寒，食不下，病以飲食得之。沉濇者，苦身重，四肢不動，食不化，煩滿不能臥，足脛痛，苦寒，時欬血泄利黄。針入六分，却至三分。

後如內者，足少陰也，動苦少腹痛，與心相引，背痛，淋，從高墮下，傷於內，小便血。

後如內者，足少陰也，動苦小腹痛，與心相引，背痛，淋，從高墮下，傷於尻內，便血裏急，月水來，上搶心胷脅滿拘急，股裏急也。針入六分，却至三分。

右，足三陰脉。

前部左右彈者，陽蹻也，動苦腰背痛，微濇爲風癇，取陽蹻。

前部左右彈者，陽蹻也，動苦腰痛，癲癇，惡風，偏枯，僵仆，羊鳴，瘰痺，皮膚身體强一作淫痺。直取陽蹻，在外踝上三寸，直絶骨是。

中部左右彈者，帶脈也，動苦少腹痛引命門，女子月水不來，絶繼復下，止陰辟寒，令人無子；男子苦少腹拘急，或失精也。

後部左右彈者，陰蹻也，動苦癲癇寒熱，皮膚强一作淫痺。

後部左右彈者，陰蹻也，動苦少腹痛，裏急，腰及髖髎下相連，陰中痛，男子陰疝，女子漏下不止。

右，陽蹻、陰蹻、帶脈。

中央直前者，手少陰也，動苦心痛微堅，腹脅急實。堅者爲感忤，純虚者爲下利腸鳴，滑者爲有娠，女子陰中癢痛，痛出玉門上一分前。

中央直中者，手心主也，動苦心痛面赤，食苦咽多，喜怒。微浮者，苦悲傷，恍惚不樂也。濇爲心下寒。沉爲恐怖，如人捕之狀也。時寒熱有血氣。

中央直後者，手太陰也，動苦欬逆，氣不得息。浮爲内風，緊濇者胷中有積熱，時欬血也，有沉熱。

右，手三陰脈。

從少陰斜至太陽，是陽維也，動苦肌肉痺癢。

從少陰斜至太陽，是陽維也，動苦癲，僵仆，耳鳴，手足相引，甚者失音不能言。癲疾直取客主人，兩陽維脈在外踝絶骨下二寸。

從少陽斜至厥陰，是陰維也，動苦癲疾僵仆。

從少陽斜至厥陰，是陰維也，動苦僵仆，失音，肌肉淫癢痺，汗出惡風。

脈來暫大暫小，是陰絡也一作結，動苦肉痺，應時自發，身洗洗也。

脈來暫小暫大者，是陽絡也一作結，動苦皮膚痛，下部不仁，汗出而寒也。

肺脈之來也，如循榆葉曰平；如風吹毛曰病；狀如連珠者死。期丙丁日，禺中日中。

心脈之來也，如反笋莞大曰平；如連珠曰病；前曲後居如帶鉤者死。期壬癸日，人定夜半。

肝脈之來也，摶而弱曰平；如張新弓弦曰病；如鷄踐地者死。期庚辛日，晡時日入。

脾脈之來也，阿阿如緩曰平；來如鷄舉足曰病；如鳥之啄、如水之漏者死。期甲乙日，平旦日出。

腎脈之來也，微細以長曰平；來如彈石曰病；去如解索者死。期戊己日，食時日昳，黄昏鷄鳴。

寸口中脈躁竟尺，關中無脈應，陽干陰也。動苦腰背腹痛，陰中若傷，足寒。刺足太陽少陰，直絶骨入九分；灸太陰五壯。

尺中脈堅實竟尺，寸口無脈應，陰干陽也。動苦兩脛腰重，少腹痛，癲疾。刺足太陰，踝上三寸，針入五分。又灸太陽陽蹻，在足外踝上三寸，直絶骨是也。

寸口脈緊直至魚際下，小按之，如持維干一作鷄毛狀。其病腸鳴，足痺痛酸，腹滿不能食，得之寒濕。刺陽維，在外踝上三寸間也，入五分，此脈出魚一作原際。

寸口脈沉著骨，反仰其手乃得之，此腎脈也。動苦少腹痛，腰體酸，癲疾。刺腎俞入七分，又刺陰維入五分。初持寸口中，脈如細堅狀，久按之大而深。動苦心下有寒，胷脅苦痛，陰中痛不欲近丈夫也，此陰逆。刺期門入六分，又刺腎俞入五分；可灸胃管七壯。

初持寸口中脈如躁狀洪大，久按之細而牢堅。動苦腰腹相引痛，以下至足胻重也，不能食。刺腎俞入四分至五分，亦可灸胃管七壯。

尺寸俱沉，但有關上脈，苦寒，心下痛。

尺寸俱沉，關上無有者，苦心下喘。

尺寸俱數有熱，俱遲有寒。

尺寸俱微，厥，血氣不足，其人少氣。

尺寸俱濡弱，發熱惡寒汗出。一云内蘊熱，手足逆冷汗出。

寸口沉，胷中痛引背。一云短氣。

關上沉，心痛上吞酸。

尺中沉，引背痛。

寸口伏，胷中有逆氣。

關上伏，有水氣，泄溏。

尺中伏，水穀不消。

寸口弦，胃中拘急。一作心下愊愊。

關上弦，胃中有寒，心下拘急。

尺中弦，少腹臍下拘急。

寸口緊，頭痛逆氣。

關上緊，心下痛。

尺中緊，臍下少腹痛。

寸口濇，無陽少氣。

關上濇，無血厥冷。

尺中濇，無陰厥冷。

寸口微，無陽外寒。

關上微，中實一作胃虚能食，故裏急。一作無胃氣。

尺中微，無陰厥冷，腹中拘急。

寸口滑，胷滿逆。

關上滑，中實逆。
尺中滑，下利少氣。
寸口數，即吐。
關上數，胃中有熱。
尺中數，惡寒，小便赤黃。
寸口實即生熱，虛即生寒。
關上實即痛，虛即脹滿。
尺中實即小便難、少腹牢痛，虛即閉濇。
寸口芤吐血，微芤衄血。
關上芤，胃中虛。
尺中芤下血，微芤小便血。
寸口浮其人中風，發熱頭痛。
關上浮，腹痛心下滿。
尺中浮，小便難。
寸口遲，上焦有寒。
關上遲弱，無胃氣，有熱。
尺中遲，下焦有寒，背痛。
寸口濡，陽弱自汗出。
關上濡，下重。
尺中濡，少血，發熱，惡寒。

寸弱，陽氣少。

少闕。闕

尺弱，少血。

古今圖書集成醫部全録卷七十七

脈法

脈訣 晉·王叔和

脈賦

欲測疾兮生死，須詳脈兮有靈。左辨心肝之理，右察脾肺之情。此爲寸關所主，腎即兩尺分併。三部五臟易識，七診九候難明。晝夜循環，榮衛須有定數；男女長幼，大小各有殊形。復有節氣不同，須知春夏秋冬。建寅卯月兮木旺，肝脈弦長以相從。當其巳午，心火而洪。脾屬四季，遲緩爲宗。申酉是金爲肺，微浮短濇宜逢。月臨亥子，是乃腎家之旺；得其沉細，各爲平脈之容。

既平脈之不衰，反見鬼兮命危。子扶母兮瘥速，母抑子兮退遲。得妻不同一治，生死仍須各推。假令春得肺脈爲鬼，得心脈乃是肝兒。腎爲其母，脾則爲妻。春得脾而莫療，冬見心而不治；夏得肺而難瘥，秋得肝亦何疑。此乃論四時休旺之理，明五行生剋之義；舉一隅而爲例，則三隅而可知。按平弦而若緊，欲識濇而似微。浮芤其狀相反，沉伏殊途同歸。洪與實而形同髣髴，濡與弱而性帶依稀。先辨此情，後論其理，更復通於藥性，然後可以爲醫。

既已明其三部，須知疾之所有。寸脈急而頭疼，弦爲心下之咎。緊是肚痛之徵，緩即皮頑之候。微微冷入胷中；數數熱居胃口。滑主壅多，濇爲氣少。胷連脅滿，只爲洪而莫非；胷引背疼，緣是沉而不謬。

更過關中，浮緩不餐。緊牢氣滿，喘急難痊。弱以數兮胃熱，弦以滑兮胃寒。微即心下脹滿，沉兮膈上吞酸。濇即宜爲虚視，沉乃須作實看。下重緣濡，女萎散療之在急；水攻因伏，牽牛湯瀉則令安。弱緣胃熱上壅，遲是寒於下焦。胃冷嘔逆，關中濇候；腹脹陰疝，尺内弦牢。緊則痛居其腹，沉乃疾在其腰。濡數浮芤皆主小便赤濇，細詳如此之候何處能逃？

爾乃尺中脈滑，定知女經不調；男子遇此之候，必主小腹難消。伏脈穀兮不化，微即肚痛無憀。

若問女子，何因尺中不絶，胎脈方真。太陰洪而女孕，太陽大而男孕。或遇俱洪而當雙産，此法推之其驗若神。月數斷之，各依其部。假令中衝若動，此乃將及九旬。

患者要知欲死，須詳脈之動止。彈石劈劈而又急，解索散散而無聚。雀啄頻來而又往，屋漏將絶而復起。鰕遊冉冉而進退難尋，魚躍澄澄而遲疑掉尾。嗟夫！遇此之候，定不能起。縱有丸丹，天命而已。

復有困重沉沉，聲音劣劣。寸關雖無，尺猶不絶。往來息均，踝中不歇。如此之流，何憂殞滅？經文具載，樹無葉而有根；人困如斯，垂死乃當更活。

診脈入式歌

左心小腸肝膽腎，右肺大腸脾胃命。女人反此背看之，尺脈第三同斷病。

註　此六位之脈，首尾傳其位。先立左寸，心小腸乃君火之位；次立左關，肝膽風木之位；次立左尺，腎與膀胱乃寒水之位；次立右寸，肺大腸燥金之位；次立右關，脾胃濕土之位；次立右尺，命門三焦相火之位。皆循天而右行。以此言之，病在左主表，宜發汗；病在右主裏，宜下。循天左者，順行十二辰，自温而熱，自熱而濕，自濕而燥，自燥而寒，自寒而風，自風而温也，所以云天行。從前來者爲實邪，從後來者爲虚邪。其傳變之道，左必傳右，乃汗證傳作下證，下證則無傳汗證之理矣。

心與小腸居左寸，肝膽同歸左關定。腎居尺脈亦如之，用意調和審安靖。

肺與大腸居右寸，脾胃脈從關裏認。命門還與腎脈同，用心仔細須尋趁。若診他脈覆手取，要自看時仰手認。三部須教指下明，九候了然心裏印。

大腸共肺爲傳送，心與小腸爲受盛。脾胃相通五穀消，膀胱腎合爲津慶。三焦無狀空有名，寄在胷中膈相應。肝膽同歸津液腑，能通眼目爲清静。智者能調五臟和，自然察認諸家病。掌後高骨號爲關，骨下關脈形宛然。以次推排名尺澤，三部還須仔細看。關前爲陽名寸口，關後爲陰直下取。陽弦頭痛定無疑，陰弦腹痛何方走？陽數即吐兼頭痛，陰微即瀉臍中吼。陽實應知面赤風，陰微盗汗勞兼有。陽實大滑應舌强，陰數脾熱幷口臭。陽微浮弱定心寒，陰滑食注脾家咎。關前關後辨陰陽，察病根源應不朽。

一息四至號平和，更加一至太無疴。三遲二敗冷危困，六至七極生熱多。八脱九死十歸墓，十一十二絶魂嗟。三至爲遲一二敗，兩息一至死非怪。遲冷數熱古今傳，《難經》越度分明載。熱即生風冷生氣，用心指下叮嚀記。春弦夏洪秋似毛，冬石依經分節氣。阿阿緩若春楊柳，此是脾家居四季。在意專心察細微，靈機曉解通元記。浮芤滑實弦緊洪，七表還應是本宗。微沉緩濇遲幷伏，濡弱相兼八裏同。血榮氣衛定息數，一萬三千五百通。

心脈見於三部歌

三部俱數心家熱，舌上生瘡脣破裂；狂言滿目見鬼神，飲水百杯終不歇。

心　脈　歌

心脈芤陽氣作聲，或時血痢吐交横；溢關骨痛心煩躁，更兼頭面赤騂騂。大實由來面赤風，燥痛面色與心同；微寒虗惕心寒熱，急則暘中痛不通。實大相兼幷有滑，舌强心驚語話難；單滑心熱别無病，濇無心力不多言；沉緊心中逆冷痛，弦時心急又心懸。

肝脈見於三部歌

三部俱弦肝有餘，目中疼痛苦痃虛。怒氣滿胷常欲叫，翳矇瞳子淚如珠。

肝　脈　歌

肝軟并弦本沒邪，緊因筋急有些些。細看浮大更兼實，赤痛昏昏似物遮。溢關寸口過相應，目眩頭重與筋疼。芤時眼暗或吐血，四肢癱緩不能行。濇則緣虛血散之，肋脹脅滿自應知。滑因肝熱連頭目，緊實弦沉痃癖基。微弱浮散氣作難，目暗生花不耐看。甚浮筋弱身無力，遇此還須四體癱。

腎脈見於三部歌

三部俱遲腎臟寒，皮膚燥濇髮毛乾。夢見鬼神時入水，覺來情思即無歡。

腎　脈　歌

腎散腰間氣，尿多濇滑并。其中有聚散，聚散且無憑。實滑小便濇，淋痛濇騂騂。脈濇精頻漏，恍惚夢魂多。小腸疝氣逐，夢里涉江河。實大膀胱熱，小便難不通。滑弦腰脚重，沉緊痛還同。單匀無病憊，浮緊耳應聾。

肺脈見於三部歌

三部俱浮肺臟風，鼻中多水唾稠濃。壯熱惡寒皮肉痛，顙乾雙目淚酸疼。

肺脈歌

肺脈浮兼實，咽門燥又傷。大便難且濇，鼻内乏馨香。實大相兼滑，毛焦涕唾粘。更和咽有燥，秋盛夏宜砭。沉緊相兼滑，仍聞咳嗽聲。微浮兼有散，肺脈本家形。溢出胷中滿，氣泄大腸鳴。弦冷腸中結，芤暴痛無成。沉細仍兼滑，因知是骨蒸。皮毛皆總濇，寒熱兩相承。

脾脈見於三部歌

三部俱緩脾家熱，口臭胃翻長嘔逆。齒腫齗宣注氣纒，寒熱時時少心力。

脾脈歌

脾脈實兼浮，消中脾胃虛。口乾饒飲水，多食亦肌虛。單滑脾家熱，口臭氣多粗。濇即非多食，食不作肌膚。微浮傷客熱，來去作微疎。有緊脾家痛，仍兼筋急拘。欲吐即不吐，衝衝未得疎。若弦肝氣盛，妨食被譏謀。大實心中痛，如邪勿帶符。溢關涎出口，風中見羈孤。

七表八裏脈總論

七表者，浮芤滑實弦緊洪也。八裏者，微沉緩濇遲伏濡弱也。七表陽也，八裏陰也。表脈多見於左，而客隨主變；裏脈多見於右，而主隨客變。左手三部所主，温風寒也，温風寒病得於外；右手三部所主，燥濕暑也，燥濕暑病生於内。此脈法之大概。及其互相變見，或表脈見之於右，或裏脈見之於左，或陰陽更相乘，或陰陽更相伏，或一脈爲十變。脈理精微，非一言可盡，然其要不越乎陰陽五行而已。表脈有七，裏脈有八，共十五脈也。五行分之，各得三脈，三五一十五也。浮濇弱屬金，弦緊伏屬木，滑沉濡屬水，芤實洪屬火，微緩遲屬土，每三部俱有輕重之分。至於五行，當更相平，一有不平，病即見焉。或曰：謂内傷則善矣，謂外感莫或之當耶？殊不知天地之間，六氣依於五運。人身即小天地，外邪所感，莫不從其類而見焉。假令外感風濕，則木火有餘而土金不足，水不能制乎火矣。外感乃外邪所感，致五行不平；内傷乃五内自傷，五行自不能平也。先明金木水火土之理，次察虛實賊微正之邪，更復辨其部分之浮中沉，而又當詳審乎主脈客脈之相合。何爲主？弦洪濇緩沉是也。何爲客？本部不應得之脈皆客也。能如是，然後内傷外感，主客標本之病，是者是，非者非，夫何差錯之有？

七表脈

浮一　浮者陽也。指下尋之不足，舉之有餘，冉冉尋之如太過，曰浮。主欬嗽，氣促，冷汗自出，背膊勞倦，夜臥不安。

按之不足舉之餘，冉冉尋之指下浮，臟中積冷榮中熱，欲得生精用補虛。

寸浮中風頭熱痛，關浮腹脹胃虛空；尺部見之風入肺，大腸乾濇故難通。

芤二　芤者陽也。指下尋之，兩頭即有，中間全無，曰芤。主淋瀝，氣入小腸。

指下尋之中且虛，邪風透入小腸居；病時淋瀝兼疼痛，大作湯圓必自除。

寸芤積血在胷中，關内逢芤腸裏癰；尺部見之虛在腎，小便遺瀝血凝膿。

滑三　滑者陽也。指下尋之，三關如珠動，按之即伏，不進不退，曰滑。四肢困弊，脚手酸疼，小便赤濇。

滑脈如珠號曰陽，腰間生氣透前腸；脛酸只爲生寒熱，大瀉三焦必得康。

滑脈居寸多嘔逆，關滑胃寒不下食；尺部見之臍似冰，飲水下焦聲瀝瀝。

實四　實者陽也。指下尋之不絶，舉之有餘，曰實。主伏陽在内，脾虛不食，四體勞倦。

實脈尋之舉有餘，伏陽蒸内致脾虛；食少只緣生胃壅，溫和湯藥乃痊除。

實脈關前胷熱甚，當關切痛中焦恁；尺部如繩應指來，腹脹小便應不禁。

弦五　弦者陽也。指下尋之不足，舉之有餘，狀若箏弦，時時帶數，曰弦。主勞風乏力，盜汗多生，手足酸疼，皮毛枯槀。

弦脈爲陽狀若弦，四肢更被氣相煎；三度解勞方始退，常須固濟下丹田。

寸部脈緊一條弦，胷中急痛狀繩牽；關中有弦寒在胃，下焦停水滿丹田。

緊六　緊者陽也。指下尋之，三關通度，按之有餘，舉指甚數，狀若洪弦，曰緊。主風氣伏陽上衝，化爲狂病。

緊脈三關數又弦，上來風是正根源；忽然狂語人驚怕，不遇良醫不得痊。

緊脈關前頭裏痛，到關切痛無能動；隱指寥寥入尺來，激結遶臍常手捧。

洪七　洪者陽也。指下尋之極大，舉之有餘，曰洪。主頭痛，四肢浮熱，大腸不通，燥糞結濇，口乾，遍身疼痛。

洪脈根源本是陽，遇其季夏自然昌；若逢秋季及冬季，發汗通腸始得涼。

洪脈關前熱在胷，到關翻胃幾千重；更向尺中還若是，小便赤濇脚酸疼。

按：已上七表之脈，雖皆屬陽，然陽中有陰，有用熱藥者，不可執一不通，以致誤病。

八裏脈

微一　微者陰也。指下尋之，往來極微，冉冉尋之，若有若無，曰微。主敗血不止，面色無光。

指下尋之有若無，漩之敗血小腸居；崩中日久爲白帶，漏下多時骨本枯。

微脈關前氣上侵，當關鬱結氣排心；尺部見之臍下積，身寒飲水即呻吟。

沉二　沉者陰也。指下尋之似有，舉之全無，緩度三關，狀如爛綿，曰沉。主氣脹兩脅，手足時冷。

按之似有舉還無，氣滿三焦臟腑虚；冷氣不調三部壅，通腸建胃始能除。

寸脈沉兮胷有痰，當關氣短痛難堪；若在尺中腰脚重，小便稠數色如泔。

緩三　緩者陰也。指下尋之，往來遲緩，小於遲脈，曰緩。主四肢煩滿，氣促不安。

來往尋之狀若遲，腎間生氣耳鳴時；邪風積氣來衝背，腦後三針痛即移。

緩脈關前搐項筋，當關氣結腹難伸；尺上若逢癥結冷，夜間常夢鬼隨人。

濇四　濇者陰也。指下尋之似有，舉之全無，前虚後實，無復次第，曰濇。主遍身疼痛，女子有孕胎痛，無孕敗血爲病。

濇脈如刀刮竹行，丈夫有此號傷精；婦人有孕胎中病，無孕還須敗血成。

濇脈關前胃氣幷，當關血散不能停；尺部如斯逢逆冷，體寒臍下作雷鳴。

遲五　遲者陰也。指下尋之，重手乃得，隱隱曰遲。主腎虚不安。

遲脈人逢狀且難，遇其季夏不能痊；神工診得知時候，道是脾來水必乾。

寸口脈遲心上寒，當關腹痛飲漿難；流入尺中腰脚重，厚衣重覆也嫌單。

伏六　伏者陰也。指下尋之似有，呼吸定息全無，冉冉尋之，不離三關，曰伏。主毒氣閉塞三關，四肢沉重，手足時冷。

陰毒伏氣切三焦，不動榮家氣不調；不問春秋與冬夏，徐徐發汗始能消。

積氣胷中寸脈伏，當關腸澼常瞑目；人部見之食不消，坐臥非安還破腹。

濡七　濡者陰也。指下尋之似有，冉冉還來，按之依前却去，曰濡。主少力，五心煩熱，腦轉耳鳴，下元極冷。

按之似有舉之無，髓海丹田定已枯；四體骨蒸勞熱甚，臟腑終傳命必殂。

濡脈關前人足汗，當關氣少精神散；尺部綿綿即惡寒，骨與肉疎都不管。

弱八　弱者陰也。指下尋之，如爛綿相似，輕手乃得，重手稍無，怏怏不前，曰弱。主氣居於表，生産後客風面腫。

三關怏怏不能前，只爲風邪與氣連；少年得此須憂重，老弱逢之病即痊。

關前弱脈陽道虚，關中有此氣多疎；若在尺中陰氣絶，酸疼引變上皮膚。

九道脈

長一　長者陽也。指下尋之，三關如持竿之狀，舉之有餘，曰長，過於本位，亦曰長。主渾身壯熱，夜卧不安。

長脈迢迢度三關，指下將來又却還；陽毒在臟三焦熱，徐徐發汗始能安。

短二　短者陰也。指下尋之，不及本位，曰短。主四肢惡寒，腹中生氣，宿食不消。

短脈陰中有伏陽，氣壅三焦不得昌；臟中寒食生寒氣，大瀉通腸必得康。

虚三　虚者陰也。指下尋之不足，舉之亦然，曰虚。主少力多驚，心中恍惚，小兒驚風。

恍惚心中多悸驚，三關定息脈難成；血虚臟腑生煩熱，補益三焦便得寧。

促四　促者陽也。指下尋之極數，併居寸口，曰促。漸加即死，漸退即生。

促脈前來已出關，常居寸口血成斑；忽然漸退人生也，若或加時命在天。

結五　結者陰也。指下尋之，或來或往，聚而却還，曰結。主四肢氣悶，連痛時來。

積氣生於脾臟旁，大腸疼痛陣難當；只宜稍瀉三焦火，莫謾多方立紀綱。

代六　代者陰也。指下尋之，動而復起，冉冉不能自還，曰代。主形容羸瘦，口不能言。

代脈時時動若浮，再而復起似還無；三元正氣隨風去，魂魄冥冥何所拘。

牢七　牢者陰也。指下尋之即無，按之却有，曰牢。主骨間疼痛，氣居於表。

脈入皮膚辨息難，時時氣促在胷前；只縁水火相刑剋，欲待痊除更問天。

動八　動者陰也。指下尋之似有，舉之還無，冉冉尋之，不離其處，不往不來，曰動。主四體虚勞，崩中血痢。

動脈根源氣主陰，三關指下礙沉沉；血山一倒一年月，志士名醫只可尋。

細九　細者陰也。指下尋之，細細似綿，來往極微，曰細。主脛酸髓冷，乏力洩精。

乏力無精脛裏酸，形容憔悴髪毛乾；如逢冬季經霜月，不療其疴必自痊。

左右手診脈歌

左右須候四時脈，四十五動爲一息；指下弦急洪緊時，便是有風兼熱極。忽然匿匿慢沉細，冷疾纒身兼患氣；賊脈頻來問五行，屋漏雀啄終不治。

左手寸口心脈歌

左手頭指火之子，四十五動無他事；三十一動忽然沉，頓飯却來還復此。春中診得夏須憂，夏若逢之秋絶體；秋脈如斯又準前，冬若候之春必死。子當作指。

左手中指肝脈歌

左手中指木相連，脈候還須來一息；二十六動沉却來，肝臟有風兼熱極。二十九動濇匿匿，本臟及筋終絶塞；一十九動便沉沉，肝絶未曾人救得。

左手尺部腎脈歌

左手腎脈指第三，四十五動無疾咎；指下急急動弦時，便是熱風之脈候。忽然來往慢慢極，腎臟敗時須且救；此病多從冷變來，療之開破千金口。二十五動沉即來，腎絶醫人無好手；努力黄泉在眼前，縱在也應終不久。

右手寸口肺脈歌

右手頭指肺相連，四十五動無憂慮；極急明知是中風，更看二十餘七度。忽然指下來往慢，肺冷莫言無大故；一朝肺絶脈沉沉，染病臥牀思此語。十二動而又不來，咳嗽唾膿兼難補；髪直如麻只片時，扁鵲也應難救護。

右手中指脾脈歌

右手第二指連脾，四十五動無諸疑；急動名爲脾熱極，食不能消定若斯。欲知疾患多爲冷，指下尋之慢極遲；吐逆不定經旬日，胃氣衝心得幾時。

右手尺部命門脈歌

右手命門三指下，四十五動不須怕；一十九動默然沉，百死無生命絶也。

診雜病生死候歌

五十不止身無病，數内有止皆知定；四十一止一臓絶，却後四年多没命。三十一止即三年，二十一止二年應；十五一止一年殂，以下有止看暴病。

診暴病歌

兩動一止或三四，三動一止六七死；四動一止即八朝，以次推排但依次。

形證相反歌

健人脈病號行尸，病人脈健亦如之；長短瘦肥並如此，細心診候有依稀。

診四時病五行相剋脈

春得秋脈定知死，死在庚辛申酉裏；夏得冬脈亦如然，還於壬癸爲期爾。嚴冬診得四季脈，戊己辰戌還是厄；秋得夏脈亦同前，爲緣丙丁相刑剋。季月季夏得春脈，剋在甲寅病應極；值逢乙卯亦非良，此是五行相鬼賊。

診四時虛實歌

春得冬脈只是虛，更兼補腎病自除；若得夏脈緣心實，還應瀉子自無虞。夏秋冬脈皆如是，在前爲實後爲虛；春中若得四季脈，不治多應病自除。

傷寒歌

傷寒熱病同看脈，滿手透關洪拍拍；出至風門過太陽，一日之中見脱厄。過關微有慢騰騰，直至伏時重候覓；掌内迢迢散漫行，乾瘥伶仃多未的。大凡當日問程途，遲數洪微更消息。

又歌

熱病須得脈浮洪，細小徒費用神功；汗後脈静當便瘥，喘熱脈亂命應終。

診雜病生死歌

腹脹浮大是出厄，虛小命殂須努力；下痢微小却爲生，脈大浮洪無瘥日。恍惚之病定顛狂，其脈實牢保安吉；寸關尺部沉細時，如此未聞人救得。消渴脈數大者活，虛小病深厄難脫；水氣浮大得延生，沉細應當是死別。

霍亂之候脈微遲，氣少不語大難醫；三部浮洪必救得，古今課定更無疑。鼻衂吐血沉細宜，忽然浮大即傾危；病人脈健不用治，健人脈病號行屍。

心腹痛脈沉細宜，浮大弦長命必殂；頭痛短濇應須死，浮滑風痰必易除。中風口噤遲浮吉，急實大數三魂孤；魚口氣粗難得瘥，面赤如粧不久居。中風髮直口吐沫，噴藥悶亂起復蘇；咽喉拽鋸水鷄響，搖頭上竄氣長噓。病人頭面青黑暗，汗透毛端恰似珠；眼小目瞪不須治，作汗如油不可蘇。

內實腹脹痛滿盈，心下牢强乾嘔頻；手足煩熱脈沉細，大小便濇死多真。

外實內熱吐相連，下清注穀轉難安；忽然診得脈洪大，莫費神功定不痊。內外俱虛身冷寒，汗出如珠微嘔煩；忽然手足脈厥逆，體不安寧必死拚。

欬而唾血羸瘦形，其疾脈大必難任；上氣浮腫肩息頻，浮滑之脈即相成。忽然微細應難救，神功用盡也無生；中惡腹脹緊細生，若得浮大命逡巡。金瘡血盛虛細活，急疾大數必危身。

凡脈尺寸緊數形，又似釵直吐轉增；此患蠱毒急須救，速求神藥命難停；中毒洪大脈應生，細微之脈必危傾。吐血但出不能止，命應難返沒痊平；大凡要看生死門，太衝脈在即爲憑。若動應神魂魄在，止便干休命不停。

診婦人有姙歌

肝爲血兮肺爲氣，血爲榮兮氣爲衛；陰陽配偶不參差，兩臟通知皆類例。血衰氣王定無娠，血王氣衰應有體。

寸微關滑尺帶數，流利往來幷雀啄。小兒之脈已見形，數月懷身猶未覺。左疾爲男右爲女，流利相通速來去。兩手關脈大相應，已形亦在通前語；左手帶縱兩個男，右手帶横一雙女。左手脈逆生三男，右手脈順還三女。

寸關尺部皆相應，一男一女分形證。有時子死母身存，或即母亡存子命。往來三部通流利，得數相參皆替替。陽實陰虚脈得明，遍滿胷堂皆逆氣。左手太陽浮大男，右手太陰沉細女。諸陽爲男諸陰女，指下分明長記取。三部沉正等無疑，尺内不止真胎婦。母乘子兮縱氣露，妻承夫兮横氣助；子乘母兮逆氣參，夫乘妻兮順氣護。小兒日足胎成聚，身熱脈亂無所苦；汗出不食吐逆時，精神結備其中住。滑疾不散胎三月，但疾不散五月母；弦緊牢强滑者安，沉細而微歸泉路。

産難生死脈證歌

欲産之婦脈離經，沉細而滑也同名；夜半覺痛應分誕，來日日午定知生。身重體熱寒又痛，舌下之脈黑復青；反舌上冷子當死，腹中須遺母歸冥。面赤舌青細尋看，母活子死定應難；唇口俱青沫又出，子母俱死總高捹。面青舌赤沫出頻，母死子活定知真；不信若能看應驗，尋知賢哲不虚陳。新産之脈緩滑吉，實大弦急死來侵。若得重沉小者吉，忽若堅牢命不停。寸口濇疾不調死，沉細附骨不絶生；審看此候分明記，長須念取向心經。

産後傷寒生死脈歌

産後因得熱病臨，脈細四肢緩者生；脈大忽然肢逆冷，須知其死莫留停。

小兒生死脈歌

小兒乳後輒嘔逆，更兼脈亂無憂慮；弦急之時被氣纏，脈緩即是不消乳。緊數細快亦少苦，虛濡邪氣驚風助；痢下宣腸急痛時，浮大之脈歸泉路。

古今圖書集成醫部全録卷七十八

脈　法

千　金　方 唐・孫思邈

論　診　候

凡調理病，先察其源，候其病機。五臟未虚，六腑未竭，血脈未亂，精神未散，服藥必活。若病已成，可得半愈；病勢已過，命可保全。夫診候之法，常以平旦，陰氣未動，陽氣未散，飲食未進，經脈未盛，絡脈調勻，氣血未亂，精取其脈，知其逆順，非其時不用也，深察三部九候而明告之。古之善爲醫者，上醫醫國，中醫醫人，下醫醫病。又曰：上醫聽聲，中醫察色，下醫診脈。又曰：上醫醫未病之病，中醫醫欲病之病，下醫醫已病之病。若不加心用意，於事混淆，即病者難以救矣。何謂三部？寸關尺也。上部爲天，肺也；中部爲人，脾也；下部爲地，腎也。何謂九候？部各有三，合爲九候。上部天，兩額動脈，主頭角之氣也；上部地，兩頰動脈，主口齒之氣也；上部人，耳前動脈，主耳目之氣也。中部天，手太陰肺之氣也；中部地，手陽明胷中之氣也；中部人，手少陰心之氣也。下部天，足厥陰肝之氣也；下部地，足少陰腎之氣也；下部人，足太陰脾之氣也。合爲九候。夫形盛脈細，少氣不足以息者死；形瘦脈大，胷中多氣者死。形氣相得者生，參伍不調者病，三部九候皆相失者死。愚醫不通三部九候，及四時之經，或用湯藥倒錯，針灸失度，順方治病，更增他疾，遂致滅亡。哀哉，烝民枉死者半！可謂世無良醫，爲其解釋經説。地水火風，和合成人。凡人火氣不調，舉身蒸熱；風氣不調，全身疆直，諸毛孔閉塞；水氣不調，身體浮腫，氣滿喘粗；土氣不調，四肢不舉，言無音聲。

火去則身冷，風止則氣絶，水竭則無血，土散則身裂。然愚醫不思脈道，反治其病，使臟中五行相剋，切如火熾，然重加其油，不可不慎！凡四氣合德，四神安和；一氣不調，百病隨生。四神動作，四百四病，同時俱發。又云：一百一病，不治自愈；一百一病，須治而愈；一百一病，雖治難愈；一百一病，真死不治。

平脈大法

論曰：夫脈者醫之大業也！既不深究其道，何以爲醫者哉？是以古之哲醫，寤寐俯仰，不與常人同域，造次必於醫，顛沛必於醫，故能感於鬼神，通於天地，可以濟衆，可以依憑。若與常人混其波瀾，則庶事隳壞，使夫物類將何仰焉？由是言之，學者必當摒去俗情，凝心於此，則佗鵲之功，因兹可得而致也。

凡人稟形氣，有中適，有躁靜，各各不同。氣脈潮動，亦各隨其性韻。故一呼而脈再至，一吸而脈再至，呼吸定息之間復一至，合爲五至，此爲平和中適者也。春秋日夜正等，無餘分時也。其餘日則其呼而脈至多，吸而脈至少，或吸而脈至多，呼而脈至少，此則不同如冬夏日夜長短之異也。凡氣脈呼吸法晝夜，變通傚四時。然於呼吸定息，應五至之限，無有虧僻，猶晷刻與四時有長短，而歲功日數無遺也。若人有羸有壯，其呼吸雖相𦆭遏，而晝夜息度，隨其漏刻，是謂呼吸象晝夜，變通傚四時也。

夫診脈當以意先自消息，壓取病人呼吸以自同，而後察其脈數，計於定息之限，五至者爲平人，若有盈縮等狀，論平源之所宜也。

問曰：何謂三部脈？答曰：寸關尺也。凡人修短不同，其形各異。有尺寸分三關之法，從肘腕中横文至掌魚際後文却而十分之，而入取九分，是爲尺。從魚際後文却還度取十分之一，則是寸十分之而入取九分之中，則寸口也。此處其骨自高，故云陰得尺内一寸，陽得寸内九分。從寸口入却行六分爲關分，從關分又入六分爲尺分。

又曰：從魚際至骨却行一寸，其中名曰寸口；從寸口至尺，名曰尺澤，故曰尺寸。寸後尺前名曰關。陽出陰入，以關爲界。如天地人爲三界。寸主射上焦，頭及皮毛，肩手上部；關主射中焦，腹及腰中部；尺主射下焦，小腹至足下部。此爲三部，法象三才天地人，頭腹足爲三元也。夫十二經皆有動脈，獨取寸口以決五臟六腑死生吉凶之候者，何謂也？然。寸口者，脈之大會手太陰之動脈也。人一呼脈行三寸，一吸脈行三寸，呼吸定息脈行六寸。人一日一夜，凡一萬三千五百息，脈行五十度，周於其身，漏水下百刻。榮衛行陽二十五度，行陰亦二十五度，爲一周，故五十度而復會於手太陰。太陰者，寸口也，即五臟六腑之所終始，故法取於寸口。人有三百六十脈，法天三百六十日也。

診五臟脈輕重法

初持脈如三菽之重，與皮毛相得者，肺部。金，秋三月，庚辛之氣。如六菽之重，與血脈相得者，心部。火，夏三月，丙丁之氣。如九菽之重，與肌肉相得者，脾部。土旺四季，季夏六月，戊己之氣。如十二菽之重，與筋平者，肝部。木，春三月，甲乙之氣。按之至骨，舉指來疾者，腎部。水，冬三月，壬癸之氣。

心肺俱浮，何以別之？然。浮而大散者，心也。象火浮散。浮而短濇者，肺也。象金浮濇。腎肝俱沉，何以別之？然。牢而長者，肝也。如卉生苗吐穎。濡而大，舉指來實者，腎也。濡弱如水，舉重勝船。脾者中州，故其脈在中，是陰陽之脈也。《千金翼》云：遲緩而長者脾也。

五臟脈所屬

心部在左手關前寸口，亦名人迎。肝部在左手關上，腎部在左手關後尺中。

肺部在右手關前寸口，亦名氣口。脾部在右手關上，腎部在右手關後尺中。

脈法讚

肝心出左，脾肺出右。腎與命門，俱出尺部。魂魄穀神，皆見寸口。左主司官，右主司腑。左大順男，右大順女。關前一分，人命之主。左爲人迎，右爲氣口。神門決斷，兩在關後。人無二脈，病死不愈。諸經損減，各隨其部。三陰三陽，誰先誰後。陰病治官，陽病治腑。奇邪所舍，如何補取？審而知之，針入病愈。

三關主對法

諸浮、諸弦、諸沉、諸緊、諸濇、諸滑，若在寸口，膈以上；病頭部。若在關上，胃以下；病腹部。若在尺中，腎以下。病腰脚部。

平寸口脈主對法

寸口脈滑而遲，不沉不浮，不長不短，爲無病。左右同法。寸口太過與不及。寸口之脈，中手短者曰頭痛，中手長者曰足脛痛，中手促上擊曰肩背痛。寸口脈沉而堅者，曰病在中。寸口脈浮而盛者，曰病在外。寸口脈沉而弱者，曰寒熱及疝瘕小腹痛。寸口脈沉而弱〔一〕，髮必墮落。寸口脈沉而緊，苦〔二〕心下有寒，時時痛，有積邪。寸口脈沉而滑者，胷中有水氣，面目腫，有微熱，爲風水。寸口脈沉大而滑，沉即爲血實，滑即爲氣實，血氣相搏，入臟即死，入腑即愈。寸口脈沉，胷中短氣。寸口脈沉而喘者，寒熱。寸口脈浮而滑，頭中痛。寸口脈浮大，按之反濇，尺中亦微而濇，故知有穀氣宿食。寸口脈弦而緊，弦即衛氣不行，衛氣不行即惡寒，水流走腸間。寸口脈緊或浮，膈上有寒，肺下有水氣。脈緊上寸口者，中風，風頭痛亦如之。脈弦上寸口者，宿食，降者頭痛。寸口脈弦大，婦人半生漏下，男子亡血失精。寸口脈微而弱，微即惡寒，弱即發熱，當發不發，

註〔一〕弱　原作「頭」，據《千金方》卷二十八三關主對法改。
〔二〕苦　原作「者」，據同上改。

骨節疼煩，當煩不煩，與極汗出。寸口脈微而弱，氣血俱虛，男子〔一〕吐血，婦人下血，嘔汁出。寸口脈動而弱，動即爲驚；弱即爲悸。寸口脈緩而遲，緩即爲虛，遲即爲寒，虛寒相搏，則欲温食，食冷即咽痛。寸口脈遲而緩，遲則爲寒，緩即爲氣，寒氣相搏，則絞而痛。寸口脈遲而濇，遲即爲寒，濇爲少血。脈來過寸入魚際者，遺尿；脈出魚際，逆氣喘息。寸口脈但實者，心勞。寸口脈瀲瀲如羹上肥，陽氣微；連連如蜘蛛絲，陰氣衰。兩手前部陽絶者，苦心下寒毒喙中熱。寸口脈偏絶，則臂偏〔二〕不遂，其人兩手俱絶者，不可治。寸口脈來暫大暫小者，陰絡也，苦陰風痺，應時自發，身洗洗也。寸口脈來暫小暫大者，陽絡也，苦皮膚病，汗出惡寒，下部不仁。寸口脈浮，中風發熱，頭痛，宜服桂枝湯、葛根湯，針風池、風府，向火灸身，摩治風膏，覆令汗出。寸口脈緊，苦頭痛，是傷寒，宜服麻黄湯發汗，針眉衝、顳顬，摩傷寒膏。寸口脈微，苦寒爲衄，宜服五味子湯、麻黄茱萸膏，令汗出。寸口脈數，即爲吐，以有熱在胃管，熏胷中，宜服藥吐之，及針胃脘，服除熱湯。若傷寒七八日至十日，熱在中，煩滿渴者，宜服知母湯。寸口脈洪大，胷脅滿，宜服生薑湯，白薇丸亦可，紫菀湯下之，針上脘、期門、章門。寸口脈緩，皮膚不仁，風寒在肌肉，宜服防風湯，以藥薄熨之佳，灸諸治風穴。寸口脈滑，陽實胷中壅滿吐逆，宜服前胡湯，針太陽，巨闕瀉之。寸口脈弦，心下愊愊，微頭痛，心下有水氣，宜服甘遂丸，針期門瀉之。寸口脈弱，陽氣虛弱，自汗出，宜服茯苓湯、內補散，將適飲食消息，勿極勞，針胃脘補之。寸口脈濇，是胃氣不足，宜服乾地黄湯，自養調和飲食，針胃脘一作三里補之。寸口脈芤吐血，微芤者衄血，空虛去血故也，宜服竹皮湯、黄土湯，灸膻中。寸口脈伏，胷中逆氣噎塞不通〔三〕，是諸氣上衝胷中，宜服前胡湯、大三建丸，針巨闕瀉之。寸口脈沉，胷中引脅痛，胷中有水氣，宜服澤漆湯，針巨闕瀉之。寸口脈軟弱，自汗出，是虛損病，宜服乾地黄湯、薯蕷丸、內補散、牡蠣散，並粉，針太衝補之。寸口脈遲，上焦有寒，心痛，咽酸，吐酸水，宜服附子湯、生薑湯、茱萸丸，調和飲食以煖之。寸口脈實即生熱在脾肺，

註〔一〕子　原作「女」，據《千金方》卷二十八三關主對法補。上改。
〔二〕偏　原作「澼」，據同上改。
〔三〕不通　原缺，據同上改。

吐，宜服黄芩龍膽湯；吐不止，宜服橘皮桔梗湯，灸中府。

寸口脈細，發熱嘔逆氣塞；虚則生寒在脾胃，食不消化。熱即宜服竹葉湯、葛根湯，寒即茱萸丸、生薑湯。

平關脈主對法

關上脈浮而大，風在胃中，張口肩息，心中澹澹，食欲嘔。關上脈微浮，積熱在胃中，嘔吐蚘蟲，心健忘。關上脈滑而大小不均，必吐逆，是爲病方欲來，不出一二日，復欲發動，其人欲多飲，飲即注利。如利止者生，不止者死。關上脈緊而滑者，蚘動。關上脈弦而長，有痛如刀刺之狀，在臍左右上下。關上脈濇而堅，大而實，按之不減有力，爲中焦實，有伏結在脾肺氣塞，實熱在胃中。關上脈襜襜大，而尺寸細者，其人必心腹冷積，癥瘕結聚，欲熱飲食。關上脈時來時去，乍大乍小，乍踈乍數者，胃中寒熱羸劣，不欲飲食如瘧狀。關上脈浮，腹滿不欲食，浮爲虚滿，宜服平胃丸、茯苓湯、生薑前胡湯；針胃脘，先瀉後補之。關上脈緊，心下苦滿痛，脈緊爲實，宜服茱萸當歸湯，又加大黄二兩佳，針巨闕、下脘瀉之。關上脈微，胃中冷，心下拘急，宜服附子湯、生薑湯、附子丸，針巨闕補之。關上脈數，胃中有客熱，宜服知母湯、除熱湯，針巨闕、上脘瀉之。關上脈緩不欲食，此脾胃氣不足，宜服平胃丸、補脾湯，又針章門補之。關上脈滑，胃中有熱，滑爲熱實氣滿，故不欲食，食即吐逆，宜服朴硝麻黄湯、平胃丸，針胃脘瀉之。關上脈弦，胃中有冷，心下厥逆，脈弦胃氣虚，宜服茱萸湯，温調飲食，針胃脘補之。關上脈弱，胃氣虚，胃中有客熱。脈弱爲虚熱作病，又云有熱不可大攻之，熱去即寒起，正宜服竹葉湯，針胃脘補之。關上脈細虚腹滿，宜服生薑湯、茱萸蜀椒湯、白薇丸，針灸三脘。關上脈濇，血氣逆冷，脈濇爲血虚，宜服乾地黄湯、四補散，針足太衝上補之。關上脈芤，大便去血，宜服生地黄並生竹皮湯，灸膈俞；若重下去血，針關元，甚者服龍骨丸。關上脈伏，有水氣溏泄〔一〕，宜服水銀丸，針關元，利小便，止溏泄，便止。關上脈洪，胃中熱，必煩滿，宜服平胃丸，針胃脘先瀉後補之。關上脈

註〔一〕泄 原作「熱」，據《千金方》卷二十八三關主對法改。

沉，心下有冷氣，苦滿吞酸，宜服白薇丸、茯苓丸、附子湯，針胃脘補之。關上脈軟，苦虚冷，脾氣弱，重下病，宜服赤石脂湯、女萎丸，針關元補之。關上脈遲，胃中寒，宜服桂枝丸、茱萸湯，針胃脘補之。關上脈實，胃中痛，宜服梔子湯、茱萸烏頭丸，針胃脘補之。關上脈牢，脾胃氣塞盛熱，即腹滿響響，宜服紫菀丸、瀉脾丸，針灸胃脘瀉之。

平尺脈主對法

尺脈浮者，客陽在下焦。尺脈弱，下焦冷，無陽氣，上熱衝頭面。尺脈弱寸强，胃絡脈傷。尺脈偏滑疾，面赤如醉，外熱則病。尺脈細微，溏泄下冷利。尺脈虚小者，足脛寒痿痺，脚疼。尺脈濇，下血不利，多汗。尺脈沉而滑者，寸白蟲。尺脈細而急者，筋攣痺不能行。尺脈大者，熱在脬中，小便赤痛。尺脈粗常熱者，謂之熱中，腰胯疼，小便赤熱。尺脈按之不絶，婦人血閉；與關相應和滑者，男子氣血實，婦人即爲妊娠。尺脈來而斷絶者，男子小腹有滯氣，婦人月水不利。尺脈俱軟，弱由藴熱，手足逆冷汗出。尺脈俱沉，關上無有者，苦心下喘。尺脈俱沉，關上若有，苦寒心下痛，陰中冷，脚痺。尺寸俱微〔一〕，少心力不欲言，血氣不足，其人脚弱短氣。尺脈俱數，手足頭面有熱；俱遲有寒，手足頭面有冷風。尺脈浮，下熱風，小便難，宜服瞿麥湯、滑石散，針橫骨、關元瀉之。尺脈緊，臍下痛，宜服當歸湯，灸天樞，針關元補之。尺脈微，厥逆，小腹中拘急有寒氣，宜服小建中湯，針氣海。尺脈數，惡寒，臍下熱痛，小便赤黄，宜服鷄子湯、白魚散，針橫骨瀉之。尺脈緩，脚弱下腫，小便難，有餘瀝，宜服滑石湯、瞿麥散，針橫骨瀉之。尺脈滑，血氣實，經脈不利，宜服朴硝煎、大黄湯下去經血，針關元瀉之。尺脈弦，小腹疼，小腹及脚中拘急，宜服建中湯、當歸湯，針氣海瀉之。尺脈弱，氣少發熱骨煩，宜服前胡湯、乾地黄茯苓湯，針關元補之。尺脈濇，足脛逆冷，小便赤，宜服附子四逆湯，針足太衝補之。尺脈芤，下焦虚，小便去血，宜服竹皮生地黄湯，灸丹田、關元。尺

註〔一〕尺寸俱微　原作「尺脈微」，據《千金方》卷二十八三關主對法改。

脈伏，小腹痛，癥疝，水穀不化，宜服大平胃丸、桔梗丸，針關元補之。尺脈沉，腰背痛，宜服腎氣丸，針京門補之。尺脈軟，脚不收風痺，小便難，宜服瞿麥湯、白魚散，針關元瀉之。尺脈牢，腹滿，陰中急，宜服葶藶子茱萸丸，針丹田、關元、中極。尺脈遲，下焦有寒，宜服桂枝丸，針氣海、關元瀉之。尺脈實，小腹痛，小便不禁，宜服當歸湯加大黄一兩利大便，針關元補之。

五臟積聚

人病有積、有聚、有穀氣。夫積者，臟病，終不移也；聚者，腑病，發作有時，展轉痛移，爲可治也；穀氣者，脅下牽痛，按之則愈，愈復發爲穀氣。夫病已愈不得復發，今病復發，即爲穀氣也。諸積大法，脈來而細軟附骨者，爲積也。寸口結，積在胷中；微出寸口，積在喉中。關上結，積在臍旁；微下關者，積在小腹。尺中結，積在氣衝；上關上，積在心下。脈出在左積在左，脈出在右積在右，脈兩出積在中央，各以其部處之。寸口沉而横者，脅下及腹中有横積痛，其脈弦，腹中急痛，腰背痛相引，腹中有寒疝瘕。脈弦緊而細微者，癥也。夫寒痺癥瘕積聚之脈，狀皆弦緊。若在心下即寸弦緊，在胃脘即關弦緊，在臍下即尺弦緊。一曰：關脈長弦，有積在臍左右上下。

又脈癥法：左手脈横癥在左，右手脈横癥在右。脈頭大在上，頭小在下。

又一法：横脈見左積在右，見右積在左。偏得洪實而滑亦爲積，弦緊亦爲積，爲寒痺，爲疝痛。内有積，不見脈難治；見一脈相應，爲易治；諸不相應，爲不合治也。

左手脈大，右手脈小。上病在脅左，下病在左足。右手脈大，左手脈小。上病在右脅，下病在右足。

脈弦而伏者，腹中有癥不可轉也，必死不治。脈來細沉時直者，身有癰腫，若腹中有伏梁。脈來沉而虚者，泄注也。脈來小沉實者，胃中有積聚不可下，食即吐。

陰陽表裏虚實

弦爲少陽，緩爲陽明，洪爲太陽，三陽也。微爲少陰，遲爲厥陰，沉爲太陰，三陰也。

脈有陽盛陰虚，陰盛陽虚，何謂也？然。浮之損小，沉之實大，故曰陰盛陽虚；沉之損小，浮之實大，故曰陽盛陰虚。是謂陰陽虚實之意也。凡脈浮大數動長滑，陽也；沉濇弱弦短微，陰也。陽病見陰脈者，逆也，主死；陰病見陽脈者，順也，主生。關前爲陽，關後爲陰。陽數即吐，陰微即下。陽弦則頭痛，陰弦即腹痛。以依陰陽察病也。又尺脈爲陰，陰脈當沉而遲；寸關爲陽，陽脈但浮而速。有表無裏，邪之所止，得鬼病。何謂表裏？寸尺爲表，關爲裏。兩頭有脈，關中絶不至也。尺脈上不至關爲陰絶，寸脈下不至關爲陽絶。陰絶而陽微，死不治。呼爲表屬腑，吸爲裏屬臟，陽微不能呼，陰微不能吸，呼吸不及，胷中短氣。

弱反在關，濡反在巔，微反在上，濇反在下。微即陽氣不足，煩熱汗出。濇即無血，厥而且寒。諸腑脈爲陽主熱；諸臟脈爲陰主寒。陽微則汗，陰浮自下。陽數口生瘡，陰數加微，必惡寒而煩擾不得眠。陽芤吐血，陰芤下血。無陽即厥，無陰即嘔。

寸口脈浮大而疾者，名曰陽中之陽，病苦煩滿，身熱，頭痛，腹中熱。寸口脈沉細者，名曰陽中之陰，病苦悲傷不樂，惡聞人聲，少氣，時汗出，陰氣不通，臂不能舉。

尺脈沉細者，名曰陰中之陰，病苦兩脛酸疼，不能久立，陰氣衰，小便餘瀝，陰下濕癢。

尺脈滑而浮大者，名曰陰中之陽，病苦小腹痛滿不能溺，溺即陰中痛。大便亦然。

尺脈牢而長，關上無有，此爲陰干陽，其人苦兩脛重，小腹引腰痛。

何時得病

何以知人露臥得病？陽中有陰也。何以知人夏月得病？諸陽入陰也。何以知人春得病？無肝脈也。無心脈，夏得病；無肺脈，秋得病；無腎脈，冬得病；無脾脈，四季之月得病。

診四時相反脈

春三月木旺，肝脈治當先至，心脈次之，肺脈次之，腎脈次之，此爲王〔一〕相順脈也。到六月土旺，脾脈當先至而反不至，反得腎脈，此爲腎反脾也，七十日死。何謂腎反脾？夏火王，心脈當先至，肺脈次之，而反得腎脈，是謂腎反脾，期五月六月，忌丙丁。脾反肝，三十日死。何謂脾反肝？春肝脈當先至而反不至，脾脈先至，是謂脾反肝。期正月二月，忌甲乙。腎反肝，三歲死。何謂腎反肝？春肝脈當先至而反不至，腎脈先至，是謂腎反肝。期七月八月，忌庚辛。腎反心，二歲死。何謂腎反心？夏心脈當先至而反不至，腎脈先至，是謂腎反心。期六月，忌戊己。此中不論肺金之氣，疎略未諭，《指南》又推五行，亦頗顛倒，待求《別録》上。

凡療病，察其形貌、神氣、色澤、脈之盛衰、病之新故，乃可治之。形氣相得，色澤以孚，脈從四時，此爲易治。形氣相失，色夭不澤，脈實堅盛，脈逆四時，此爲難治。

逆四時者，春得肺脈、夏得腎脈、秋得心脈、冬得脾脈，其至皆懸絶濇者曰逆。春夏沉濇，秋冬浮大，病熱，脈靜泄利，脈大脱血。脈實病在中，脈堅實病在外。脈不實名逆，四時皆難療也。凡四時脈，皆以胃氣爲本。雖有四時旺相之脈，無胃氣者難瘥也。何謂胃脈？來弱以滑者是也，名曰易治。

扁鵲診諸反逆死脈要訣

扁鵲曰：夫相死脈之氣，如羣鳥之聚，一馬之馭，繫水交馳之狀，如懸石之落，出筋之上，藏筋之下，堅關〔二〕之裏，不在榮衛，伺候交射不可知也。

脈病人不病，脈來如屋漏雀啄者死。又經言得病七八日，脈如屋漏雀啄者死；脈來如彈石去如解索者死。

註〔一〕王　原作「三」，據《千金方》卷二十八論四時相反脈改。

〔二〕關　原作「開」，據《千金方》卷二十八扁鵲診諸反逆死脈要訣改。

脈困，病人脈如蝦之游，如魚之翔者死。脈如懸薄卷索者死。脈如轉豆者死。脈如偃刀者死。脈涌涌不去者死。脈忽去忽來，暫止復來者死。脈中侈者死。脈分絶者死。脈有表無裏者死。經名曰結，去即死。何謂結？脈在指下如麻子動摇，屬腎，名曰結，去死近也。

脈五來不復增減者死。經名曰代。何謂代？脈五來一止也。脈七來是人一息〔一〕，半時不復增減，亦名曰代，正死不疑。經言病或有死，或有不治自愈，或有連年月而不已，其死生存亡可切脈而知之耶？然。可具知也！設病者若閉目不欲見人者，脈當得肝脈，弦急而長，而反得肺脈浮短而濇者死。病若開目而渴，心下牢者，脈當得緊急而數，反得沉滑而微者死。病若吐血復鼽衄者，脈當得沉細，而反得浮大牢者死。病若讝言妄語，身當有熱，脈當洪大，而反得手足四逆，反得沉細微者死。病若腹大而泄，脈當微細而濇，反得緊大而滑者死。此之謂也。經言形脈與病相反者死，奈何？然。病若頭痛目痛，脈反短濇者死。病若腹痛，脈反浮大而長者死。病若腹滿而喘，脈反滑利而沉者死。病若四肢厥逆，脈反浮大而短者死。病若耳聾，脈反浮大而濇者死。病若目䀮䀮，脈反大而緩者死。左有病而右痛，右有病而左痛，下有病而上痛，上有病而下痛，此爲逆，逆者死，不可治。脈來沉之絶濡，浮之不止，推手者半月死。一作半日。脈來微細而絶者，人病當死。人病脈不病者生，脈病人不病者死。人病尸厥，呼之不應，脈絶者死。脈當大反小者死。肥人脈細小如絲欲絶者死。羸人得躁脈者死。人身濇而脈來往滑者死。人身滑而脈來往濇者死。人身小而脈來往大者死。人身大而脈來往小者死。人身短而脈來往長者死。人身長而脈來往短者死。尺脈上應寸口大遲者，半日死。診五臟六腑十二經脈，皆有相反，有一反逆，即爲死候也。

活人書　宋·朱肱

論脈

此一卷論切脈。治傷寒，先須識脈。若不識脈，則表裏不分，虛實不辨。仲景猶誚當時之士，按寸不及尺，

註〔一〕一息　原作「坐一夕」，據《千金方》卷二十八扁鵲診諸反逆死脈要訣改。

握手不及足。必欲診衝陽按太谿而後無歉，況於寸關尺耶？大抵問而知之，以觀其外；切而知之，以察其內。證之與脈，不可偏廢。且如傷寒脈緊，傷風脈緩，熱病脈盛，中暑脈虛。人迎緊盛，傷於寒；氣口緊盛，傷於食。率以脈別之，非特此也。病人心下緊滿，按之石硬而痛者，結胸也。結胸證於法當下，雖三尺之童，皆知用大黃、甘遂、陷胸湯下之。然仲景云：結胸脈浮者不可下，下之則死。以此推之，若止憑外證，便用陷胸湯，則誤矣。況傷寒尤要辨表裏，脈浮爲在表，脈沉爲在裏。陽動則有汗，陰動則發熱。得汗而脈靜者生，汗已而脈躁者死。陰病陽脈則不成，陽病陰脈則不永。生死吉凶，如合龜鏡。其微至於禍福休咎，修短貴賤，無不可考。然古人乃以切脈爲下者，特以脈理精微，其體難辨，而傷寒得外證爲多故也。外證易見，切脈難明。弦緊之混淆，遲緩之參差，沉與伏相類，濡與弱相似，非得之於心，超然領解，孰能校疑似於錙銖者哉？苟知浮、芤、滑、實、弦、緊、洪屬於表，遲、緩、微、濇、沉、伏、濡、弱屬於裏。表裏內外，陰陽消息，以經處之，亦過半矣。

人迎氣口

人迎氣口在頸，法象天地，要會始終之門户。

註　人迎氣口，爲太陰肺經。而黃帝乃云：人迎亦胃脈何也？左手關前一分者人迎之位，挾喉嚨兩旁者人迎之穴，屬足陽明胃之經也。

太谿脈

傷寒何以須診太谿脈耶？答曰：太谿穴是足少陰腎之經。男子以右腎爲命門，女子以左腎爲命門，主生死之要。病人有命門脈者活，無者死。仲景云：少陰病，手足逆冷發熱者不死。脈不至者灸少陰七壯。故傷寒必診太谿，以察其腎之盛衰也。

註　太谿二穴，在足內踝後，跟骨上，動脈陷中。

衝陽脈

傷寒何以須診衝陽脈耶？答曰：衝陽穴是足陽明胃之經。人受氣於穀，穀入於胃，乃傳於五臟六腑。臟腑皆受氣於胃，清者爲榮，濁者爲衛，榮行脈中，衛行脈外，陰陽相貫，如環無端。胃爲水穀之海，主稟四時，皆以胃氣爲本，是謂四時之變病，死生之要會。故傷寒必診衝陽脈，以察其胃之有無也。

註　衝陽二穴，一名會源，在足跗上五寸，骨間動脈，上去陷骨三寸。

問三部之位

左右手去魚一寸名曰寸口，去澤一尺名曰尺部，兩境之間名曰關位。關位六分，陽部出三分，陰部入三分。關前爲陽，關後爲陰，爲陰陽之關津。寸脈下不至關爲陽絶，尺脈上不至關爲陰絶。陽得寸内九分，取陽奇之數，陰得尺内一寸，取陰耦之數，是名寸關尺也。寸上一分爲魚際，關下一分爲神門。左關爲人迎，右關爲氣口。三陽從地長，故男子尺脈常沉；三陰從天生，故女子尺脈常浮。男子陽多而陰少，其脈在關上，故寸盛而尺弱；女子陰盛而陽微，其脈在關下，故寸沉而尺盛。所以男子不可以久瀉，女子不可以久吐。男得女脈爲不足，女得男脈爲太過，所謂反也。聖人以察陰陽，以決生死，雖經絡流注，如環無端，豈能逃於三部者耶？

註　今人以男子尺脈常弱，女子尺脈常盛，謂之反，非也！男子陽有餘脈在上，尺脈必弱；女子陰有餘脈在下，寸脈必微。乃是正也，非反也。又以男於右尺爲命門，女子以左尺爲命門，謂之反，亦非也！男子得陰以生，先生右腎；女子得陽以長，先生左腎。乃是正也，非反也。所謂反者，只是男子尺脈當弱今反盛，女子尺脈應盛今反弱，謂之反也。

問診候之法

凡初下指，先以中指揣按得關位，乃齊下前後二指，爲三部脈，前指寸口也，後指尺部也。若人臂長，乃疎下指；若臂短，乃密下指。先診寸口，浮按消息之，次中按消息之，次重按消息之；次上竟消息之，次下竟消息之；次推指外消息之，次推指内消息之。凡診脈以氣息平定方下指，以一呼一吸爲一息。其一息之間，脈息四至或五至，不大不小，與所部分四時相應者，爲平和脈也。過則爲至，不及則爲損。損至之脈，《難經》言之詳矣。

註　責肥人脈浮，爲肌肉厚實，重取乃得，若舉手而得，則其浮甚矣。責瘦人脈沉，爲皮脈相附而易見者，若按之始應，則其沉亦甚矣。所屬部分，謂心位洪，肺位浮，腎位沉，肝位弦，脾位緩也。四時謂春弦，夏洪，四季緩，秋浮，冬沉也。假令心脈本位，雖當見洪，得冬脈，須微帶沉下，是四時相應。餘倣此。

問消息之證

脈字從肉從𠂢，又作衇，蓋脈以肉爲陽，衇以血爲陰。華佗云：脈者，氣血之先也。氣血盛則脈盛，氣血衰則脈衰；氣血熱則脈數，氣血寒則脈遲。氣血微則脈弱，氣血平則脈緩。又長人脈長，短人脈短；性急則脈急，性緩則脈緩，反此者逆。按《内經》云：形盛脈細，氣少不足以息者危；形瘦脈大，胷中多氣者死；形氣相得者生，參伍不調者病。《難經》云：數者腑也，遲者臟也。數則爲熱，遲則爲寒。諸陽爲熱，諸陰爲寒。王叔和云：脈沉爲在裏，脈浮爲在表。遲則在臟，數則在腑。滑爲實爲下，數爲虚爲熱。張仲景云：脈大浮數動滑，此名陽也；脈沉濇弱弦微，此名陰也。陰病見陽脈者生，陽病見陰脈者死。大抵陽脈常浮而速，陰脈常沉而遲。七表屬腑，病在於陽，春夏見之，易治；八裏屬臟，病在於陰，秋冬見之猶輕。假令數在左寸，浮之得者，熱在小腸；沉之得者，熱入於心。餘皆倣此。

問七表

七表，陽也，陽數奇。

浮　按之不足，舉之有餘。

註　寸口浮，其人傷氣，發熱頭痛，關上浮，腹滿；尺中浮，小便難；趺陽浮，即爲虚。

芤　浮大而軟，按之中央空，兩邊實。

註　芤主失血。寸口芤，主吐血。微芤者，衄；關上芤，大便血；尺中芤，小便血。

滑　往來前却流利，替替然與數相似。

註　脈滑爲陽。寸口滑爲陽盛。關上滑爲嘔逆。尺中滑小便赤，婦人經脈不利。然而尺脈滑者，亦本形也。趺陽脈滑者，胃氣實。

實　脈大而長，按之隱指，愊愊然浮沉皆得。

註　寸口實，主上焦熱。關上見之腹脹。尺中有此，主小腹痛，並小便濇。

弦　舉之無有，按之如弓弦狀。又曰：浮緊乃爲弦，狀如弓弦，按之不移。

註　陽弦則頭痛，陰弦則腹痛。大抵傷寒脈須弦，蓋人迎緊盛，傷於寒。人迎者，少陽之分，少陽脈主弦故也。寒邪中人其脈必弦，弦則多兼洪數，爲其先有邪熱也。洪數甚者，正爲陽證；若沉細而弦疾，乃正陰證也。

緊　按之實數，似切繩狀。

註　緊則爲寒。寸口緊頭痛。關緊心中滿痛。尺緊臍下痛。陰陽俱緊，當清邪中於上，濁邪中於下。

洪　極大在指下，舉按滿指。

註　寸口洪，主胷膈煩熱。關洪主胃熱口乾。尺中洪主大小便血。三部洪，三焦俱熱。

問八裏

八裏，陰也，陰數耦。

微　若有若無，極細而軟。

註　微則爲虚。寸口微爲陽不足。陽微則惡寒，陰微則下利。

沉　舉之不足，按之有餘。

註　沉爲在裏，尺寸俱沉者，少陰受病也。然沉而遲者，乃陰證也，宜溫之。沉而數者，有熱也，宜下之。

緩　去來亦遲，小快於遲。

註　緩則爲虛。太陽病，其脈緩者，爲傷風。惟脾得之，即是本形。

濇　細而遲，往來難，時一止。

註　濇則少血。寸口濇，少氣上焦冷。關上濇，胃冷脾痛。尺中濇，小便數，小腹冷。三部俱濇，腹中氣結。王冰曰：陽有餘則血少，故脈濇也。又曰：濇者陽氣有餘，陽氣有餘，爲身熱無汗。

遲　呼吸三至，去來極遲。

註　遲則爲寒。寸口遲，則上焦冷。關上遲，胃冷不欲食，吞酸吐水。尺中遲，小便多並白濁。

伏　極重按之，指著骨乃得。

註　伏主物聚。寸口伏，胷中逆氣。關上伏，有水氣溏泄。尺中伏，水穀不化。大抵關前得之多爲熱；關後得之多爲冷；關中得之陰陽結，或冷或熱不定，當以餘證參之。

濡　按之似無，舉之全無力。

註　形與緩濇遲脈雖稍殊，其爲冷證皆一也。

弱　極軟而沉，細按之欲絕指下。

註　弱爲虛。寸口弱，陽氣虛，汗自出。關弱無胃氣，胃中有熱。脈弱爲虛，熱病作，不可大攻，熱去寒起。尺中弱，氣少發熱也。

問結脈促脈代脈

結者陰也，陰盛則結。脈來緩，時一止復來，曰結。主胷滿煩躁。促者陽也，陽盛則促脈來數，時一止復來，曰促。主積聚，氣痞憂思所成。大抵結促之脈，雖時一止爲病脈，非死脈也。惟代脈者，真死矣。往來緩動而中止，不能自還，因而復動，名曰代也。代者死也。仲景：傷寒脈結代心動悸，炙甘草湯主之。

註　太陽病下之後，脈促胷滿者，桂枝去芍藥湯主之。若微惡寒，桂枝去芍藥加附子湯主之。太陽病，桂枝證，醫反下之，利遂不止。脈促者，表未解也。喘而汗出者，葛根黄芩黄連湯主之。

四言舉要　宋・崔紫虚

脈訣

脈乃血脈，氣血之先；血之隧道，氣息應焉。其象法地，血之府也，心之合也，皮之部也。資始於腎，資生於胃；陽中之陰，本乎榮衛。榮者陰血，衛者陽氣；榮行脈中，衛在脈外。脈不自行，隨氣而至；氣動脈應，陰陽之誼。氣如橐籥，血如波瀾；血脈氣息，上下循環。十二經中，皆有動脈；惟手太陰，寸口取决。此經屬肺，上繫吭嗌；脈之大會，息之出入。一呼一吸，四至爲息；日夜一萬，三千五百。一呼一吸，脈行六寸；日夜八百，十丈爲準。初持脈時，令仰其掌；掌後高骨，是謂關上。關前爲陽，關後爲陰；陽寸陰尺，先後推尋。心肝居左，肺脾居右；腎與命門，居兩尺部。魂魄穀神，皆見寸口；左主司官，右主司腑。左大順男，右大順女；本命扶命，男左女右。關前一分，人命之主；左爲人迎，右爲氣口。神門决斷，兩在關後；人無二脈，病死不愈。男女脈同，惟尺則異；陽弱陰盛，反此病至。

脈有七診，曰浮中沉；上下左右，消息求尋。又有九候，舉按輕重；三部浮沉，各候五動。寸候胷上，關候膈下；尺候於臍，下至跟踝。左脈候左，右脈候右；病隨所在，不病者否。浮爲心肺，沉爲腎肝；脾胃中州，浮沉之間。心脈之浮，浮大而散；肺脈之浮，浮濇而短。肝脈之沉，沉而弦長；腎脈之沉，沉實而濡。脾胃屬土，脈宜和緩；命爲相火，左寸同斷。春弦夏洪，秋毛冬石；四季和緩，是謂平脈。太過實强，病生於外；不及虚微，病生於内。春得秋脈，死在金日；五臟準此，推之不失。四時百病，胃氣爲本；脈貴有神，不可不審。調停自氣，呼吸定息；四至五至，平和之則。三至爲遲，遲則爲冷；六至爲數，數即熱證。轉遲轉冷，轉數轉熱；遲數既明，浮沉當別。浮沉遲數，辨内外因；外因於天，内因於人。天有陰陽，風雨晦暝；人喜怒憂，思悲恐驚。外因之浮，則爲表證；沉裏遲陰，數則陽盛。内因之浮，虛風所爲；沉氣遲冷，數熱何疑。浮數表熱，沉數裏熱；浮遲表虛，沉遲冷結。表裏陰陽，風氣冷熱；辨内外因，脈證參別。

脈理浩繁，總括於四；既得提綱，引申觸類。浮脈法天，輕手可得；汎汎在上，如水漂木。有力洪大，來盛去悠；無力虛大，遲而且柔。虛甚則散，渙漫不收；有邊無中，其名曰芤。浮小爲濡，綿浮水面；濡甚則微，不任尋按。沉脈法地，近於筋骨；深深在下，沉極爲伏。有力爲牢，實大弦長；牢甚則實，愊愊而强。無力爲弱，柔小如綿；弱甚則細，如蛛絲然。遲脈屬陰，一息三至；小快於遲，緩不及四。二損一敗，病不可治；兩息奪精，脈已無氣。浮大虛散，或見芤革；浮小濡微，沉小細弱。遲細爲濇，往來極難；易散一止，止而復還。結則來緩，止而復來；代則來緩，止不能回。數脈屬陽，六至一息；七疾八極，九至爲脱。浮大者洪，沉大牢實；往來流利，是謂之滑。有力爲緊，彈如轉索；數見寸口，有止爲促。數見關中，動脈可候；厥厥動摇，狀如小豆。長則氣治，過於本位；長而端直，弦脈應指。短則氣病，不能滿部；不見於關，惟尺寸候。

一脈一形，各有主病；數脈相兼，則見諸證。浮脈主表，裏必不足；有力風熱，無力血弱。浮遲風虛，浮數風熱；浮緊風寒，浮緩風濕。浮虛傷暑，浮芤失血；浮洪虛火，浮微勞極。浮濡陰虛，浮散虛劇；浮弦痰飲，浮滑痰熱。沉脈主裏，主寒主積；有力痰食，無力氣鬱。沉遲虛寒，沉數熱伏；沉緊冷痛，沉緩水蓄。沉牢痼冷，沉實熱極；沉弱陰虛，沉細痺濕。沉弦飲痛，沉滑宿食；沉伏吐利，陰毒聚積。遲脈主臟，陽氣伏潛；有力爲痛，無力虛寒。數脈主腑，主吐主狂；有力爲熱，無力爲瘡。滑脈主痰，或傷於食；下爲蓄血，上爲吐逆。濇脈少血，或中寒濕；反胃結腸，自汗厥逆。弦脈主飲，病屬膽肝；弦數多熱，弦遲多寒。浮弦支飲，沉弦懸痛；陽弦頭痛，陰弦腹痛。緊脈主寒，又主諸痛；浮緊表寒，沉緊裏痛。長脈氣平，短脈氣病；細則氣少，大則病進。浮長風癇，沉短宿食，血虛脈虛，氣實脈實。洪脈爲熱，其陰則虛；細脈爲濕，其血則虛。緩大者風，緩細者濕；緩濇血少，緩滑内熱。濡小陰虛，弱小陽竭；陽竭惡寒，陰虛發熱。陽微惡寒，陰微發熱；男微虛損，女微瀉血。陽動汗出，陰動發熱；爲痛與驚，崩中失血。虛寒相搏，其名爲革；男子失精，女子失血。陽盛則促，肺癰陽毒；陰盛則結，疝瘕積鬱。代則氣衰，或泄膿血；傷寒心悸，女胎三月。

脈之主病，有宜不宜；陰陽順逆，凶吉可推。中風浮緩，急實則忌；浮滑中痰，沉遲中氣。尸厥沉滑，卒不知人；入臟身冷，入腑身温。風傷於衛，浮緩有汗；寒傷於營，浮緊無汗。暑傷於氣，脈虛身熱；濕傷於血，脈緩細濇。傷寒熱病，脈喜浮洪；沉微濇小，證反必凶。汗後脈靜，身涼則安；汗後脈躁，熱甚必難。陽病見陰，病必危殆；陰病見陽，雖困無害。上不至關，陰氣已絶；下不至關，陽氣已竭。代脈止歇，臟絶傾危；散脈無根，形損難醫。飲食内傷，氣口急滑；勞倦内傷，脾脈大弱。欲知是氣，下手脈沉；沉極則伏，濇弱久深。六鬱多沉，滑痰緊食；氣濇血芤，數火細濕。滑主多痰，弦主留飲；熱則滑數，寒則弦緊。浮滑兼風，沉滑兼氣；食傷短疾，濕留濡細。瘧脈自弦，弦數者熱；弦遲者寒，代散者折。泄瀉下痢，沉小滑弱；實大浮洪，發熱則惡。嘔吐反胃，沉滑者昌；弦數緊濇，結腸者亡。霍亂之候，脈代勿訝；厥逆遲微，是則可怕。欬嗽多浮，聚肺關胃；沉緊小危，浮濡易治。喘急息肩，浮滑者順；沉濇肢寒，散脈逆證。病熱有火，洪數可醫；沉微無火，無根者危。骨蒸發熱，脈數而虛；熱而濇小，必殞其軀。勞極諸虛，浮軟微弱；土散雙弦，火炎急數。諸病失血，脈必見芤；緩小可喜，數大可憂。瘀血内蓄，却宜牢大；沉小濇微，反成其害。遺精白濁，微濇而弱；火盛陰虛，芤濡洪數。三消之脈，浮大者生；細小微濇，形脱可驚。小便淋閉，鼻頭色黄；濇小無血，數大何妨。大便燥結，須分氣血；陽數而實，陰遲而濇。癲乃重陰，狂乃重陽；浮洪吉兆，沉急凶殃。癇脈宜虛，實急者惡；浮陽沉陰，滑痰數熱。喉痺之脈，數熱遲寒；纏喉走馬，微伏則難。諸風眩運，有火者痰；左濇死血，右大虛看。頭痛多絃，浮風緊寒；熱洪濕細，緩滑厥痰。氣虛絃軟，血虛微濇；腎厥絃堅，真痛短濇。心腹之痛，其類有九；細遲從吉，浮大延久。疝氣絃急，積聚在裏；牢急者生，弱急者死。腰痛之脈，多沉而絃；兼浮者風，兼緊者寒。絃滑痰飲，濡細腎著，大乃腰虚，沉實閃肭。脚氣有四，遲寒數熱；浮滑者風，濡細者濕。痿病肺虚，脈多微緩；或濇或緊，或細或濡。風寒濕氣，合而爲痹；浮濇而緊，三脈乃備。五疸實熱，脈必洪數；濇微屬虚，切忌發渴。脈得諸沉，責其有水；浮氣與風，沉石或裏。沉數爲陽，沉遲爲陰；浮大出厄，虚小可驚。脹滿脈絃，土制於木；濕熱數洪，陰寒遲熱。浮爲虚滿，緊則中實；浮大可治，虚小危極。五臟爲積，六腑爲聚；實强者生，沉細者死。中惡腹脹，緊細者生；脈若浮大，邪氣已深。癰疽浮散，惡寒發熱；若有痛處，癰疽所發。脈數發熱，而痛者陽；不數不熱，不疼陰瘡。未潰癰疽，不怕洪大；已潰癰疽，洪大可怕。肺癰已成，寸數而實；肺痿之形，數而無力。肺癰色白，脈宜短濇；不宜浮大，唾糊嘔血。腸癰實熱，滑數可知；數而不熱，關脈芤虚。微濇而緊，未膿當下；緊數膿成，切不可下。婦人之脈，以血爲本；血旺易治，氣旺難孕。少陰動甚，謂之有子；尺脈滑利，妊娠可喜。滑疾不散，胎必三月；但疾不散，五月可別。左疾爲男，右疾爲女；女腹如箕，男腹如斧。欲産之脈，其至離經；水下乃産，未下勿驚。新産之脈，緩滑爲吉；實大絃牢，有證則逆。小兒之脈，七至爲平；更察色證，與虎口文。

奇經八脈，其診又別；直上直下，浮則爲督。牢則爲衝，緊則任脈；寸左右彈，陽蹻可決。尺左右彈，陰蹻可別；關左右彈，帶脈當訣。尺外斜上，至寸陰維；尺内斜上，至寸陽維。督脈爲病，脊强癲癇；任脈爲病，七疝瘕堅。衝脈爲病，逆氣裏急；帶主帶下，臍痛精失。陽維寒熱，目眩僵仆；陰維心痛，胷脅刺築。陽蹻爲病，陽緩陰急；陰蹻爲病，陰緩陽急。癲癇瘈瘲，寒熱恍惚；八脈脈證，各有所屬。平人無脈，移於外絡；兄位弟乘，陽谿列缺。

病脈既明，吉凶當列；經脈之外，又有真脈。肝絶之脈，循刀責責；心絶之脈，轉豆躁疾。脾則雀啄，如屋之漏；如水之流，如盃之覆。肺絶如毛，無根蕭索；麻子動摇，浮波之合。腎脈將絶，至如省客；來如彈石，去如解索。命脈將絶，鰕游魚翔；至如涌泉，絶在膀胱。真脈既形，胃已無氣；參察色證，斷之以臆。

祛疑説

宋・儲泳

辨脈

醫者可以生人，可以殺人，所繫尤重，故世子拜醫，重之至也。切脈之際，沉微弦緊之小差，投藥之間，表裏汗下之小誤，則不復有再生之理，此世之所通患，然亦在所未暇論。夫所謂脈者，世皆知王叔和之詩訣矣。左心小腸肝膽腎，右肺大腸脾胃命，此五臟六腑一定之位也。醫者於一指之間，以前半指爲心，後半指爲小腸，他部皆然。而或者以六腑乃臟之腑，以輕取重按之間，爲五臟六腑之别。切脈之法，其説有二，彼是則此非，彼非則此是，部位未定，況望其不謬於證耶？又有大可疑者：婦人之脈，惟以尺脈之常盛常弱，與男子相反，而《脈訣》謂反此背看，切疑其有説也！夫男子婦人，形體絶異，陰陽殊途也。故男生而覆，女生而仰；男則左旋，女則右轉。凡陽氣則自下而上，陰氣則自上而下。陽主施與，陰主翕受。而男子之命在腎，而處五臟六腑之極下；女人之命在乳，而處五臟六腑之極上。氣形皆異，脈傳於氣形之間者也，何乃男子與女人略不少異耶？況背看二字，殆必有説。既言反此，又言背看，必不止於常弱常强之分而已也。及觀褚澄《尊生經》，而前之疑者始以自信。世未始有以女人之脈，背看如褚澄之説者。《尊生經》曰：脈分兩手，手分三部。隔尺寸者，命之曰關。去寸度尺曰尺，關前一寸爲寸。左手之寸極上，右手之尺極下。男子陽順，自下生上，故極下之地。右手之尺，爲受命之根本，如天地未分，元氣混沌也。既受命矣，萬物從土而出，惟脾爲先，故右手尺上之關爲脾；脾土生金，故關上之寸爲肺；肺金生水，故右手之寸越左手之尺爲腎；腎水生木，故左手尺上之關爲肝；肝木生火，故關上之寸爲心。女子陰逆，自上生下，故極上之地。左手之寸，爲受命之根本，如天地未分元氣混沌也。既受命矣，萬物從土而出，惟脾爲先，故左手寸下之關爲脾；脾土生金，故關下之尺爲肺；肺金生水，故左手之尺越右手之寸爲腎；腎水生木，故右手寸下之關爲肝；肝木生火，故關下之尺爲心。男子右手尺脈常則女脈順指。不察乎此，難與言醫。褚澄尚主，爲宋駙馬都尉，察脈如神，著書十篇曰《尊生秘經》，此其一也。

三因方 宋·陳無擇

二十四脈主病

浮脈　浮爲在表，爲風，爲氣，爲熱，爲痛，爲嘔，爲脹，爲痞，爲喘，爲厥，爲内結，爲滿不食。浮大爲鼻塞。浮緩爲不仁。浮大長爲風眩癲疾。浮滑疾爲宿食。浮大而濇爲宿食滯氣。浮短爲肺傷諸氣。浮滑爲飲爲走刺。浮細而滑爲傷飲。浮滑疾緊爲百合病。浮數爲大便堅，小便數。浮緊爲淋，爲癃閉。

芤脈　寸芤爲吐血，微芤爲衄血，關芤爲便血，爲腸癰，尺芤爲下焦虛，小便血出。

滑脈　滑爲吐，爲滿，爲熱，爲伏痰，爲宿食，爲蓄血，爲經閉，爲欬，爲血氣俱實。滑而浮散爲癱瘓。滑數爲結熱。滑實爲胃熱。滑利爲妊娠。滑而大小不匀，必吐，爲病進，爲泄利。滑而浮大，小腹痛，弱則陰中痛，小便亦然。又滑爲鬼疰。

實脈　實爲熱，爲嘔，爲痛，爲氣塞，爲喘欬，爲大便不禁。實緊爲陰不勝陽，爲胃熱，爲腰痛。

弦脈　弦爲寒，爲痛，爲飲，爲瘧，爲水氣，爲中虛，爲厥逆，爲拘急，爲寒癖。弦緊爲惡寒，爲疝瘕，爲癖。弦而鉤爲脅下刺痛。弦長爲積隨左右上下，爲瘀血。

緊脈　緊爲寒，爲痛，爲欬，爲喘，爲滿。浮緊爲肺有水。緊滑爲蛔動急，爲遁尸。緊數爲寒熱，又爲宿食，爲吐逆。

洪脈　洪爲脹，爲滿，爲痛，爲熱，爲煩。洪實爲癲。洪緊爲癰疽，爲喘急；亦爲脹。浮洪爲陽邪，大爲祟。

數脈　數爲熱，爲虚，爲吐，爲痛，爲煩渴，爲煩滿。

促脈主病　無文。

註　其促有五：一曰氣，二曰血，三曰飲，四曰食，五曰痰。但臟熱則脈促，以氣血痰飲留滯不行則止。促非惡脈也。

散脈　無文。

註　六腑氣絶於内，則手足寒，上氣；五臟氣絶於内，則下利不禁，甚者不仁，其脈皆散。散則不聚，病亦危矣。

革脈　革爲滿，爲急，爲虚寒相搏，婦人爲半産漏下。

註　革者急也，固結不移之狀。三部應之，皆危脈也。

微脈　微爲虚，爲弱，爲衂，爲嘔，爲泄，爲亡汗，爲拘急。微弱爲少氣，爲中寒。

沉脈　沉爲在裏，爲實，爲水，爲寒，爲喘，爲癥瘕。沉弱爲寒熱。沉細爲少氣，臂不能舉。沉滑爲風水，爲下重。沉緊爲上熱下冷。沉重而直前絶者爲瘀血。沉重而中散者爲寒食成癥。沉重不至寸細絶者爲遁尸。沉緊爲懸飲。沉遲爲痼冷。沉重爲傷暑發熱。

緩脈　緩爲在下，爲風，爲寒，爲弱，爲痺，爲疼，爲不仁，爲氣不足，爲眩暈。緩而滑爲熱中。緩而遲，虚寒相搏，食冷則咽痛。

濇脈　濇爲少血，爲亡汗、熱氣不足，爲逆冷，爲下痢，爲心痛。濇而緊，爲痺，爲寒濕。

遲脈　遲爲寒，爲痛。遲而澀，爲癥瘕，噏酸。

伏脈　伏爲霍亂，爲疝瘕，爲水氣，爲溏泄，爲停痰，爲宿食，爲諸氣上衝，爲惡膿死肌。

濡脈　濡爲弱，爲痺，爲自汗，爲氣弱，爲下重。濡而弱，爲内熱外冷、自汗，爲小便難。

弱脈　弱爲虚，爲風熱，爲自汗。

細脈　細爲血氣俱虚，爲病在内，爲積，爲傷濕，爲後泄，爲寒，爲神勞，爲憂傷過度，爲腹滿。細而緊爲癥瘕積聚，爲刺痛。細而滑爲僵仆，爲發熱，爲嘔吐。

動脈　動爲痛，爲驚，爲痺，爲泄，爲恐。

虚脈　虚爲寒，爲脚弱，爲虚，爲食不消化，爲傷暑。

結脈　結爲痰，爲飲，爲血，爲積，爲氣。

註　氣寒脈緩則爲結，氣熱脈數則爲促。雖緩數不同，亦當如促脈分别可也。

代脈　代者，一臟絶，他臟代至。

註　代，真死脈，不分三部，隨應皆是。

河間六書　金·劉完素

原脈論

大道之渾淪，莫知其源。然至道無言，無以明其理。大象無形，非立象無以測其奥。道象之妙，非言不明。嘗試原之脈者何也？非氣非血，動而不息。榮行脈中，衛行脈外。經曰：脈者，血之府也。自《素問》而下迄於今，經所不載無傳記，而莫聞其名焉。然而元機奥妙，聖意幽微，雖英俊明哲之士，非輕易可得而悟也。夫脈者果何物乎？脈有三名：一曰命之本，二曰氣之神，三曰形之道，經所謂天和者是也。至於折一肢瞽一目，亦不爲害生，而脈不可須臾失，失則絶命害生矣。經曰：春弦，夏洪，秋毛，冬石。此言正脈，乃天真生化之元氣也。巡於春夏秋冬，木火水金之位，生長收藏，參和相應，故稟二儀而生不離於氣，故於脈有生死之驗。經曰：脈者血之府也。如世之京都州縣，有公府廨署也。國因置府，所以禁小人爲非道也。公府不立，則善者無以伸其枉，惡者無以罰其罪。邪正混同，賢愚雜處，而亂之根也。經曰：五運陰陽者，天地之道也，萬物之綱紀，變化之父母，生殺之本始，神明之府也。既陰陽爲神明之府，脈爲血之府而明可見焉！血之無脈，不得循其經絡部分，週流於身，滂湃奔迫，或散或聚；氣之無脈，不能行其筋骨臟腑上下，或暴或蹶。故經曰：出入廢則神機化滅，升降息則氣立孤危。故氣化則物生，氣變則物易，氣盛則物壯，氣弱則物衰，氣絶則物死，氣正則物和，氣亂則物病，皆隨氣之盛衰而爲變化也。脈字者，從肉從永，從𠂢從血，四肢百體得此真元之氣，血肉筋骨爪髮榮茂可以依憑而能生長也。長久永固，故從肉從永者是也。從𠂢從血者，巡之如水分流，而布遍週身，無有不通也。《釋名》曰：脈，脈幕也，如幔幕之遮覆幕絡一體之形，導太乙真元之氣也。元氣者，在氣非寒非熱，非温非涼，在脈非弦非洪，非濇非沉，不爲氣而浮沉，不爲血而流停，乃沖和自然之氣也。故春温夏熱，秋涼冬寒。所以然者，爲元氣動而不息，巡於四方，木火水金之位，温涼寒暑之化，生生相續，新新不停，日月更出，四序迭遷；脈不爲息，故人有身形少後，五臟既生，身中元氣即生焉。故春弦夏洪，秋毛冬石，此四時之氣也。而脈者乃在其中矣。《道經》曰：視之不見，聽之不聞，搏之不得。迎之不見其首，隨之不見其後。此脈之謂也。又云：埏直以爲器，當其無有器之用。故有之以爲利，無之以爲用。又曰：吾不名字之曰道，强爲之名曰大。斯立脈之名之本意也。故道者，萬物之奥；脈者，百骸之靈。奥靈之妙，其道乃同。元氣者，無器不有，無所不至。血因此而行，氣因此而生。故榮行脈中，衛行脈外，瞻之在前，忽焉在後，而不匱者，皆由於脈也。分而言之：曰氣、曰血、曰脈，統而言之，惟脈運行血氣而已。故經曰：血氣者，人之神，不可不謹養也。陰陽別論曰：所謂陽者，胃脘之陽也。此陽者言脈也。胃者土也。脈乃天真造化之氣也，若土無氣，則何以生長收藏？若氣無土，何以養化萬物？是無生滅也！以平人之氣，常稟於胃。《正理論》曰：穀入於胃，脈道乃行，陰陽交會，胃和脈行。人稟天地之候，故春胃微弦曰平，但弦而無胃曰死；夏胃微鉤曰平，但鉤而無胃曰死；長夏微耎曰平，但弱而無胃曰死；秋胃微毛曰平，但毛而無胃曰死；冬胃微石曰平，但石而無胃曰死。陰者真臟也，見則爲敗，敗則必死。五臟爲陰，肝脈至中而無外，急如循刀刃，責責然，如按琴弦；心脈至堅而搏，如循薏苡仁，累累然；肺脈至大而虚，如毛羽中人皮膚；腎脈至搏而絶，如以指彈石，辟辟然；脾脈至弱，而乍數乍踈。夫如此脈者，皆爲臟脈獨見而無胃脈，五臟皆至懸絶而死。故經曰：別於陽者知病忌時，別於陰者知死生之期。故人性候躁急，懁促，遲緩，軟弱，長短，大小，皮堅肉厚，各隨其狀，而脈應之。

常以一息四至爲準者，言呼出心與肺，吸入腎與肝。五者，胃兼主四旁，在呼吸之間也。數則爲熱，遲則爲寒，如天之春秋二分，陰陽兩停，晝夜各得五十度，自此添一遭則熱，減一遭則寒，脈之妙道，從此可知矣。或如雀啄，或如燃薪，或如丸泥，或如絲縷，或如涌泉，或如頽土，或如偃刀，或如轉索，或如遊魚，假使千變萬化，若失常者，乃真元之氣離絶，五臟六腑不相管轄，如喪家之狗，元氣散失而命絶矣。經曰：積陽爲天，積陰爲地。陽化氣，陰成形。此言一氣判而清濁分也。元氣者，天地之本。天和者，血氣之根。華佗云：脈者，謂血氣之先也。孔子曰：天不言，而四時行焉，百物生焉。而脈亦如之。經又曰：自古通天者，生之本，皆通乎天氣也。通天者，謂通元氣天真也。然形體者，假天地之氣而生，故奉生之道，通計於天，稟受陰陽，而爲根本，天地合氣，命之曰人。天氣不絶，真靈内屬，動静變化，悉與天通。《易》云：乾坤成列，而易立乎其中矣。故天地之體，得易而後生；天地之化，得易而後成。故陽用事則春生夏長，陰用事則秋收冬藏。寒往則暑來，暑往則寒來。始而終之，終而復始，天地之化也。而易也默然於其間，而使其四序各因時而成功，至於寒不凌暑，暑不奪寒，無愆陽伏陰之變，而不至於大肅大温，故萬物各得其沖和之氣，然後不爲過，而皆中節也。《道經》曰：萬物負陰而抱陽，沖氣以爲和，百姓日用而不知，斯脈之道也。故脈不得獨浮沉，獨大小，獨盛衰，獨陰陽。須沉中有浮，浮中有沉，大中有小，小中有大，盛中有衰，衰中有盛，陰中有陽，陽中有陰，充塞一身之中，盈溢百骸之内，無經絡不有，無氣血不至，養筋骨毛髮，堅壯膩澤，非心非腎非肝非脾，五臟之盛，真氣固密，不爲邪傷。若憂愁思慮，饑飽勞逸，風雨寒暑，大驚卒恐，真氣耗亂，氣血分離，爲病之本。噫！夫萬物之中，五常皆備，審脈之道，而何獨無五常耶？夫仁，固衛一身，充盈五臟，四肢百骸皆得榮養，乃沖和之氣，獨真臟脈見則死矣。生則不見，死則獨見，好生惡死，此仁之謂也。分布軀體，和調氣血，貴之在頭目耳鼻，賤之在蹠臀陰篡，不得上而有，不得下而無，無所不施，無所不至，此義之謂也。長人脈長，短人脈短；肥人脈沉，瘦人脈浮；大人脈壯，小人脈弱。若長人短，短人長，肥人浮，瘦人沉，大人弱，小人壯，夫如此者皆不中理而爲病，此禮之謂也。見在寸則上病，見在關則中病，見在尺則下病。五臟有疾，各有部分，而脈出見，不爲潛藏伏匿，一一得察，有餘不足，而愈其病，此智之謂也。春弦夏洪秋毛冬石，太陽之至其脈沉，太陰之至其脈大而長，少陰之至其脈浮，陽明之至其脈濇而短，少陽之至其脈鉤，厥陰之至其脈弦，四序不失其期，六氣爲常準者，此信之謂也。非探賾索隱，鉤深致遠，學貫天人，旁通物理者，未能達於此矣！

古今圖書集成醫部全録卷七十九

脈法

診家樞要 元·滑壽

脈之經常

脈者，氣血之先也。氣血盛則脈盛，氣血衰則脈衰，氣血熱則脈數，氣血寒則脈遲，氣血微則脈弱，氣血平則脈治。又長人脈長，短人脈短，性急人脈急，性緩人脈緩。左大順男，右大順女。男子尺脈常弱，女子尺脈常盛。此皆其常也，反之者逆。

左右手配臟腑部位

左寸，心小腸脈所出；右關，肝膽脈所出；左尺，腎膀胱脈所出。命門與腎脈通。

右寸，肺大腸脈所出；右關，脾胃脈所出；右尺，三焦心包絡脈所出。

五臟平脈

心脈浮大而散，肺脈浮濇而短，肝脈弦而長，脾脈緩而大，腎脈沉而軟滑。

心合血脈，心脈循血脈而行。持脈指法如六菽之重，按至血脈而得者，爲浮；稍稍加力，脈道粗者爲大；又稍加力，脈道闊軟者爲散。

肺合皮毛，肺脈循皮毛而行。持脈指法如三菽之重，按至皮毛而得者爲浮；稍稍加力，脈道不利爲濇；又稍加力，不及本位曰短。

肝合筋，肝脈循筋而行。持脈指法如十二菽之重，按至筋而脈道如箏弦相似；稍加力，脈道迢迢者爲長。

脾合肌肉，脾脈循肌肉而行。持脈指法如九菽之重，按至肌肉如微風輕颭柳梢之狀爲緩；次稍加力，脈道敦實者爲大。

腎合骨，腎脈循骨而行。持脈指法按至骨上而得者爲沉；次重以按之，脈道無力者爲軟；舉指來疾流行者爲滑。

註　凡此五臟之平脈，要須平素察之，久久成熟，一遇病脈，自然可曉。經曰：先識經脈，而後識病脈。此之謂也。

四時平脈

春弦、夏洪、秋毛、冬石、長夏四季脈遲緩。

呼吸浮沉定五臟脈

呼出心與肺；吸入腎與肝；呼吸之間，脾受穀味，其脈在中。心肺俱浮，浮而大散者心，浮而短濇者肺。腎肝俱沉，牢而長者肝，濡而來實者腎。脾爲中州，其脈在中。

指下輕重以定五臟

即前所謂三菽、六菽之重也。

三部九候所主

寸爲陽，爲上部，主頭項以下至心胷之分也。關爲陰陽之中，爲中部，主臍腹肚脅之中也。尺爲陰，爲下部，主腰足脛股之分。凡此三部之中，每部又各有浮中沉三候，三而三之爲九候也。浮主皮膚，候表及腑；中主肌肉，以候胃氣；沉至筋骨，候裏及臟也。

持脈

凡診脈之道，先須調平自己氣息。男左女右，先以中指定得關位，却齊下前後二指。初輕按以消息之，次中按以消息之，次重按以消息之。然後自寸關至尺，逐部尋究。一呼一吸之間，要以脈行四至爲率，閏以太息，脈五至爲平脈也。其有太過不及，則爲病脈。看在何部，各以其部斷之。

凡診脈，須要先識時脈、胃脈與臟腑平脈，然後及於病脈。時脈謂春三月六部中俱帶弦，夏三月俱帶洪，秋三月俱帶浮，冬三月俱帶沉。胃脈謂中按得之脈和緩。臟腑平脈，已見前章。凡人腑臟脈既平，胃脈和，又應時脈，乃無病者也。反此爲病。

凡診脈之際，人臂長則疎下指，臂短則密下指。三部之内，大小浮沉遲數同等；尺寸陰陽，高下相符；男女左右，强弱相應；四時之脈不相戾，命曰平人。其或一部之内，獨大獨小，偏遲偏疾；左右强弱之相反，四時男女之相背，皆病脈也。凡病脈之見，在上曰上病，在下曰下病；左曰左病，右曰右病。左脈不和爲病在表，爲陽，主四肢；右脈不和，爲病在裏，爲陰，主腹臟。以次推之。

凡取脈之道理各不同，脈之形狀又各非一。凡脈之來，必不單至，必曰浮而弦、浮而數、沉而緊、沉而細之類，將何以別之？大抵提綱之要，不出浮沉遲數滑濇之六脈也。浮沉之脈，輕手重手而取之也；遲數之脈，以己之呼吸而取之也；滑濇之脈，則察夫往來之形也。浮爲陽，輕手而得之也。而芤洪散大長濡弦，皆輕手而得之之類也。沉爲陰，重手而得之也。而伏石短細牢實，皆重手而得之之類也。遲者一息脈二至，而緩結微弱，皆遲之類也。或曰滑類乎數，濇類乎遲，何也？然脈雖似，而理則殊也！彼遲數之脈，以呼吸察其至數之疎數；此滑濇之脈，則以往來察其形狀也。數爲熱，遲爲寒，滑爲血多氣少，濇爲氣多血少。所謂提綱，不出乎六字者，蓋以其足以統夫表裏、陰陽、冷熱、虚實、風寒、濕燥、臟腑、氣血也。浮爲陽爲表，診爲風爲虚；沉爲陰爲裏，診爲濕爲實；遲爲在臟，爲寒爲冷；數爲在腑，爲熱爲燥；滑爲血有餘，濇爲氣獨滯也。人一身之變，不越乎此。能於是六脈之中以求之，則疢疾在人者，莫能逃焉。

持脈之要有三：曰舉，曰按，曰尋。輕手循之曰舉；重手取之曰按；不輕不重，委曲求之曰尋。初持脈，輕手候之，脈見皮膚之間者，陽也，腑也，亦心肺之應也。重手得之，脈附於肉下者，陰也，臟也，亦肝腎之應也。不輕不重，中而取之，其脈應於血肉之間者，陰陽相適，沖和之應，脾胃之候也。若浮中沉之不見，則委曲而求之。若隱若見，則陰陽伏匿之脈也。三部皆然。

察脈須識上下、去來、至止六字，不明此六字，則陰陽虚實不別也。上者爲陽，來者爲陽，至者爲陽；下者爲陰，去者爲陰，止者爲陰也。上者，自尺部上於寸口，陽生於陰也；下者自寸口下於尺部，陰生於陽也；來者自骨肉之分，而出於皮膚之際，氣之升也；去者，自皮膚之際，而還於骨肉之分，氣之降也。應曰至，息曰止也。

明脈須辨表裏虚實四字。表，陽也，腑也。凡六淫之邪，襲於經絡而未入於胃腑及臟者，皆屬於表也。裏，陰也，臟也。凡七情之氣，鬱於心腹之内，不能越散；飲食五味之傷，流於腑臟之間，不能通泄，皆屬於裏也。虚者，元氣之自虚，精神耗散，氣力衰竭也。實者，邪氣之實，由正氣本虚邪得乘之，非元氣之自實也。故虚者，補其正氣，實者瀉其邪氣。經曰：所謂邪氣盛則實，精氣奪則虚。此大法也。

凡脈之至，在筋肉之上，出於皮膚之間者，陽也，腑也；行於肌肉之下者，陰也，臟也。若短小而見於皮膚之間者，陰乘陽也；洪大而見於肌肉之下者，陽乘陰也。寸尺皆然。

脈貴有神

不病之脈，不求其神，而神無不在也。有病之脈，則當求其神之有無。謂如六數七極，熱也。脈中此中字，浮中沉之中有力言有胃氣即有神矣，爲泄其熱。三遲二敗，寒也。脈中有力，即有神矣，爲去其寒。若數極遲敗，中不復有力，爲無神也，將何所恃耶？苟不知此，而遽泄之去之，神將何以依而主耶？故經曰：脈者，氣血之先。

氣血者，人之神也。善夫！

脈陰陽類成

浮，不沉也。按之不足，輕舉有餘，滿指浮上，曰浮。爲風虚動之候，爲脹，爲風，爲痞，爲滿不食，爲表熱，爲喘。浮大傷風鼻塞，浮滑疾爲宿食，浮滑爲飲。左寸浮，主傷風，發熱，頭疼，目眩，及風痰；浮而虚遲，心氣不足，心神不安；浮散，心氣耗，虚煩；浮而洪數，心經熱。關浮，腹脹；浮而數，風熱入肝經；浮而促，怒氣傷肝，心胷逆滿；浮大，胷脅脹滿。尺浮，膀胱風熱，小便赤濇；浮大而芤，男子小便血，婦人崩帶；浮而遲，冷疝，臍下痛。右寸浮，肺感風寒，咳喘，清涕，自汗，體倦；浮而洪，肺熱而欬；浮而遲，肺寒喘嗽。關浮，脾虚中滿不食；浮大而濇，爲宿食；浮而遲，脾胃虚。尺浮，風邪客下焦，大便秘；浮而虚，元氣不足；浮而數，下焦風熱大便秘。

沉，不浮也。輕手不見，重手乃得，爲陰逆陽鬱之候。爲實、爲寒、爲氣、爲水、爲停飲，爲癥瘕，爲脅脹，爲厥逆，爲洞泄。沉細爲少氣，沉遲爲痼冷，沉滑爲宿食，沉伏爲霍亂，沉而數内熱，沉而遲内寒，沉而弦心腹冷痛。左寸沉，心内寒邪爲痛，胷中寒飲，脅痛；關沉，伏寒在經，兩脅刺痛；沉弦，痃癖内痛。尺沉，腎臓感寒，腰背冷痛，小便濁而頻，男爲精冷，女爲血結。沉而細，脛痠，陰癢，溺有餘瀝。右寸沉，肺冷，寒痰停蓄，虚喘少氣。沉而緊滑，欬嗽；沉細而滑，骨蒸寒熱，皮毛焦乾。關沉，胃中寒積，中滿吞酸。沉緊，懸飲。尺沉，病水，腰脚疼。沉細，下利，又爲小便滑，臍下冷痛。

遲，不及也。以至數言之，呼吸之間，脈僅三至，減於平脈一至也。爲陰盛陽虧之候，爲寒，爲不足。浮而遲，表有寒；沉而遲，裏有寒。居寸，爲氣不足；居尺，爲血不足。氣寒則縮，血寒則凝也。左寸遲，心上寒，精神多慘。關遲，筋寒急，手足冷，脅下痛。尺遲，腎虚，便濁，女人不月。右寸遲，肺感寒，冷痰氣短。關遲，中焦寒，及脾胃傷冷物不食；沉遲爲積。尺遲，爲臓寒泄瀉，少腹冷痛，腰脚重。

數，太過也。一息六至，過平脈兩至也。爲煩滿上，爲頭疼上熱中，爲脾熱口臭、胃煩嘔逆。右爲煩熱，目赤；左下爲小便黄赤，大便秘濇。浮數表有熱，沉數裏有熱。

虚，不實也。散大而軟，舉按豁然，不能自固，氣血俱虚之診。爲暑，爲虚煩多汗，爲恍惚多驚，爲小兒驚風。

實不虚也。按舉不絶，愊愊而長，動而有力，不疾不遲。爲三焦氣滿之候，爲嘔，爲痛，爲氣塞，爲食積，爲氣聚，爲利，爲伏陽在内。左寸實，心中積熱，口舌瘡，咽痛。實大，頭面熱風，煩躁，體疼面赤。關實，腹脅痛滿。實而浮大，肝盛，目暗，赤痛。尺實，少腹痛，小便濇。實而滑，淋瀝，莖痛，溺赤；實大，膀胱熱，溺難；實而緊，腰痛。右寸實，胷中熱，痰嗽，煩滿。實而浮，肺熱，咽燥痛，喘欬，氣壅。關實，伏陽蒸内，脾虚食少，胃氣滯。實而浮，脾熱，消中，善飢，口乾，勞倦。尺實，臍下痛，便難，或時下痢。

洪，大而實也。舉按有餘，來至大而去且長，騰上滿指。爲榮絡大熱血氣燔灼之候，爲表裏皆熱，爲煩，爲咽乾，爲大小便不通。左寸洪，心經積熱，眼赤，口瘡，頭痛，内煩。關洪，肝熱及身痛，四肢浮熱。尺洪，膀胱熱，小便赤濇。右寸洪，肺熱，毛焦，唾粘，咽乾。洪而緊，喘急。關洪，胃熱反胃嘔吐，口乾；洪而緊，爲脹。尺洪，滿而大便難，或下血。

微，不顯也。依稀輕細，若有若無。爲血氣俱虚之候，爲虚弱，爲泄，爲虚汗，爲崩漏、敗血不止，爲少氣。浮而微者，陽不足，必身惡寒；沉而微者，陰不足，主臟寒下利。左寸微，心虚憂惕，榮血不足。關微，四肢惡寒拘急。尺微，敗血不止，男爲傷精尿血，女爲崩帶。右寸微，上焦寒，痞冷，痰不化，中寒少氣。關微，胃寒氣脹，食不化，脾虚，噫氣，心腹冷痛。尺微，臟寒泄瀉，臍下冷痛。

弦，按之不移，舉之應手，端直如絲弦。爲血氣收斂，爲陽中伏陰或經絡間爲寒所入，爲痛，爲瘧，爲拘急，爲寒熱，爲血虚盗汗，爲寒凝氣結，爲冷痺，爲疝，爲飲，爲勞倦。弦數爲勞瘧，雙弦脅急痛，弦長爲積。左寸弦，頭痛心惕，勞傷盗汗乏力。關弦，脅肋痛，痃癖。弦緊，爲疝瘕瘀血；弦小，寒癖。尺弦，少腹痛；弦滑，腰脚痛。右寸弦，肺受寒，欬嗽，胷中有寒痰。關弦，脾胃傷冷，宿食不化，心腹冷痛，又爲飲。尺弦，臍下急痛不安，下焦停水。

緩，不逮也。往來迂緩，呼吸徐徐，以氣血向衰，故脈體爲之徐緩爾。爲風，爲虚，爲痺，爲弱，爲痛，在上爲項强，在下爲脚弱。浮緩爲風，沉緩血氣虚。左寸緩，心氣不足，怔忡多忘，亦主項背急痛。關緩，風虚弦暈，腹脅氣結。尺緩，腎虚冷，小便數，女人月事多。右寸緩，肺氣浮，言語氣短。關緩，胃弱氣虚。浮緩，脾氣虚弱，不沉不浮，從容和緩，乃脾家本脈也。尺緩下寒脚弱，風氣秘滯。浮緩，腸風泄瀉；沉緩，小腹感冷。

滑，不濇也。往來流利，如珠走盤，不進不退，爲血實氣壅之候，蓋血不勝於氣也。爲嘔吐，爲痰逆，爲宿食，爲經閉。滑而不斷，經不閉；其斷者，經閉。上爲吐逆，下爲氣結。滑數，爲結熱。左寸滑，心熱。滑而實大，心驚舌强。關滑，汗熱，頭目爲患。尺滑，小便淋瀝，尿赤，莖中痛。右寸滑，痰飲，嘔逆。滑而實，肺熱毛髮焦，膈壅，咽乾，痰嗽，頭目昏，涕唾粘。關滑，脾熱，口臭及宿食不化，吐逆。滑實，胃熱。尺滑，因相火炎而引飲多，臍冷腹鳴，或時下利，婦人主血實氣壅，月事不通。若和滑爲孕。

濇，不滑也。虚細而遲，往來極難，參伍不調，如雨沾沙，如輕刀刮竹然。爲氣多血少之候，爲少血，爲亡汗，爲血痺痛，爲傷精。女人有孕爲胎痛，無孕爲敗血病。左寸濇，心神虚耗不安，及冷氣心痛；關濇，肝虚血散，肋脹脅滿，身痛；尺濇，男子傷精及疝，女人月事虚敗，若有孕主胎漏。右寸濇，榮衛不和，上焦冷，痞氣短，臂痛；關濇，脾弱不食，胃冷而嘔；尺濇，大便濇，津液不足，小腹寒，足脛逆冷。

長，不短也。指下有餘，而過於本位，氣血皆有餘也。爲陽毒内藴，三焦煩鬱，爲壯熱。

短，不長也。兩頭無中間有，不及本位，氣不足以前導其血也。爲陰中伏陽，爲三焦氣壅，爲宿食不消。

大，不小也。浮取之若洪而浮，沉取之大而無力。爲血虚，氣不能相入也。經云：大則病進。

小，不大也。浮沉取之，悉皆損小，在陽爲陽不足，在陰爲陰不足。前大後小，則頭痛目眩；前小後大，則胷滿短氣。

緊，有力而不緩也。其來勁急，按之長，舉之若牽繩轉索之狀。爲邪風激搏伏於榮衛之間，爲痛，爲寒。浮緊，爲傷寒身疼；沉緊，爲腹中有寒，爲風癎。左寸緊，頭熱，目痛，項强；緊而沉，心中氣逆，冷痛。關緊，心腹滿痛，脅痛，肋急。緊而盛，傷寒，渾身痛；緊而實，痃癖。尺緊，腰脚臍下痛，小便難。右寸緊，鼻塞膈壅。緊而沉滑，肺實欬嗽。關緊，腹痛吐逆；緊盛，腹脹傷食。尺緊，下焦築痛。

弱，不盛也。極沉細而軟，怏怏不前，按之欲絶未絶，舉之即無。由精氣不足，故脈息痿弱而不振也。爲元氣虧耗，爲痿弱不前，爲痼冷，爲關熱，爲泄精，爲虚汗。老得之順，壯得之逆。左寸弱，陽虚心悸，自汗。關弱，筋痿無力，婦人生産後客風面腫。尺弱，小便數，腎虚，耳聾，骨肉酸痛。右寸弱，身冷多寒，胸中短氣。關弱，脾胃虚，食不化。尺弱，下焦冷痛，大便滑。

動，其狀如大豆，厥厥動摇，尋之有，舉之無，不往不來，不離其處，多於關部見之。動爲痛，爲驚，爲虚勞體痛，爲崩脱，爲泄痢。陽動則汗出，陰動則發熱。

伏，不見也。輕手取之，絶不可見；重取之，附著於骨。爲陰陽潛伏、關膈閉塞之候。爲精聚，爲瘕疝，爲食不消，爲霍亂，爲水氣，爲榮衛氣閉而厥逆。關前得之爲陽伏；關後得之爲陰伏。左寸伏，心氣不足，神不守常，沉憂抑鬱；關伏，血冷，腰脚痛，及脅下有寒氣；尺伏，腎寒精虚，疝瘕寒痛。右寸伏，胸中氣滯，寒痰冷積；關伏，中脘積塊作痛，及脾有停滯；尺伏，臍下冷痛，下焦虚寒，腹中痼冷。

促，陽脈之極也。脈來數，時一止復來者，曰促。陽獨盛而陰不能相和也。或怒氣逆上，亦令脈促。促爲氣涌，爲狂悶，爲瘀血發狂。又爲氣，爲血，爲飲，爲食，爲痰。蓋先以氣熱脈數，五者或有一留滯其間，則因之而爲促，非惡脈也。雖然，加即死，退即生。亦可畏哉！

結，陰脈之極也。脈來緩，時一止復來者，曰結。陰獨盛，而陽不能相入也。爲癥結，爲積聚，爲七情所鬱。浮結爲寒邪滯經，沉結爲積氣在内。又爲氣，爲血，爲飲，爲食，爲痰。蓋先以氣寒脈緩，而五者或一有留滯於其間，則因而爲結。故張長沙謂結、促皆病脈。

芤，浮大而軟。尋之中空旁實，旁有中無。診在浮舉重按之間，爲失血之候。大抵氣有餘血不足，血不能統氣，故虚而大，若芤之狀也。左寸芤，主心血妄行，爲吐，爲衄；關芤，主脅間血氣痛，或腹中瘀血，亦爲吐血，目暗；尺芤，小便血，婦人月事爲病。右寸芤，胸中積血，爲衄，爲嘔；關芤，腸癰瘀血，及嘔血不食；尺芤，大便血。又云：前大後細，脱血也，非芤而何？

革，沉伏實大，如按鼓皮曰革。氣血虚寒，革易常度也。婦人則半産漏下，男子則亡血失精。又爲中風寒濕之診。

濡，無力也。虚軟無力，應手散細，如綿絮之浮水中，輕手若來，重手却去。爲氣血俱不足之候。爲少氣，爲無血，爲疲損，爲自汗，爲下冷，爲痺。左寸濡，心虚易驚，盗汗短氣；關濡，榮衛不和，精神離散，體虚少力；尺濡，男爲傷精，女爲脱血，小便數，自汗多。右寸濡，發熱憎寒，氣乏體虚；關濡，脾軟不化物，胃虚不進食；尺濡，下元冷憊，腸虚泄瀉。

牢，堅牢也。沉而有力，動而不移，爲裏實表虚。關中氣促，爲勞傷痿極。大抵其脈近乎無胃氣者，故諸家皆爲危殆之脈。亦主骨間疼痛，氣居於表。

疾，盛也。快於數爲疾，呼吸之間脈七至，熱極之脈也。在陽猶可，在陰爲逆。

細，微渺也。指下尋之，往來微細如線。蓋血冷氣虚，不足以充故也。爲元氣不足，乏力無精，内外俱冷，痿弱洞泄，爲憂勞過度，爲傷濕，爲積，爲痛在内及在下。

代，更代也。動而中止，不能自還，因而復動，由是復止，尋之良久，乃復强起，爲代。主形容羸瘦，口不能言。若不因病而人羸瘦，其脈代止，是一臟無氣，他臟代之，真危亡之兆也。若因病而氣血驟損，以至元氣不續，或風家痛家，脈見止代，只爲病脈。故傷寒家亦有心悸而脈代者，腹心痛。亦有結澁止代不勻者，勿以爲凶。蓋九痛之脈不可準也。又姙娠或有脈代者，此必三月餘之胎也，亦無慮焉。

散，不聚也。有陽無陰，按之滿指，散而不聚，來去不明，謾無根柢。爲氣血耗散，腑臟氣絶。在病脈主虚陽不斂，又主心氣不足。大抵非佳脈也。

輟耕録

元・陶九成

論脈

人禀天地五行之氣，以生手三陽三陰、足三陽三陰，合爲十二經，以環絡一身，往來流通，無少間斷，其脈應於兩手三部焉。夫脈者，血也。脈不自動，氣實使之，故有九候之法。《内經》云：脈者血之府。《説文》云：血理分衺行體者，從𠂢從血，亦作衇。《逌釋》云：五臟六腑之氣血，分流四體也。《釋名》云：脈，幕也。幕絡一體，字從肉從𠂢，𠂢音普拜切，水之邪流也。脈字從𠂢，取脈引之象。無求子云：脈之字，從肉從𠂢，又作𧖴。蓋脈以肉爲陽，𧖴以血爲陰。華佗云：脈者，血氣之先也。氣血盛則脈盛，氣血衰則脈衰。血熱則脈數，血寒則脈遲，血微則脈弱，血氣平則脈緩。晉·王叔和分爲七表八裏，可謂詳且至矣。然文理繁多，學者卒難究白。宋淳熙中南康崔子虚隱君嘉彦，以《難經》於六難專言浮沉，九難專言遲數，故用爲宗，以統七表八裏而總萬病。其説以爲浮者爲表爲陽，外得之病也。有力主風，無力主氣。浮而無力爲芤，有力爲洪。又沉爲實，沉者爲裏，爲陰，内受之病也。有力主積，無力主氣。沉而極小爲微，至骨爲伏，無力爲弱。遲者爲陰，主寒，内受之病也。有力主痛，無力主冷。遲而少快爲緩，短細爲濇，無力爲濡。數者爲熱，主陽，外得之病也。有力主熱，無力主瘡。數而極弦爲緊，有力爲弦，流利爲滑。他若九道六極之殊，三焦五臟之辨，與夫持脈之道，療病之方，其間元妙俱在。《四脈元文》及《西原脈訣》等書，世以爲秘授，始由隱君傳之劉復真先生，先生傳之朱宗陽鍊師，鍊師傳之張元白高士。今往往有得其法者，學者其求諸？

東垣十書　元·李杲

辨　脈

古人以脈上辨内外傷於人迎氣口。人迎脈大於氣口爲外傷，氣口脈大於人迎爲内傷。此辨固是，但其説有所未盡耳。外感風寒，皆有餘之證，是從前客邪來也，其病必見於左手。左手主表，乃行陽二十五度。内傷飲食，及飲食不節，勞役不節，皆不足之病也，必見於右手。右手主裏，乃行陰二十五度。故外感寒邪，則獨左寸人迎脈浮緊，按之洪大。緊者，急甚於弦，是足太陽寒水之脈。按之洪大而有力，中見手少陰心火之脈。丁與壬合，内顯洪大，乃傷寒脈也。若外感風邪，則人迎脈緩，而大於氣口一倍或兩倍三倍。内傷飲食，則右寸氣口脈大於人迎一倍；傷之重者，過在少陰則兩倍，太陰則三倍。此内傷飲食之脈。若飲食不節，勞役過甚，則心脈變見於氣口，是心火刑肺，其肝木挾心火之勢亦來薄肺。經云：侮所不勝寡於畏者是也。故氣口脈急大而濇數，時一代而濇也。濇者，肺之本脈。代者，元氣不相接，脾胃不及之脈。洪大而數者，心脈刑肺也。急者，肝木挾心火，而反剋肺金也。若不甚勞役，惟右關脾脈大而數，謂獨大於五脈，數中顯緩，時一代也。如飲食不節，寒温失所，則先右關胃脈損弱，甚則隱而不見，惟内顯脾脈之大數微緩時一代也。宿食不消，則獨右關脈沈而滑。經云：脈滑者，有宿食也。以此辨之，豈不明白易見乎？但恐山野間卒無醫者，何以診候？故復説病證以辨之！

論榮衛色脈參應之法

夫天地之道，曰陰與陽。陰陽在人，曰血與氣。蓋血者榮也，氣者衛也。榮者榮於中，衛者衛於外。所以榮行脈中，衛行脈外。脈者，血氣之先也。血非脈則焉能榮於中？氣非脈則焉能衛於外？二者相資而行，内則通於五臟六腑十二經絡，外則濡於九竅四肢百節毫毛。晝夜循行，如環無端，以成其度，會於寸口，變見於脈。故曰：氣血者，人之神也；脈者，氣血之神也。所以治病之始，五決爲紀。蓋五決者，五臟之色脈也。脈應於内，色應於外。其色之於脈，當相參應，故曰能合色脈可以萬全也。凡爲醫，先須調明色脈。若於此不精，雖聰慧辯博，亦不足委也。

論持手訣消息法

夫診候之法，常以平旦爲紀，陰氣未散，陽氣未動，飲食未進，血氣未亂，經脈未隆，絡脈調勻，故乃可診有疾之脈。若遇倉卒病患，不拘此論。《内經》所謂持脈有道，虚静爲保。但可澄神静慮，調息凝心，視精明，察五色，聽音聲，問所苦，方始安寸尺，别浮沉，以此參照，決死生之分矣。復觀患人身形，長短肥瘦，老少男女，性情緩急，例各不同。故曰形氣相得者生，參伍不調者病。謂如室女尼冠，脈當濡而弱，嬰兒孺子之脈細而疾，三四歲者，呼吸之間，脈當七八至爲平，比夫常人，特不同耳。大抵男子先診左手，女子先診右手；男子左脈大則順，女子右脈大則順。大凡診脈，先以中指揣按掌後高骨，骨下爲關。得其關位，然後齊下左右二指。若臂長人疎排其指，若臂短人密排其指。三指停穩，先診上指曰寸口，浮按消息之，中按消息之，重按消息之；上竟消息之，下竟消息之；推而外之消息之，推而内之消息之；然後先關後尺消息之，一類此。若診得三部之中，浮沉滑濇遲疾不調，何病所主，外觀形色，内詳脈候，參詳處治，以忠告之。不可輕言談笑，亂説是非，左右瞻望，舉止忽略。此庸醫也。

三部所主臟腑病論

夫診候之道，醫者之難精也。若非燈下苦辛，勤於記誦，參師訪友，晝夜不違，造次顛沛，寤寐俯仰，存心於此，安能知神聖之妙哉？古人曰：按其脈，知其疾，命曰神。以悟其探賾索隱之妙也。又曰：切其脈，治其病，謂之巧。以明其指別之功也。蓋三指相去毫釐之近，主病若千里之遠。觀夫指別之功，世人固以爲難，命曰神，豈容易可至哉？常考於經脈有三部，寸關尺也。從魚際至高骨，却行一寸曰寸；從寸上一分曰魚際，從寸至尺曰尺澤；寸後尺前爲關。關前爲陽，即寸口也；關後爲陰，即尺脈也。陽出陰入，以關爲界。寸主上焦，頭手皮毛；關主中焦，腹及腰；尺主下焦，小腹及足。此三部所主大略也。又有左右兩手三部，謂之六脈也。又有人迎氣口神門所主，又各不同。蓋左手關前曰人迎，右手關前曰氣口，兩關之後一分即曰神門。故《脈法讚》曰：肝心出左，肺脾出右；腎與命門，俱出尺部；魂魄穀神，皆見寸口。所謂左手關前，心之部也，其經手少陰，與手太陽爲表裏，小腸合爲腑。左手關上，肝之部也，其經足厥陰與足少陽爲表裏，膽合爲腑。左手關後，腎之部也，其經足少陰，與足太陽爲表裏，膀胱合爲腑。右手關前，肺之部也，其經手太陰，與手陽明爲表裏，大腸合爲腑。右手關上，脾之部也，其經足太陰，與足陽明爲表裏，胃合爲腑。右手關後，命門之部也，其經手厥陰，與手少陽爲表裏，三焦合爲腑。此謂六部所主，臟腑十二經之義也。又脈要精微論曰：尺內兩旁則季脅也。尺外以候腎，尺裏以候腹。中附上，左外以候肝，內以候膈；右外以候胃，內以候脾。上附上，右外以候肺，內以候胷中；左外以候心，內以候膻中。前以候前，後以候後。上竟上者，胷喉中事也；下竟下者，小腹腰股膝脛足中事也。粗大者，陰不足陽有餘，爲熱中也。來疾去徐，上實下虛，爲厥顛疾；來徐去疾，上虛下實，爲惡風也。故中惡風者，陽氣受也。有脈俱沉細數者，少陰厥也。沉細數散者，寒熱也。浮而散者爲眴仆。諸浮而數者，皆在陽，爲熱，其有躁者在手。諸細而沉者，皆在陰，則爲骨痛，其有靜者在足。數動一代者，病在陽之脈也，泄及便膿血。諸過者：切之濇者，陽氣有餘也；滑者，陰氣有餘也。陽氣有餘，爲身熱無汗；陰氣有餘，爲汗多身寒。陰陽有餘，則無汗身寒。推而外之，內而不外者，有心腹積也；推而內之，外而不内者，身有熱也。推而上之，上而不下者，腰足清也；推而下之，下而不上者，頭項痛也。按之至骨，脈氣少者，腰脊痛而身有痺也。已上諸疾，若非指明心了，烏可得其妙也？又平人氣象論曰：一呼脈再動，一吸脈亦再動，呼吸定息，脈行五動，閏以太息。不大不小，不長不短，不滑不濇，不浮不沉，不遲不數，命曰平人。平人者，不病也。蓋平人之常氣稟乎胃。胃氣者，平人之常氣也。所以人常稟氣於胃，故脈以胃氣爲本也。《正理論》曰：穀入於胃，脈道乃行。又《靈樞經》云：胃爲水穀之海也。又曰：脈應四時曰平。信夫四時之脈，皆以胃氣爲本，謂春弦夏洪秋毛冬石。春之胃脈微弦曰平，餘皆倣此。逆四時則病矣。若診婦人之脈者，即有姙也。蓋重身者，問其月事，觀其體貌，然後主治，不可忽也！又經曰：察色按脈，先別陰陽。蓋陰陽者天地之道也，是以治病者必求其本，本於陰陽寒暑四時五臟之根也。以脈言之，則浮沉也；以部言之，則尺寸也。故經云：脈者，陰陽之法，以應五臟。是謂呼出心與肺，呼入腎與肝，呼吸之間，脾受穀味，其脈在中也。以浮沉論之，則曰浮者陽也，沉者陰也。應在臟腑，則浮而大散者心也，浮而短濇者肺也，所以心肺俱浮也；牢而長者肝也，按之而大，舉指來實者腎也，所以肝腎俱沉也；遲緩而長者脾也。脾爲中州，所以脈在中也。仲景曰：大浮數動滑皆陽也，沉濇弱弦微皆陰也。陽者熱也，陰者寒也。所以寒則脈來沉而遲，熱則脈來浮而數。故曰諸數爲熱，諸遲爲寒，無如此驗也。《脈經》曰：諸浮爲風，諸緊爲痛，諸伏爲聚，諸弦爲飲，芤者失血。長則氣治，短則氣病，濇則煩心，大則病進。浮爲在表，沉爲在裏；遲爲在臟，數爲在腑。又形壯脈細，少氣不足以息者危；形瘦脈大，胷中多氣者斃。形氣相得者生，參伍不調者病。三部九候，皆相失者死。此先聖診脈之大法也。故曰凡治病，則察其形氣色澤，治之無後其時也。所以形氣相得者生，色澤以浮者病易已，脈從四時者可治，脈弱以滑者是有胃氣，此皆易治也。若形氣相失，或色夭不澤，及脈逆四時，或脈實益堅，皆不可治。經所謂必察四難而明告之。又若病熱脈静，泄而脈大，脱血脈實，汗後脈躁，此皆難治也。若瘡疽之人，膿血大泄，脈滑數者難治也。凡瘻膿多，或如清泔，脈滑大散，寒熱發渴者，治之無功也。若患肺瘡者，欬嗽膿血，脈見洪滑，治之難痊矣。大凡診脈，見浮數應當發熱而反惡寒，雖頭項拘急，四肢煩痛，或復戰慄渴甚者，但有痛處，欲發瘡腫也。

相合脈經

脈之相合，各有虛實，不可作一體觀之。假令洪弦相合，洪客也，弦主也，子能令母實也；弦洪相合，弦客也，洪主也，母能令子虛也。餘臟可以類推之。至於手足之經亦相合：假令傷寒脈浮緊而帶洪者，即手經合也。餘倣此。假令侮所不勝者，挾其勢也。脈弦而入金之分，非挾火之勢，則不敢侵金之分。

虛　實

假令水在木之分，是從後來。從後來者爲虛邪，雖在水爲虛邪，則木本虛矣。經曰：母能令子虛。

假令火在木之分，是從前來。從前來者爲實邪，雖在火爲實邪，則木本實矣。經曰：子能令母實。

假令兩手脈中弦，無表證，乃東方實也，是西方肺氣大不足也，緣母虛所致也。當大補其脾，微補其肺；大瀉其火，微瀉其水。《雜證諸論》云：先調其氣，次論諸疾。況此乃本經不足之證也。《難經》云：東方實，是西方虛也。又云：欲泄其邪，先補其虛。此之謂也。如是之證，當以温藥補脾，以氣藥燥劑爲用。如正氣已勝，當以瀉火瀉風之藥，清高涼上，勿令入胃中。此爲全治。益黃：白朮、半夏、茯苓、甘草，酒病得之加澤瀉。手足陽明二經用益黃者，燥濕而補其氣也，實瀉黃也。瀉火木、瀉青之類，羌活、防風、生地黃、黃連等分，黃芩倍之。凡用補藥，即用各方之生數，理中丸、建中湯是也。瀉即用各方之成數，七宣丸、七聖丸是也。

問兩手寸關弦疾脾弱火勝木旺土虧金爍當作何治

答曰：不從標本從乎中治也。木標也，土本也，火中也。金爍土虧木旺者皆火也，仲陽安神丸主之，山萸、門冬益金之氣，金氣勝則木自平；凝水石、牙硝火中添水，使變爲濕熱也。濕熱者，夏季之令也，非土而何？故用朱砂以墜火下行，是已將退與子，權行濕令也，是以弦得除而土自旺也。秋喘加人參與丹砂等，夏則不加。

養氣者，加沉香。欲發汗者，臨臥先服白粥一杯，後藥之，則汗也。寒熱神少振摇，小便淋或多或少，大便走完穀不化，口乾舌縮，脣吻有瘡，心下痞，大渴引飲，惡乾喜濕，目花，四肢無力，怠惰嗜臥，食不入，皮膚燥濇，面色黧黑，肌肉銷爍，胷腹中急，額上汗出，此法瀉火益濕補氣。脈弦浮沉同治。氣不化，小便不利，濕潤肌滑，熱蒸陰少，氣不化。

氣走，小便自利，燥肌燥濇爲迫，津液不能停，離硃丹主之。弦數者，陽陷於内，從外而之内也。弦則帶數，甲終於甲也；緊則帶洪，壬終於丙也。

若弦虚則無火，細則無水，此二脈從内之外也，不宜離硃丹。

脈當有神

脈之不病，其神不言當自有也。脈既病，當求其中神之有與無焉。謂如六數七極，熱也，脈中有力即有神也。三遲二敗，寒也，脈中有力，即有神也。熱則有神，當泄其熱，則神在焉。寒則有神，當去其寒，則神在焉。寒熱之脈，無力無神，將何藥而泄熱去寒乎？苟不知此而遽泄去之，將何依以生？所以十亡八九。故經曰：脈者，血氣之先。又云：血氣者，人之神。可不謹養乎？可不察其有無乎？

察色脈以定吉凶

脈，地也；色，天也。地生天則順，天生地則逆。

假令得弦脈而面赤色，地生天也。地生天則順也，兒扶母兮瘥速也。

假令得弦脈而面黑色，天生地也。天生地則逆也，母抑子兮退遲也。

色者，陰中之陽氣也，本乎天；脈者，陽中之陰氣也，本乎地。

大則病進

散而浮大者心也。心主無爲，相火用事，是爲相應。以五服言之，王畿中也；以王畿言之，九重中也。君主無爲，當静以養血。若浮大而出於外，非其所宜也。以王道言之，《書》云：外作禽荒，未或不亡。經云：主不明，則十二官危矣。此散而浮大者，君主兼臣下之權，而不知反，故曰大則病進。

辨脈浮所主病不同

浮者，沉之反也。瞥瞥然見於皮毛，上與皮毛相得，微按之則絶無有，如空中之浮云。所主病一則爲風，一則爲虚。古人云：浮而有熱者虚也，浮而無熱者風也。予謂此未盡善。蓋風有八風，寒熱温凉，各各不同。其中有風熱。止言脈浮，雖不能分别八面之風兼見脈候，止説浮而已。須兼見的證，單在一臟或兩臟相合，亦足以分何臟之病，言風無熱則非也。況八風之脈，皆見於左手寸脈外側。若右手行陰道脈中，受虚邪賊邪之風，亦於氣口外側顯見。推而内之，外而不内者是也。其虚勞脈雖有傳變，必顯於内側，六脈互傳，皆爲不足之病。則是五臟傳變，必從四時傳變於外，六腑乃受之，如是則勝復之作，不能相過，此之謂也。若浮而弦者風也，見於左關；浮而濇者虚也，見於右寸。

三部脈治宜

兩寸脈實，謂之陽盛陰虚，下之則愈。兩寸脈俱虚，謂之陰陽皆虚，補陰則陽竭，補陽則陰竭，宜調之以甘藥。兩寸脈不足求之於地，地者脾胃也，當從陰引陽。兩寸脈短小，乃陽氣不足，病在下也，謂之陰盛陽虚，取之下陵三里。補瀉無形，是謂導氣同精，治在五亂中取法。乃不足病也。當取穴於腹募氣海，臍下一寸五分；甚者取三里、氣衝，以毫針引之。

兩關脈俱實，上不至發汗，下不至利大便，宜芍藥湯瀉其土實。兩關脈俱虛，脈沉細，宜服理中湯。脈弦遲，宜服建中湯，或加黄芪附子之類。

兩尺脈俱實，是陰盛陽虛，汗之則愈。兩尺脈俱虛，宜服薑附湯補陽。問：何陰虛而補陽？曰：陰本根於陽是也。仲景曰：兩尺脈俱虛者，不宜下，下之則爲逆，逆者死。兩尺脈或不見或短小，病在天上，求之於五臟背俞或血絡經隧伏火。蓋天上者陰火，故陽不收藏也。又《難經》云：下部無脈，或兩尺關絶，乃爲食塞，當吐。

丹溪心法 元·朱震亨

脈肖天地

昔軒轅使伶倫截嶰谷之竹，作黄鍾律管，以候天地之節氣；使岐伯取氣口作脈法，以候人之動氣。故黄鍾之數九分，氣口之數亦九分。律管具而寸之數始形，故脈之動也，陽得九分，陰得一寸，吻合於黄鍾。天不足西北，陽南而陰北，故男子寸盛而尺弱，肖乎天也；地不滿東南，陽北而陰南，故女子尺盛而寸弱，肖乎地也。黄鍾者，氣之先兆，故能測天地之節候；氣口者，脈之要會，故能知人命之死生。

能合色脈可以萬全

欲知其内者，當以觀乎外；診於外者，斯以知其内。蓋有諸内者形諸外，苟不以相參，而斷其病邪之逆順不可得也。爲工者，深燭厥理，故望其五色，以青黄赤白黑以合五臟之脈，窮其應與不應；又切其五脈，急大緩澀沉以合其五臟之色，順與不順。誠能察其精微之色，診其微妙之脈，内外相參而治之，則萬舉萬全，的功可坐而致矣。《素問》曰：能合色脈，可以萬全。其意如此。原夫道之一氣，判而爲陰陽，散而爲五行，而人之所稟皆備焉。夫五脈者天之真，行血氣，通陰陽，以榮於身；五色者氣之華，應五行，合四時，以彰於面。惟其察色按脈而不偏廢，然後察病之機，斷之以寒熱，歸之以臟腑，隨證而療之，而獲全濟之効者，本於能合色脈而已。假令肝色如翠羽之青，其脈微弦而急，所以爲生；若浮濇而短，色見如草滋者，豈能生乎？心色如雞冠之赤，其脈當浮大而散，所以爲順；若沉濡而滑，色見如衃血者，豈能順乎？脾色如蟹腹之黄，其脈當中緩而大，所以爲從；若微弦而急，色見如枳實者，豈能從乎？肺色如豕膏之白，其脈當浮濇而短，所以爲吉；若浮大而散，色見如枯骨者，豈能吉乎？以至腎色見如烏羽之黑，其脈沉濡而滑，所以爲生；或脈來緩而大，色見如炲者死。死生之理，夫惟診視相參，既以如此則藥證相對，厥疾弗瘳者，未之有也！抑嘗論之：容色所見，左右上下，各有其部；脈息所動，寸關尺中，皆有其位。左頰者肝之部，以合左手關位肝膽之分，應於風木爲初之氣。顏爲心之部，以合於左手寸口心與小腸之分，應於君火，爲二之氣。鼻爲脾之部，合於左手關脈脾胃之分，應於濕土，爲四之氣。右頰肺之部，合於右手寸口。肺與大腸之分，應於燥金，爲五之氣。頤爲腎之部，以合於左手尺中腎與膀胱之分，應於寒水，爲終之氣。至於相火爲三之氣，應於右手命門，三焦之分也。若夫陰陽五行，相生相勝之理，當以合之於色脈而推之也。是故脈要精微論曰：色合五行，脈合陰陽。十三難曰：色之與脈，當參相應。然而治病萬全之功，苟非合於色脈者，莫之能也。五臟生成篇云：心之合脈也，其榮色也。夫脈之大小滑濇沉浮可以指別，五色微診可以目察。繼之以能合色脈，可以萬全。謂夫赤脈之至也，喘而堅；白脈之至也，喘而浮；青脈之至也，長而左右彈；黄脈之至也，大而虚；黑脈之至也，上堅而大。此先言五色，次言五脈，欲後之學者望而切之，以相合也。厥後扁鵲明乎此，述之曰：望而知之謂之神，切脈而知之謂之巧。深得《内經》之理也。下逮後世有立方者，目之曰神巧萬全，厥有旨哉。

診脈雜説

凡看脈，如得惡脈，當復手取如與正取同，乃元氣絶，必難治矣；如與正取不同者，乃陰陽錯綜，未必死。

弦堅之脈，雖是有積，亦帶陰虛脈無水不軟之意。脈緊指者其氣大虛多死，峻補氣與水，參、朮、歸之類。若形脱者，必補氣，參、朮。又面白補氣，肥人補氣。

濇弦脈

脈之狀不一，大率多兼見之。人之病有四：曰實，曰熱，曰寒，曰虛。故學診者亦必浮沉遲數爲之綱，以察病情。初學者又以浮數爲熱爲有餘，沉遲爲寒爲不足。其間最難體認者濇脈也，最難調治者弦脈也。濇脈細而遲，往來難且散；又曰短而止。得此脈者，固爲寒、爲濕、爲血虛、爲污血、爲氣多，然亦有病熱與實者。或者得脈之帶濇，徒見其有細有遲有散，是皆不足之象，便以爲虛而寒，孟浪用藥，寧不誤人？若失或因多怒，或因憂鬱，或因厚味，或因補劑燥劑，或因表裏無汗，氣騰血沸，清化爲濁，老痰凝血，膠固雜揉，脈道濇滯，亦見濇狀，參之形證，病情斯見。先賢曰：濇而堅，按之不減有力，爲中焦實，有伏結，脾肺氣寒實熱在胃中，可不慎歟？弦爲春令之脈，非春時而見者，木爲病也。五臟更相制伏，以防其太過。木爲病，則肝邪盛矣；肝之盛，金之衰也；金之衰，火之炎也；火之炎，水之弱也。金不足以制木，則土病矣。考之諸家則曰：弦者，虛也，爲反胃，爲痛痺。沉弦爲疝瘕；弦長爲積病；雙弦爲寒飲；雙弦而遲爲心下堅；偏弦飲也；弦急爲腹痛；弦而鉤主蜚屍；弦緊而微細主寒積；微弦而伏主癥不治；弦而大主半産漏下，亡血失精；弦而小主寒痺。弦在左寸，頭痛；弦在右寸，水走腸胃；弦在左關怒而血聚；弦在右關，寒痛，四肢拘急；弦在趺陽，腸痔下血；弦在尺中，小腹痛，白腸挺核。木邪風氣上極，土敗爲病，先哲蓋常言之矣。惟金因火伏、木寡於畏之論，猶未發明。倘非滋水以降火，厚土以養金，而又以行濕散風導鬱爲輔佐，邪何由得去？病何由得安？況弦脈爲病甚多，而治法又有隔二隔三之異，故不容於自默也！若曰不然，何弦屬陽？而仲景列沉濇弱微弦爲五陰之數，至於敗散殘賊之脈，又以弦爲之首，濇爲之中，其意可見。

格致餘論 元·朱震亨

脈大必病進論

脈，血之所爲，屬陰。大，洪之別名。火之象屬陽。其病得之於内傷者，陰虛爲陽所乘，故脈大，當作虛治之；其病得之於外傷者，邪客於經，脈亦大，當作邪勝治之。合二者而觀之，皆病證方長之勢也，謂之病進，不亦宜乎？海藏云：君侵臣之事也。

左大順男右大順女論

肺主氣，其脈居右寸，脾胃命門三焦，各以氣爲變化運用，故皆附焉。心主血，其脈居左寸，肝膽腎膀胱皆精血之隧道筦庫，故亦附焉。男以氣成胎，則氣爲之主；女挾血成胎，則血爲之主。男子久病，右脈充於左者，有胃氣也，病雖重可治。女人久病，左脈充於右者，有胃氣也，病雖重可治。反此者，虛甚也。或曰：左心小腸肝膽腎膀胱，右肺大腸脾胃命門三焦，男女所同不易之位也。《脈法讚》曰：左大順男，右大順女。吾子之言，非惟左右倒置，似以大爲充，果有説以通之乎？曰：大，本病脈也。今以大爲順，蓋有充足之義，故敢以充言之。《脈經》一部，諄諄於教爲醫者爾。此左右當以醫者爲言，若主於病，奚止於千里之謬？或曰：上文言肝心出左，脾肺出右；左主司官，右主司腑。下文言左爲人迎，右爲氣口，皆以病人之左右而爲言。何若是之相反耶？曰：《脈經》第九篇之第五章，上文：大、浮、數、動、長、滑、沉、濇、弱、弦、短、微，此言形狀之陰陽。下文：關前關後等語，又言部位之陰陽。陰附陽，陽附陰，皆言血氣之陰陽。同爲論脈之陰陽，而所指不同，若此上下異文，何足疑乎？讚曰：陰病治官，非治血乎？陽病治腑，非治氣乎？由此參考，或恐於經意有合。

外科精義 元·齊德之

論脈證名狀二十六種

夫脈之大體二十六種，此診脈之紀綱也。細而論之，毫氂少差，舉治必遠。總而言之，逆從虛實陰陽而已。兩者議之，以要其中。謹於諸家脈法中撮其機要，剪去繁蕪，載其精義。

浮脈之診，浮於指下，按之不足，舉之有餘，冉冉尋之，狀如太過，瞥瞥然見於皮毛間。其主表證，或爲風，或爲虛。浮而大散者心也，浮而短濇者肺也。浮而數者熱也。浮數之脈應發熱，其不發熱，而反惡寒者，瘡疽之謂也。

洪脈之診，似浮而大，按舉之則泛泛然滿三部，其狀如水之洪流，波之涌起。其主血實積熱瘡腫。論曰：脈洪大者，瘡疽之病進也。如瘡疽結膿未成者，宜下之；膿潰之後，脈見洪大則難治。若自利者不可救治。

滑脈之診，實大相兼，往來流利如珠，按之則累累然滑也。其主或爲熱，或爲虛，此陽脈也。瘡疽之病，膿未潰者，宜内消也。膿潰之後，宜托裏也。所謂始爲熱，而後爲虛也。

數脈之診，按之則呼吸之間動及六至，其狀似滑而數也。若浮而數則表熱也；沉而數則裏熱也。又曰諸數爲熱。仲景曰：脈數不時見，則生惡瘡。又曰：肺脈洪數，則生瘡也。診諸瘡洪數者，裏欲有膿結也。

散脈之診，似浮而散，按之則散而欲去，舉之則大而無力。其主氣實而血虛，有表無裏。瘡腫膿潰之後，而煩痛尚未全退者，診其脈洪滑粗散難治也，以其正氣虛而邪氣實也。又曰：肢體沉重，肺脈大則斃，謂浮散者也。

芤脈之診，似浮而軟，按之中央空兩邊實。其主血虛，或爲失血。瘡腫之病，診得芤脈，膿潰後易治，以其脈病相應也。

長脈之診，按之則洪大而長，出於本位。其主陽氣有餘也。傷寒得之，欲汗出自解也。長而緩者，胃脈也，百病皆愈，謂之長則氣治也。

牢脈之診，按之則實大而弦，且沉且浮，而有牢堅之意。苦瘰癧結腫，診得牢脈者，不可内消也。

實脈之診，按舉有力而類結曰實。經曰：邪氣勝則實，久病則虛。人得此最忌。瘡疽之人得此，宜急下之，以其邪氣與臟腑俱實故也。

弦脈之診，按之則緊而弦。其似緊者，謂弦如按弦而不移，緊如切繩而轉動，以此爲異。春脈浮弦而平，不時見，則爲飲爲痛，主寒主虛。瘡疽論曰：弦洪相搏，外緊内熱，欲發瘡疽也。

緊脈之診，似弦而緊，按之如切繩而轉動。其主切痛積癖也。瘡腫得之，氣血沉濇也，亦主痛也。

濇脈之診，按之則散而復來，舉之則細而不足。脈濇則氣濇也，亦主血虛。瘡腫潰後得之，無妨也。

短脈之診，按之則不及本位。《内經》曰：短則氣病。以其無胃氣也。諸病脈短皆難治也。瘡腫脈短，真氣短也。

細脈之診，按之則縈縈如蜘蛛之絲而欲絶，舉之如無而似有，細而微。其主亡陽衰也。瘡腫之病，脈來細而沉，時直者，裏虛而欲變證也。

微脈之診，按之則軟小極微，其主虛也。真氣復者生，邪氣勝者危。瘡腫之病，潰後脈微而匀，舉自差也。

遲脈之診，按舉來遲，呼吸定息，方得三至，其脈似緩而稍遲。痼疾得之則善，新疾得之則正氣虛憊。瘡腫得之，潰後自痊。

緩脈之診，按舉似遲，而稍快於遲。仲景曰：陽脈浮大而濡，陰脈浮大而濡，陰陽同等，謂之緩脈。見長緩，百疾自瘳。凡諸瘡腫潰後，其脈濇遲緩者皆易愈，以其脈候相應，是有胃氣也。

沉脈之診，舉之不足，按之方見，如爛綿。其主邪氣在臟也，水氣得之則逆，此陰脈也。瘡腫得之，邪氣深也。

伏脈之診，比沉而伏，舉之則無，按之至骨方得，與沉相類，而邪氣益深矣。

虛脈之診，按之不足，遲大而軟，輕舉指下豁然而空。經曰：脈虛則血虛，血虛生寒，陽氣不足也。瘡腫脈虛，宜托裏和氣養血也。

軟脈之診，按之則如帛在水中，極軟而沉細，亦謂之濡。其主胃氣弱。瘡腫得之，補虛排膿托裏。

弱脈之診，似軟而極微，來遲而似有。仲景曰：微弱之脈，綿綿如瀉漆之絶。其主血氣俱虛，形精不足，大抵瘡家沉遲濡弱，皆宜托裏。

促脈之診，按之則去數來時一止而復來。仲景曰：陽盛則促。主熱蓄於裏也。下之則和，瘡腫脈促，亦急下之。

結脈之診，按之則往來遲緩，時一止而復來。仲景曰：陰盛則結。經曰：促結則生，代則死。

代脈之診，按之則往來，動則中止不能自還，因而復動者，曰代脈也。代者氣衰也，諸病見之不祥。大凡瘡腫之病，脈促結者，難治，而況見代脈乎？

動脈之診，見於關上，無頭尾，如豆大，厥厥然而動搖者是也。《脈經》曰：陰陽相搏，故謂之動。動於陽，則陽氣虛而發厥；動於陰，則陰氣虛而發熱。是陽生於尺，而動於寸；陰生於寸，而動於尺，不可不辨也。

論三部脈所主證候

夫寸關尺者，脈之位也。浮沉滑濇者，脈之體也。奠位分體，指文語證者，診脈之要道也。《脈經》曰：大凡診候兩手三部脈滑而遲，不浮不沉，不長不短，去來齊等者，無病也。

寸口脈浮者，傷風也。緊者，傷寒也。弦者，傷食也。浮而緩者，中風也。浮而數者，頭痛也。浮而緊者，膈上寒，脅下冷飲也。沉而緊者，心下寒而積痛。沉而弱者，虛損也。緩而遅者，虛寒也。微弱者，血氣俱虛也。弦者頭痛心下有水也。雙弦者，兩脅下痛也。偏絶者，不遂也；俱絶者，不治也。瀓瀓如羹上肥者，陽氣微也；連連如蜘蛛絲者，陽氣衰也。

關主中焦胷腹中事，去來徐而緩者，無病也。浮者腹滿，而不欲食，胃虚脹也。滑者，客熱在胃也。數者，熱結中焦也。沉伏者，中焦水氣，或嘔逆而吞酸也。弱者，胃氣虚也。雖有虚熱，不可大攻，須防熱去則生寒也。牢而實者，腹滿響響，噎塞而不通，或腹大痛。濇者，氣逆也。芤則瀉血。濇堅大實，按之不減而有力者，中焦實有結伏在胃也。微浮者，積熱不消，蚘動心悸也。

尺主下焦腰腎膝脛足中事也。尺脈浮者，風熱，小便難也。沉者，腰背痛，而腎氣不足。數者，臍下熱痛，小便赤色，而惡寒也。遲者，下焦寒而陰虚也。緊者，臍下小腹急痛也。緩者，脚弱下腫而痿痺也。弱者，下冷而腎氣衰也。軟者，脚不收而風痺，小便難也。伏者，小腹痛而疝瘕，穀不化也。細者，溏泄而下冷也。芤者，小便溲血而下虚也。牢而小者，足膝寒痺脚下隱隱疼痛也。細而急者，筋攣不能行也。來而斷絶者，男子小腹有滯氣，婦人月水不利也。

論三部脈所主雜病法訣

夫三部之中，俱見一脈，所主雜病，略而言之，《脈經》曰：陽邪來見浮洪，陰邪來見微細，水穀之邪來見實堅，寒癖之邪來見弦小。又曰：浮而滑者，宿食也；短而滑者，酒病也；遲而滑者，脹滿也；洪而大者，傷寒也；浮而數者，傷風也；浮而急者，飲食不消，脾不磨也；沉而弦者，寒氣結而陰痛也；浮而緩者，皮膚不仁也；滑而散者，癱瘓也；遲而緩者，寒癥也；浮而濇者，霍亂也；弱而濇者，反胃也；緊而滑者，吐逆也；短而數者，心痛也；弦而數者，爲瘧也；緊而急者，尸遁也；實小而堅者，病在内而冷也；浮滑而緊者，病在外而熱也；短而急者，病在上也；長而緩者，病在下也；長而弦者，病在肝也；滑而洪者，病在心也；微而軟者，病在脾也；浮而濇者，病在肺也；沉而緊者，病在腎也。又訣曰：諸浮爲風或爲虚也，諸緊爲痛或爲積也，諸濇爲痺，諸弦爲飲，諸數爲熱，諸遲爲寒，芤則爲失血，軟則爲虚。若脈沉沉澤澤，四肢不仁者，亡祟也；

或大而搦搦者，社祟也；若脈來乍大乍小，乍短乍長者，鬼祟也。

世醫得効方

元·危亦林

十怪脈

一曰釜沸，二曰魚翔，三曰彈石，四曰解索，五曰屋漏，六曰蝦遊，七曰雀啄，八曰偃刀，九曰轉豆，十曰麻促。

釜沸　脈在皮膚，有出無入。如湯涌沸，息數俱無。乃三陽數極，無陰之候。朝見夕死，夕見朝死。

魚翔　脈在皮膚，頭定而尾摇。浮浮泛泛，三陰數極曰亡陽。當以死斷。魚翔脈似有似無。

彈石　脈在筋肉間，辟辟湊指，促而堅。乃腎經真臟脈見。遇戊己日，則不治。曰：彈石硬來尋即散。

解索　脈如解亂繩之狀，散散無序。腎與命門之氣皆亡。戊己日篤，辰巳日不治。

屋漏　脈在筋肉間，如殘霤之下，良久一滴，濺起無力。狀如水滴濺地貌。胃氣榮衛俱絶，七八日死。

蝦遊　脈在皮膚，如蝦遊水面，杳然不見，須臾又來甚急。又依前隱然不動。醒者七日死，困者三日死。

雀啄　脈在筋肉間，連連湊指。忽然頓無，如雀啄食之狀。蓋來三而去一也。脾元穀氣已絶於内。醒者一日死，困者六七日死。

偃刀　脈如手循刀刃，無進無退，其數無準。由心元血枯，衛氣獨居，無所歸宿。見之四日難療。

轉豆　脈形如豆，周旋展轉，並無息數。臟腑空虚，正氣飄散，象曰行尸。其死可立待也。

麻促　脈如麻子之紛亂，細微至甚。蓋衛枯榮血獨濇。輕者三日死，重者一日殂矣。

古今圖書集成醫部全録卷八十

脈　法

瀕湖脈學　明·李時珍

浮　脈（陽）

浮脈，舉之有餘，按之不足，如微風吹鳥背上毛，厭厭聶聶如循榆莢，如水漂木，如捻葱葉。

體狀：浮脈惟從肉上行，如循榆莢似毛輕；三秋得令知無恙，久病逢之却可驚。

相類：浮如木在水中浮，浮大中空乃是芤；拍拍而浮是洪脈，來時雖盛去悠悠。

浮脈輕平似捻葱，虚來遲大豁然空；浮而柔細方爲濡，散似楊花無定蹤。

主病：浮脈爲陽表病居，遲風數熱緊寒拘；浮而有力多風熱，無力而浮是血虚。

寸浮頭痛眩生風，或有風痰聚在胷；關上土衰兼木旺，尺中溲便不流通。

沉　脈（陰）

沉脈，重手按至筋骨方得，如綿裹砂内剛外柔，如石投水必極其底。

體狀：水行潤下脈來沉，筋骨之間軟滑勻；女子寸兮男子尺，四時如此號爲平。

相類：沉帮筋骨自調勻，伏則推筋著骨尋；沉細如綿真弱脈，弦長實大是牢形。

主病：沉潛水蓄陰經病，數熱遲寒滑有痰；無力而沉虚與氣，沉而有力積並寒。

寸沉痰鬱水停胷，關主中寒痛不通，尺部濁遺并泄痢，腎虚腰及下元痌。

遲脈（陰）

遲脈，一息三至，去來極慢。

體狀：遲來一息至惟三，陽不勝陰氣血寒；但把浮沉分表裏，消陰須益火之原。

相類：脈來三至號爲遲，小快於遲作緩持；遲細而難知是濇，浮而遲大以虚推。

主病：遲司臟病或多痰，沉痼癥瘕仔細看；有力而遲爲冷痛，遲而無力定虚寒。

寸遲必是上焦寒，關主中寒痛不堪；尺是腎虚腰脚重，溲便不禁疝牽丸。

數脈（陽）

數脈，一息六至，脈流搏疾。

體狀：數脈息間常六至，陰微陽盛必狂煩；浮沉表裏分虚實，惟有兒童作吉看。

相類：數比平人多一至，緊來如數似彈繩；數而時止名爲促，數見關中動脈形。

主病：數脈爲陽熱可知，只將君相火來醫；實宜涼瀉虚温補，肺病秋深却畏之。

寸數咽喉口舌瘡，吐紅咳嗽肺生瘍；當關胃火并肝火，尺屬滋陰降火湯。

滑脈（陽中陰）

滑脈，往來前卻，流利展轉，替替然如珠之應指，漉漉如欲脱。

體狀相類：滑脈如珠替替然，往來流利卻還前；莫將滑數爲同類，數脈惟看至數間。

主病：滑脈爲陽元氣衰，痰生百病食生災；上爲吐逆下蓄血，女脈調時定有胎。

寸滑膈痰生嘔吐，吞酸舌强或咳嗽，當關宿食肝脾熱，渴痢癩淋看尺部。

濇脈（陰）

濇脈，細而遲，往來難，短且散，或一止復來，參伍不調，如輕刀刮竹，如雨沾沙，如病蠶食葉。

體狀：細遲短濇往來難，散止依稀應指間；如雨沾沙容易散，病蠶食葉慢而艱。

相類：參伍不調名曰濇，輕刀刮竹短而難；微似秒芒微軟甚，浮沉不別有無間。

主病：濇緣血少或傷精，反胃亡陽汗雨淋；寒濕入榮爲血痺，女人非孕即無經。寸濇心虛痛對胷，胃虛脅脹察關中；尺爲精血俱傷候，腸結溲淋或下紅。

虛脈（陰）

虛脈，遲大而軟，按之無力，隱指豁豁然空。

體狀相類：舉之遲大按之鬆，脈狀無涯類谷空；莫把芤虛爲一例，芤來脈大是慈葱。

主病：脈虛身熱爲傷暑，自汗怔忡驚悸多；發熱陰虛須早治，養榮益氣莫蹉跎。血不榮心寸口虛，關中腹脹食難舒；骨蒸痿痺傷精血，卻在神門兩部居。

實脈（陽）

實脈，浮沉皆得，脈大而長，微弦，應指愊愊然。

體狀：浮沉皆得大而長，應指無虛愊愊强；熱蘊三焦成壯火，通腸發汗始安康。

相類：實脈浮沉有力强，緊如彈索轉無常；須知牢脈幫筋骨，實大微弦更帶長。

主病：實脈爲陽火鬱成，發狂譫語吐頻頻；或爲陽毒或傷食，大便不通或氣疼。

寸實應知面熱風，咽疼舌强氣填胷；當關脾熱中宫滿，尺實腰腸痛不通。

長脈（陽）

長脈，不小不大，迢迢自若，如循長竿末稍，爲平；如引繩，如循長竿，爲病。
體狀相類：過於本位脈名長，弦則非然但滿張；弦脈與長爭較遠，良工尺度自能量。
主病：長脈迢迢大小匀，反常爲病似牽繩；若非陽毒癲癇病，即是陽明熱勢深。

短脈（陰）

短脈，不及本位，應指而廻，不能滿部。
體狀相類：兩頭縮縮名爲短，濇短遲遲細且難；短濇而浮秋喜見，三春爲賊有邪干。
主病：短脈惟於尺寸尋，短而滑濇酒傷神；浮爲血濇沉爲痞，寸主頭疼尺腹疼。

洪脈（陽）

洪脈，指下極大，來盛去衰，來大去長。
體狀：脈來洪盛去還衰，滿指滔滔應夏時；若在春秋冬月分，升陽散火莫狐疑。
相類：洪脈來時拍拍然，去衰來盛似波瀾；欲知實脈參差處，舉按弦長愊愊堅。
主病：脈洪陽盛血應虛，相火炎炎熱病居；脹滿胃翻須早治，陰虛泄痢可愁知。
寸洪心火上焦炎，肺脈洪時金不堪；肝火胃虛關内察，腎虛陰火尺中看。

微脈（陰）

微脈，極細而軟，按之如欲絶，若有若無，細而稍長。

體狀相類：微脈輕微瞥瞥乎，按之欲絶有如無；微爲陽弱細陰弱，細比於微略較粗。

主病：氣血微兮脈亦微，惡寒發熱汗淋漓；男爲勞極諸虚候，女作崩中帶下醫。寸微氣促或心驚，關脈微時脹滿形；尺部見之精血弱，惡寒消癉痛呻吟。

緊　脈（陽）

緊脈，來往有力，左右彈人手，如轉索無常，如切繩，如紉箄線。

體狀：舉如轉索切如繩，脈象因之得緊名；總是寒邪來作寇，内爲腹痛外身疼。

主病：緊爲諸痛主於寒，喘欬風癇吐冷痰；浮緊表寒須發越，緊沉温散自然安。寸緊人迎氣口分，當關心腹痛沉沉；尺中有緊爲陰冷，定是奔豚與疝疼。

緩　脈（陰）

緩脈，去來小快於遲，一息四至，如絲在經，不卷其軸，應指和緩，往來甚匀，如初春楊柳舞風之象，如微風輕颭柳梢。

體狀：緩脈阿阿四至通，柳梢裊裊颭輕風；欲從脈裏求神氣，只在從容和緩中。

主病：緩脈榮衰衛有餘，或風或濕或脾虚；上爲項强下痿痺，分别浮沉大小區。寸緩風邪項背拘，關爲風眩胃家虚；神門濡泄或風秘，或是蹣跚足力迂。

芤　脈（陽中陰）

芤脈，浮大而軟，按之中央空，兩邊實，中空外實，狀如慈葱。

體狀：芤形浮大軟如葱，按之旁有中央空；火犯陽經血上溢，熱侵陰絡下流紅。

相類：中空旁實乃爲芤，浮大而遲虛脈呼；芤更帶弦名曰革，血亡芤革勿虛虛。
主病：寸芤積血在於胷，關内逢芤腸胃癰；尺部見之多下血，赤淋紅痢漏崩中。

弦　脈（陽中陰）

弦脈，端直似長，如張弓弦，按之不移，綽綽如按琴瑟弦，狀若筝弦，從中直過，挺然指下。
體狀：弦脈迢迢端直長，肝經木旺土應傷；怒氣滿胷常欲叫，翳蒙瞳子淚淋浪。
相類：弦來端直似絲弦，緊則如繩左右彈；緊言其力弦言象，牢脈弦長沉伏間。
主病：弦應東方肝膽經，飲痰寒熱瘧纏身；浮沉遲數須分别，大小單雙有重輕。
寸弦頭痛膈多痰，寒熱癥瘕察左關；關右胃寒心腹痛，尺中陰疝脚拘攣。

革　脈（陰）

革脈，弦而芤，如按鼓皮。
體狀主病：革脈形如按鼓皮，芤弦相合脈寒虛；女人半産並崩漏，男子榮虛或夢遺。

牢　脈（陰中陽）

牢脈，似沉似伏，實大而長，微弦。
體狀相類：弦長實大脈堅牢，牢位常居沉伏間；革脈芤弦自浮起，革虛牢實要詳看。
主病：寒則牢堅裏有餘，腹心寒痛木乘脾；疝㿗癥瘕何愁也？失血陰虛却忌之！

濡　脈（陰）

濡脈，極軟而浮細，如帛在水中，輕手相得，按之無有，如水上浮漚。

體狀：濡形浮細按須輕，水面浮綿力不禁；病後産中猶有藥，平人若見是無根。
相類：浮而柔細知爲濡，沉細而柔作弱持；微則浮微如欲絶，細來沉細近於微。
主病：濡爲亡血陰虛病，髓海丹田暗已虧；汗雨夜來蒸入骨，血山崩倒濕侵脾。
寸濡陽微自汗多，關中其奈氣虛何？尺傷精血虛寒甚，温補真陰可起疴！

弱脈（陰）

弱脈，極軟而沉細，按之乃得，舉手無有。
體狀：弱來無力按之柔，柔細而沉不見浮；陽陷入陰精血弱，白頭猶可少年愁。
主病：弱脈陰虛陽氣衰，惡寒發熱骨筋痿；多驚多汗精神減，益氣調榮急早醫。
寸弱陽虛病可知，關爲胃弱與脾衰；欲求陽陷陰虛病，須把神門兩部推。

散脈（陰）

散脈，大而散，有表無裏，渙漫不收，無統紀，無拘束；至數不齊，或來多去少，或去多來少；渙散不收，如楊花散漫之象。
體狀：散似楊花散漫飛，去來無定至難齊；産爲生兆胎爲墮，久病逢之不必醫。
主病：散脈無拘散漫然，濡來浮細水中綿；浮而遲大爲虛脹，芤脈中空有兩邊。
左寸怔忡右寸汗，溢飲左關應軟散；右關軟散胻腫胕，散居兩尺魂應斷。

細脈（陰）

細脈，小於微而常有，細直而軟，若絲線之應指。

體狀：細來纍纍細如絲，應指沉沉無絶期；春夏少年俱不利，秋冬老弱卻相宜。
主病：細脈縈縈血氣衰，諸虚勞損七情乖；若非濕氣侵腰腎，即是傷精汗泄來。
寸細應知嘔吐頻，入關腹脹胃虚形；尺逢定是丹田冷，泄痢遺精號脱陰。

伏　脈（陰）

伏脈，重按著骨，指下裁動，脈行筋下。
體狀：伏脈推筋著骨尋，指間裁動隱然深；傷寒欲汗陽將解，厥逆臍疼證屬陰。
主病：伏爲霍亂吐頻頻，腹痛多緣宿食停；蓄飲老痰成積聚，散寒温裏莫因循。
食鬱胷中雙寸伏，欲吐不吐常兀兀；當關腹痛困沉沉，關後疝疼還破腹。

動　脈（陽）

動乃數脈見於關，上下無頭尾，如豆大，厥厥動摇。
體狀：動脈摇摇數在關，無頭無尾豆形團；其原本是陰陽搏，虚者摇兮勝者安。
主病：動脈專司痛與驚，汗因陽動熱因陰；或爲泄痢拘攣病，男子亡精女子崩。

促　脈（陽）

促脈，來去數，時一止復來，如蹶之趨，徐疾不常。
體狀：促脈數而時一止，此爲陽極欲亡陰；三焦鬱火炎炎盛，進必無生退可生。
主病：促脈惟將火病醫，其因有五細推之；時時喘欬皆痰積，或發狂斑與毒疽。

結脈（陰）

結脈，往來緩，時一止復來。

體狀：結脈緩而時一止，獨陰偏盛欲亡陽；浮爲氣滯沉爲積，汗下分明在主張。

主病：結脈皆因氣血凝，老痰結滯苦沉吟；内生積聚外癰腫，疝瘕爲殃病屬陰。

代脈（陰）

代脈，動而中止，不能自還，因而復動，脈至還入尺，良久方來。

體狀：動而中止不能還，復動因而作代看；病者得之猶可療，平人卻與壽相關。

相類：數而時止名爲促，緩止須將結脈呼；止不能回方是代，結生代死自殊塗。

主病：代脈元因臟氣衰，腹痛泄痢下元虧；或爲吐瀉中宫病，女子懷胎三月兮。

五十不止身無病，數内有止皆知定；四十一止一臟絶，四年之後多亡命。三十一止即三年，二十一止二年應；十動一止一年殂，更觀氣色兼形證。

兩動一止三四日，三四動止應六七；五六一止七八朝，次第推之自無失。

診家正眼

明·李中梓

診脈法象論

叔和《脈經》止論二十四種，若夫長短二脈，缺而不載；牢革二脈，混而不分。更有七至名極即爲疾脈，是指下恒見者，又何可廢乎？共得三十六脈，縷析而詳爲之辨，稍挾疑混者，悉簡其訛。從來晦蝕之義，今始得而昭明。然皆考據典章，衷以理要，終不敢以憑臆之説，罔亂千秋也。

浮脉（陽）

體象：浮在皮毛，如水漂木，舉之有餘，按之不足。

主病：浮脉爲陽，其病在表。寸浮傷風，頭疼鼻塞。左關浮者風在中焦，右關浮者，風痰在膈。尺部得浮，下焦風客，小便不利，大便秘濇。

兼脉：無力表虚，有力表實，浮緊風寒，浮遲中風，浮數風熱，浮緩風濕，浮芤失血，浮短氣病，浮洪虚熱，浮虚暑憊，浮濇血傷，浮濡氣敗。

按：浮之爲義，如木之浮水面也。浮脉法天，輕清在上之象。在卦爲乾，在時爲秋，在人爲肺。《素問》曰：其氣來毛而中央堅，兩旁虚，此謂太過，病在外；其氣來毛而微，此謂不及，病在中。又曰：太過則氣逆而背痛；不及則喘少氣而欬，上氣見血。又曰：肺脉厭厭聶聶，如落榆莢，曰肺平；肺脉不上不下，如循雞羽，曰肺病；肺脉來如物之浮，如風吹毛，曰肺死。王叔和云：舉之有餘，按之不足。最合浮脉之義。黎氏以爲如捻葱葉，則混於芤脉矣。崔氏云：有表無裏，有上無下，則脱然無根，又混於散脉矣。《僞訣》云：尋之如太過是中候盛滿，與浮之名義，有何干涉乎？須知浮而盛大爲洪，浮而軟大爲虚，浮而柔細爲濡，浮而弦芤爲革，浮而無根爲散，浮而中空爲芤。毫釐疑似之間，相去便已千里，可不細心體認哉！寸關尺俱浮，直上直下，或癲或癇，腰背强痛，不可俛仰，此督脉爲病也。夫肺臟職掌秋金，天地之氣至秋而降；且金性重而下沉，何以與浮脉相應耶？不知肺金雖沉，然所主者實陽氣也。況處於至高，爲五臟六腑之華蓋，輕清之用，與乾天合德，故與浮脉相應耳。

沉脉（陰）

體象：沉行筋骨，如水投石，按之有餘，舉之不足。

主病：沉脈爲陰，其病在裏。寸沉短氣，胷痛引脅，或爲痰飲，或水與血。關主中寒，因而痛結，或爲滿悶，吞酸筋急。尺主背痛，亦主腰膝，陰下濕癢，淋濁痢泄。

兼脈：無力裏虛，有力裏實，沉遲痼冷，沉數内熱，沉滑痰飲，沉濇血結，沉弱虛衰，沉牢堅積，沉緊冷疼，沉緩寒濕。

按：沉之爲義，如石之沉於水底也。沉脈法地，重濁在下之象。在卦爲坎，在時爲冬，在人爲腎。黄帝曰：冬脈如營，何如而營？岐伯曰：冬脈腎也，北方之水也，萬物所以含藏，故曰營。其氣來如彈石者，此爲太過，病在外，令人解㑊，脊脈痛而少氣，不欲言。其去如數者，此謂不及，病在中，令人心懸如病饑，脛中清，脊中痛，小腹痛，小便黄赤。又曰：脈來喘喘累累如鉤，按之而堅，曰腎平；冬以胃氣爲本，脈來如引葛，按之益堅，曰腎病；脈來發如奪索，辟辟如彈石，曰腎死。楊氏曰：如綿裹砂，内剛外柔。審度名義，頗不相戾。《僞訣》妄曰：緩度三關，狀如爛綿，則是弱脈，而非沉脈矣。若緩度三關，尤不可曉。沉而細軟爲弱脈，沉而弦勁爲牢脈，沉而著骨爲伏脈，剛柔淺深之間，宜熟玩而深思也！夫腎之爲臟，配坎應冬，萬物蟄藏，陽氣下陷，烈爲雪霜。故其脈主沉，陰而居裏。若誤汗則如蟄蟲出而見霜，誤下則如飛蛾入而見湯也。

遲脈（陰）

體象：遲脈爲陰象，爲不足，往來遲慢，三至一息。

主病：遲脈主臟，其病爲寒。寸遲上寒，心痛停凝；關遲中寒，癥瘕攣筋；尺遲火衰，小便不禁，或病腰足，疝痛牽陰。

兼脈：有力積冷，無力虛寒；浮遲表冷，沉遲裏寒。遲濇血少，遲緩濕寒；遲滑脹滿，遲微難安。

按：遲之爲義，遲滯而不能中和也。脈以一息四至爲和平，若一息三至，則遲而不及矣。陰性多滯，故陰寒之證脈必見遲也。譬如太陽隷於南陸，則火度而行數；隷於北陸，則水度而行遲；即此可以徵陰陽遲速之故矣。《僞訣》云：重手乃得，是沉脈而非遲矣。又云：狀且難，是濇脈而非遲矣。一息三至，甚爲分明。而誤云隱隱，是微脈，而非遲矣。遲而不流利則爲濇；脈遲而有歇止則爲結脈；遲而浮大且軟則爲虛脹。至於緩脈，絕不相類。夫緩以脈形之寬緩得名，遲以至數之不及爲義。故緩脈四至，寬緩和平；遲脈三至，遲滯不前。然則二脈迥別，又安足溷哉？以李瀕湖之通達，亦云：小快於遲作緩。持以至數論緩脈，是千慮之一失也。王叔和曰：一呼一至曰離經，二呼一至曰奪精，三呼一至曰死，四呼一至曰命絕，此損之脈也。一損損於皮毛，二損損於血脈，三損損於肌肉，四損損於筋，五損損於骨。是知脈之至數愈遲，則證之陰寒益盛矣。

數脈（陽）

體象：數脈屬陽，象爲太過，一息六至，往來越度。

主病：數脈主腑，其病爲熱。寸數喘欬，口瘡肺癰；關數胃熱，邪火上攻；尺爲相火，遺濁淋癃。

兼脈：有力實火，無力虛火。浮數表熱，沉數裏熱；陽數君火，陰數相火；右數火亢，左數陰戕。

按：數之爲義，躁急而不能中和也。一呼脈再動，氣行三寸；一吸脈再動，氣行三寸；呼吸定息氣，行六寸；一晝一夜，凡一萬三千五百息，當五十營周於身，脈行八百一十丈。此經脈周流恒常之揆度也。若一息六至，豈非越其常度耶？火性急速，故陽盛之證，脈來必數也。《僞訣》立七表八裏，而獨遺數脈，止歌於心臟，此其過非淺鮮也！數而弦急則爲緊脈，數而流利則爲滑脈，數而有止則爲促脈，數而過極則爲疾脈，數如豆粒則爲動脈。古人云：脈書不厭千回讀，熟讀深思理自知。只如相類之脈，非深思不能辨別，非熟讀不能諳識也。王叔和曰：一呼再至曰平，三至曰離經，四至曰奪精，五至曰死，六至曰命盡，此至之脈也。乃知脈形愈數，則受證愈熱矣。肺部見之爲乘金賊脈，秋月逢之爲剋令凶徵。

滑　脈（陽中之陰）

體象：滑脈替替，往來流利，盤珠之形，荷露之義。

主病：滑脈爲陽多主痰液。寸滑欬嗽，胷滿吐逆；關滑胃熱，壅氣傷食；尺滑病淋，或爲痢積，男子溺血，婦人經鬱。

兼脈：浮滑風痰，沉滑痰食，滑數痰火，滑短氣塞。滑而浮大，尿則陰痛；滑而浮散，中風癱瘓；滑而沖和，娠孕可決。

按：滑之爲言，往來流利而不濇滯也。陰氣有餘，故脈來流利如水。夫脈者血之府也，血盛則脈滑，故腎脈宜之。張仲景以翕奄沉爲滑，而人莫能解。蓋翕者浮也，奄者忽也，謂忽焉而浮，忽焉而沉，摩寫往來流利之狀，極爲曲至也。《僞訣》云：按之即伏，三關如珠，不進不退。與滑之名義殊屬支離。曰伏，曰不進不退，尤爲怪誕。王叔和以關滑爲胃家有熱，《僞訣》以關滑爲胃家有寒。叔和以尺滑爲下焦蓄血，《僞訣》以尺滑爲臍下如冰。何相反悖謬一至此乎？又考叔和云：與數相似。則滑必兼數。而李時珍以滑爲陰氣有餘，是何不相侔耶？當以浮沉寸尺爲辨耳！滑脈爲陽中之陰，以其形兼數也，故爲陽；以其形如水也，故爲陽中之陰。大抵兼浮者，毗於陽；兼沉者，毗於陰。是以或熱或寒，古無定稱也。衡之以浮沉，辨之以尺寸，庶無悞耳。

濇　脈（陰）

體象：濇脈蹇滯，如刀刮竹，遲細而短，三象俱足。

主病：濇爲血滯，亦主精傷。寸濇心痛，或爲怔忡；關濇陰虛，因而中熱；右關上虛，左關脅脹；尺濇遺淋，血痢可決；孕爲胎病，無孕血竭。

兼脈：濇而堅大，爲有實熱；濇而虛軟，虛火炎灼。

按：濇者，不流利，不爽快之義也。《内經》曰：參伍不調。謂其凝滯而至數不和匀也。《脈訣》以輕刀刮竹爲喻者，刀刮竹，則阻滯而不滑也。通真子以如雨沾沙爲喻者，謂雨沾金石則滑而流利，雨沾沙土則濇而不流也。李時珍以病蠶食葉爲喻者，謂其遲慢而艱難也。《僞訣》云：指下尋之似有，舉之全無，則是微脈而非濇脈也。王叔和謂其一止復來，亦有疵病。蓋濇脈往來遲難，有類乎止而實非止也。又曰：細而遲，往來難且散者，乃浮分多而沉分少，有類乎散而實非散也。須知極細極軟似有若無爲微脈，浮而且細且軟爲濡脈，沉而且細且軟爲弱脈。三者之脈，皆指下模糊而不清爽，有似乎濡而實有分别也。肺之爲臟，氣多血少，故右寸見之，爲合度之診；腎之爲臟，專司精血，故左尺見之，爲虚殘之候。不問男婦，凡尺中沉濇者，必艱於嗣，正血少精傷之確證也。如懷子而得濇脈，則血不足以養胎；如無孕而得濇脈，將有陰衰髓竭之憂矣。大抵一切世間之物，濡潤者則必滑，枯槁者則必濇。故滑爲痰飲，濇主陰衰。理有固然，無可疑者。

虚　脈（陰）

體象：虚合四形，浮大遲軟；及乎尋按，幾不可見。

主病：虚主血虚，又主傷暑。左寸心虧，驚悸怔忡；右寸肺虧，自汗氣怯。左關肝傷，血不榮筋；右關脾寒，食不消化。左尺水衰，腰膝痿痺；右尺火衰，寒證蜂起。

按：虚之爲義，中空不足之象也，專以軟而無力得名也。王叔和云：虚脈遲大而軟，按之豁豁然空。如此言最爲合義，雖不言浮字，而曰按之豁豁然空，則浮字之義已包含具足矣。崔紫虚以爲形大力軟，其虚可知，但欠遲字之義耳。《僞訣》云：尋之不足，舉之有餘。是浮脈而非虚脈矣。浮以有力得名，虚以無力取象，有餘二字，安可施之虚脈乎？楊仁齋曰：狀如柳絮散漫而遲滑。伯仁曰：散大而軟。二家之言俱是散脈，而非虚脈矣。夫虚脈按之雖軟，猶可見也；散脈按之絶無，不可見也。虚之異於濡者，虚則遲大而無力，濡則細小而無力也。虚之異於芤者，虚則愈按而愈軟，芤則重按而仍見也。王叔和《脈經》曰：血虚脈虚。而獨不言氣虚者何也？氣爲陽主浮分，血爲陰主沉分。今浮分大而沉分空，故獨主血虚耳。且夫虚脈兼遲，遲爲寒象。大凡證之虚極者必挾寒，理勢然也。故虚脈行於指下，則益火之原以消陰翳，可劃然决矣。更有浮取之而且大且數，重按之而豁然如無，此名内真寒而外假熱。古人以附子理中湯冰冷與服，治以内真寒而外假熱之劑也。

實脈（陽）

體象：實脈有力，長大而堅，應指愊愊，三候皆然。

主病：血實脈實，火熱壅結。左寸心勞，舌强氣涌；右寸肺病，嘔逆咽疼。左關見實，肝火脅痛；右關見實，中滿氣疼。左尺見之，便閉腹痛；右尺見之，相火亢逆。

兼脈：實而且緊，寒積稽留；實而且滑，痰凝爲祟。

按：實之爲義，邪氣盛滿，勁堅有餘之象也。既大矣而且兼長，既長大矣而且有力，既長大有力矣而且浮中沉三候皆然，則諸陽之象，莫不畢備焉。見此脈者，必有大邪、大熱、大積、大聚。故王叔和《脈經》云：實脈浮沉皆得，脈大而長，微弦應指，愊愊然。又曰：血實脈實。又曰：脈實者，水穀爲病。又曰：氣來實强，是謂太過。由是測之，則但主實熱，不主虚寒，較若列眉矣。故叔和有尺實則小便難之説。乃《僞訣》謬以尺實爲小便不禁，奈何與叔和適相反耶？又妄謂如繩應指來，則是緊脈之形，而非實脈之象矣。夫緊脈之與實脈，雖相類而實相懸，但緊脈弦急如切繩，而左右彈人手；實脈則且大且長，三候皆有力也。緊脈者，熱爲寒束，故其象繃急而不寬舒；實脈者，邪爲火迫，故其象堅滿而不和柔。以證合之，以理察之，便昭昭於心目之間，而不可混淆矣。又按：張潔古惑於謬訣實主虚寒之説，而遂以薑附施治，此不可爲訓也。或實而兼緊者，庶乎相當，苟非緊象，而以大温之劑，施於大熱之人，其不立斃者幾希矣！以潔古之智，當必是兼緊之治法無疑耳。

長脈（陽）

體象：長脈迢迢，首尾俱端，直上直下，如循長竿。

主病：長主有餘，氣逆火盛。左寸見長，君火爲病；右寸見長，滿逆爲定。左關見長，木實之殃；右關見長，土鬱脹悶。左尺見之，奔豚冲競；右尺見之，相火專令。

按：長脈之爲義，首尾相稱，往來端直也。在時爲春，在卦爲震，在人爲肝。肝主春生之令，天地之氣，至此而發舒，脈象應之，故得長也。《内經》曰：長則氣治。李月池曰：心脈長者，神强氣壯；腎脈長者，蒂固根深。皆言平脈也。如上文主病云云，皆言病脈也。《内經》曰：肝脈來軟弱，招招如揭長竿末梢，曰肝平；肝脈來盈實而滑，如循長竿，曰肝病。故知長而和緩，即合春生之氣，而爲健旺之徵；長而硬滿，即屬火亢之形，而爲疾病之應也。舊説過於本位，名爲長脈。久久審度，而知其必不然他。寸而上過則爲溢脈，寸而下過即爲關脈；關而上過即爲寸脈，關而下過即爲尺脈；尺而上過即屬關脈，尺而下過即爲復脈。由是察之，然則過於本位，理之所必無，而義之所不合也。惟其狀如長竿，則直上直下，首尾相應，非若他脈之上下參差，首尾不匀者也。凡實牢弦緊四脈，皆兼長脈，故古人稱長主有餘之疾，非無本之説矣。

短脈（陰）

體象：短脈濇小，首尾俱俯，中間突起，不能滿部。

主病：短主不及，爲氣虚證。短居左寸，心神不定；短見右寸，肺虚頭痛。短在左關，肝氣有傷；短在右關，膈間爲殃。左尺短時，少腹必疼；右尺短時，真火不隆。

按：短之爲象，兩頭沉下，而中間獨浮也。在時爲秋，在人爲肺，肺應秋金，天地之氣，至是而收斂。人身一小天地，故蓄縮之象相應而短脈見也。《内經》曰：短則氣病。蓋以氣屬陽，主乎之沛，若短脈獨見，氣衰之確兆也。然肺爲主氣之臟，偏與短脈相應，則又何以説也？《素問》曰：肺之平脈，厭厭聶聶，如落榆莢。則短中自有和緩之象，氣乃[一]治也。若短而沉且濇，而謂氣不病可乎？高陽生以短脈爲中間有、兩頭無，爲不及

註〔一〕乃　原作「仍」，據文意改。

本位。嘗衷之以至理，而知其説不能無弊也。蓋脈以貫通爲義，一息不運則機緘窮，一毫不續則穹壤判，豈有斷絶不通之理哉？假使上不貫通則爲陽絶，下不貫通則爲陰絶，俱爲必死之脈矣。戴同父亦悟及於此，而云短脈則當見於尺寸；若關中見短，是上不通寸，下不通尺，爲陰陽絶脈，而必死。據同父之説，極爲有見，然尺與寸可短，依然落於陰絶陽絶矣。殊不知短脈非兩頭斷絶也。特兩頭俯而沉下，中間突而浮起，仍自貫通者也。王叔和曰：應指而迴，不能滿部。亦非短脈之合論也。

李時珍曰：長脈屬肝，宜於春。短脈屬肺，宜於秋。但診肺肝，則長短自見。故知非其時、非其部，即爲病脈也。

洪脈（陽）

體象：洪脈極大，狀如洪水，來盛去衰，滔滔滿指。

主病：洪爲盛滿，氣壅火亢。左寸洪大，心煩舌破；右寸洪大，胷滿氣逆。左關見洪，肝脈太過；右關見洪，脾土脹熱。左尺洪兮，水枯便難；右尺洪兮，龍火燔灼。

按：洪脈即大脈也。如堯時洪水之洪，喻其盛滿之象也。在卦爲離，在時爲夏，在人爲心。時當朱夏，天地之氣，酣滿暢遂。脈者，得氣血之先，故應之以洪；洪者大也，以水喻也。又曰鉤者，以木喻也。夏木榮滋，枝葉敷布，重而下垂，故如鉤也。鉤即是洪，名異實同，《素問》以洪脈來盛去衰，頗有微旨。大抵洪脈只是根脚闊大，却非堅硬。若使大而堅硬，則爲實脈，而非洪脈矣。《内經》謂大則病進，亦以其氣方張也。黄帝問曰：夏脈如鉤，何如而鉤？岐伯曰：夏脈心也，南方火也，萬物所以盛長也，其氣來盛去衰，故曰鉤，反此者病。黄帝曰：何如而反？岐伯曰：其氣來盛去亦盛，此謂太過，病在外；其氣來不盛，去反盛，此謂不及，病在中。太過則令人身熱而膚痛，爲浸淫；不及則令人心煩，上見欬嗽，下爲氣泄。王叔和云：夏脈洪大而散，名曰平脈。反得沉濡而滑者，是腎之乘心，水之尅火，爲賊邪，死不治。反得大而緩者，是脾之乘心，子之扶母，爲實邪，雖病自愈。反得弦細而長者，是肝之乘心，母之歸子，爲虛邪，雖病易治。反得浮濇而短者，是肺之乘心，金之陵火，爲微邪，雖病即瘥。凡失血下痢，久嗽久病之人，俱忌洪脈。經曰：形瘦脈大，多氣者死。可見形證不與脈相合者，均非吉兆。

微脈（陰）

體象：微脈極細，而又極軟，似有若無，欲絶非絶。

主病：微脈模糊，氣血大衰。左寸驚怯，右寸氣促。左關寒攣，右關胃冷。左尺得微，髓竭精枯；右尺得微，陽衰命絶。

按：微之爲言無也，其象極細極軟。古人以塵與微並稱，便可想見其細軟之極矣。仲景曰：瞥瞥如羹上肥，狀其軟而無力也；縈縈如蜘蛛絲，狀其細而難見也。所以古人有言曰：似有若無，欲絶非絶，惟斯八字可爲微脈傳神。若醫者心神浮越，未能虛静，而卒然持之，竟不可得而見也。世俗未察微脈之義，每見脈之細者，輒以微細二字並稱，是何其言之不審耶？輕取之而如無，故曰陽氣衰；重按之而欲絶，故曰陰氣竭。長病得之多不可救者，謂正氣將次滅絶也。卒病得之猶或可生者，謂邪氣不至深重也。李時珍曰：微主久虛血弱之病。陽微則惡寒，陰微則發熱，自非峻補，難可回春。高陽生曰：虛中日久爲崩帶，漏下多時骨髓枯。尚未足以該微之主病也。按算數以十微爲一忽。由是推之，則微之渺小難見，蓋可知矣。

細脈（陰）

體象：細直而軟，纍纍縈縈，狀如絲綫，較顯於微。

主病：細主氣衰，諸虛勞損。細居左寸，怔忡不寐；細居右寸，嘔吐氣怯。細入左關，肝陰枯竭；細入右關，胃虛脹滿。左尺若細，泄痢遺精；右尺若細，下元冷憊。

按：細之爲義，小也細也，狀如絲也。微脈則模糊而難見，細脈則顯明而易見，故細比於微，稍稍較大也。《僞訣》乃云：極細。則是微脈而非細脈矣。王啟元曰：狀如莠蓬。善摩其柔細之態也。王叔和《脈經》云：細而血少氣衰，有此證則順，無此證則逆。故吐利失血得沉細者生。憂勞過度之人，脈亦多細，爲自戕其氣血也。春夏之令，少壯之人，俱忌細脈，謂其不與時合，不與形合也。秋冬之際，老弱之人，不在禁忌之例。大抵細脈微脈，俱爲陽氣衰殘之候。《内經》曰：氣主煦之。非行温補，何以復其散失之元乎？嘗見虚損之人，脈已細而身常熱，醫者不究其原，而以涼劑投之，何異於惡醉而强酒？遂使真陽散敗，飲食不進，上嘔下泄，是速之使斃耳！《素問》云：壯火食氣，少火生氣。人非少火，無以運行三焦，熟腐五穀，未徹乎此者，安足以操司命之權哉？然虚勞之脈，細數不可並見，並見者必死。細則氣衰，數則血敗，氣血交窮，短期將至。雖和緩投治，亦無回生之日矣。

濡　脈（陰中之陽）

體象：濡脈細軟，見於浮分，舉之乃見，按之即空。

主病：濡脈主陰髓竭精傷。左寸見濡，健忘驚悸；右寸見濡，腠虚自汗。左關逢之，血不營筋；右關逢之，脾虚濕侵。左尺得濡，精血枯損；右尺得之，火敗命乖。

按：濡之爲名，即軟之義也。必在浮候，見其細軟；若中候沉候，不可得而見也。王叔和比之帛浮水面，李時珍比之水上浮漚，皆曲狀其隨手而沒之象也。《脈經》言輕手乃得，按之無有。《僞訣》反言按之似有，舉還無。悖戾一至此耶？且按之則似有，舉之則還無，是弱脈而非濡脈矣。濡脈之浮軟，與脈虚相類，但虚脈形大，而濡脈形小也。濡脈之細小與弱脈相類，但弱脈在沉分，而濡脈在浮分也。濡脈之無根，與散脈相類，但散脈從浮大而漸至於沉絶，濡脈從浮小而漸至於不見也。從大而至無者，爲全凶之象；從小而至無者，爲吉凶相半之象也。浮主氣分，浮舉之而可得，氣猶未敗；沉主血分，沉按之而全無，血已傷殘。在久病老年之人見之，尚未至於必絶，爲其脈與證合也。若平人及少壯並暴病之人見之，名爲無根之脈，去死不遠矣。

弱　脈（陰）

體象：弱脈細小，見於沉分，舉之則無，按之乃得。

主病：弱爲陽陷，真氣衰竭。左寸心虚，驚悸健忘；右寸肺虚，自汗短氣。左關木枯，必苦攣急；右關土寒，水穀之疴。左尺弱形，涸流可徵；右尺若見，陽陷可驗。

按：弱之爲義，沉而細小之候也。王叔和《脈經》曰：弱脈極軟而沉細，按之乃得，舉手無有。何其彰明詳盡也！《僞訣》乃借叔和之名以欺世者，而反以弱脈爲輕手乃得，是明與叔和相戾矣。且是濡脈之形，而非弱脈之象矣。乃知高陽生誤以濡脈爲弱，弱脈爲濡，不意欲立言之人，而不加考據乃爾耶？即黎氏浮漚之譬，亦誤以濡脈爲弱矣。夫浮以候陽，陽主氣分，浮取之而如無，則陽氣衰微確然可據。夫陽氣者，所以衛外而爲固者也，亦所以運行三焦腐熟五穀者也。弱脈呈形而陰霾已極，是非見晛，而陽何以復耶？《素問》曰：脈弱以滑，是有胃氣；脈弱以濇，是爲久病。愚謂弱堪重按，陰猶未絶；若兼濇象，則氣血交敗，生理滅絶矣。仲景云：陽陷入陰，當惡寒發熱。久病及衰年見之，猶可維持，新病及少壯得之，不死安待？柳氏曰：氣虚則脈弱，寸弱陽虚，尺弱陰虚，關弱胃虚。

緊　脈（陰中之陽）

體象：緊脈有力，左右彈指，如絞轉索，如切緊繩。

主病：緊主寒邪，又主諸痛。左寸逢緊，心滿急痛；右寸逢緊，傷寒喘嗽。左關人迎，浮緊傷寒；右關氣口，沉緊傷食。左尺見之，臍下痛極；右尺見之，奔豚疝疾。

兼脈：浮緊傷寒，沉緊傷食。急而緊者，是爲遁屍；數而緊者，當主鬼擊。

按：緊者，綳急而兼絞轉之形也。古稱熱則筋縱，寒則攣急，此惟熱鬱於内，寒束於外，故緊急絞轉之象，徵現於脈耳。《素問》曰：往來有力，左右彈人手，則剛勁之概可掬。夫寒者，北方剛勁肅殺之氣，故緊急中復兼左右彈手之象耳。仲景云：如轉索無常。叔和曰：緊如切繩。丹溪曰：如紉簞綫。譬如以二股三股糾合爲繩，必旋絞而轉，乃緊而成繩耳。可見緊之爲義，不獨縱有挺急，抑且横有轉側也。苟非横有轉側，則《内經》之左右彈人，仲景之轉索，丹溪之紉綫，叔和之切繩，將何所取義乎？高陽生未察其故，乃因而妄云：寥寥入尺來，不知於緊之義何居也！蓋緊脈之挺勁而急，與弦脈相類，但比之弦脈有更加挺勁之異，及如轉繩綫之異也。中惡祟乘之脈而得浮緊，謂邪方熾而脈無根也，咳嗽虚損之脈而得沉緊，謂正已虚而邪已痼也，咸在不治之例。

緩脈（陰）

體象：緩脈四至，來往和勻，微風輕颭，初春楊柳。

主病：緩爲胃脈，不主於病；取其兼見，方可斷證：浮緩風傷，沉緩寒濕。

兼脈：緩大風虚，緩細濕痺，緩濇脾薄，緩弱氣虚。右寸浮緩，風邪所居；左寸濇緩，少陰血虚。左關浮緩，肝風内鼓；右關沉緩，土弱濕侵。左尺緩濇，精宫不及；右尺緩細，真陽衰極。

按：緩脈以寬舒和緩爲義，與緊脈正相反也。在八卦爲坤，在五行爲土，在時令爲四季之末，在人身爲足太陰脾。若陽寸陰尺，上下同等，浮大而軟，無有偏勝者，和平之脈也。故曰緩而和勻，不浮不沉，不大不小，不疾不徐，意思欣欣悠悠揚揚，難以名狀者，此真胃氣脈也。又云土爲萬物之母，中氣調和，則百疾不生。又一切脈中皆須挾緩，謂之胃氣，但得本臟之脈，無胃氣以和之，則真臟脈見，與之短期。又曰有胃氣則生，無胃氣則死。緩之於脈大矣哉！是故緩脈不主疾病，惟考其兼見之脈，乃可斷其爲病耳。岐伯曰：脾者土也，孤臟以灌四旁者也。善者不可見，惡者可見。其來如水之流者，此爲太過，病知在外；如鳥之啄，此爲不及，病在中。太過則令人四肢沉重不舉，不及則令人九竅壅塞不利。《脈經》云：脾王之時其脈大，阿阿而緩，名曰平脈。反得弦細而長者，是肝之乘脾，木之剋土，爲賊邪，死不治。反得浮濇而短者，是肺之乘脾子來扶母，爲實邪，雖病自愈。反得洪大而散者，是心之乘脾，母之歸子，爲虚邪，雖病易治。反得沉濇而滑者，是腎之乘脾，水之陵土，爲微邪，雖病即瘥。高陽生《僞訣》以緩脈主脾熱、口臭、反胃、齒痛、夢鬼諸證，出自杜撰，與緩脈無關也。

弦　脈（陽中之陰）

體象：弦如琴弦，輕虚而滑，端直以長，指下挺然。

主病：弦爲肝風，主痛主瘧，主痰主飲。弦在左寸，心中必痛；弦在右寸，胷及頭疼。左關弦兮，痎瘧癥瘕；右關弦兮，胃寒膈痛。左尺逢弦，飲在下焦；右尺逢弦，足攣疝痛。

兼脈：浮弦支飲，沉弦懸飲；弦數多熱，弦遲多寒；弦大主虚，弦細拘急；陽弦頭疼，陰弦腹痛；單弦飲癖，雙弦陰痼。

按：弦之爲義，如琴弦之挺直而帶長也。在八卦爲震，在五行爲木，在四時爲春，在五臟爲肝。經曰：少陽之爲氣，温和軟弱，故脈爲弦。岐伯曰：春脈肝也，東方木也，萬物之所以始生也。故其氣來，濡弱輕虚而滑，端直以長，故曰弦，反此者病。其氣來而實强，此爲太過，病在外；其氣來不實而微，此爲不及，病在中。太過則令人善怒，忽忽眩冒而癲疾；不及則令人胷脅痛引背，兩脅胠滿。又曰：肝脈來，濡弱迢迢，如循長竿末梢，曰肝平，春以胃氣爲本。肝脈來盈實而滑，如循長竿，曰肝病。肝脈來急而益勁，如張弓弦，曰肝死。弦脈與長脈皆主春令，但弦爲初春之象，陽中之陰，天氣猶寒，故如琴弦之端直而挺然，稍帶一分之緊急也。長爲暮春之象，純屬於陽，絶無寒意，故如木幹之迢直以長，純是發生之氣象也。戴同父云：弦而軟其病輕，弦而硬其病重。深契《内經》之旨。兩關俱弦，謂之雙弦，若不能食，爲木來剋土，土已負也，不可治。《素問》云：端直以長。叔和云：如張弓弦。巢氏云：按之不移，如按琴瑟弦。戴同父云：從中直過，挺然宜下。諸家之論弦脈，可謂深切著明矣。而高陽生乃言時時帶數，又言脈緊狀繩牽，則是緊脈之象，安在其爲弦脈之義哉！

動　脈（陽）

體象：動無頭尾，其形如豆，厥厥動摇，必兼滑數。

主病：動脈主痛，亦主於驚。左寸得動，驚悸可斷；右寸得動，自汗無疑。左關若動，驚悸拘攣；右關若動，心脾疼痛。左尺見之，亡精爲病；右尺見之，龍火迅奮。

按：動之爲義，以厥厥動摇，急數有力得名也。兩頭俯下，中間突起，極與短脈相類。但短脈爲陰，不數不硬不滑也；動脈爲陽，且數且硬且滑也。關前爲陽，關後爲陰。故仲景云：陽動則汗出。分明指左寸之心，汗爲心之液；右寸之肺主皮毛，而司腠理，故汗出也。又曰：陰動則發熱。分明指左尺見動爲腎水不足，右尺見動爲相火虚炎，故發熱也。因是而知舊説言動脈只見於關上者，非也。且《素問》曰：婦人手少陰心脈動甚者，爲姙子也。然則手少陰明隷於左寸矣；而謂獨見於關可乎？成無己曰：陰陽相搏，則虚者動。故陽虚則陽動，陰虚則陰動。以關前爲陽，主汗出；關後爲陰，主發熱。豈不精妥？而龐安常强爲之説云：關前三分爲陽，關後三分爲陰。正當關位，半陰半陽，故動隨虚見。亦是泥動脈只見於關上之説也。高陽生《僞訣》云：尋之似有，舉之還無，是弱脈，而非動脈矣。又曰：不離其處，不往不來，三關沉沉。含糊謬妄，無一字與動脈合義矣。詹氏曰：如鉤如毛。則混於浮大之脈，尤爲謬妄矣。

促　脈（陽）

體象：促爲急促，數時一止，如趨而蹶，進則必死。

主病：促因火亢，亦因物停。左寸見促，心火炎炎；右寸見促，肺鳴咯咯。促見左關，血滯爲殃；促居右關，脾宫食滯。左尺逢之，遺滑堪憂；右尺逢之，灼熱爲定。

按：促之爲義，於急促之中，時見一歇止，爲陽盛之象也。黎氏曰：如蹶之趨，徐疾不常。深得其義。叔和云：促脈來去數，時一止復來。亦頗明快。夫人身之氣血，貫注於經脈之間者，刻刻流行，綿綿不已，凡一晝夜當五十營，不應數者名曰狂生。其應於脈之至數者，如鼓應桴，罔或有忒也。臟氣乖違，則稽留凝泣，阻其運行之機，因而歇止者，其止爲輕。若真元衰憊，則陽弛陰涸，失其揆度之常，因而歇止者，其止爲重。然促脈之故，得於臟氣乖違者十之六七，得於真元衰憊者十之二三。或因氣滯，或因血凝，或因痰停，或因食壅，或外因六氣，或内因七情，皆能阻遏其運行之機，故雖當往來急數之時，忽見一止耳。如止數漸稀則爲病瘥，止數漸增則爲病劇。《僞訣》但言併居寸口，已非促脈之義。且不言時止，尤爲瞶瞶矣。

結脈（陰）

體象：結爲凝結，緩時一止，徐行而怠，頗得其旨。

主病：結屬陰寒，亦由凝積。左寸心寒，疼痛可決；右寸肺虛，氣寒凝結。左關結見，疝瘕必現；右關結形，痰滯食停。左尺結兮，痿躄之疴；右尺結兮，陰寒爲楚。

按：結之爲義，結而不散，遲滯中時見一止也。古人譬諸徐行而怠，偶羈一步，可爲結脈傳神。大凡熱則流行，寒則停凝，理勢然也。夫陰寒之中，且挾凝結，喻如隆冬天氣，嚴肅流水冰堅也。少火衰弱，中氣虛寒，失其乾健之運，則氣血痰食，互相糾纏，運行之機緘不利，故脈應之而成結也。越人云：結甚則積甚，結微則氣微。浮結者，外有痛積；伏結者，内有積聚。故知結而有力者，方爲積聚。結而無力者，是真氣衰弱，違其運化之常，惟一味温補爲正治也。仲景曰：纍纍如循長竿，曰陰結；藹藹如車蓋，曰陽結。叔和曰：如麻子動摇，旋引旋收，聚散不常曰結，主死。夫是三者，雖同名爲結，而義實有別：浮分得之，爲陽結；沉分得之爲陰結；止數頻多，參伍不調，爲不治之證。由斯測之，則結之主證，未可以一端盡也。《僞訣》云：或來或去，聚而却還。律以緩時一止之義，幾同寐語矣。

代脈（陰）

體象：代爲禪代，止有常數，不能自還，良久復動。

主病：代主臟衰，危惡之候；脾土敗壞，吐利爲咎；中寒不食，腹疼難收。兩動一止，三四日死；四動一止，六七日死。次第推求，不失經旨。

按：代者，禪代之義也。如四時之禪代，不愆其期也。結促之止，止無常數；代脈之止，止有常數。結促之止，一止即來；代脈之止，良久方至。《内經》以代脈一見，爲臟氣衰微，脾氣脱絶之診也。惟傷寒心悸，懷胎三月，或七情太過，跌打重傷，及風家痛家俱皆不忌代脈，未可斷其必死耳。滑伯仁曰：無病而羸瘦，脈代者，危候也。有病而氣血乍損，只爲病脈。此伯仁爲暴病者言也。若久病得代脈，而冀其回春者，萬不得一也。《内經》曰：代則氣衰。又曰：代散者死。夫代脈見而脾土衰，散脈見而腎水絶，二脈交見，雖在神聖，亦且望而却足矣。大抵脈來，一息五至，則肺心脾肝腎五臟之氣皆足也。故五十動而不一止者，合大衍之數，謂之平脈，反此則止乃見焉。腎氣不能至，則四十動一止；肝氣不能至，則三十動一止；脾氣不能至，則二十動一止；心氣不能至，則十動一止；肺氣不能至，則四五動一止。戴同父曰：三部九候，每候必滿五十動，出自《難經》，而《僞訣》五臟歌中，皆以四十五動爲準，乖乎經旨。《僞訣》又云：四十一止一臟絶，却後四年多命殁。荒疵越理，莫此爲甚。夫人豈有一臟既絶，尚活一年之理者哉？嘗考《内經》而知代脈之義，别自有説。宣明五氣篇曰：脾脈代，邪氣。臟腑病形篇云：黄者，其脈代。皆言臟氣之常候，非謂代爲止也。平人氣象論曰：長夏胃微軟弱曰平，但代無胃曰死。蓋言無胃氣而死，亦非以代爲止也。如云五十動而不一代者，是乃至數之代也。若脈平勻，而忽强忽弱者，乃形體之代，即平人氣象論所言是也。若脾王四季，而隨時更代者，乃氣候之代，即宣明五氣等篇所言者是也。脈無定候，更變不常，則均謂之代，各因其變，而察其情，庶足以窮其妙耳。

革脈（陽中之陰）

體象：革大弦急，浮取即得，按之乃空，渾如鼓革。

主病：革主表寒，亦屬中虛。左寸之革，心血虛痛；右寸之革，金衰氣壅。左關遇之，疝瘕爲祟；右關遇之，土虛而疼。左尺診革，精空可必；右尺診革，殞命爲憂。女人得之，半産漏下。

按：革者，皮革之象也，表邪有餘而內則不足也。恰如鼓皮，外則緪急，而內則空虛也。浮舉之而弦大，非緪急之象乎？沉按之而豁然，非中空之象乎？惟表有寒邪，故弦急之象見焉。惟中虧氣血，故中空之象顯焉。仲景曰：脈弦而大，弦則爲減，大則爲芤，減則爲寒，芤則爲虛，虛寒相搏，此名爲革。婦人半産漏下，男子則亡血失精。叔和云：三部脈革，長病得之死，卒病得之生。李時珍曰：此芤弦二脈相合，故均主失血之候。諸家脈書，皆以爲即牢脈也。故或有革無牢，或有牢無革，混淆莫辨。不知革浮牢沉，革虛牢實，形與證皆異也。《甲乙經》曰：渾渾革至如涌泉，病進而色敝綿綿，其去如弦絶者死。謂脈來渾濁，革變急如泉涌出而不返也。觀其曰：涌泉則浮，取之不止，於弦大而且搏且數且滑矣。曰弦絶，則重按之不止於豁然，而且絶無根蔕矣，故曰死也。王貺以爲溢脈者，因《甲乙經》有涌泉之語，而附會其説也。不知溢脈者，自寸而上，貫於魚際，直沖而上，如水之沸而盈溢也，與革脈何涉乎？丹溪曰：如按鼓皮。其於中空外急之義，最爲親切之喻。

牢脈（陰中之陽）

體象：牢脈沉分，大而弦實，浮中二候，了不可得。

主病：牢主堅積，病在乎内。左寸之牢，伏梁爲病；右寸之牢，息賁可定。左關見牢，脈家血積；右關見牢，陰寒痞癖。左尺牢形，奔豚爲病；右尺牢形，疝瘕痛甚。

按：牢有二義，堅固牢實之義，又深居在内之義也。故樹木以根深爲牢，蓋深入於下者也。監獄以禁囚爲牢，深藏於内者也。仲景曰：寒則牢固。又有堅固之義也。沈氏曰：似沉似伏，牢之位也。實大弦長，牢之體也。牢脈所主之證，以其在沉分也，故悉屬陰寒；以其形弦實也，故咸爲堅積。若夫失血亡精之人，則内虚而當得革脈，乃爲正象；若反得牢脈，是脈與證反，可以卜死期矣。《僞訣》云：尋之則無，按之則有。但依稀彷彿，却不言實大弦長之形象，是沉脈而非牢脈矣。又曰：脈入皮膚辨息難，更以牢爲死亡之脈矣。其謬可勝數哉？叔和《脈經》云：牢脈似沉似伏，實大而長微弦。可謂明盡已至。但伏脈雖重按之，亦不可見，必推筋至骨，乃見其形。而牢脈既實大弦長，纔重按之，便滿指有力矣，又何以謂之似伏乎？脈之義幽而難明，非字字推敲，展轉審度，能無遺後學之疑乎？

散脈（陰）

體象：散脈浮亂，有表無裏，中候漸空，按則絶矣。

主病：散爲本傷，見則危殆。左寸之散，怔忡不卧；右寸之散，自汗淋漓。左關之散，脹滿蠱壞；右關之散，當有溢飲。居於左尺，北方水竭；右尺得之，陽消命絶。

按：散有二義，自有漸無之象，亦散亂不整之象也。當浮候之，儼然大而成其爲脈也；及中候之，頓覺無力，而減其十之七八矣；至沉候之，杳然不可得而見矣。漸重漸無，漸輕漸有，明乎此八字，而散字之義詳明，而散脈之形確著。故叔和云：散脈大而散，有表無裏。字字斟酌，毫不苟且者也。崔氏云：渙漫不收。蓋渙漫即浮大之義，而不收即無根之義，雖得其大意，而未能言之鑿鑿也。柳氏云：無統紀，無拘束，至數不齊，或來多去少，或去多來少，涣散不收，如楊花散漫之象。夫楊花散漫，即輕飄而無根之説也，其言至數不齊，多少不一，則散亂而不能整齊嚴肅之象也。此又補叔和未備之旨，深得散脈之神者也。戴同父云：心脈浮大而散，肺脈短濇而散，皆平脈也。心脈軟散爲怔忡，肺脈軟散爲汗出，肝脈軟散爲溢飲，脾脈軟散爲胻腫，皆病脈也。腎脈軟散，諸病脈代散，皆死脈也。古人以代散爲必死者，蓋散爲腎敗之徵，代爲脾絶之診也。腎脈本沉，而散脈按之不可得見，是先天資始之根本絶也。脾脈主信，而代脈歇止，常愆其期，是後天資生之根本絶也。故二脈獨見均爲危殆之候，而二脈交見，尤爲必死之符。

芤 脈（陽中之陰）

體象：芤乃草名，絶類慈葱，浮沉俱有，中候獨空。

主病：芤脈中空，故主失血。左寸呈芤，心主喪血；右寸呈芤，相傅陰亡。芤入左關，肝血不藏；芤現右關，脾血不攝。左尺如芤，便紅爲咎；右尺如芤，火炎精漏。

按：芤之爲義，兩邊俱有，中央獨空之象也。芤乃草名，其狀如葱，無以異也。假令以指候葱，浮候之著上面之葱皮，中候之正當葱中空處，沉候之又著下面之葱皮，以是審察，則芤脈之名象，昭昭於心目之間，確乎不可疑矣。劉三點云：芤脈何似，絶類慈葱，指下成窟，有邊無中。叔和云：芤脈浮大而軟，按之中央空，兩邊實。二家之言，其於芤脈已無遺藴矣。戴同父云：榮行脈中，脈以血爲形。芤脈中空，脱血之象也。《僞訣》未明中候獨空之旨，妄云兩頭有中間無，以頭字易邊字，則是上下之脈，劃然中斷，而成陰絶陽絶之診矣。又云：寸芤積血在胷中，關里逢芤腸胃癰。是以芤爲畜血積聚之實脈，非失血虚家之芤脈矣。以李時珍之博洽明通，亦祖述其言，以作主病之歌訣，豈非千慮之一失乎？《僞訣》又云：芤主淋瀝，氣入小腸，與失血之候有何干涉？種種邪訛，誤人不小，不得不詳爲之辨也！即叔和《脈經》云：三部脈芤，長病得之生，卒病得之死。然暴失血者，脈多芤，而謂卒病得之死，可乎？其言亦不能無疵也！

伏 脈（陰）

體象：伏爲隱伏，更下於沉，推筋著骨，始得其形。

主病：伏脈爲陰，受病入深。伏犯左寸，血鬱之愆；伏於右寸，氣鬱之殃。左關值伏，肝血在腹；右關值伏，寒凝水穀。左尺伏見，疝瘕可驗；右尺伏藏，少火消亡。

按：伏之爲義，隱伏而不見之謂也。浮中二候，絶無影响，雖至沉候，亦不可見，必推筋至骨，方始得見耳。故其主病，多在沉陰之分，隱深之地，非清淺之劑所能破其藩垣也。在《傷寒論》中以一手脈伏爲單伏，兩手脈伏爲雙伏，不可以陽證見陰脈爲例也。火邪内鬱，不得發越，乃陽極似陰，故脈伏者，必有大汗而解，正如久旱將雨，必先六合陰晦，一回雨後，庶物咸甦也。又有陰證傷寒，先有伏陰在内，而外復感冒寒邪，陰氣壯盛，陽氣衰微，四肢厥逆，六脈沉伏，須投薑附及灸關元，陽乃復回，脈乃復出也。若太谿衝陽皆無脈者，則必死無疑。劉元賓云：伏脈不可發汗，爲其非表脈也，亦爲其將自有汗也。乃《僞訣》云：徐徐發汗。而潔古欲以附子細辛麻黄湯發之，皆非伏脈所宜也。

疾　脈（陽）

體象：疾爲急疾，數之至極，七至八至，脈流搏疾。

主病：疾爲陽極，陰氣欲竭。脈號離經，虚魂將絶。漸進漸疾，旦夕殞滅。左寸居疾，勿戢自焚；右寸居疾，金被火乘。左關疾也，肝陰已絶；右關疾也，脾陰消竭。左尺疾也，涸轍難濡；右尺疾也，赫曦過極。

按：六至以上，脈有兩稱，或名曰疾，或名曰極。總是急速之形，數之甚者也。是惟傷寒熱極，方見此脈，非他疾所恆有也。若癆瘵虚憊之人，亦或見之，則陰髓下竭，陽光上亢，有日無月，可與之決短期矣。陰陽易病者，脈常七八至，號爲離經，是已登鬼録者也。至夫孕婦將産，亦得離經之脈，此又非以七八至得名。如昨浮今沉，昨大今小，昨遲今數，昨滑今濇，但離於平素經常之脈，即名離經矣。大都一息四至，此則一晝一夜，約一萬三千五百息，通計之，當五十周於身，而脈行八百一十丈，此人身經脈流行之常度也。若一息八至，則一日一夜周於一身者，當一百營，而脈遂行一千六百餘丈矣。必至喘促聲嘶，僅呼吸於胷中數寸之間，而不能達於根蒂，真陰極於下，孤陽亢於上，而氣之短已極矣。夫人之生死由於氣，氣之聚散由乎血，凡殘喘之尚延者，祇憑此一綫之氣未絶耳。一息八至之候，則氣已欲脱，而猶冀以草木生之，何怪其不相及也？

持脈總論

脈狀繁多，未可以二十八字盡也。然於表裏陰陽，氣血虚實之義，頗能括其綱要矣。如《内經》之所曰鼓者，且浮且大也；曰搏者，且大且强也；曰堅者，實之别名也；曰横者，洪之别名也；曰急者，緊之别名也；曰喘者，且浮且數也；曰躁者，且浮且疾也；曰疎者，且遲且軟也。曰格者，人迎倍大也；曰關者，氣口倍大也。此二脈者，後世不深維《内經》之旨，而誤作病名也。曰溢者，自寸口上越魚際，氣有餘也；曰復者，自尺部下達臂間，血有餘也。如仲景論脈：曰縱者，水乘火、金乘木也；曰横者，火乘水、木乘金也。曰逆者，水乘金、火乘木也；曰順者，金乘水、木乘火也。曰反者，來微去大，病在裏也；曰復者，頭小本大，病在表也。曰高者，衛氣盛也，陽脈强也；曰章者，營血盛也，陰脈强也。曰剛者，高章相搏也。曰惵者，衛氣弱也，陽脈衰也；曰卑者，營血弱也，陰脈衰也。曰損者，惵卑相搏也。《内經》十二，仲景十二，凡得二十四脈，未嘗非辨證之旨訣，而世皆置若無聞，則有慚於司命之職矣。雖二十八字，亦以含藏諸義；然不詳二十四字之義，又安能入二十八字之奥哉？而猶不止此也，陰陽不可不分而剖，色脈不可不合而稽，尺膚不可不詳而考，主病不可不諳而識。四者得，而持脈之道思過半矣。脈要精微論曰：微妙在脈，不可不察。察之有紀，從陰陽始。始之有經，從五行生。生之有度，四時爲宜。彼春之暖，爲夏之暑；彼秋之忿，爲冬之怒。四變之動，脈與之上下。是以聖人持診之道，先後陰陽而持之。若陽動陰静，陽剛陰柔，陽升陰降，陽前陰後，陽上陰下，陽左陰右。數者爲陽，遲者爲陰。表者爲陽，裏者爲陰。至者爲陽，去者爲陰。進者爲陽，退者爲陰，其恒經也。或陰盛之極反得陽象，或陽亢之極反得陰徵，或陽窮而陰乘之，或陰窮而陽乘之，隨證更遷，與時變易，此陰陽之不可不分而剖也。岐伯曰：察脈動静，而視精明，察五色，觀五臟有餘不足。五臟强弱，形之盛衰，以此參伍，決死生之分。又曰：形氣相得，謂之可治。色澤以浮，謂之易已。脈從四時，謂之可治。脈弱以滑，是有胃氣。《靈樞》曰：色脈與尺，如鼓桴相應。青者脈弦，赤者脈鉤，黄者脈代，白者脈毛，黑者脈石。見其色而不得其脈，反得相勝之脈，則死矣。得相生之脈，則病已矣。又云：精明五色者，氣之華也。赤欲如白裹朱，不欲如赭；白欲如鵝羽，不欲如鹽；青欲如蒼璧，不欲如藍；黄欲如羅裹雄黄，不欲如黄土；黑欲如重漆色，不欲如地蒼。此色脈之不可不合而稽也。《靈樞》曰：審尺之緩急大小滑濇，肉之堅脆，而病形定矣。目窠微腫，頸脈動，時欬，按之手足窅而不起，風水膚脹也。尺膚滑而淖澤者，風也。尺肉弱者，解㑊安卧；脱肉者，寒熱不治。尺膚濇者，風痺也。尺膚粗如枯魚之鱗者，泆飲也。尺膚熱甚，脈盛躁者，病温也。脈盛而滑者，病且出也。尺膚寒脈小者，泄而少氣，尺膚炬然寒熱也。肘所獨熱者，腰以上熱；手所獨熱者，腰以下熱。肘前獨熱者，膺前熱；肘後獨熱者，肩背熱；臂中獨熱者，腰腹熱。肘後粗以下三四寸熱者，腸中有蟲。掌中熱者，腹熱；掌中寒者，腹寒。魚上有青脈者，胃中寒。尺炬然熱，人迎大當奪血。尺堅大，脈小少氣，悗有加立死。又曰：脈急者，尺膚亦急；脈緩者，尺膚亦緩。脈小者，尺膚亦減而少氣；脈大者，尺膚亦賁而起。脈滑者尺膚亦滑；脈濇者，尺膚亦濇。此尺膚之不可不詳而考也。脈要精微論曰：長則氣治，短則氣病。數則煩心，大則病進。上盛則氣高，下盛則氣脹。代則氣衰，細則氣少，濇則心痛。渾渾革至如涌泉，病進而色弊綿綿，其去如弦絶者死。平人氣象論曰：脈短者頭疼，脈長者足脛痛。脈促上擊者，肩背痛。脈沉而堅者，病在中；脈浮而盛者，病在外。脈沉而弱，寒熱及疝瘕少腹痛。脈沉而横，脅下有積，腹中有横積痛。脈沉而喘，曰寒熱。脈盛滑堅者，病在外；脈小實而堅者，病在内。小弱以濇，謂之久病；浮滑而疾，謂之新病。脈急者疝瘕少腹痛。脈滑曰風，脈濇曰痺。緩而滑曰熱中，盛而緊曰脹臂，多青脈曰脱血。尺脈緩濇，謂之解㑊安卧。脈盛謂之脱血。尺濇脈滑謂之多汗，尺寒脈細謂之後泄，尺脈粗常熱者謂之熱中。此主病之不可不諳而識也。如上所述，不過大略耳。若欲達變探微，非精研《靈》、《素》，博綜百家不可也。許引宗曰：脈之候幽而難明，我意所解，口莫能宣也。口且莫能宣，而筆又烏能寫乎？博極而心靈，自啟思極而神鬼將通，則三指有隔垣之照，二豎無膏肓之遁矣。

古今圖書集成醫部全録卷八十一

脈　法

醫學正傳 明·虞摶

脈法問答

或問：寸關尺三脈部位，既得聞命矣。外有人迎、氣口、神門三脈，其位安在，請明以告我！曰：按《活人書》左手關前一分人迎是也，右手關前一分氣口是也。又按《脈經》謂左手人迎以前寸口脈。即知人迎在病人左手關前寸後之位，診者右手食指與中指兩岐之間是也。又謂右手氣口以前寸口脈。即知氣口在病人右手關前寸後之位，診者左手食指與中指兩岐之間是也。經又曰：兩手神門以後尺中脈。即知神門各在病人兩手關後尺前之位，診者中指與無名指兩岐之間是也。今人多不識此，或指人迎於左關，或指人迎於左寸，或指氣口於右關，或指氣口於右寸，或指神門於兩關相對者，皆非也，學者可不審乎！

或問：越人《難經》第一難中，所謂十二經皆有動脈，獨取寸口以決五臟六腑死生吉凶之法。又曰：寸口者，脈之大會，手太陰之脈動也。夫寸口一脈，何以能決臟腑死生吉凶乎？鰲峯熊氏註爲右寸，謂右寸之屬肺也；四明張氏註爲兩寸，謂脈會太淵穴也。二說不同，其孰非而孰是乎？請明以告我！曰：古聖人立法，以三部九候決人生死，以五臟六腑分配於六部之中，故可以驗人臟腑之吉凶也。殊不知《内經》言寸口者，頗多悉兼關尺而言也。大概古人以寸口爲六脈之總名耳。不然，《内經》何以言寸口之脈中手短者曰頭痛，寸口脈中手長者曰足脛痛，寸口脈中手促上擊者肩背痛？若此之類，莫能盡述。先哲註謂中手爲醫者之中指也，然非病者之關脈乎？夫越人之《難經》因《内經》而作，故有是語。今之註者，皆以己意妄釋，故與經旨不合，學者其再思之！

或問：《難經》第八難曰：寸口脈平而死者，何謂也？然。諸十二經脈者，皆係於生氣之源。所謂生氣之源者，十二經之根本也，謂腎間動氣也。此五臟六腑之本，十二經之根，呼吸之門，三焦之源，一名守邪之神。故氣者，人之根本也。根絶則莖葉枯矣。寸口脈平而死者，生氣獨絶於内也。夫所謂腎間動氣者，釋者皆指爲兩尺。兩尺既絶，何謂寸口脈平？何不言尺中腎脈而言腎間動氣？請明辨以釋吾疑，幸甚！曰：此言寸口脈平而死者，亦兼關尺而論也。腎間動氣者，臍下氣海丹田之地也。或曰臍下中行，乃任脈所屬，與腎何相干哉？曰：各開寸半，爲第二行，皆屬足少陰腎經，其臍與背後命門穴對，各開寸半，腎腧穴也。故丹田氣海，與腎脈相通，爲腎之根也。又有生之初，先生二腎，胞系在臍，故氣海丹田，實爲生氣之源，十二經之根本也。或曰寸口既平，奚疑其死乎？曰：此爲病劇形脱者論耳。《内經》曰：形肉已脱，九候雖調者死。凡見人之病劇者，人形羸瘦，肌肉已脱，雖六脈平和，尤當診候足陽明之衝陽，與足少陰之太谿，二脈或絶，更候臍下腎間之動氣，其或動氣未絶，猶有可生之理；動氣如絶，雖三部平和，其死無疑矣！醫者其可不詳察乎？或問：《脈經》謂一息四至以上爲無病常人之脈，今見無病之人，或有一息五至有奇者，有一息三至無餘者，何如此之異乎？曰：生成之脈，豈無緩急遲數之殊歟？經曰：性急脈亦急，性緩脈亦緩。大抵脈緩而遲者多壽，脈急而數者多夭。經曰：根於中者命曰神機，神去則機息。蓋氣血者，人身之神也。脈急數者，氣血易虧，而神機易息，故多夭；脈遲緩者，氣血和平，而神機難損，故多壽。先哲論江海之潮，則天地之嘘吸，晝夜止二升二降而已；人之呼吸，晝夜一萬三千五百息。故天地之壽，悠久而無疆；人之壽延者，數亦不滿百也。管見如斯，未知是否？

反關脈

或問：有人寸關尺三部之脈按之絶無形跡，而移於手陽明經陽谿與合谷之地動者何與？曰：手太陰經肺與手陽明經大腸，一臟一腑，相爲表裏，其列缺穴，乃二經之絡脈，故脈從絡而出於陽明之經，此爲妻乘夫位，地天交泰，生成無病之脈耳。

醫學綱目 明·樓英

衝督陰蹻陽蹻脈病

兩手脈浮之俱有陽，沉之俱有陰，陰陽皆實盛者，此爲衝督之脈也。衝督之脈者，十二經之道路也。衝督用事，則十二經不復朝於寸口，其人皆苦恍惚狂癡，不者，必當猶豫有兩心也。

兩手陽脈浮而細微綿綿不可知俱，有陰脈亦復細微綿綿，此爲陰蹻陽蹻之脈也。

尺寸脈俱浮，直上直下，此爲督脈。腰背强痛，不得俛仰；大人癲病，小兒風癇疾。

尺寸脈俱牢，直上直下，此爲衝脈，胷中有寒疝也。

諸脈診病雜法

諸脈診病雜法者，竊恐迷亂診病大綱，故以雜法名之也。凡脈之浮沉、遲數、虛實、洪細、滑濇，所指陰陽、表裏、寒熱、血虛、氣實之病者，皆診病之大綱，學者當須識此，勿令悮也。故《内經》論脈主病，必以陰陽相對言之，或以五臟分配言之，未嘗雜他法者，欲人識其綱也。故診病，先定大綱，然後雜究諸病。如診得浮脈，大綱主表也；沉脈，大綱主裏也。然後究竟其或屬寒、屬風、屬氣等病之類是也。

《本事方》記有人患傷寒六七日，心煩，昏睡，咽燥，小便白色，自汗。予診之，寸口尺中俱緊。予曰：寒中少陰之經，是以脈緊。仲景云：脈緊而汗出者，亡陽也，屬少陰，法當咽痛而復下利。蓋謂此也。有難之曰：《脈訣》以緊脈屬七表，仲景以緊脈屬少陰，然則緊脈屬陽耶，屬陰耶？予言：仲景云：寸口脈俱緊者，清邪中於上焦，濁邪中於下焦。又云：陰陽俱緊者，口中氣出，脣口乾燥，踡臥足冷，鼻中涕出，舌上胎滑，勿妄治也！又云：緊則爲寒。又云：諸緊爲寒。又云：曾爲人所難，緊脈從何而來？師曰：假令亡汗若吐，以肺裏寒，故令脈緊；假令欬者，坐飲冷水，故令脈緊；假令下利，以胃虛，故令脈緊。又云：寸口脈微，尺脈緊，其人虛損多汗。由是觀之，則是寒邪之氣，久客經脈所致，皆虛寒之脈也。其在陽經則浮而緊，在陰經則沉而緊。故仲景云：浮緊名爲傷寒。又曰：陽明脈浮而緊者，必潮熱。此在陽則浮而緊也；在陰則沉而緊。故仲景云：寸口脈微，尺脈緊，其人虛損多汗，則陰當先絶而不見陽。又云：少陰病脈緊，至七八日，自下利，脈暴微，手足反温，脈緊反去者，此欲解也。此在陰則沉而緊也。仲景云：浮爲在表，沉爲在裏。數爲在腑，遲爲在臟。欲知表裏臟腑，先以浮沉遲數爲定，然後兼於證，而別陰陽也。

按：開寶寺僧，衣鉢甚厚，常施惠於人。孫重之與往還。一日，謂孫曰：某有一事於翁約，賞罰爲戲，可否？孫曰：如何爲賞罰？僧曰：若診吾脈，若知某病，賞三十千爲一筵；若不中，罰十千歸小僧。孫曰：諾！與之診，左手無脈，右手有脈。遂尋左手之脈，乃轉左臂上，動摇如常。孫曰：此異脈也！醫書不載。脈行常道，豈有移易之理？往昔少年爲驚撲震動，心神脈脱，舊道乍移臂外，復遇驚撲，不能再歸。年歲長大，氣血已定，不能復移，目下無病耳！僧曰：某襁褓而撲趺幾死，固宜脈失所。某亦平生無病，亦不曾診脈。聞公神醫，試驗之。果神醫也！

醫學入門

明·李梴

診脈

榮行脈中，衛行脈外。脈者，所以主宰榮衛，而不可須臾失也。從月從永，謂得此可永歲月也。古𧖴字，從血從𠂢，所以使氣血各依分派，而行經絡也。醫家由脈以識經絡虛實，由經絡虛實以定藥之君臣佐使，及針灸穴法，是脈乃醫之首務。世俗偏熟《脈訣》而不知《脈經》，專習單看而不知總看，其實上古診脈有三：其一各於十二經動脈，分爲三部候各臟腑；其二，以氣口人迎，決內外病因；其三，獨取寸口，以內外分臟腑，以高下定身形，以生剋定榮枯，以清濁論窮通。故曰：獨取寸口，以決五臟六腑之生死吉凶也。茲以《素》、《難》爲主，兼採仲景及《脈圖》、《脈經》、《脈訣》、《正傳》、《權輿》而補之，以便初學誦讀。

寸關尺定位

掌後高骨號爲關，傍骨關脈形宛然；次第推排寸關尺，配合天地人三元。

註　昔岐伯取氣口象黃鍾作脈法，故氣口之數九分，陽數九也；尺內一寸，陰數十也。手腕高骨爲關，從關至魚際，得同身之一寸，故名寸部；從關至尺澤，得同身之一尺，故名尺部；陽出陰入，以關爲界，故名關部。寸應天爲上部，關應人爲中部，尺應地爲下部。一部之中，各有浮中沉三候，三三如九，故曰三部九候。凡診脈初以中指揣按高骨關位，次下前後二指。人長則疎排其指，人短則密排其指。初輕按消息之，次不輕不重中按消息之，次重按消息之。魚際者，寸上一分，掌骨後際，如魚之頸際然；尺澤者，尺外餘脈，如深澤然。

臟腑定位

左心小腸肝膽腎，右肺大腸脾胃命。心與小腸居左寸，肝膽同歸左關定。腎脈元在左尺中，膀胱是腑常相應。肺與大腸居右寸，脾胃脈從右關認。心胞右尺配三焦，此爲初學入門論。

註　左心主血，肝膽腎膀胱皆精血之隧道，故次附之。右肺主氣，脾胃命門三焦，各以氣爲運化，故次附之。分之曰氣、曰血、曰脈，總之惟脈運行氣血而已。是以氣血盛脈盛，氣血衰脈衰，氣血和脈平，氣血亂脈病。由此知脈乃氣血之體，氣血乃脈之用也。心與小腸爲表裏，旺於夏而位左寸，沉取候心，浮候小腸。肝與膽爲表裏，旺於春而位左關，沉取候肝，浮取候膽。腎與膀胱爲表裏，旺於冬而位左尺，沉取候腎，浮候膀胱。肺與大腸爲表裏，旺於秋而位居右寸，沉取候肺，浮候大腸。脾與胃爲表裏，旺於四季，而位右關，沉取候脾，浮取候胃。命門與三焦爲表裏，寄旺於夏，而位右尺，沉取候命門，浮取候三焦。然以循環之序言之，則左尺水生左關木，左關木生左寸火，左寸火接右尺火，右尺火生右關土，右關土生右寸金，右寸金生左尺水，生生之意不絶，有子母之親也。若以對待之位言之，則左寸火剋右寸金，左關木剋右關土，左尺水剋右尺火，左剛右柔，有夫婦之别也。然左手屬陽，右手屬陰。左寸君火，以尊而在上；右尺相火，以卑而在下，有君臣之道也。三部之中，有此自然之理，是以善診者，診父而知其子也。

七表八裏九道名脈

浮芤滑實弦緊洪，名爲七表屬陽宫；微沉緩濇遲幷伏，濡弱爲陰八裏同；細數動虚促結散，代革同歸九道中；又有長短大三脈，經書所載亦當通。

註　《脈經》無表裏九道之目，且七表以芤爲陽，然爲亡血失精，半産漏下。七表以弦爲陽，仲景以弦爲陰。九道以動爲陰，仲景以動爲陽。惟《脈經》則與仲景合也。經以上中下九候爲九道，的非歌訣九道之謂也。戴同父有《脈訣刊誤》，朱文公謂其辭俚而淺。但《脈訣》世俗誦習已慣，表裏名義，初學宜知。九道从丹溪者，《脈經》有數無短，《内經》有革無牢故也。

諸脈體狀

浮脈不足舉有餘，沉按有餘舉則無；遲脈一息剛三至，數來六至一吸呼。滑似累珠來往疾，濇滯往來刮竹皮；大浮滿指沉無力，緩比遲脈快些兒。洪如洪水湧波起，實按愊愊力自殊；弦若張弓弦勁直，緊似牽繩轉索初。長脈過指出位外，芤兩頭有中空疎；微似蛛絲容易斷，細綫往來更可觀。濡全無力不耐按，弱則欲絶有無間；虚雖豁大不能固，革如按鼓最牢堅。動如轉豆無來往，散漫乍時注指端；伏潛骨裏形方見，絶則全無推亦閑。短於本位猶不及，促急來數喜漸寬；結脈緩時來一止，代脈中止不自還。

註　浮，不沉也，脈在肉上；沉，不浮也。浮沉二脈，以舉按輕重取之。浮爲在表，沉爲在裏。遲，不及也；數，太過也。遲數二脈，以呼吸息數取之。遲爲冷，數爲熱。滑，不濇也，累累如珠，往來流利疾速；濇，不滑也，往來濇滯，如刀刮竹皮然，不通快也。滑濇二脈，以往來形狀取之。滑爲有餘，濇爲不足。大，不小也，浮取滿指似洪，沉取闊濡無力；緩，不緊也，仍四至，但往來和緩耳，比三至遲脈更快些。大緩二脈，以指下急慢分之。大則邪勝，緩則正復。洪，大而湧上且實也，如洪水之波浪涌起，浮沉取之有力，其中微曲如環如鉤，故夏脈曰鉤。鉤即洪也。實，不虛也，舉按皆愊愊有力。弦，勁直如弓弦也，舉按皆然。緊，急而不緩也，如轉索之狀。長，不短也，過於本位。芤，如芤菜中空。微，不顯也，若有若無。細，微渺也，較之微脈差大，往來有常。濡，無力也，輕手乍來，重手却去。弱，不盛也，按之欲絶，似有似無，舉之則無。虛，舉按雖豁而不堅固也。革，改易本來氣血也，浮沉取之皆實，如按鼓皮然。動，舉無尋有，如豆厥厥動摇，不離其處，無往無來。散，不聚也，來去不明，漫無根柢，指端輕按則有，重按即失，有表無裏也。或問：散乃敗脈，何心肺平脈皆浮而散耶？蓋心脈浮大中帶濡，肺脈浮濇中帶大，有似于散耳。若真散，豈爲平脈？但不帶散，則又爲真夏秋脈矣。伏，不見也，按之推之，至於骨乃見。絶，亦古脈名。短，不及也，見指中間。促者急也，脈數時一止復來曰促。結，不續也，脈來遲緩時一止曰結。代，更代也，先有濇濡，定止方見。代脈，止歇有定數，不比促結，止而不定。如十動一止，雖數十動，皆見于十動之後；如二十動一止，雖數十動皆見于二十動之後。三十四十動皆然。

諸脈相類

浮似芤，芤則中斷浮不斷；浮似洪，力薄爲浮厚者洪；浮似虛，輕手爲浮無力虛。滑似動，滑珠朗朗動混混；滑似數，滑利往來數至多。實似革，革按不移實大長。弦似緊，弦言其力緊言象。洪似大，大按無力洪有力。微似濇，濇短遲細微如毛。沉似伏，伏極其沉深復深。緩似遲，緩比之遲仍小快。遲似濇，遲息三至濇短難。弱似濡，濡力柔薄弱如無。結促代，結緩促數止無定，代歇有常命鮮回。散似大，散裏全無大翕翕。

諸脈主病

浮風芤血滑多痰，實熱弦勞緊痛間。洪熱微寒臍下積，沉因氣痛緩膚頑。濇則傷精陰敗血，又聞遲冷伏格關。濡多自汗偏宜老，弱脈精虛骨體疲。長則氣理短則病，細氣少兮代氣衰。促爲熱極結爲積，虛驚動脫血頻來。數則心煩大病進，革去精血亦奇哉。

註　浮主風者，風氣浮蕩也。芤主血虛，血屬陰，陰道常乏，故中有間斷也。滑主血多，隨氣壅上爲痰。實主氣實有熱，血隨氣行，氣血俱熱候也。弦主勞傷，氣血拘斂。緊主邪搏，氣血沸亂故痛。洪乃氣血燔灼，表裏熱極。微乃氣血虛寒，臍下冷積，作痛作瀉。沉爲氣鬱，疼痛緩大，非時得之，則氣血不週，肌膚頑痺麻木。濇乃精血枯燥，男子得之，房勞傷精；女子有胎得之，胎中少血作痛；無孕得之，瘀血滯也。遲爲陽虛，裏寒外見冷證。伏乃陰陽潛伏，關格閉塞。濡主氣血衰疲，陽虛自汗，老人氣血已衰故宜，少壯得之則危。弱由精氣虛損，骨髓空虛，故作痠痛，老人得之，亦無妨也。長則氣血有條理而不亂，帶緩則百病易治。短因氣滯，或胃氣衰少，諸病見短難治。細本元氣不足，精血亦乏。代乃元氣衰極，他臟代至，死脈也。促乃陽盛而陰不相濟，熱蓄于裏也。結乃陰盛而陽不相入，內外邪滯爲積虛，乃氣血俱虛，故多恍惚驚悸。動亦虛勞之脈，主脱漏崩中泄痢，血分之疾。數，亦熱極脈也，主心煩發狂。大乃邪盛，氣血虛不能制，故病進也。革乃變易，氣血去留常度，男子不交精泄，女子崩中漏下，有孕半產，真虛寒怪證脈也。

諸脈相兼主病論

滑伯仁曰：人病雖不過寒熱虛實四者，而脈多兼見也。熱則流通，凡浮大數長皆熱也。寒則堅凝，凡沉小遲短皆寒也。實則形剛，凡實滑弦緊皆實也。虛則形柔，凡虛濇濡緩皆虛也。他如《難經》所謂一陰一陽者，脈來沉而滑；一陰二陽者，脈來沉滑而長；一陰三陽者，脈來浮滑而長，時一沉也。一陽一陰者，脈來浮而濇；一陽二陰者，脈來長而沉濇；一陽三陰者，脈來沉濇而短，時一浮者，皆兼見義也。

浮　脈

浮而有力則爲風，

註　風包四氣而言，如浮緩浮弦則爲傷風，浮緊則爲傷寒，浮虛則爲傷暑，浮濡則爲傷濕。四氣在表皆浮，更與人迎相應，則爲外感在經無疑。

浮而無力斯爲虛。

註　經曰：諸浮者，腎不足也。瞥瞥如羹上肥，定知此脈陽氣微。乍病見浮脈，乃傷風邪。久病宜沉反見浮脈，裏寒表熱也。然必與氣口相應，則爲内傷氣血虛損。

浮數風熱微欲解，

註　浮數，傷風挾熱也；帶微者，邪不傳而欲解。

浮遲身癢汗亦無。

註　裏虛不能作汗，其身必癢。

獨浮喘脹表中熱。

註　表邪盛，故氣逆喘脹。

浮緊滑疾百合辜，

註　百合，傷寒病也。

浮大癮疹久爲癩，

註　浮爲風虛，大爲氣强，風氣相搏，必成癮疹發癢，久久爲癩。

浮滑痰飲痛如錐。

註　浮滑爲風，痰爲走刺疼痛。

沉　脈

沉而有力則爲積，

註　凡脈浮盛爲病在表在外，沉堅爲病在裏在内。

無力應知氣不平，

註　沉爲諸鬱。

爲水爲泄爲厥逆，停飲脅脹兼癥瘕。沉數裏寒内熱盛，

註　與人迎相應，則邪伏陰經而爲實熱。

沉遲血冷裏寒生。

註　與氣口相應，則血凝氣滯而爲沉寒。

沉重傷暑弱墮髮，

註　沉重爲傷暑發熱，沉弱者髮必墮落。

沉弦腹心冷痛并。沉緊而數冷又熱，沉緊不數懸飲成。沉細少氣臂不舉，

註　兩寸則兩臂不舉。

沉重前絶瘀血凝。

註　沉重如重物沉水，不復浮起，故冬脈曰石。直前絶者，有瘀滯也。

遲　脈

遲而無力虚且寒，

註　與人迎相應，則濕寒凝滯；與氣口相應，則虚冷沉積。

遲而有力痛爲害，

註　或心痛，或腹痛，或脅痛。

應尺血虚寸氣虚，

註　寸口得之爲氣虚，尺中得之爲血虚，總是腎虚不安。亦有痰凝氣滯，伏熱蹇澀而然者，必尋之無力，乃爲真遲。

遲沉寒内浮寒外，

註　遲沉或芤寒在裏，則腹痛。遲浮寒在表，則肢冷。

遲濇咽酸癥瘕成，

註　遲濇則濕熱凝滯，或爲咽酸，或爲癥瘕。

遲滑腹中覺脹大。

註　遲而滑，爲腹脹。

惟有季夏及左尺，逢此便是腎經敗。

註　季夏六月也，此時得遲脈，則土旺水虧，須急滋腎水以救之。非六月而左尺見遲脈者，亦爲土剋水，須急滋補以救之。

數脈

數而有力則爲熱，

註　與人迎相應，則風燥熱煩。

無力瘡瘍痛癢亟。

註　平人遇此，主即發瘡瘍癰疽。年幼者，或發痘疹。

若還細數又無力，陰虚火動休輕視。

註　與氣口相應，則陰虚陽盛。甚者左右俱細數無力，或左尺寸數尤甚。

數浮火炎煩且滿，

註　數浮，表有熱也，數爲煩滿。

數沉裏熱不須議。

註　數沉，裏有熱也。

上見煩熱與頭疼，中爲口臭兼嘔逆。左則目赤肝火炎，右下二便閉而赤。數而帶滑痰火盛，或爲嘔吐或痛極。

滑脈

滑脈爲實爲停痰，

註　滑爲氣血實，與人迎相應，則風痰潮溢；與氣口相應，則涎飲凝滯。

或爲瘀血宿食兼，爲滿爲咳爲鬼疰，不匀氣逆嘔涎黏。

註　滑而大小不匀，必吐，爲病進。滑爲逆氣。

滑浮大小腹作痛。

註　滑浮者，大小腹皆痛。

滑弱陰痛溺如挽，

註　滑弱則陰中痛，小便亦然。

滑散癱瘓不仁證，

註　痰多氣血少也。

滑實胃熱非廉纖。

註　滑實爲胃熱，帶數則爲結。熱非廉纖，言熱重也。

濇脈

濇爲不足傷精血，

註　與氣口相應，則精竭血枯。

爲厥爲痢爲惡寒。

註　濇爲四肢逆冷，爲下痢，爲惡寒。濇細則大寒。

或爲無汗爲心痛，

註　濇爲無汗爲心痛。

濇芤瘀血結成團。

註　濇芤爲衂血，或爲失血。

濇緊爲痺因寒濕，

註　濇而緊，爲痺，爲寒濕，爲中霧露。

濇沉之病亦一般。

註　濇沉亦爲寒濕，與人迎相應，則風濕寒痺。

婦人有孕胎中痛，無孕還須敗血成。

大　脈

大爲病進脈之賊，

註　經曰：脈來渾渾革革如涌泉者，病進而危。昔人以秋潮之洶涌者，狀其大也。要之，即非時而見洪大脈也。

浮大表病沉裏厄。

註　經曰：大則病進，浮大表病，沉大裏病。浮大，晝加晝死；沉大，夜加夜死。

前大後小頭痛眩，前小後大胷滿塞。

註　《難》曰：前大後小，頭痛目眩；前小後大，胷滿氣短。前謂寸，後謂尺。

氣愈盛兮血愈虛，

註　大爲血虛而氣盛。

必緩而大爲正脈。

註　中緩而大者謂正脈。

緩　脈

緩爲正復脈之本，

註　緩爲胃氣，將復爲退病。

非時得之氣血虛。

註　非土旺之時，單見緩脈，則氣血雖和而脾虛，身必倦怠。

在上項强下脚弱，

註　寸緩項强，尺緩脚弱。

沉緩眩暈浮痺膚。

註　沉緩爲虛，故眩暈；浮緩風寒，故麻痺。

帶滑爲熱緊爲痛，

註　緩滑爲熱中，緩緊爲脾疼。與人迎相應，則風熱入臟；與氣口相應，則怒極傷筋。

緩遲虛冷咽難哺。

註　緩遲爲虛寒相搏，食冷則咽痛。

緩弱吞酸食不下，

註　緩者胃氣有餘，弱者陽氣不足。胃欲消化而陽氣不運，故噫而吞酸，食卒不下，填於胷膈也。

左尺單見命將殂。

註　左尺腎部單見緩脈，全無沉滑，爲土盛水虧，不治。

已上八脈，《内經》謂之八要。蓋浮沉二脈，以别其表裏；遲數二脈，以别其寒熱；滑濇二脈，以察氣血虚實；大緩二脈，以察病之安危。苟能得其要領，雜脈可以類推。

洪　脈

洪爲脹痛爲熱煩，

註　爲脹滿，爲頭痛及遍身疼痛，爲熱煩大便不通。

洪實爲癲洪大祟。

註　洪實者癲，洪大者祟。

洪緊癰疽喘急粗，

註　洪緊與氣口相應，則氣攻百脈，爲癰疽，爲喘急，亦爲脹。

洪浮陽邪證來見。

註　洪浮與人迎相應，則寒壅諸陽，外見陽證，大小便秘。

實　脈

實爲伏熱咳且吐，

註　實與人迎相應，則風寒貫經鬱熱，在内熏蒸，脾胃不食，氣喘作咳，或時嘔吐。

實濇氣塞痢且墜。

註　實濇與氣口相應，則氣血壅滯，爲三焦痞塞，食積，濕熱成痢，裏急後墜。

實緊作泄胃家寒，或時腰痛亦難住。

註　實緊爲陰不勝陽，爲胃寒，爲大便不禁，爲腰痛。

弦脈

弦爲血弱有勞傷，

註　弦乃肝部本脈，見于他部，見爲血虛，生盜汗，手足瘦疼，皮毛枯槁。

中虛且寒停飲漿。

註　弦與氣口相應，則飲水停積，令人胃中虛寒。

胷脅疼痛體拘急，

註　與人迎相應，則風走注痛，甚者四肢拘急冷痺。

瘧疾寒熱善驚惶。

註　爲瘧爲驚。

弦緊惡寒疝癖病，

註　經絡中有寒故也。

上下左右積弦長。

註　弦而長，爲上下左右有積。

弦鉤脅下痛如刺，

註　弦而鉤，爲脅下刺痛。

雙弦急痛轉難當。

註　雙弦爲脅下急痛，乃無水以緩之也。

緊脈

緊則爲寒爲疼痛，

註　與人迎相應，則經絡傷寒；與氣口相應，則臟腑作痛。

爲咳爲喘爲滿胷。人迎緊盛傷寒證，

註　人迎緊盛爲傷寒。

氣口緊盛食衝衝。

註　氣口緊盛爲傷飲食。

緊沉必知痛在腹，恐成冷氣與癎風。緊數寒熱相來往，

註　緊而數，爲寒熱往來。

緊滑宿食吐蛔蟲。

註　緊滑爲蛔動，爲宿食吐逆。

緊急遁屍亂血脈，

註　緊而急爲遁屍。

單緊而浮肺水攻。

註　浮緊爲肺經有水。

浮沉俱緊中霧露，頭項强急溺妄通。

註　浮緊或寸緊，則霧露中于上焦，見太陽證，發熱，頭項强痛，腰攣脛痠。沉緊或尺緊，則霧露中于下焦，見少陰證，足冷，便溺妄出，爲難治。若浮沉俱緊，三焦俱中其邪，臍痛，手足冷者死；手足温，自吐利者生。

長　脈

長爲陽毒入臟深，熱閉陽明煩莫禁。坐臥不安身壯熱，

註　長脈來去不絶，見于左關人迎之位，感于陽邪熱毒，在心肝二經。傳之下焦，其熱壅閉，乃陽經熱痰，主渾身壯熱，坐臥不安。表證多則微汗，裏證多則下之。又尺寸俱長者，陽明本脈也。

長大癲癎更迷心。

註　長大則爲癲狂癎疾，乃痰熱迷於肝心所致。

長緩微邪犯下體，

註　與人迎相應，則微邪自愈；與氣口相應，則臟氣平治。

寸長足脛痛相侵。

註　經曰：長而緩者，病在下。又云：寸口中手長者，足脛痛。

芤　脈

芤主血瘀不流通，

註　芤與人迎相應，則邪壅吐衄；與氣口相應，則榮虚妄行，而爲瘀滯。

熱入小腸淋瀝膿。

註　心主血而不受邪，故熱入小腸，淋瀝膿血疼痛。

崩漏衄吐隨所主，

註　寸芤則爲衄血吐血，關芤則爲便血，尺芤則下虚，有瘀，崩漏尿血。

芤緊或數腸内癰。

註　芤緊或挾洪數者，主榮脈留滯于腸胃之間，多見關部，則生内癰。

微　脈

微主中寒氣血虚，

註　微與氣口相應，則陽虚脱泄。仲景云：脈縈縈如蜘蛛細絲者，陽氣衰也。

爲衄爲崩爲急拘。

註　衄血、崩漏、四肢拘急。

微浮嘔逆分内外，

註　内傷則爲陽虚；外感則爲風暑。

微沉自利汗有無。

註　微沉陰氣已虧，臟寒下利作瀉，或虚汗不止，或亡陽無汗。

微弱少氣面無色，男精女帶面焦枯。

註　微弱爲少氣，主男子失精溺血，女子崩中漏下，致面色焦枯。

微濇亡血增寒熱，曾經汗下醫之辜。

註　脈微而濇者，病當惡寒，後乃發熱，所以然者，醫發其汗，令陽氣微，又大下之，令陰氣弱。陽微惡寒，陰弱發熱，理也。久則夏月惡寒，冬月惡熱。蓋夏月陽氣在外，胃中虚冷，陽氣内微，故反惡寒。冬月陽氣在内，胃中煩熱，陰氣内弱，故反惡熱。晝寒夜熱亦此義也。

細　脈

細爲寒濕爲脹泄，

註　細與人迎相應，則諸經中濕，濕則脹滿，濕多成泄。

細滑僵仆兼嘔熱。

註　細而滑爲僵仆，爲嘔吐，爲發熱。

細緊癥瘕積聚縈，或爲刺痛爲痿蹶。

註　細而緊爲癥瘕積聚，爲病在内，爲刺痛，爲身痛痿蹶。叔和云：脛痛髓冷是也。

内傷得之心神勞，

註　憂思過度也。

五臟凝涎損氣血。

註　與氣口相應，則五臟凝涎，氣血俱虛。

惟有冬季爲時脈，不療自痊王氏訣。

註　冬脈宜沉細而滑，故叔和云：如逢冬季經霜月，不療其疴必自痊。

濡脈

濡爲亡血爲冷痺，

註　濡爲亡血，爲冷痺。仲景云：脈來綿綿，如瀉漆之絶，前大後小者，亡其血也。痺亦有因寒濕散漫，而脈濡者，必與人迎應也

虛汗不止又乏氣。

註　濡爲自汗，爲氣弱。

蒸熱飧泄下體重，

註　濡與氣口相應，則飧泄脚弱，骨蒸潮熱。

濡弱内熱外又寒，其人小便必不利。

註　濡而弱，内熱外冷，自汗小便難。

弱脈

弱主陽虚脛體瘦，

註　弱乃六極之脈，與人迎相應，則風濕緩縱；與氣口相應，則筋絶痿弛。

客風冷氣巧相鑽。

註　關上主挾風熱，關後主挾冷氣。訣云：弱主氣居于表，産後客風面腫。又云：只爲風邪與氣連。

陰弱血虚筋急痛，

註　尺屬陰，主血虚，不能潤筋，故筋急痛。

陽弱氣喘行步難。

註　寸屬陽，主氣虚作喘，行步無力。

虚汗泄精成痼冷，少壯得之不等閒。

註　老年人得弱脈則順，少壯人得弱脈則逆。

虚脈

虚則爲虚爲傷暑，

註　與人迎相應，則經絡傷暑；與氣口相應，則榮衛虚損。

脚弱喘促食不消。

註　虚爲脚弱，爲喘促，爲食不消。

恍惚驚風皆所主，虚煩多汗亦同條。

註　虚主心中恍惚，小兒驚風，虚煩自汗。

虚大勞役損元氣，

註　虚而大，爲勞役損氣。

虚濇房勞腎水焦。

註　虚而濇，爲房勞損精。

革　脈

革乃虚寒相搏成，崩漏半産亡血精。

註　仲景云：脈弦而大：弦則爲減，大則爲芤；減則爲寒，芤則爲虚；寒虚相搏，曰革。女人半産崩漏，男子亡血失精。

更是中風兼感濕，爲滿爲急異常情。

註　與人迎相應，則中風暑濕；與氣口相應，則半産脱精。

動　脈

動脈多見關部中，

註　仲景云：若數脈見於關上，上下無頭尾，如豆大，厥厥動摇者，名曰動脈也。

或驚或痛來相攻。

註　與人迎相應，則寒疼冷痛；與氣口相應，則心驚膽寒。

四肢拘攣多疼痛，虚勞血痢與崩中。

註　動爲拘攣，動主體虚勞，崩中血痢。

陽動汗出陰發熱，形冷惡寒陽不通。

註　仲景曰：陰陽相搏名曰動。言陰陽相搏則虚。陽動爲陽虚，故汗出；陰動爲陰虚，故發熱。如不汗出發熱，反形冷惡寒者，陽氣不通，而致身冷惡寒也。

若見轉豆如麻促，此是肺枯胃亦亡。

散　脈

散脈不聚命將崩，到此無由得再生。

註　與人迎相應，則淫邪脱泄；與氣口相應，則精血敗耗。

五臟氣散利不禁，六腑氣散四肢青。

註　手足寒，上氣。

伏　脈

伏因邪閉成霍亂，

註　與人迎相應，則寒暑濕邪固閉，而成霍亂。

積疝溏泄貫膿窠。

註　伏爲宿食，爲疝瘕，爲溏泄，爲惡膿貫肌。

寸伏痰熱尺寒積，關伏寒熱兩爲疴。

註　寸得之爲痰，爲熱；尺得之爲寒，爲積。關中則痰熱俱有，寒熱不定。

蓄水停痰氣厥逆，

註　爲停痰蓄水，爲諸氣上衝，爲厥逆。

伏濇吐逆神思多。

註　伏則吐逆，濇則食不得入，關格證也。與氣口應者，乃凝思勞神過多，不可專責外邪也。

短　脈

短爲氣滯心腹痛，宿食内積三焦壅。

註　與人迎相應，則邪閉經脈；與氣口相應，則積遏臟氣。

陰中伏陽血不行，

註　短脈屬陰，而又伏於陽者，何也？經云：脈有一陽三陰者，謂脈來沉濇而短，時一浮也。在秋時則爲正脈，在三時則爲七情，宿食壅滯，氣不足以導血行也。

短急病上亦可惡。

註　經曰：短而急者病在上。寸口短者，頭痛。又曰：短而數者，心疼必煩，皆上體病也。短可惡，無胃氣也。

促　脈

促脈陽盛陰不足，氣血痰食壅爲毒。

註　陰陽之氣，不和不相續也，非若結代之脈，動而中止。有因氣血食飲痰涎留滯，不行而止。促不可概爲惡脈，凡臟腑熱盛，則促急。故曰與人迎相應，則痰壅陽經；與氣口相應，則積留胃腑。

裏熱瘀血發狂斑，

註　風熱壅盛則瘀血凝滯，發爲狂斑。

怒氣激之發厥搐。

註　或因怒氣，氣逆發厥，上盛下虚。

漸加即死漸退生，久病得之亦非福。

註　促脈雖非惡脈，但老病及久病得之，上愈盛而下愈虛，亦非福也。

結　脈

結因陰盛主有積，結甚積甚微則微。

註　與人迎相應，則陰散陽生；與氣口相應，則積阻氣節。陰盛則結，脾間積氣，大腸秘痛。結甚則積甚，結微則積微。

陽結藹藹如車蓋，

註　脈藹藹如車蓋，大者名陽結。爲陽氣鬱結於外，不與陰氣和雜也。

陰結累累與陽違。

註　脈累累如循長竿强直者，名陰結。爲陰氣鬱結於内，不與陽氣和雜也。

結浮寒邪滯經絡，結沉痰飲瘀血基。亦有七情氣鬱者，脈道不通實由之。

註　裏寒脈緩則爲結，裏熱脈數則爲促。緩促不同，結亦當如促脈，分痰飲氣血積可也。

代　脈

代脈必死臟氣絶，平人見此大不祥。

註　病人見之，反有可生者，平人大忌。

惟有風家幷痛極，三月姙孕却無妨。

註　痛風，痰濕阻礙。有孕，胎氣阻礙，故無妨也。

又有暴傷氣血者，古人立有炙甘湯。

註　又有暴傷損氣血者，一時元氣未和，非臟絶也，宜炙甘草湯救之。

臟腑六脈診法

此即上古診法中之一法也，臟與腑同氣，所以古人不立六腑脈訣。但既以浮取候腑，沉取候臟，數爲腑病，遲爲臟病；又以急大緩濇沉甚者爲臟，微急微大微緩微濇微沉者爲腑。此其故何邪？蓋急大緩濇沉甚者，浮沉皆然。微者浮取則然，而沉取則不然也。二説似異而實同。要之：浮中有沉，沉中有浮；陰中有陽，陽中有陰。即如上竟上者，胷頭中事也；下竟下者，小腹腰股膝脛中事也。其實寸脈亦有主下病者，尺脈亦有主上病者。此診家活妙之微理也。許氏所謂以意會之，非言語可得而傳者。

心脈診法

心浮大散是本宫，

註　心之本宫平脈也，虚實賊微邪過宫脈也。餘皆雜脈，相兼而見。

微大邪歸小腸中。

註　大即洪也，微有初暫而不久意。詳總看十變脈註，各部倣此。然脈有輕重，如左寸先以輕手得之，是小腸；後重手，如六菽之重得之，是心。左關先以輕手得之，是膽；後以重手，如十二菽取之，是肝。左尺先以輕手得之，是膀胱；後重手，如十五菽之重取之，是腎。右寸先以輕手得之，是大腸；後以重手，如三菽之重得之，是肺。右關先以輕手得之，是胃；後重手，如九菽之重得之，是脾。右尺先以輕手得之，是三焦；後以重手，如十五菽之重取之，是命門。

浮數風熱頭疼痛，

註　數兼弦緊而言浮數，主頭疼身熱，面赤，骨節煩疼，甚則心痛面赤，乃外感鬱熱表證。小腸爲膀胱之標，故脈見此。

浮遲腹冷胃虚空。

註　浮而帶遲，主小腹寒痛，胃弱噯酸。

浮虛偏頭耳頰痛。

註　手太陽經虛，苦偏頭痛，耳頰痛。

浮弦疝痛滑多蟲。

註　訣云：急則腸中痛，不通是也。浮弦而滑，主疝痛。食蟲甚多，如面生有白點者，必有血蠱。

浮緊而滑爲淋閉，

註　浮緊而滑爲淋，或二便閉濇。

浮洪膈脅滿難通。

註　胷連脅滿，痰熱盛也。

浮長風眩成癲癇，

註　浮大而長爲風眩癲癇。

浮實面赤熱生風。

註　浮實面赤如騂，熱則生風。訣云：大實由來面赤風，燥痛面色與心同。

浮濡虛損足多汗，

註　浮濡五臟虛極，而汗出於足，蓋五臟系發之於足故也。

浮芤積瘀吐痢紅。

註　血瘀胷中不散，以致氣道不通，在内作聲，氣升則吐血，氣降則便血下痢，甚則吐痢交作。

浮溢骨痛心煩躁，

註　左寸脈滿過關部，主骨節疼痛，心中煩躁，面赤乃心熱之候。

浮絶臍腹痺痞衝。

註　浮絶者，無小腸脈也，苦臍冷痺，小腹中有癥瘕。

沉數狂言並舌强，

註　數兼實滑而言。訣云：實大相兼並有滑，舌强心驚語話難。

沉遲血冷神不充。

註　沉遲或血虚，或上焦受寒，或心神衰少。

獨沉不睡皆因鬱，努瘀侵睛崩漏紅。

註　沉主氣鬱，夜不睡，或上攻患目，必努肉瘀血侵睛；下流則崩漏去紅，甚者咯血。

沉微虚痞驚中熱，

註　沉微榮弱，以致虚火上侵，胷膈痞悶，甚則脅亦脹痛。驚中熱者脈微，主心氣虚弱，易生驚惕。但心屬火，驚則血散，火動驚中，有虚熱也。

沉實口瘡及喉嚨。

註　主口舌生瘡，咽喉腫痛。

沉緩專主項背强，

註　沉緩主項背筋急强痛。

沉滑痰熱時相攻。

註　滑爲痰合本位，洪則爲痰熱，或嘔逆，或怔忡，時作時止。若沉細而滑，全無本脈，則爲水剋火，不治。

沉濇胃虧音容減，

註　濇則心經氣虚血少，母不能以蔭子，以致胃氣下陷，心神虧少，面無顔色，言語聲音亦懶。甚則氣血凝滞，而爲虚痛。

沉緊真痛必然凶。

註　沉緊乃腎水逆上乘心，謂之賊邪，必發真心痛如刺，必死無疑。

沉弱陽虚多驚悸，

註　《權輿》云：左寸弱兮陽氣虛，心驚悸兮汗難除。

沉伏痰鬱聚胷中。

註　伏主憂鬱，多痰，心肺二經，積聚胷中。

沉弦心懸或如滿，

註　弦乃肝邪乘心，主心懸如飢，或時拘急如飽滿然，此虛邪也。

沉絶掌熱嘔上衝。

註　沉絶者，無心脈也。苦心下毒痛，掌中熱，時時善嘔，口中傷爛。

浮沉俱虛苦洞泄，

註　心與小腸俱虛者，苦洞泄寒少氣，四肢寒腸澼。

浮沉俱實便難通。

註　心與小腸俱實，苦便閉，心腹煩滿。

肝脈診法

肝弦而軟無些病，

註　弦乃肝之正脈。帶軟則弦而得中，故無些病。

微弦膽驚欲發黄。

註　脈初微弦者，主膽腑受驚，潮熱，欲發黄疸，爪甲眼目俱黄。

浮數風熱筋抽搐，

註　數包弦緊而言，主發潮熱，筋脈抽搐。

浮遲灑淅淚成行。

註　浮遲主肝經受寒，灑淅惡寒，時發熱冷，淚時流。

浮細振摇多盜汗，

註　浮細膽氣虚怯，肢體振摇，夜出盜汗。

浮弱微散視渺茫。

註　浮弱微散，乃肺脈乘肝，致肝經氣虚，目暗生花，視物渺茫。

浮芤失血肢體癱，

註　芤主失血，血虚則不能運用，故四肢癱瘓。

浮甚筋痿澼在腸。

註　浮甚乃火旺血虚，筋弱無力，終爲癱瘓。腸澼，本脾胃濕熱，肝風乘虚下注，輕則便血，重則痔漏。故痔乃筋脈病也。

浮大滑實頭目病，

註　浮大滑實，乃心脈乘肝，血熱生痰，以致頭目不清，或腫或痛，咽喉乾燥。

浮溢眩暈筋痛傷。

註　浮弦溢上寸口，主目眩頭重，筋脈痠痛。

浮濇肋滿經不利，

註　濇主肝血虚少，甚則吐逆，不能停藏。輕則脅肋脹滿，身痛。婦人血凝氣滯，多月經不利。若浮濇而短，則爲本經賊脈。

浮絶膝痛善驚惶。

註　無膽脈者，苦膝痠痛，口苦，善畏多驚。

沉遲疝氣睡不著，

註　沉遲血冷，夜臥不安，疝氣時攻。

沉數鬱怒苦生瘡。

註　沉數善鬱善怒，肝火妄動，多生瘡疥癧疽。

沉弦緊實痃癖病，

註　沉弦緊實四脈，主腎水不能生木，以致肝虛，結成癖積，或近臍，或兩脅間作痛。

沉實轉筋痛脅房。

註　實主脅肋切痛。肝實者，苦肉中痛轉筋。

沉微内障或作泄，

註　沉微則肝氣虛，主眼生内障，或時疎泄下痢。

沉弱筋枯腰脈僵。

註　弱主血虛，筋脈枯痿短縮，腰脈亦痛急如張弓，産後多有此疾。

沉緩醋心腹氣結，

註　肝緩則宿食熏蒸，心頭酸刺，或氣結在腹作痛。

沉伏觸冷脚不强。

註　沉伏乃寒氣觸血，以致脚痛，難以伸縮。

沉濡恍惚下體重，

註　沉濡則魄衰，不能與魂相守，心中恍惚，下體腰脚沉重。

沉絶遺溺命不長。

註　無肝脈者，苦遺溺，逢庚辛金日必死。

俱實嘔逆食不化，

註　肝膽實者，若嘔逆，食不消化。

俱虛厥冷性無常。

註　肝膽俱虚，四肢厥冷，性情不樂，喜怒不常。

腎脈診法

腎本沉實帶滑形，

註　沉實而滑者，腎之本脈也。

微沉病自膀胱生。

註　微沉者，膀胱經病也。

浮數勞熱小便赤，

註　浮數膀胱火動，主勞熱，小便赤。

浮遲帶濁耳蟬鳴。

註　浮遲乃傷精，患帶濁，耳中蟬鳴，鳴久則聾。

浮滑實大淋濇證，

註　脈浮帶滑而又實大，乃心經邪熱下浸，故小便淋濇作痛。

甚浮偏墜寒邪幷。

註　浮甚則寒邪入小腸，主偏墜，小便臊。

浮緊風炎腎竅塞，

註　浮緊主腎臟有風，上攻於耳，以致耳聾。

浮濇疝痛及遺精。

註　腎濇則虚寒，主小腸疝氣胞囊腫大，或精於夢中遺漏。

浮虚牙痛背腰倦，虚甚足膝瘡痍縈。

註　腎脈浮虛，乃風與氣搏，主牙疼出血，背腰跎倦。甚則足膝生瘡，經久不愈。

浮芤尿血女經漏，

註　浮芤腎虛也，男子尿血，女人經漏。

浮緩傷風瀉幾行。

註　浮緩乃風入太陽，膀胱見之，主傷風自利。

浮實小腹脹且痛，

註　脈實主心熱，傳於小腸，脹滿作痛，小便淋瀝。

浮滑停水臍如冰。

註　滑乃陽脈，左尺見之，則陽勝陰矣。腎虛不能化水，以致停蓄，臍腹冰冷，甚則流利作聲。

浮洪陰虧脚痠軟，

註　左尺浮洪，乃火乘水也。外感得之，則爲熱入膀胱，小便赤濇，兩脚隱疼；内傷得之，則陰精虧甚，脚膝痠軟。

浮絶傷筋與閉經。

註　無膀胱脈者，苦逆冷，男子失精，尿有餘瀝；婦人月經不調或閉。

沉數陰虛火動證，

註　沉而數者，乃水竭陰虛，火動或瘀血。

沉遲臟冷精薄清。

註　沉遲腎虛冷也。臟寒自利，精氣清薄，女人則爲血結，子宮亦冷。

沉緊滑弦腰脚痛，

註　脈沉帶弦帶緊帶滑，乃腎受風濕，而主腰脚也。

沉弦飲水下焦停。

註　沉弦胃寒，不能制水，所以停蓄下焦，必爲水病。

沉微氣虚崩帶病，

註　沉微氣虚，男子失精溺血，女子崩帶，經脈不調。

沉甚陰癢衛不升。

註　沉甚主陰癢，或腰脚痛，皆衛氣不升，濕熱甚也。

沉緩脚痺小腹冷，

註　沉緩上邪乘水，故脚痺，下元冷。單緩則爲剋脈。

沉伏疝瀉患瘕癥。

註　脈伏乃陰積下部，故爲疝痛泄瀉，或結癥瘕。

沉濡便血女胎脱，

註　濡則氣血耗散，男子便血，女子脱胎。

沉濇逆冷腹有聲。

註　沉濇腎虚，不能温養腸胃，以致肢體逆冷，臍下雷鳴。

沉緩而濇倦怠極，不寒不熱病難名。

註　尺脈緩濇，謂之解㑊，倦怠至極也。緩爲熱中，濇爲無血，熱而無血，寒不寒，熱不熱，病不可名。下虚極而挾外感。

沉散腰痛多小便，

註　脈沉帶散，必主腰痛尿多。

單沉而匀病不成。

註　脈但沉無滑曰單沉，而帶滑曰匀，兩脈皆腎之順候。

沉弱體瘦陰欲絶，

註　訣云：弱脈尺中陰欲絶，瘦疼引變上皮膚。

沉無足熱亡其精。

註　無腎脈者，苦足下熱，裏急，精氣竭亡，勞倦所致。

俱實巔疾頭目重，

註　腎膀胱俱實者，苦巔疾，頭目重痛。

俱虛心痛瀉如傾。

註　腎膀胱俱虛者，苦心痛，下重，洞瀉不止。

肺脈診法

肺脈浮濇短爲平，

註　浮短而濇者，肺之本脈也。

微浮帶散大腸清。

註　微浮帶散，大腸之氣清而無病也。

浮數風熱咳且秘，

註　浮數主中風、咳嗽、身熱、便秘。

浮遲寒冷瀉難禁。

註　脈遲，肺寒，痰痞胷前，飲食難消作瀉。

浮實滑大咽乾燥，腸痛便難鼻乏馨。

註　浮實滑大，心火乘肺，主咽𠲿燥痒，腸如刀刺，毛焦唾稠，鼻乏馨香。

浮芤衂血胷暴疼，

註　浮芤，積瘀，或衄或嘔，瘀滯胷中，則卒暴疼痛。

浮溢膈滿或腸鳴。

註　浮甚溢上魚際，氣不下行，胷膈滿悶，或時氣下，則大腸作鳴。

浮洪足熱唾稠濁，

註　浮洪，火盛，足心熱，痰唾稠濁且臭。

浮緊喘促冒時行。

註　浮緊，感冒時行，風痰咳嗽喘促。

浮弦咳嗽冷氣結，

註　風邪傳于大腸，故脈弦，咳嗽，冷氣秘結。

浮滑痰多頭目傾。

註　浮滑痰多，頭目昏眩。

浮急腸風癰血痔，

註　浮弦數急，主腸風、腸癰、便血、痔瘡。

浮絶少氣有水停。

註　無大腸脈者，苦短氣，心下有水。

沉數火盛痰氣升，

註　沉數火乘肺，痰壅喘急。

沉遲氣痞冷涎縈。

註　歌云：脈遲氣痞寒痰盛，飲食難消氣漸衰。

沉緊而滑仍咳嗽，

註　肺部得此三脈，有寒、有風、有痰，故發咳嗽。

沉細兼滑是骨蒸。

註　子乘母虛，病在骨內。訣云：沉細仍兼滑，因知是骨蒸；皮毛皆總濇，寒熱兩相幷。

沉實熱結微寒結，

註　沉實乃邪熱結胷，沉微乃寒結胷，

沉甚膹鬱引背疼。

註　沉甚胷中膹滿之氣，與背牽引而痛。

沉弱驚汗濡寒熱，

註　沉弱陽虛，主驚悸多汗；沉濡虛損，主增寒發熱。

沉絶咳逆喉瘡生。

註　無肺脈者，苦短氣咳逆喉塞。

俱實脣吻手臂卷，

註　肺大腸俱實者，主脣吻不收，手臂卷。

俱虛憂恐見光明。

註　肺大腸俱虛，情中不樂，或如恐怖，時望見光明。

脾脈診法

脾脈本緩善不見，

註　緩乃脾之本脈，隱隱和緩不可見者，爲善。惡者來如水之流，此爲太過，病在外，令人四肢不擧；或如鳥之喙，此爲不及，病在內，令人九竅壅塞。

微緩胃氣得其平。

註　初微緩者，胃之平脈也。

浮數胃火或誤下，

註　浮數有力，乃胃中有火，呑酸吐逆，齒腫出血，中消善食，夜多盜汗。如浮數無力，乃醫誤下損傷脾胃所致。

浮遲胃冷氣膨膨。

註　脾胃氣虛冷作嘔，肚腹膨脹。

浮濇下利穀不化，

註　浮爲胃虛，濇爲脾寒，脾胃虛寒，水穀不化，法當下利。

浮實消渴因勞成。

註　脈浮而實，原因勞倦傷脾，以致心火乘土，善消水穀爲糟粕，而不化爲精血營養五臟，故口乾發渴；滌蕩腸胃，小便數而血肉耗散，故名消中也。

浮芤甲錯身體瘦，

註　浮爲胃氣衰，芤爲榮氣傷，故肌肉甲錯而不光澤，且漸瘦也。

浮緊腹中痛且鳴。

註　趺陽脈浮而緊，浮爲氣，緊爲寒，浮爲腹滿，緊爲絞痛，浮緊相搏，腸鳴而轉。

浮微而緊爲短氣，

註　微則爲虛，緊則爲寒，中虛且寒，氣自短矣。

浮滑吐噦口不馨。

註　訣云：弦以滑兮胃寒。又云：單滑脾家熱，口臭氣多粗。蓋滑爲噦、爲吐、爲口臭。兼弦或無力者，則爲胃寒；兼浮大有力者，則爲痰火。

浮溢中風涎出口，

註 浮大帶弦，溢過寸口，主本經中風，流涎不止。

浮弦肢急瘧痢行。

註 浮弦肝氣太盛，有妨脾土，四肢拘急，倦怠，或患時行瘧痢；弦甚則爲剋脈。

單浮胃虛生脹滿，浮甚鼓脹蜘蛛形。

註

註 浮甚風聚於胃，胃虛甚則腹大，四肢瘦如蜘蛛形然。

微浮客熱洪番胃，

註 胃邪發爲浮洪，胃火主番胃；但略浮而不兼別脈者，乃風邪客熱侵犯本經，或來或去；但安脾土，則客熱自去矣。

浮絶膚硬冷如冰。

註 無胃脈者，氣衰則身冷，血衰則膚硬。

沉數中消好嗜臥，

註

註 歌云：脾數中消好嗜眠，胃翻口臭及牙宣。

沉遲中滿積滯凝。

註 沉遲中寒因傷冷物成積，以致腹中脹，病少食、痰飲、氣促、痃癖、鼓脹、急痛。

沉甚氣促胷腹痛，

註 氣短促，胷至臍腹疼痛。

沉緩氣結腹不甯。

註 沉緩乃上盛下虛，氣不升降，而氣結在腹，短促不舒。

沉實虛火蒸脾土，

註 實乃隱伏，陽火在内，炎蒸脾土，致脾氣虛，胃氣壅，所以不能食，須要温和脾胃。

沉微土鬱致心疼。

註　沉微乃脾土鬱結之氣爲患，上壅於心，爲痛或爲噫氣阻食。

沉伏積塊或發痔，

註　伏主積，氣塊與痔，皆陰積所結而成。

沉濇少食肌不生。

註　濇乃心火虚少，致令脾無生氣，不能宣化水穀，或作嘔吐，或只食少，雖食亦不能生肌。

沉濡少氣弱氣喘，

註　沉濡主少氣，沉弱主氣喘。

沉絶腹滿四肢羸。

註　無脾脈者，苦下利，善嘔，腹滿身重，四肢不欲動，甚則肢瘦腹大，乃氣蠱也，必有腹痛。

俱虚四逆瀉不已，

註　脾胃俱虚，少氣不足以息，四肢逆冷，寒瀉不已。

俱實身熱脹喘驚。

註　脾胃俱實，身熱腹脹，脅痛作喘多驚。

命門脈診法

命門沉實最爲佳，

註　命門脈喜滿指，沉實帶滑不數。

微沉胞絡無火邪。

註　微沉者，胞絡相火本脈也。浮數則爲火動，沉遲則爲火衰。

三焦呼吸審虚實，

註　三焦無位，惟浮診以呼吸，審其虚實。呼出二至，則心肺上焦邪輕；吸入二至，則肝腎下焦邪輕；呼吸之間一至，則脾胃中焦邪輕。先輩有以浮取上焦合心肺；脈中取中焦，合脾胃；脈沉取下焦合肝腎。脈不合則氣亂，須再切之。但右尺有三脈，浮爲三焦，略沉爲包絡，沉爲命門，不若以呼吸間取之。

女人三脈滑浮嘉。

註　女人喜滿指，浮滑伏濇者無子。

浮數遺精還是熱，

註　相火盛熱，則精自流通。

浮遲冷瀉氣不奢。

註　浮遲陽氣已衰，故見冷瀉，盗汗等證。

獨浮便結風侵肺，

註　訣云：尺部見之風入肺，大腸乾濇固難通。

浮大腹脹臉紅華。

註　腹脹浮脈大，宜調其血，火盛則臉紅心躁。

浮弦停水或蒸怯，

註　弦主臍下急痛，停水爲積，素虚者得之，爲骨蒸怯證。

浮滑火瀉渴飲茶。

註　浮滑痰火作瀉，口渴腹鳴。

浮緊小腹築築痛，

註　浮緊下部築築然掣痛。

浮芤便血定無差。

註　浮芤大腸便血。

浮細虚汗心振懼，

註　浮細主畏寒，多汗心振。

浮絶陰冷子户遮。

註　右尺浮取脈絶者，無子户脈也。苦足冷陰寒，婦人絶產、帶瘕、無子。

沉數消渴小便赤，

註　沉數命門火盛，主作渴溺赤。

沉遲冷瀉便清頻。

註　沉遲命門火衰，故瀉冷便清。

沉甚水腫緩腰痛，

註　沉甚水證，必先脚膝沉緩，專主腰痛。

沉微疝痛瀉濁津。

註　沉微主膀胱疼痛，作瀉，或津液下流，爲濁爲帶。

沉實轉筋兼膝痛，

註　沉實主轉筋，膝下痛，或下利，或便難。

沉濇臍冷竭精人。

註　沉濇真精枯竭，大便秘滯，小腹與脛俱冷。

沉弱滑瀉伏痛逼，

註　弱脈主臟冷滑瀉，伏脈主下寒痛逼。

沉絶足冷見鬼神。

註 無命門脈者，苦足逆冷，上搶胷痛，夢入水見鬼善魘。

三脈貴有虚中實，

註 三脈俱實，則熱極難解；三脈俱虚，則冷極難補。貴乎似虚而實，似弱而滑。

生死兼此斷爲真。

註 命門一曰命脈，又兩尺前一分名神門，診命門脈上溢耳。凡病有此脈則生，無此脈則死。斷生死固以胃氣爲主，兼此尤爲真的。但命門男女有異，天道右旋，男子先生右腎，故命門在右，而腎在左；地道左旋，女子先生左腎，故命門在左，而腎在右。若男子病右尺部命脈好，病雖危不死；若女子病左尺部命脈好，病雖危亦不死。

古今圖書集成醫部全録卷八十二

脈　法

醫學入門

明・李梴

氣口人迎脈訣

此即上古診法中之二法也。氣口右手關前一分，以候七情、房勞、工作勤苦，與飲食無節，皆爲内傷不足之證。所以名氣口者，五臟之氣，必因胃氣而升于手太陰故也。人迎左手關前一分，以候六淫，及起居失宜，感冒時行不正之氣，皆爲外感有餘之證。所以名人迎者，外邪必因虛而入故也。至若臟氣平者，邪自難犯，故先氣口而後人迎也。訣論人迎緊盛傷於寒，氣口緊盛傷于食。然七情藴鬱，正由宿食助發，若專傷食而無七情，則不應氣口。又論傷寒皆自太陽始，然經云風喜傷肝，寒喜傷腎，暑喜傷心，飽濕喜傷脾，熱喜傷心，燥喜傷肺。以類推之，風當自少陽，濕當自陽明，暑當自三焦，寒當自太陽。此丹溪獨得經旨，發仲景未發也。其外非六淫，内非七情而病者，謂之不内外因，本經自病也，非若氣口人迎傳變乘剋。但三因皆以胃氣爲主。經云氣口太陰也，兼屬脾；又云人迎亦胃脈也。《脈讚》云：關前一分，人命之主。故取李仲南《三因歌括》於前，而以丹溪《圖説》註之。

喜則傷心脈必虛，

註　喜則氣緩，脈散而虛。甚則神庭融溢，而心脈反沉。蓋喜甚則火盛侮金，腎水復母讎而剋心。暴喜暴怒，多有暴中之患，亦此意也。

思傷脾脈結中居。

註　思則氣凝，脈短而結，甚則意舍不甯，脾脈反弦。

因憂傷肺脈必濇，

註　憂則氣滯而脈沉，濇甚則魄户不閉，肺脈反洪。

怒氣傷肝脈定濡。

註　怒則氣逆而脈濡，或激甚則魂門弛長，而肝脈反濇。

恐傷於腎脈沉是，

註　恐則氣下，怯而脈沉。甚則志室不遂，而腎脈反濡。濡，屬土也。或疑神庭、志室等穴，皆屬太陽，殊不知五臟系背諸穴，於五臟則爲有形之經絡，於太陽則爲無形之經絡，特其過脈耳。

緣驚傷膽動相殘。

註　驚則氣亂而脈動，甚則入肝脈散，小兒瀉青，大人面青。又大驚入心者，尿血怔忡。

脈緊因悲傷胞絡，

註　悲則氣急而脈緊縮，甚則心包絡與肺系氣消而肺虛。

七情氣口内因之。

註　凡七情傷之淺者，惟氣口緊盛而已。傷之深者，必審何部相應，何臟傳次，何臟相尅。尅脈勝而本臟脈脱者死。噫！七情爲患如此。和樂以養中和，實養德養身急務也。

緊則傷寒腎不移，

註　寒傷腎脈沉而緊，初自足太陽而入，其脈浮盛而緊。浮者足太陽，緊者傷寒，盛者病進也。

虛因傷暑向心推。

註　暑傷心脈虛，初自手少陽而入，脈洪虛而數。洪者手少陽，虛者傷暑，數者病增也。

濇緣傷燥須觀肺，

註　燥傷肺脈濇，初自手陽明而入，脈浮而數。浮者手陽明，數者傷燥。

濡細傷濕更看脾。

註　濕傷脾，脈細而濡，初自足陽明而入，脈細濇而長。濇者足陽明，濡者傷濕，長者病襲也。

浮則傷風肝部應。

註　風傷肝，脈浮而盛，初自足少陽而入，脈弦浮而散。弦者足少陽，浮者傷風，散者病至也。

弱緣傷熱察心知，

註　熱傷心胞絡，脈沉弱而緩，初自三焦而入，脈浮而弱。沉者心胞絡，弱者傷熱，緩者病倦也。暑與熱同氣，正心多不受邪，每歸胞絡，此與暑傷心互看。

外因但把人迎審，細別六淫皆可醫。

註　凡外感輕者，惟人迎緊盛，或各部單見而已；重則各部與人迎相應，其傳變與傷寒參看。

勞神役慮愛傷心，虛濇之中仔細尋。

註　血虛神耗。

勞役陰陽每傷腎，須因脈緊看來因。

註　房勞傷精。

房帷任意傷心絡，微濇之中細忖度。

註　精枯也。

疲劇筋痛要傷肝，仔細思量脈弦弱。

註　筋痛，則動脈弦弱帶數。

飢則緩弦脾受傷，

註　胃氣虛也。

若還滑實飽無疑。

註　脾氣滯也。

叫呼傷氣須損肺，燥弱脈中豈能避？

註　氣耗也。

不內外因乃如是，氣口人迎皆無與。

註　各脈不與二脈相應。

氣口人迎若俱緊，夾食傷寒兼理治。

註　內傷外感，分多少治之。

氣口人迎若過盛，內關外格詳經義。

註　經云：人迎一盛則躁在手足少陽，二盛躁在手足太陽，三盛躁在手足陽明。一盛者人迎大於氣口一倍也，四倍則陽盛已極，故格，則吐逆而食不得入。三陽兼手足而言，或入手經，或入足經。下三陰倣此。又氣口一盛，則躁在手足厥陰，二盛躁在手足少陰，三盛躁在手足太陰，四倍則陰盛已極，故關，則不得小便。若人迎氣口俱盛四倍以上，盛極衰至，必死。抑論關格二證也。然氣口人迎俱盛，則吐逆不便交作，故丹溪總之曰關格。但以兩寸過盛推之，則尺脈一盛，病在手足厥陰，二盛病在手足太陰，三盛病在手足少陰。傳曰：尺部一盛，瀉足少陽，補足厥陰；二盛瀉足太陰，補足少陰；三盛瀉足陽明，補足太陰；四盛則三陽已極，當峻補其陰。一至寸而反之，亦推廣經義也。

先賢又恐病流傳，取諸雜脈乃全備。

註　此丹溪示人活法。病有傳變，如傷寒緊不在腎，傷怒濡不在肝，流傳別經，故取各部中見脈與人迎氣口相應者，以斷內外二因。凡二十七種脈形，隨其部位所見。但與人迎應，則爲外感；與氣口應，則爲內傷。其病證與諸脈主病同。

總看三部脈法

此即上古診法中之三法也。決虛實，斷死生，全在總看。故融會經意爲歌，且引證實之，業者並註讀之可也。

脈會太陰決死生，寸關尺具陰陽情。

註　《難經》曰：寸口者，脈之大會，手太陰之動脈也。寸口，即寸關尺，五臟六腑之所始終。他如衝陽專應乎胃，太衝專應乎肝，太谿專應乎腎，豈能通乎十二經哉？故取法於寸口。然脈本生於陰陽，但陽生於尺而動於寸，陰生於寸而動於尺，關則陰陽相半界。二者之中：陽脈常浮而數，病在頭目胷膈；陰脈常沉而遲，病在臍腹腰脚；中脈隨時浮沉，病在腹脅胃脘。陰陽恒宜相濟，不宜偏勝。若陽一於上，而高過魚際，名曰溢；陰一於下，而深入尺澤，名曰復。陽寸脈下不至關爲陽絶，尺脈上不至關爲陰絶，乃真臟之脈而無中脈往來以和之也。學者於此而善悟焉，則始終一寸九分之間，週身陰陽太過不及之情見矣。

浮中沉法知遲數，逆順虛實應五行。

註　初持脈見於皮膚之間者曰浮。浮而大散者心，浮而短濇者肺。見於肌肉之下者曰沉。沉而弦長者肝，沉而濡滑者腎。不輕不重與肌肉相得者脾，多兼乎四臟之邪，則和緩中亦必兼乎浮沉滑濇長短弦大，各脈皆然。如沉滑則順於左尺，逆於左寸。如浮濇則順於右寸，逆於左關。寸口宜浮而反損小，陽虛而陰入乘之也。或時浮滑而長，謂之陰中伏陽。尺部宜沉而反實大，陰虛而陽入乘之也。或時沉濡而短，謂之陽中伏陰。如尺本沉而又沉，謂之重陰；寸本浮而又浮，謂之重陽。寸尺俱微甚，謂之脱陽、脱陰。無非五行生剋偏全四時五臟，各部應得與否，以爲逆順虛實。浮沉遲數歌，見前。

極煩九候並十變，無非臟腑合流行。

註　九候：上部天，足少陽膽以候頭角；上部人，手少陽相火三焦以候耳目；上部地，足陽明胃以候口齒。中部天，以候肺；中部人，以候心；中部地，以候胷中之氣。下部天，以候肝；下部人，以候脾胃之氣；下部地，以候腎。左尺外以候腎，內以候腹中。左關外以候肝，內以候膈中。右關外以候脾，內以候胃脘。右寸外以候肺，內以候胷中。左關外以候心，內以候膻中。前以候前，後以候後。上竟上者，胷喉中事也；下竟下者，小腹腰股膝脛足中事也。三部九候皆相失者死。九候雖調，肌肉已脱者死。是陰陽交錯之妙，而虛實微賊正之五邪因以分焉。十變：心脈急甚者，肝邪干心也；微急者，膽邪干小腸也，爲從後來者爲虛邪。心脈大甚者，心邪自干心也；微大者，小腸邪自干小腸也，爲正邪。心脈緩甚者，脾邪干心也；微緩者，胃邪干小腸也，爲從前來者爲實邪。心脈濇甚者，肺邪干心也；微濇者，大腸邪干小腸也，從其所勝者爲微邪。心脈沉甚者，腎邪干心也；微沉者，膀胱邪干小腸也，是從所不勝者爲賊邪。五臟各有剛柔邪，故令一脈變爲十也。曰九曰十，似煩而簡，不外乎浮中沉而自然得之也。故曰數者腑也，遲者臟也，以是別知臟腑之病。後世分析太甚，不知陰陽交錯，臟腑同氣故耳。

三部脈全容易識，

註　三部通度，六脈俱全，浮沉遲數相等者，脈易識病易愈也。歌云：三部俱浮肺臟風，惡風發熱鼻流涕。三部沉遲冷積成，皮膚枯槁真元憊。三關俱緩脾家熱，口臭齒腫時番胃。三部俱弦肝好怒，目翳淚疼多痃癖。三部俱數心熱狂，口舌生瘡脣破碎。三部虛濡微槁伏，久病必死卒病生。三部浮滑芤弦數，卒病相宜久病傾。又有六部同脈者，古云雙弦之脈土易虧，雙浮之脈水易虧，餘以類推。大凡三部脈滑而微者病在肺；下緊上虛者病在脾；長而弦者病在肝；脈小血少者病在心，實者爲心勞；大而緊者病在腎。緩滑者熱在胃中；遲緩而濇者胃中有寒，有癥結；脈實緊者胃中有寒，苦不能食，時時自利者難治。脈來累累如貫珠，不前至寸者，有風寒在大腸，伏留不去；脈來累累而止不至，寸口濡者，結熱在小腸，伏留不去。脈代而鉤者，病在絡，脈鉤即夏脈。經絡皆實者，寸脈急而尺緩；絡氣不足經氣有餘者，脈寸熱而尺寒；經虛絡滿者，尺熱滿而寸寒濇。

或至不至更難憑，

註　寸口壯大而尺中無者，此爲陰盛干陽，苦腰背痛足脛寒。尺脈浮大而寸口無者，此爲陽盛干陰，其人虛而多汗，或小腹滿痛不能溺，溺即陰中痛。大便亦然。尺寸脈牢而長關中無者，此爲陰陽相干。尺寸俱無而關中有者，此爲陰陽氣歸於中。左關以驗風寒或風與火之盛衰，右關以驗七情或勞與飲食之內傷。三部或至或不至者，冷氣在脾，故令脈不通也。上部有脈，下部無脈，宿食填胷也，其人當吐，不吐者死。上部無脈，下部有脈，雖困無能爲害，所以然者，譬如樹有根本，故寸口平而死者，腎氣先絶於內故也。

上下來去存消息。

註　上者自尺部上於寸口，陽生於陰也，爲表。下者自寸口下於尺部，陰生於陽也，爲裏。來者，自骨肉之分出皮膚之際，氣之升也，爲表。去者自皮膚之際還於骨肉之分，氣之降也，爲裏。上下來去，乃陰陽消長之消息也。以上下言之，上盛則氣高，下盛則氣脹；短而急者病在上，長而緩者病在下；太過多上溢，不及多下落。以來去言之，脈來疾去徐，上實下虛爲厥顛病；來徐去疾，上虛下實爲惡風。脈雖失而有一綫往來者，可治；脈雖全而無往來者，死。上下左右之脈相應而參舂者，病甚；上下左右之脈相失而不可數者，死。又左脈不和，病在表，主四肢；右脈不和，病在裏，主腹臟。有有表無裏者，有有裏無表者。

推法應須豎且横，

註　脈隱伏乃用推法。經曰：推而外之屬腑，内而不外，有心腹積也；推而内之屬臟，外而不内，身有熱也。推而上之，關前上而不下，腰足清也；推而下之，關後下而不上，頭項病也。按之至骨，脈氣少者，腰脊痛而身有痺也。蓋脈有隱顯，皆陰陽變化錯綜，須横看豎看，乃可以盡其變也。

惟有天和脈不應。

註　歌曰：天和脈只論三陰，南天高兮北泉深。太陰專主右尺寸，厥陰尺寸左邊沉。少陰尺寸兩不應，相交相反死將臨。天和，乃平脈也。諸陽爲浮，諸陰爲沉，故不言三陽司天在泉。南政以天道言，甲己二歲，論脈則寸在南而尺在北。三陰司天，則兩寸不應；太陰司天，右寸不應；少陰司天，兩寸不應；厥陰司天，左寸不應。三陰在泉，則兩尺不應；太陰在泉，右尺不應；少陰在泉，兩尺不應；厥陰在泉，左尺不應。北政以地道言，乙丙丁戊庚辛壬癸之歲，論脈則寸在北而尺在南。三陰司天，則兩尺不應；太陰司天，右尺不應；少陰司天，兩尺不應；厥陰司天，左尺不應。三陰在泉，則兩寸不應；太陰在泉，右寸不應；少陰在泉，兩寸不應；厥陰在泉，左寸不應。不應者，皆爲沉脈也。《紺珠經》曰：五行君火不用事，故南政少陰司天，君火在上，則兩寸不應；司泉君火在下，則兩尺不應。厥陰司天，君火在左，故左寸不應；司泉則左，尺不應。太陰司天，君火在右，故右寸不應；司泉則右尺不應。北政少陰司天，君火在上，則兩尺不應；司泉君火在下，則兩尺不應。厥陰司天，君火在左，故左尺不應；司泉則左寸不應。太陰司天，君火在右，故右尺不應；司泉則右寸不應。凡不應者謂脈沉而細不應於手也。反之則沉爲浮，細爲大也。歲當君火在寸而沉，反應於尺；歲當君火在尺而沉，反應於寸。經曰尺寸反者死。歲當君火在左而沉，反應於右；歲當君火在右而沉，反應於左。經曰陰陽易者死。又曰學診之士，必先歲氣，良有以哉！此與仲景、丹溪所説不同，然所論深得《素問》君火以退之旨，故從之。

急彈靡常是奇經，

註　歌曰：督衝猶豫苦狂癡，兩手堅實浮沉齊；尺寸俱浮俱牢者，直上直下亦如之。任緊細長至關止，陰中切痛引腹臍。前部左右脈彈手，陽蹻癲癇痺皮肌。後部彈手陰蹻脈，裹急陰疝崩漏危。中部彈手帶脈病，走精經絶恐無兒。從少陰斜至太陽，陽維顛仆聲如羊。從少陽斜至厥陰，陰維癢痺惡風侵。來大時小是陰絡，肉痺應時還自覺。來小時大陽絡病，皮膚不仁汗滴落。按《脈經》，兩手脈浮沉實盛一般者，衝督脈也，主凡事猶豫有兩心，甚則癲狂癡迷不省。尺寸俱浮，直上直下，或只關浮直上直下者，督脈也，主腰背强，大人癲，小兒癇。尺寸俱牢直上直下，或只關實者，衝脈也，主胷中有寒，婦人瘕疝絶産。脈來緊細實長者，任脈也，苦小腹痛引臍，陰中切痛。前部左右彈手者，陽蹻脈也，苦癲癇、惡風、偏枯、僵仆羊鳴，身體强痺。後部左右彈手者，陰蹻脈也，苦小腹痛、裏急、引陰中痛，男子爲疝，女子崩漏。中部左右彈手者，帶脈也，苦小腹痛引腰，男子失精，女子絶經，令人無子。從少陰斜至太陽者，陽維也，顛仆羊鳴，或失音不能言。從少陽斜至厥陰者，陰維也，苦癲癇，肌肉淫癢，痺，汗出，惡風。陰絡來大時小，苦肉痺應時自發，身洗洗也。陽絡來小時大，皮膚不仁且痛，汗出而寒。凡見奇經之病而後有奇經之脈。病證詳前經絡。

一脈二變尤堪怪。

註　動脈，陰陽氣相搏耳，陰陽和則脈不動。今氣先中於邪，則氣爲之是動，氣既受邪，則血亦不行而病所由生，故一脈之動變爲氣血兩病，豈特左爲血而右爲氣哉？又洪大一脈，有力而實者爲熱甚，無力而虛者爲虛甚。微濇一脈，無力而短者，固爲虛；然伏熱痰氣凝滯，亦可概以虛視之乎？是知脈之變化不拘如此，故有捨證而從脈者，有捨脈而從證者；有從一分脈二分證者，有從一分證二分脈者；有清高貴人，兩手俱無脈者；有左小右大，左大右小者；有反關脈者；又有折一手及瘡傷脈道者。可不從其證乎？善診者尚其悟之！

男女寅申莫浪驚，

註　天之陽在南而陰在北，男子面南而生於寅，則兩寸在南而得其陽，寸脈洪而尺脈弱者，常也。地之陽在北而陰在南，女子面北而生於申，則兩尺在北而得其陰，寸脈弱而尺脈洪者，常也。陽强則陰弱，天地之道也。反之者病。男得女脈爲不足，女得男脈爲太過。左得之病在左，右得之病在右。男左女右者，地之定位也。蓋人立形於地，故從地化。楚人尚左，非道也。故男子左脈强而右脈弱，女子則右脈强而左脈弱。天以陰爲用，故人之左耳目明於右耳目。地以陽爲用，故人之右手足强於左手足。陰陽互用也，非反也。凡男子診脈，必先伸左手；女子診脈，必先伸右手。男子得陽氣多，故左脈盛；女子得陰氣多，故右脈盛。男子以左尺爲精府，女子以右尺爲血海，此天地之神化也，所以别男女，決死生。叔和云：女人反此背看之，尺脈第三同斷病，是也。或不知此陰陽五臟倒裝者，非。

大衍五十爲至數，主位先天見聖靈。

註　脈以息數爲主。血爲脈，氣爲息。應曰至，息曰止。呼吸者，氣之橐籥；動應者，血之波瀾。人一呼脈行三寸，一吸脈行三寸，呼吸定息，脈行六寸。人一日一夜凡一萬三千五百息，脈行五十度周於身，漏水下百刻。榮衛行陽二十五度，行陰亦二十五度爲一周，故五十度復會於手太陰。法以一呼一吸爲一息。一息之間，脈來四至五至，和緩舒暢者爲平。六數七極，熱之甚也。三遲二慢，冷危證也。兩息一至與八、九、十餘，則不成息矣。凡至數多者爲至，至數少者爲損。損脈從上損肺起而下及於腎，至脈從下損腎起而上及於肺。《捷徑》曰：從上損下死猶遲，至脈多從下損上，然此小衍之數也。大衍以五十數爲極，至三部平匀滿五十數而一止，或不止者無病。若覺腎脈忽沉，就腎部數起，不滿五十動而止者，一臟無氣。呼出心與肺，一動肺，一動心。吸入腎與肝，一動肝，一動腎。呼吸之間一動脾，今吸不能至肝至腎而還，復動肺脈，則四十動後一止者，是腎先絶，肝臟代至，期四年春草生時死。就肝部數起，三十動一止者，肝腎兩臟無氣，心臟代至，期三年穀雨時死。就心部數起，二十動一止者，腎肝心三臟無氣，脾臟代至，期二年桑柘赤時死。就脾部數起十五動一止者，腎肝心脾四臟無氣，肺脈代至，期一年草枯時死。至于兩動一止，或三四動一止者，死以日斷矣。是知脈之虛實死生，皆在息數之間。奈何今之診者，或專究析諸般脈形而不暇察夫至數。又有雖知察夫至數，而無得手應心之妙，數之愈煩而愈失其真。噫！折一臂瞽一目而不天，脈少有變，則病患隨之。今人問病，每曰脈息何如？醫者於此未達，奈何！學者要在平時對先天圖，静坐調息，觀氣往來。臨時又有屏氣不息之敬，則是以吾心之太極，而驗彼身之太極，不離乎氣血，不雜乎氣血，乃先天之靈也。豈泥象數者之可語哉！斷病之法，四時四季以其當旺者爲主。五臟六腑候其盛衰之極者爲病本位。太過不足之極者亦死。《素問》云：人之居處動静，而脈亦能爲之改，則凡不幸而脈稍有變者，可不調養之以盡其天年乎？内因外因人病暴病見代止必死。凡諸般死脈，皆十動以下之變名也。

四時胃氣爲之本，

註　人之氣血，春升、夏浮、秋降、冬沉，應周天之常度，配四時之定序。以各部言之，肝弦、心洪、肺濇、腎沉、脾緩者，本臟脈也。以時令言之，春六部中俱帶弦，夏俱帶洪，秋俱帶濇，冬俱帶沉，長夏四季俱帶和緩。凡人得應時之脈者，無病也。然必微弦、微洪、微毛、微石爲有胃氣，若純見弦、洪、毛、石，謂之真臟之脈。無胃氣以和之者必死，故曰四時以胃氣爲本，此脈之常體也。然消息盈虧，理化不住，運動密移，春行冬令，夏行春令，秋行夏令，冬行秋令，四變之動脈與之應者，乃氣候之至脈也。亦必脈有胃氣。無害胃氣者中氣也。不大不細，不長不短，不浮不沉，不滑不濇，應手中和，意思欣欣，難以名狀者是也。有胃氣則脈有力、有神，無胃氣則脈無力、無神，神即胃氣也。男子左手重而氣口脈和，女子右手重而人迎脈和，亦爲有胃氣。今人泥以浮取腑，沉取臟，中取胃氣。而不知中固中也，浮之中亦有中也，沉之中亦有中也。不當泥其形，而當求其神也，神即有力也。或疑七診之法，亦以中爲胃氣，且如六脈俱沉，可斷其無中氣耶？其九候指法輕重，經論詳矣，已採入心部脈註。

六甲循環若弟兄。

註　氣候陰陽，更迭四時。冬至陰極陽生，夏至陽極陰生。冬至後得甲子少陽，旺六十日，其氣尚微，故脈來乍大乍小，乍短乍長；第二甲子陽明，旺六十日，其氣始萌，故脈浮大而短；第三甲子太陽，旺六十日，其氣大盛，故脈來洪大而長。夏至後第四甲子太陰，旺六十日，陰氣初生，故脈緊大而長；第五甲子少陰，旺六十日，陰氣漸盛，故脈緊細而微；第六甲子厥陰，旺六十日，陰氣極盛，故脈沉短而敦重。六六三百六十日，以成一歲。此三陰三陽之旺，時日之大要也。又大寒至春分，厥陰風木之至，其脈弦；春分至小滿，少陰君火之至，其脈洪而鉤；小滿至大暑，少陽相火之至，其脈大而浮；大暑至秋分，太陰濕土之至，其脈沉；秋分至小雪，陽明燥金之至，其脈短而濇；小雪至大寒，太陽寒水之至，其脈大而長。或問六甲六氣主脈，皆本《内經》，而脈形有不同何耶？蓋人稟氣盛，則脈應時而盛，稟氣弱或有病邪凝滯，則脈不能應時而不失。其真氣，則亦隨陰陽微盛而變化略不同耳，非相反也。此言人身氣候，有一日一應周天者，有一年一應周天者。丹溪曰：脈，神也，陽也，其行速，猶太陽一日一周；息，氣也，陰也，其行遲，猶太陰一月一周是也。歌云：春弦夏洪秋似毛，冬沉如石應天地。阿阿緩若春楊柳，此是脾家居四季。氣候變動或不同，生死總訣在胃氣。

約哉四脈千古訣，

註　博之二十七種，約之則爲浮、沉、遲、數、滑、濇、緩、大八要；又約之則爲浮、沉、遲、數；又至約則爲浮中沉。蓋浮兼數，沉兼遲，中則浮沉之間，故所集六部脈訣，每以浮沉二字貫之。《難經》曰：浮者陽也，沉者陰也，陰陽辨而脈無餘蘊矣。是知浮、沉、遲、數四脈，千古要訣也。彭用光曰：浮陽曰金，輕清於上；芤實洪長，在心取象。沉陰曰水，潤滑在下；微弱伏虚，由沉化生。遲寒曰土，三至一息；内涵四脈，濡緩濇結。數熱曰火，一息六至；弦緊彷彿，滑大爲異。蓋浮乃輕手取之，而芤、實、洪、長之類，皆輕手而得之也；沉乃重手取之，而微、弱、伏、虚之類，皆重手而得之也。遲者不急，一息三至，而濡、緩、濇、結之類也；數者頻急，一息六七至，弦、緊、滑、大之類也。學者能以四脈爲祖，先看五臟之中何臟得之，後看三部之中何部得之，庶乎據脈可以識證，因證可以識脈，隨人人之脈與證而立方，庶乎不致誤人也。

動静元機太簡明。

註　脈理多端，若不憑浮、沉、遲、數，則指下茫然。且脈有單看浮而總看沉者，有總看浮而單看沉者，遲數亦然。要之審決經絡，惟總看可憑。凡脈以得中爲静，太過而爲盛之極，不及而爲衰之極，俱謂之動。只取其動者治之，則經絡不雜，何其簡且明哉！

不問在經并臟腑，有力無力要叮嚀。

註　四脈不問何部得之，有力則爲風積痛熱；無力則爲虚氣寒瘖。百病無不包括。

欲識根源無别巧，只要臨時心氣清！

註　根源手太陰也，胃氣也。先天之靈，非心清氣定者，不能察識。七診法云：一静其心，存其神也；二忘外意，無私慮也；三匀呼吸，定其氣也；四輕指於皮膚之間，探其腑脈浮也；五微重指於肌肉之間，取其胃氣中也，六沉指於筋骨之上，取其臟脈沉也；七察病人脈息數來也。

傷寒脈法

大浮數滑動陽脈，陰病見陽生可得。沉濇弦微弱屬陰，陽病見陰終死厄。陰陽交互最元微，浮中沉法最明白。

註　陰陽脈皆五者，脈從五行生也。邪在表則見陽脈，邪在裏則見陰脈。陰病見陽脈者生，邪自裏之表，欲汗解也。如厥陰中風，脈微浮爲欲愈，不浮爲未愈是也。陽病見陰脈者死，邪自表達裏，正氣虧陷，如譫語脈沉是也。《活人書》謂雜病與傷寒脈不同，其實同也。況傷寒中亦有雜病，雜病中亦有傷寒，傷寒雜病，脈之陰陽，一而已矣。自《百證歌》舉其概，丹溪發其微，然後知脈當從仲景與叔和《脈經》，不當泥高陽生之《脈訣》也。

浮候

浮脈察表之實虛，尺寸俱浮太陽表；浮而緊濇是傷寒，浮而數者熱不小。

註 傷寒先辨人迎及傳而變，次別諸經脈。尺寸俱浮，有力有神者可汗；脈遲者不可汗。

浮而緩者是傷風，浮大有力熱易曉；浮而長大太陽合陽明，浮而弦大少陽了。

註 浮而緩宜解肌，不可發汗。

中候

中切陽明少陽經，尺寸俱長陽明病。浮長有力兼太陽，

註 無汗宜發汗。

長大有力爲熱甚。

註 當解肌。

長數有力熱可平，長滑實大宜通利。尺寸俱弦和少陽，

注 凡弦脈只可和解。

浮弦兼表汗乃定。弦遲弦小弦微虛，

註 內寒宜温。

弦大弦長滑熱甚。

註 熱甚宜解。

沉候

沉脈察裏虚與實，尺寸沉細屬太陰。沉微少陰微緩厥陰，沉遲無力陰氣深。

註　脈沉微、沉細、沉遲、沉伏無力，爲無神，爲陰盛而陽微，急宜生脈回陽。

沉疾有力爲熱實，養陰退陽邪不侵。

註　脈沉疾、沉滑、沉實有力，爲有神，爲熱實，爲陽盛陰微，急宜養陰退陽。大抵沉診之法，最爲緊關之要，以决陰陽冷熱，用藥生死在於毫髮之間，不可不仔細察之。凡脈中有力爲有神，可治；無力爲無神，難治。又嘗論傷寒脈非一端，陰陽俱緊濇，傷寒也。若前傷寒，鬱熱未淨，重感於寒則變爲温瘧。陽浮陰弱傷風也。若前傷風，藴熱未已，重感於風則變爲風温。陽濡陰急，當夏先傷濕而後傷暑，乃濕温脈也。陽浮陰濡，當春先傷温氣而後感風，乃風温脈也。陽脈洪數，陰脈實大，温毒脈也。當春夏感熱而又遇濕熱，兩熱相合，故温毒發斑。陽脈濡弱，陰脈弦緊，濕温脈也。長夏先傷濕而後傷暑，陰陽俱盛，温瘧脈也。先傷風寒，餘熱未淨，重感於寒所致。若脈陰陽皆沉，而證似太陽者，乃冬時天煖，温氣所犯。或同病異名，或同脈異經，病皆起於中宫濕土，與傷寒相似，不可不辨。

雜病脈法

以所集雜病爲次，《脈訣》舉要爲主，兼採《正傳》、《權輿》權度補之，附温暑内傷。

中風脈浮，滑兼痰氣。其或沉滑，勿以風治。或浮或沉，而微而虚。扶危治痰，風未可疎。浮遲者吉，急疾者殂。

註　若風廢癱瘓，脾緩者不治。《捷徑》云：風疾脾緩空費力，癆疾心數命難存。

中寒緊濇，陰陽俱盛。法當無汗，有汗傷命。

註　陽緊，寒在上焦作吐；陰緊，寒在下焦自利。陰陽俱緊，上下皆受寒，法當無汗。反自汗者，亡陽不治。

傷風之脈，陽浮陰弱。邪在六經，或弦而數。

註 陽浮，衛中風。陰弱，榮氣弱也。邪在六經者俱弦。

暑傷於氣，所以脈虛。弦洪芤遲，體狀無餘。

註 脈虛而微弱，或浮大而散，或隱不見，微弱隱伏，皆虛類也。

暑熱病劇，陰陽盛極。浮之而滑，沉之散濇。汗後躁大，死期可刻。

註 得汗後，脈躁大者固死。入裏七八日，脈來不躁數而濇小者，亦死。

温脈無名，隨見諸經。未汗宜强，虛緩傷生。

註 温脈隨各臟腑所見而治。未汗脈强急者生，虛緩者死。已汗表證不退，脈强急者死。或入裏腹痛甚，下利者死。

濕脈濡緩，或兼濇小。入裏緩沉，浮緩在表。若緩而弦，風濕相攪。

註 浮緩在表，沉緩在裏，或弦緩，或浮緩，風濕相搏。

脈緊而濇，或浮而弦，或芤而虛，是爲燥證。

註 濇主燥。風燥兼浮而弦，血燥兼芤而虛。

虛火數浮，實火沉大。隨其所見，細數爲害。

註 脈浮洪數無力爲虛火，脈沉實大有力爲實火。如洪數見左寸心火，右寸肺火；左關肝火，右關脾火；兩尺爲腎經命門火。

内傷勞役，豁大不禁。若損胃氣，隱而難尋。内傷飲食，滑疾浮沉。内傷勞食，數大濇侵。右關緩緊，寒濕相尋。右關數緩，濕熱兼臨。數又微代，傷食感淫。

註 心脈變見於氣口，肝木亦挾心火之勢，而來搏肺金，故大。如急數，爲無力不禁耳。内傷輕者，右關沉滑；内傷重者，氣口浮滑。右寸氣口脈急大而數時一代而濇，濇者肺之本脈，代者元氣不相接續，此飲食失節，勞役過甚，大虛之脈也。右關脾脈，數中顯緩，且倍於各臟，此勞役輕而傷飲食，濕熱亘乜。數多燥熱，緩多濕熱。若脾脈大數時徵緩一代者，飲飡不節，寒温失所乜。

下手脈沉，便知是氣。沉極則伏，濇弱難治。其或沉滑，氣兼痰飲。

註　滑者多血少氣，濇者少血多氣。尺脈濇堅，血實氣虚。尺脈細微，氣血俱虚。脈細代者氣衰，絶者氣欲絶。伏濇難治，幾於欲絶也。

諸證失血，皆見芤脈。隨其上下，以驗所出。大凡失血，脈貴沉細。設見浮大，後必難治。

註　脈得諸濇濡弱爲亡血。脈浮，面白色薄者裏虚亡血。脈來輕輕，尺中獨浮，目睛暈黄者，爲衄血。或沉弦而虚，面白、短氣、目瞑、小腹滿者，因勞衄血。太陽脈大而浮者，衄吐血。如懸鉤搏手，或沉弦者，衄血。肺脈弦急者，咳而吐血。脈浮弱按之絶者，下血。煩欬者必吐血，腸澼下膿血。脈弦絶則死；滑大則生。血温身熱者死。脈極虚芤遲爲亡血失精。

偏弦爲飲，或沉弦滑。或結濇伏，痰飲中節。

註　痰飲脈皆弦而兼微沉滑，惟肺飲有喘不弦。若雙弦者，乃寒飲也，或大下後善虚。若浮弦大實者，膈有稠痰，宜吐。久得結脈，或濇或伏者，痰飲膠固於中阻滯節止脈道故也。

鬱脈皆沉，血芤氣濇。濕鬱緩沉，熱乃數極。痰鬱滑弦，滑緊因食。鬱甚則滯，或結代促。

註　六鬱脈皆兼沉，甚則伏，又甚則結促代。惟有胃氣可治。在上則見於寸，在中則見於關，在下則見於尺。左右亦然。

平脈弦大，勞損而虚。大而無力，陽衰易扶。數而無力，陰火難除。寸弱上損，浮大裏枯。尺寸俱微，五勞之軀。血羸左濡，氣怯右推。左右微小，氣血無餘。癆瘵脈數，或濇細如。潮汗咳血，肉脱者殂。

註　虚損者，因虚而有傷損也。虚勞者，因虚而不禁勞，因勞而愈虚也。癆瘵者，勞極也，即五勞六極也。癆者，牢也，言其病已牢痼而不可解也。諸虚脈，多寸關弦大而尺微濇，有火則尺亦大。大者正氣虚而邪氣盛也。弦者中寒也。若大而無力，陽氣虚也。大數無力，陰血虚也。左右微小者，必成痼冷。癆證骨蒸潮熱，盜汗，咳嗽見血，或泄或不泄，惟肉脱甚，脈數細而濇者死。古云：微數不成，病不名勞。

風寒暑濕，氣鬱生涎。下虚上實，皆頭暈眩。風浮寒緊，濕細暑虚。痰弦而滑，瘀芤而濇。數大火邪，虚大久極。先裏氣痰，次隨證脈。頭痛陽弦，浮風緊寒。熱必洪數，濕細而堅。氣虚頭痛，雖弦帶濇。痰厥則滑，腎厥堅實。

註　六經脈證同傷寒，《見病機訣》云：頭痛短濇應須死，浮滑風痰皆易除。

眼本火病，心肝數洪。右寸關見，相火上衝。

註　左寸脈洪數，心火炎也。關弦而洪，肝火盛也。右寸關俱弦洪，肝木挾相火之勢而來侮，所以不勝之金而制已所勝之土也。

耳病腎虛，遲濡其脈。浮大爲風，洪動火賊。沉濇氣凝，數實熱寒。此久聾者，專於腎責。暴病浮洪，兩尺相同。或兩尺數，陰虛火衝。

註　若左寸洪數，心火炎也。兩尺洪數，相火炎也。其人必夢遺，耳鳴或聾。

右寸洪數，鼻衄鼻齇。左寸浮緩，鼻涕風邪。

註　鼻流清涕。

口舌生瘡，脈洪疾速。若見脈虛，中氣不足。

註　經曰：左寸洪數心熱，右寸洪數肺熱。左關弦數而虛，膽虛甚。洪而實肝熱。右關沉實，脾胃有實熱；兼洪數者口瘡，或爲木舌重舌。脈虛者，中氣不足。

齒痛腎虛，尺濡而大。火炎尺洪，疎揺豁壞。右寸關數，或洪而弦。此屬腸胃，風熱多涎。

註　尺洪大而虛者，腎虛齒痛；動揺疎豁者，相火上炎也。右寸關洪數或弦而洪者，腸胃中有風熱也。

痛風沉弦，肝腎被濕。少陰弱浮，風血掣急。或濇而少，酒後風襲。

註　寸沉而弦，沉則主骨，弦則主筋，沉則爲腎，弦則爲肝。汗出入水，因水傷心，故歷節痛而黄汗出。少陰脈浮而弱，弱則血不足，浮則爲風，風血相搏，則疼痛如掣。或尺濇小短氣自汗出，歷節痛，不可屈伸，此皆飲酒汗出當風所致也。

風寒濕氣，合而爲痺。浮濇而緊，三脈乃備。

註　脈浮而緩，屬濕爲麻痺。脈緊而浮，屬寒而痛痺。脈濇而芤，屬死血爲木，不知痛癢。脈浮而濡，屬氣虛。關前得之麻在上體，關後得之麻在下體。

斑疹沉伏，或散或無。陽浮而數，火見於軀。陰實而大，熱蒸在膚。

註　滑伯仁曰：脈者血之波瀾，故發斑者血散於皮膚，故脈伏。火盛於表，故陽脈浮數；下焦實熱，故陰脈實大。

咳嗽所因，浮風緊寒。數熱細濕，房勞濇難。右關微濡，飲食傷脾。左關弦短，肝極勞疲。肺脈浮短，咳嗽與期。五臟之嗽，各視本部。浮緊虚寒，沉數實熱。洪滑多痰，弦濇少血。形盛脈細，不足以息。沉小伏匿，皆是厄脈。惟有浮大，而嗽者生。外證内脈，參考稱停。

註　外證肌瘦肉脱，發熱作泄，内脈沉急者必死。

霍亂吐瀉，滑而不勻。或微而濇，代伏驚人。熱多洪滑，弦滑食論。

註　右關滑爲霍亂吐瀉。脈濇結代伏，雖因痰食阻滯，不可遽斷以死。然但可乍時一見，漸滑大爲吉。訣云：霍亂之候脈微遲，氣少不語大難醫。脈弦甚者亦死。洪滑者熱；弦滑者膈有宿食留飲，宜吐。

心痛微急，痛甚伏入。陽微陰弦，或短又數。緊實便難，滑實痰積。心痺由背，脈微而大。寸沉而迎，關緊數鋭。

註　陽微，虚在上焦，所以胷痺痛。心痛者，脈陰弦故也。胷痺之病，喘息咳唾。胷痺痛短氣，寸口脈沉而遲，關上小緊而數。

腹痛關脈，緊小急速。或動而弦，甚則沉伏。弦食滑痰，尺緊臍腹。心痛脈沉，沉細是福。浮大弦長，命不可復。

註　脈細小緊急速，腹中刺痛。尺脈緊實，臍及小腹痛者，宜利。若尺脈伏者，小腹痛有瘕疝。

瘧脈自弦，弦數多熱。弦遲多寒，弦微虚乏。弦遲宜温，緊小下奪。弦浮吐之，弦緊汗發。亦有死者，脈散且歇。

註　瘧雖病久虚極，脈微似乎不弦，然必於虚數之中見弦，但不搏手耳。凡汗吐下，脈弦而小緊，與肌肉相得，久持之至者，宜下；弦遲者宜温；弦緊者宜發汗，針灸；浮大者宜吐。弦數者風發也，以飲食消息止之。此汗吐下法，推之百病皆然。

痢脈多滑，按之虚絶。尺微無陰，濇則少血。沉細者生，洪弦死訣。

註　腸澼下痢，雖忌身熱，亦忌厥冷。

痞滿滑大，痰火作孽。弦伏中虚，微濇衰劣。

註　胷痞多有痰火，故寸滑且大。右關弦遲或伏者，肝乘脾虚生涎，氣鬱不舒。微反在上，濇反在下者，氣血虚也。微則氣衰多煩，濇則血少多厥。

瀉脈自沉，沉遲寒侵。沉數火熱，沉虚滑脱。暑濕緩弱，多在夏月。

註　微小者生，浮弦者死。犯五虚證者亦死。

吞酸脈形，多弦而滑。或沉而遲，胷有寒飲。或數而洪，膈有痰熱。

註　時吐酸水，欲成反胃。

五疸實熱，脈必洪數。其或微濇，證屬虚弱。

註　因陽明經内蓄熱、或因渴飲水、或自汗浴水、或失飢傷飽、或醉飽房室發黄者，其脈多沉。因暴熱浴冷，酒後當風，其脈多浮，大抵酒疸。沉弦或細，久爲黑疸。趺陽脈遲，食不敢飽，或緊數者胃熱消穀。挾寒則食罷反飽，名穀疸。尺脈浮爲腎傷，趺陽脈緊爲脾傷。凡黄候寸口脈近掌無脈，口鼻黑色者不治。

水腫之證，有陰有陽。陰脈沉遲，其色青白。不渴而瀉，小便清濇。脈或沉數，色赤而黄。燥糞赤溺，兼渴爲陽。沉細必死，浮大無妨。

註　陽脈必見陽證，陰脈必見陰證。沉細，水愈盛而不可制；浮大，則心火生土而水可制矣。

脹滿脈弦，脾制於肝。洪數熱脹，遲弱陰寒。浮爲虚脹，緊則中實。浮大可生，虚小危急。

註　以關爲主。

遺精白濁，當驗於尺。結芤動緊，二證之的。微濇精傷，洪數火逼。亦有心虚，左寸短小。脈遲可生，急疾便夭。

註　急疾虚浮，時時遺精者死。

腰痛之脈，必沉而弦。沉爲氣滯，弦大損腎元。或浮而緊，風寒所纏。濕傷濡細，實閃挫然。濇爲瘀血，滑痰火煎。或引背痛，沉滑易痊。

註　尺脈沉，腰背痛，時時失精，食少。脈沉滑而遲者可治。

疝脈弦急，積聚所釀。察其何部，肝爲本臟。心滑肺沉，風疝浮蕩。關浮而遲，風虚之恙。陽急爲瘕，陰急疝狀。沉遲浮濇，疝瘕寒痛。痛甚則伏，或細或動。牢急者生，弱急者喪。

註　疝本肝經，弦則衛氣不行而惡寒，緊急則不欲食，弦緊出搏則爲寒疝。趺陽脈浮而遲，浮爲風虚，遲爲寒疝。三陽急爲瘕，三陰急爲疝。心胃脈滑則病心風疝，太陽脈浮則病腎風疝，少陽脈浮則病肝風疝。

脚氣之脈，浮弦爲風。濡濕遲寒，熱數且洪。緊則因怒，散則憂冲。細乃悲過，結爲氣攻。兩尺不應，醫必無功。

註　左尺不應難痊，寸口無常不治。

消渴肝病，心滑而微。或緊洪數，陽盛陰憊。血虚濡散，勞則浮遲。短浮莫治，數大難醫。

註　浮則衛虚，短則榮竭，故不治也。數大火炎，亦不治也。但叔和又云：消渴脈數大者活，虚小命殂須努力。何耶？蓋初起數大而不堅實者，火猶可伏。虚小即浮短也。會其意亦不相反。

燥結之脈，沉伏勿疑。熱結沉數，虚結沉遲。若是風燥，右尺浮肥。

註　老人虚人便結，脈雀啄者不治。

兩脅疼痛，脈必雙弦。緊細弦者，多怒氣偏。沉濇而急，痰瘀之愆。

註　雙弦者，肝氣有餘。肝脈急而脅下有氣，支滿引小腹痛，時小便難，苦目弦、頭痛、腰背重、足冷，婦人月水不來，時無時有。沉濡濇散，其色澤者，當病溢飲，多飲水而涎溢入肌膚腸外。或兼搏手堅急，面色不澤者，瘀血也，或因墜墮使然。

淋病之脈，細數何妨？少陰微者，氣閉膀胱。女人見之，陰中生瘡。大實易愈，虚濇其亡。

註　大而實者生，虚細而濇者死。

小便不通，浮弦而濇。芤則便紅，數則黄赤。便難爲癃，實見左尺。

註　小便不利難來者爲癃閉，乃膀胱熱極，故脈實。

五積屬陰，沉伏附骨。肝弦心芤，腎沉急滑。脾實且長，肺浮喘卒。六聚結沉，痼則浮結。又有癥瘕，其脈多弦。弦急瘕疾，弦細癥堅。沉重中散，食成癖痃。左轉沉重，氣癥胷前。若是肉癥，右轉橫旋。積聚癥瘕，緊則痛纏。虛弱者死，實强可痊。

註　脈沉伏而細，在寸積在胷中，微出寸口積在喉中；在關上積在臍旁。上關上積在心下，微下關積在小腸；尺微積在氣衝。脈出在右積在右，脈出在左積在左，脈兩出積在中央。各以其部處之。肝積脈弦而細；肺積脈浮而毛；腎積脈沉而急滑；心積脈沉而芤，上下無常處；脾積脈實而長，食則多吐。《内經》論赤脈之至也，喘而堅，有積在中，名心痹，得之思慮。白脈喘而浮，有積在胷，名肺痹，得之醉而使内喘，謂脈至如卒喘狀也。青脈長而左右彈手，有積氣在心下支胠，名肝痹，得之寒濕，與疝同。黄脈大而虛，有積在腹中，名厥疝，女子同法。得之疾使四肢，汗出當風。黑脈上堅而大，有積氣在小腹與陰，名腎痹，得之沐浴清水而臥。脈沉重而中散者，因寒食成積。脈左轉而沉重者，氣癥積在胷中；脈右轉出不至寸口者，内有肉癥也。轉者横也，脈轉而横主腹，有積或在脅下。積聚脈亦大同。故《難經》曰：結微則積微，結甚則積甚。脈伏結者爲積聚，浮結者爲痼疾。如積聚脈不結伏，痼疾脈不浮結，爲脈不應病者，死。

中毒洪大，細微必傾。尺寸數緊，釵直吐仍。此患蠱毒，急救難停。

註　釵直者，脈直如釵也。

喘急脈沉，肺脹停水。氣逆填胷，脈必伏取。沉而實滑，身温易愈。身冷脈浮，尺濇難補。

註　手足温煖，脈静滑者生；身冷，脈浮濇者死。

嘈雜噯氣，審右寸關。緊滑可治，弦急則難。兩寸弦滑，留飲胷間。脈横在寸，有積上攔。

註　右寸關脈緊而滑，常也。右關弦急欲作反胃者，難治。寸脈横者，膈有横積也。

嘔吐無他，寸緊滑數。微數血虛，單浮青薄。芤則有瘀，最忌濇弱。

註　脈陽緊陰數，其人食已則吐。緊小多寒，滑數痰火。微數，血虛令胷冷，關浮，胃虛，嘔而噯氣不食，恐怖即死。芤帶緊者，有瘀逆。脈緊濇小弱，自汗者死。

呃逆甚危，浮緩乃宜。弦急必死，結代促微。

註　弦急，木剋土也。結代促微，元氣衰也。

反胃噎膈，寸緊尺濇。緊芤或弦，虚寒之戹。關沉有痰，浮濇脾積。弱大氣虚，濇小血弱。若濇而沉，七情所搏。

註　寸緊，胷滿不食；尺濇，故反胃也。緊芤或遲者，胃寒也。弦者，胃虚也。關脈沉大，有痰也。浮濇，脾不磨食，故朝食暮吐，暮食朝吐。脈緊濇者，難治。

痓脈弦直，或沉細些。汗後欲解，脈潑如蛇。伏堅尚可，伏弦傷嗟。

註　痓脈來按之筑筑然而弦，直上直下，或沉細遲。若發汗後脈潑潑然如蛇，暴腹脹大爲欲解。如脈反伏弦者必死。

癲癇之脈，陽浮陰沉。數熱滑痰，狂發於心。驚風肝癇，弦急可尋。浮病腑淺，沉病臟深。

註　陽證脈必浮長，陰證脈必沉細。虚弦爲驚爲風癇。沉數爲熱，滑疾爲痰。脈滑大爲病在腑則易治，脈沉濇入臟者難治。叔和云：恍惚之病定顛狂，其脈實牢保安吉；寸關尺部沉細時，如此未聞人救得。所謂實，牢即滑大也。

祟脈無常，乍短乍長。大小促結，皆痰爲殃。遁屍脈緊，與證相妨。

註　邪祟脈長短、大小、促結無常。凡五尸鬼邪遁疰，病證與脈全不相應也。

驚悸怔忡，寸動而弱。寸緊胃浮，悸病仍作。飲食痰火，伏動滑搏。浮微弦濡，憂驚過却。健忘神虧，心虚浮薄。

註　寸口脈動而弱，動爲驚，弱爲悸。寸口脈緊，趺陽脈浮，胃氣虚，是以驚悸。趺陽脈微而浮，浮爲胃氣虚，微則不能食，此恐懼之脈，憂迫所致也。

喉痺之脈，兩寸洪溢。上盛下虚，脈忌微伏。

註　尺脈微伏者死，實滑者生。

汗脈浮虚，或濡或濇。自汗在寸，盜汗在尺。

註　男女平人脈虚弱微細者，必有盜汗。

痿因肺燥，脈多浮弱。寸口若沉，發汗則錯。足痛或軟，專審於尺。滑疾洪緩，或沉而弱。

註《脈經》曰：脈浮弱其人欲咳不得咳，咳則出涎而肺乾，小便不利。寸口脈不出，反爲發汗，多唾脣燥，小便反難，大便如爛瓜豚膏，皆因誤汗傷津液以致肺燥也。

厥證數端，沉細爲寒。沉伏而數，爲熱所干。脈喘爲氣，浮實痰頑。氣弱微甚，大則血慳。寸大沉滑，身冷必難。

註　卒厥屍厥，寸口沉大而滑，不知人，脣青身冷，爲入臟，即死。如身温和汗自出，爲入腑，而後自愈。

尺沉而滑，恐是蟲傷。緊急莫治，虚小何妨？

註　尺脈沉滑者，寸白蟲；洪大者，蛔蟲。

求嗣之脈，專責於尺。右尺偏旺，火動好色。左尺偏旺，陰虚非福。惟沉滑勻，易爲生息。微濇精清，兼遲冷極。若見微濡，入房無力。女不好生，亦尺脈濇。

註　沉滑者不可妄藥，反燥精血。火旺者降火，陰虚者補陰。兩尺俱微者陰陽兩補。精冷宜熱藥，温中壯陽，精清宜温藥，補脾補精，精射無力入子宫者補氣。女人尺脈微濇者絶産。

老喜反脈，常細濡濇。

註　男年八八喜尺旺，女年七七喜寸旺。濡，氣虚；濇，血虚。細濡濇多壽，弦緊洪多病。

滑大氣痰，風熱緊逼。

註　甚則帶歇。

古今圖書集成醫部全録卷八十三

脈　法

醫學入門　明・李梴

婦人脈法

經病前後，脈軟如常。寸關雖調，尺絶痛腸。沉緩下弱，來多要防。微虛不利，間月何妨？浮沉一止，或微遲澀。居經三月，氣血不剛。三月以上，經閉難當。心脾病發，關伏寸浮。心事不足，左寸沉結。少陽卑沉，少陰脈細。經前病水，水分易瘳。寸脈沉數，趺陽微弦。少陰沉滑，血分可愁。寸浮而弱，潮煩汗出。寸洪數虛，火動勞疾。趺陽浮澀，吞酸氣窒。腹痛腹滿，脈浮且緊。少陰見之，疝瘕内隱。帶下崩中，脈多浮動。虛遲者生，實數者重。少陰滑數，氣淋陰瘡。弦則陰痛，或挺出腸。

註　婦人脈比男子更濡弱者，常也。脈如常，雖月經或前或後，或多或少，或一月未來者，亦不成經病。惟寸關如常，尺絶不至，或至亦弱小者，小腹腸胃有積痛上搶心，月水不利。若沉而緩者，下虛，月經來多，反虛微不利不汗出者，其經二月必來，俗云間月。若三部浮沉一止，寸關微澀，微則胃氣虛，澀則精血不足；尺微而遲，微則無精，遲則陰中寒。此爲居經，三月一來。雖來或血漸少而後不通，會墮胎及産多者，謂之血枯。經曰：二陽之病發心脾，有不得隱曲，女子不月。原因心事不足，以致脾不磨食，故肺金失養而氣滯不行，腎水不旺而血益日枯。初時參前參後，淋瀝無時，脾胃衰甚，變爲溏泄身腫；失治，甚爲癥瘕癆瘵。少陽脈卑，少陰脈細。經水不利，血化爲水。瘀血閉塞胞門，名曰水分。先病水而後經斷，故病易治。寸脈沉而數，數爲陽實，沉爲陰結。趺陽脈微而弦，微則無胃氣，弦則不得息。少陰脈沉而滑，沉爲在裏，滑則爲實；沉滑相搏，血結胞門，經絡不通，名曰血分。先斷經而後病水，故病難治。寸浮而弱，浮爲氣虚，弱爲血分有熱，故潮熱自汗。男子尺脈虚數而寸沉微者爲勞；女人寸脈虚數而尺沉微者爲勞。勞者汗出潮咳，與男陰虚火動一般。趺陽脈浮而濇，浮則氣滯，濇則有寒，令人腹滿，吞酸，喜噫，其氣時下，則腹中冷痛。浮則腸鳴腹滿，緊則腹痛。少陰脈見浮緊，則爲疝瘕腹痛。少陰脈浮而動，浮則爲虚，動則爲痛，或崩帶，或陰户脱下。少陰滑數，或爲氣淋，或陰中生瘡痛癢。少陰脈弦，則陰户掣痛，白腸挺出。

妊孕初時，寸微五至。三部平匀，久按不替。妊孕三月，陰搏於陽。氣衰血旺，脈正相當。肝横肺弱，心滑而洪。尺滑帶散，久按益强。或關滑大，代止尤忙。渴且脈遲，其胎必傷。四月辨質，右女左男。或浮或沉，疾大實兼。左右俱盛，胎有二三。更審經脈，陰陽可參。但疾不散，五月懷躭。太急太緩，腫漏爲殃。六七月來，脈喜實長。沉遲而濇，墮胎當防。脈弦寒熱，當煖子房。八月弦實，沉細非良。少陰微緊，兩胎一傷。勞力驚仆，胎血難藏。衝心悶痛，色青必亡。足月脈亂，反是吉祥。

註　妊孕初時脈平而虚，寸脈微小，呼吸五至，浮沉正等，按之不絶，無他病而不月者，孕也，必三月後尺數。但寸關調而尺脈絶者，經病也。《素問》曰：陰搏陽别，謂之有子。言尺寸少陰動甚，别有陽脈搏手，心主血脈，腎爲胞門故也。然血爲陰，氣爲陽，血旺氣衰，亦陰搏陽别之義。故訣云：肝爲血兮肺爲氣，血爲榮兮氣爲衛。陰陽配偶不參差，兩臟通和皆例類。血衰氣旺定無娠，血旺氣衰應有體。寸微關滑尺帶數，流利往來並雀啄。小兒之脈已見形，數月懷躭猶未覺。又云：兩手關滑大相應，有形亦在通前語。叔和既以左肝右肺分氣血衰旺，又以寸尺分氣血。寸微爲氣衰，尺數爲血旺，關滑者滑爲血多氣少也。然尺脈滑疾，帶散帶代，如雀啄稍停者，乃胎氣盛閉塞故也。此時若作渴脈遲，欲爲水腫，復腹痛者必墮。或疑與《脈訣》尺滑有間斷爲經病者不相反耶？蓋經病尺滑必帶緩弱遲濇，胎脈尺滑帶數而實。兩關左滑大爲男，右滑大爲女。又云關上一動一止者，一月；二動一止者二月；三四動一止者，三四月也。蓋中衝應足陽明胃，主三四月；少衝應手太陽小腸，主五六月；太衝應手陽明大腸，主七八月。凡妊孕四月，形質已具。左手滑疾，實大爲男；右手滑疾，實大爲女；左右俱滑疾實大者雙胎。又諸陽脈爲男，諸陰脈爲女。訣云：左手太陽浮大男，右手太陰沉細女。《脈經》云：左三浮大爲男，右手浮大爲女。左手沉實爲男，右手沉細爲女。尺脈左偏大爲男，右偏大爲女。左右俱浮大有力者二男，左右俱沉細有力者二女。諸陽爲浮，諸陰爲沉。凡浮大滑數諸陽脈皆爲男也，凡沉細諸陰脈皆爲女也。又諸陽脈在諸陽經爲男，諸陰脈在諸陰經爲女。若陰陽混濁則女作男生，男作女生。訣云：左手帶縱兩個兒，右手帶横一雙女。左手脈逆生三男，右手脈順還三女。寸關尺部皆相應，一男一女分形證。蓋左手帶縱者，如心沉肝浮腎緩，皆夫乘妻脈，上下直看，往來流利不絶，氣血之盛，故生兩男。右手帶横者，如肺弦脾沉腎細，皆妻乘夫脈，推之横看滿指無間，氣血之盛，故生兩女。左手脈逆者，如心弦肝滑腎微浮，皆子乘母脈，自下溢上，往來流利，氣血盛極，故生三男。右手脈順者，如肺緩脾洪腎弦長滑，皆母乘子脈，自上流下，往來疾速，氣血盛極，故生三女。認真縱即左手太陽浮大，男；横即右手太陰沉細，女。逆即左手沉實男，順即右手沉細女。五月脈雖喜疾而不散，但大急爲緊爲數者必漏胎。大緩爲遲者必腹脹而喘，爲浮者必患水腫。六七月脈實大牢弦强緊者生，沉細而濇者當防墮胎。若丹田氣煖胎動者可救，胎冷若冰者難治。脈弦發熱惡寒，其胎踰腹，腹痛小腹如扇，子臟閉也，宜熱藥温之。少陰脈微緊，血養不週，雙胎一死一存。胎動或因倒仆，或因驚恐，或因勞力，或因食熱，或因房室，輕則漏血，重則血下如同月水，血乾胎死。而氣無血制，上衝心而腹悶痛，面目脣舌色見青者，子母俱死。此不獨七八月然也，十個月内皆宜慎之。七八月脈實大弦强者生，沉細者死。足月身熱脈亂者吉。

臨産六至，脈號離經。或沉細滑，若無即生。浮大難産，寒熱又頻。此是凶候，急於色徵。面頰脣舌，忌黑與青。面赤母活，子命必傾。若胎在腹，子母歸冥。

註　一呼六至，或一呼一至，曰離經。經，常也。人呼吸一日一夜一萬三千五百息，脈行八百十丈，週而復始，從初起之經再起。今因胎墮，胃脈已離常絡之處，不從所起之經再起，故曰離經。脈沉細而滑，乃腎臟本脈已形。或脈沉如無者，即産。浮大者難産。若身重體熱，寒熱頻作，此凶證也，急看面舌氣色，逐胎救母。蓋面乃心之華，舌乃心之苗。青則肝虚不能藏血，破漿早而胎胞乾濇，不能轉動；黑則腎水剋火，是以子母俱死。惟面赤舌青者，乃心血流通，母活子死。若胎死不出，母命亦危。

産後緩滑，沉細亦宜。實大弦牢，濇疾皆危。

註　産後以胃氣爲主，緩滑者脾胃和也。實大弦牢，木剋土也。沉細亦宜者，産後大虚，脈合證也。濇疾不調者，損血多而心絶也。

成童脈法

童丱脈全，浮沉爲先。浮表沉裏，便知其源。大小滑濇，虚實遲快。各依大人，以審證治。

註　一歲至六歲曰嬰孩，察三關脈。七歲八歲曰齔，九歲十歲曰髫，始可一指探三部脈。而以一息七八至爲無病。十一至十四歲爲童丱，以一息五六至爲常。浮數乳癎驚悸，虚濡慢驚瘈瘲。緊實者風癎，沉弦者食積。伏結者傷食，軟細者蟲疳。浮沉遲數，與大人一同，仍忌促結代散。

癰疽脈法

癰疽脈數，浮陽沉陰。浮數不熱，但惡寒侵。若知痛處，急灸或針。洪數病進，將有膿淫。滑實緊促，内消可禁。宜托裏者，脈虚濡遲。或芤濇微，潰後亦宜。長緩易治，短散則危。結促代見，必死無疑。

註　脈浮數帶弦，當發熱而反惡寒，或瞀煩不知痛處，或知痛處，皆發癰瘡，急宜灸或針。浮數發熱而痛者，屬陽易治；不數沉微不痛者，屬陰難治。又浮爲在表，沉爲在裏，不浮不沉則爲在經。諸瘡洪數者，裏亦有膿結也。未潰脈滑實數促者，可以下之。將潰已潰，脈虚濡弱遲濇芤微者，宜補益托裏。長緩易治者胃氣勝也，短散結代者元氣虚也。大抵未潰宜見諸陽脈，已潰宜見諸陰脈，庶病脈相宜。抑論緊則氣血滯濇，故緊則多痛；芤主亡血，潰後得之則吉。促脈未潰爲熱蓄裏，已潰則氣衰也。

死脈總訣

萬機四脈既包含，生死何嘗另有元。浮散沉無遲一點，數來無數病難痊。

註　解索、魚翔、釜沸，浮散也。蝦遊，沉無也。屋漏，遲一点也。雀啄、彈石，數來無數也。

雀啄連來三五啄，

註　雀啄脈在筋肉間，如雀之啄食，連連湊指，忽然頓絶，良久復來。

屋漏半日一滴落。

註　屋漏脈在筋肉間，如殘溜之下，良久一滴，濺起無力。雀啄屋漏，皆脾胃衰絶之脈，心肺絶也。

彈石硬來尋即散，

註　彈石脈在筋肉間，舉按劈劈然，肺絶也。

搭指散亂真解索。

註　解索脈如解亂繩之狀，指下散散無復次第，五臟絶也。

魚翔似有又似無，

註　魚翔脈在皮膚，其本不動而末强摇，如魚在水中，身首帖然，而尾獨悠颺之狀，腎絶也。

鰕遊静中跳一躍。

註　鰕遊脈在皮膚，始則冉冉不動，少焉瞥然而去，久之倏爾復來，脾胃絶也。

更有釜沸涌如羹，旦占夕死不須藥。

註　釜沸脈在皮肉，有出無入，涌涌如羹上之肥，皆死脈也。若用藥餌剋伐立亡。暴見者急宜參、芪、歸、附救之，多有復生。

此數種脈，亦可總看得之。

一般鬼賊脈堪推，客勝主脱死尤促。春得秋脈肺剋肝，死在庚辛申酉裏。夏得冬脈亦如然，還於壬癸爲期耳。嚴冬診得四季脈，戊己辰戌還是厄。秋得夏脈亦同前，爲緣丙丁相刑剋。季月夏季得春脈，剋在甲乙病應極。

註　臟氣喜所生而畏所剋，如肝得肺脈，死於秋，庚日篤，辛日死，時則申酉也；心得腎脈，死於冬，壬日篤，癸日死，時則亥子也；腎得脾脈，死於四季，戊日篤，己日死，時則辰戌丑未也；肺得心脈，死於夏，丙日篤，丁日死，時則巳午也；脾得肝脈，死於春，甲日篤，乙日死，時則寅卯也。

春得冬脈只是虚，急宜補腎忌泄疏。若得夏脈緣心實，還應瀉子自無虞。夏秋冬脈皆如是，在前爲實後爲虛。春中若得四季脈，不治多應病自除。

註 訣云：得妻不同一治，生死仍須各推。假令春得肺脈爲鬼，得心脈乃是肝兒。腎爲其母，脾則爲妻。春得脾而莫療，冬見心而不治。夏得肺而難痊，秋得肝亦何疑？此四時休旺之理，五行生剋之義。但既以春得四季脈爲不治自愈，又云春得脾而莫療，何耶？蓋春脈肝弦帶緩者，爲微邪無病。若肝弦全無，獨見緩脈者，則土盛生金，反來剋木，故曰得妻不同一治。夏秋冬脈倣此。

六脈若失更無憑，可診三脈於其足。太衝太谿衝陽穴，有無生死决之速。

註 太衝穴肝脈，在兩足大指行間上二寸動脈中。太谿穴，命門脈，在足内踝後跟骨上動脈陷中。凡病必診太衝、太谿，應手動者生，止而不動者死。若傷寒必診衝陽穴，在足跗内庭上五寸骨間動脈，乃足陽明胃經，動則爲有胃氣，止則爲無胃氣。是三脈雖不比手之六脈可通十二經，然手脈既失，亦可診以斷决死生。古人設此者，正欲冀其萬一耳。

形色脈相應總訣

形健脈病人不久，形病脈健亦將危。

註 假如健人診得浮緊而濇，似傷寒太陽經病脈，其人雖未頭痛發熱惡寒，此則不久即病，病即死也，謂之行尸。又如十五動一止，一年殂。其人雖未病，期應一年病即死也。病人脈健者，假如形容羸瘦，精神枯槁，盜汗不食，滑泄不止者，勞損之證，而脈反見洪健者亦死。

色脈相生病自已，色脈相勝不須醫。

註 經言見其色而不得其脈，反得相勝之脈者即死，得相生之脈者病即自已。蓋四時之色以從前來者爲實邪，從後來者爲虛邪。例看：假令色紅，心病熱痰火顛狂斑疹等證，其脈當浮大而散；色青，肝病脅痛乾嘔便血等證，其脈當弦而急；色黃，脾病濕熱腫脹傷食嘔泄關格等證，其脈當中緩而大；色白，肺病氣喘痰飲痿悴咳嗽等證，其脈當浮濇而短；色黑腎病腰脚疝瘕淋濁漏精等證，其脈當沉濡而滑。其間多動則爲虛爲火，靜則爲寒爲實，皆當與脈證相應。又五積六聚，尤宜察色與脈相應。故言赤脈白脈，合色脈而言之也。又五色應五臟，間有緑色，乃任督陰陽之會也。

肥人沉結瘦長浮，矮促長疎盡莫違。

註　肥人肉厚，脈宜沉結；瘦人肉薄，脈宜浮長。人形矮則脈宜短促，人形長則脈宜疎長。相違相反而又不和者皆死。非但形體相應，雖皮膚滑濇寬緊，亦宜與脈相應。經言：脈數，尺之皮膚亦數；脈急，尺之皮膚亦急；脈緩，尺之皮膚亦緩；脈濇，尺之皮膚亦濇；脈滑，尺之皮膚亦滑是也。

醫宗必讀

明·李中梓

新著四言脈訣

四言脈訣，從來久矣。兹者補其缺略，正其差訛。仍舊者十之二三，新改者十之七八。復加註釋，字字精確，文極簡便，義極詳明，使讀者既無繁多之苦，亦無遺漏之憾也。

脈爲血脈，百骸貫通。大會之地，寸口朝宗。

註　脈者，血脈也，血脈之中氣道行焉。五臟六腑以及奇經，各有經脈氣血流行，周而復始，循環無端，百骸之間，莫不貫通，而總會之處則在寸口。夫寸口左右手六部，皆肺之經脈也。何以各經之脈皆於此取乎？肺如華蓋，居於至高，而諸臟腑皆處其下，各經之氣無不上熏於肺，故曰肺朝百脈，而寸口爲脈之大會也。

診人之脈，令仰其掌。掌後高骨，是名關上。

註　凡診脈令病人仰手，醫者覆手診之。掌後有高骨隆起，是即關部也。先將中指取定關部，方下前後二指于尺寸之上也。病人長則下指宜疎，病人短則下指宜密。

關前爲陽，關後爲陰，陽寸陰尺，先後推尋。

註　從魚際至高骨，却有一寸，因名曰寸。從尺澤至高骨，有一尺，因名曰尺。界乎尺寸之間，因名曰關。關前寸爲陽，關後尺爲陰。寸候上焦，關候中焦，尺候下焦。經曰：身半以上，同天之陽；身半以下，同地之陰也。先後者謂先候寸部，次候關部，又次候尺部也。推者，推其理。尋者，尋其象。各察其得何脈也。

胞絡與心，左寸之應。惟膽與肝，左關所認。膀胱及腎，左尺爲定。胷中及肺，右寸昭彰。胃與脾脈，屬在右關。大腸并腎，右尺班班。

註　此遵《内經》脈法分配臟腑於兩手也。《内經》診法及胞絡配心，胷中配肺，大腸列於右尺，小腸附於膀胱，三焦不應列於右尺，詳見《脈法心參》。夫胞絡與心脈皆在左手寸上，膽脈與肝脈皆在左手關上，膀胱及腎脈皆在左手尺上，胷中與肺脈皆在右手寸上，胃脈與脾脈皆在右手關上，大腸與腎脈皆在右手尺上。

男子之脈，左大爲順。女人之脈，右大爲順。男尺恒虚，女尺恒盛。

註　左爲陽，故男子宜左脈大也。右爲陰，故女人宜右脈大也。寸爲陽，尺爲陰。故男子尺虚，象離中虚也；女人尺盛，象坎中滿也。

關前一分，人命之主。左爲人迎，右爲氣口。

註　關前一分者，寸關尺各有三分，共得九分。今日關前一分，仍在關上，但在前之一分耳。故左爲人迎，辨外因之風，以左關乃肝膽脈，肝爲風臟，故曰人迎緊盛傷於風。右爲氣口，辨内因之食，以右關乃脾胃脈，胃爲水穀之海，脾爲倉廩之官，故曰氣口緊盛傷於食。勿以外因兼求六氣，勿以内因兼求七情也。或以前一分爲寸上，豈有左寸之心可以辨風，右寸之肺可以辨食乎？

神門屬腎，兩在關後。人無二脈，必死不救。

註　《難經》曰：上部無脈，下部有脈，雖困無能爲害。夫脈之有尺，猶樹之有根，枝葉雖枯槁，根本將自生。蓋兩尺屬腎水，水爲天一之元，人之元神在焉，故爲根本之脈而稱神門也。若無此二脈，則根本敗絶，決無生理。

脈有七診，曰浮中沉。上下左右，七法推尋。

註　浮者輕下指於皮毛之間，探其腑脈也，表也；中者略重指於肌肉之間，候其胃氣也，半表半裏也；沉者重下指於筋骨之間，察其臟脈也，裏也。上者即上竟上者，胷喉中事也，即於寸内前一分取之；下者即下竟下者，少腹腰股膝脛足中事也，即於尺内後一分取之。左右者，即左右手也。凡此七法，名爲七診。别有七診，謂獨大獨小、獨寒獨熱、獨遲獨疾、獨陷下也。

又有九候，即浮中沉。三部各三，合而爲名。每候五十，方合於經。

註　每部有浮中沉三候，合寸關尺三部算之，共得九候之數也。夫每候必五十動者，出自《難經》，合大衍之數也。乃《僞訣》以四十五動爲準，乖於經旨。必每候五十，凡九候，共得四百五十。兩手合計九百，方與經旨相合也。

五臟不同，各有本脈。左寸之心，浮大而散。右寸之肺，浮濇而短。肝在左關，沉而弦長。腎在左尺，沉石而濡。右關屬脾，脈象和緩。右尺相火，與心同斷。

註　凡五臟各有平脈也，必知平脈而後知病脈也。

若夫時令，亦有平脈。春弦夏洪，秋毛冬石。四季之末，和緩不忒。

註　凡四時各有平脈也，然即上文五臟之脈，大同小異也。春者，東方肝木也。木始發榮，有幹無枝，則近於勁，故曰弦，即弓弦也。夏者，南方心火也。萬物暢茂，垂枝布葉，皆下曲如鉤，鉤即洪之别名，亦即上文之大也。秋者，西方肺金也。草木黄落，有枝無葉，則類於毛，即上文之浮濇也。冬者，北方腎水也。極寒之時，水凝如石，故名爲石。土旺於四季之末，各十八日，脾土在中而兼五行也。和緩之義，詳見下文。

太過實强，病生於外。不及虚微，病生於内。

註　外因風寒暑濕燥火六氣之邪，脈必洪大、緊數、弦長、滑實而太過矣。内因喜怒憂思悲恐驚七情之傷，脈必虚微、細弱、短濇、濡芤而不及矣。

四時百病，胃氣爲本。

註　胃爲水谷之海，資生之本，故曰有胃氣則生，無胃氣則死。胃氣脈者，緩而和勻，不浮不沉，不大不小，不疾不徐，意思欣欣，悠悠揚揚，難以名狀者也。不拘四季，一切百病，皆以胃脈爲本。

凡診病脈，平旦爲準。虚静凝神，調息細審。

註　經曰：常以平旦陰氣未動，陽氣未散，飲食未進，經脈未盛，絡脈調勻，氣血未亂，乃可診有過之脈。又曰：診脈有道，虚静爲實。言無思無慮以虚静其心，惟凝神於指下也。調息者，醫家調勻自己之氣息。細審者，言精細審察不可忽略也。

一呼一吸，合爲一息。脈來四至，平和之則。五至無疴，閏以太息。三至爲遲，遲則爲冷。六至爲數，數即熱證。轉遲轉冷，轉數轉熱。

註　醫者，調勻氣息，一呼脈再至，一吸脈再至，呼吸定息，脈來四至，乃和平之準則也。何以五至亦曰無疴乎？人之氣息，時長時短，凡鼓三息，必有一息之長，鼓五息又有一息之長，名爲太息。如曆家三歲一閏，五歲再閏也。言脈必以四至爲平，五至便爲太過，惟正當太息之時，亦曰無疴。此息之長，非脈之急也。若非太息，正合四至也。至於性急之人，五至爲平脈，不拘太息之例，蓋性急脈亦急也。若一息而脈僅三至，即爲遲慢而不及矣。遲主冷病。若一息而脈遂六至，即爲急數而太過矣。數主熱病。若一息僅得二至，甚而一至，則轉遲而轉冷矣。若一息七至，甚而八至九至，則轉數而轉熱矣。一至二至，八至九至，皆死脈也。

遲數即明，浮沉須別。浮沉遲數，辨內外因。外內於天，內因於人。天有陰陽，風雨晦明。人喜怒憂，思悲恐驚。

註　浮脈法天，候表之疾，即外因也。沉脈法地，候裏之病，即內因也。外因者，天之六氣，風寒暑濕燥火是也。內因者，人之七情，喜傷心、怒傷肝、憂思傷脾、恐傷腎、驚傷心也。

浮表沉裏，遲寒數熱。浮數表熱，沉數裏熱。浮遲表寒，沉遲冷結。

註　此以浮、沉、遲、數四脈提諸脈之綱也。脈象雖多，總不外此四脈。浮主表證，沉主裏證。遲爲寒，數爲熱。浮而且數，表有熱也；沉而且數，裏有熱也。浮而且遲，寒在表也；沉而且遲，寒在裏也。

浮脈法天，輕手可得。泛泛在上，如水漂木。有力洪大，來盛去悠。無力虛大，遲而且柔。虛極則散，渙漫不收。有邊無中，其名曰芤。浮小爲濡，綿浮水面。濡甚則微，不任尋按。更有革脈，芤弦合看。

註　此以浮脈提綱，而取洪、虛、散、芤、濡、微、革七脈之兼浮者統彙於下也。浮脈法天，輕清在上，故輕手即見，與肉分相應，如木之漂於水面也。洪脈者，如洪水之洪，有波濤洶涌之象。浮而有力，來盛去衰，即大脈也，即鉤脈也。虛脈者浮而無力，且大且遲也。散脈者亦浮而無力，乍按之如無，比於虛脈，則更甚矣，若楊花飄散之象。芤脈者，芤草中空，狀如葱管。浮沉二候易見，故曰有邊，獨中候豁然難見，正如以指著葱，浮取得上面之葱皮，中取正在空處，沉按之又著下面之葱皮也。無中者非中候絕無，但比之浮沉，則無力也。若泥爲絶無，是無胃氣矣。舊説以前後爲兩邊，與芤葱之義不合。濡脈者，浮而小且軟也。微者浮而極小極軟，比於濡脈則更甚矣。欲絶非絶，似有若無，八字可爲微脈傳神。革脈者，浮而且弦且芤，浮多沉少，外急内虚，狀如皮革。仲景云：弦則爲寒，芤則爲虚，虚寒相搏，此名曰革。夫革脈牢脈皆大而弦，革則浮取而得，牢則沉候而見也。舊以牢革爲一脈者非。

沉脈法地，如水投石。沉極爲伏，推筋著骨。有力爲牢，大而弦長。牢甚則實，愊愊而强。無力爲弱，柔小如綿。細直而軟，如蛛絲然。

註　此以沉脈提綱，而取伏、牢、實、弱、細五脈之兼沉者統彙於下也。沉脈法地，重濁在下，故重按乃得與筋骨相應，如石之墜於水底也。伏脈者，沉之極也，伏於下也。沉脈在筋骨之間，伏脈則推筋著骨，然後可見也。牢脈者沉而有力、且大、且弦、且長也。實脈者，浮中沉三候皆有力，更甚於牢脈也。弱脈者沉而極細軟也。細脈者，沉細而直且軟也。

遲脈屬陰，一息三至。緩脈和匀，春柳相似。遲細爲濇，往來極滯。結則來緩，止而復來。代亦來緩，止數不乖。

註　此以遲脈提綱，而取緩、濇、結、代四脈之兼遲者統彙於下。遲脈者往來遲慢，爲不及之象。緩脈者一息四至，往來和匀，春風微吹柳梢，此確喻也，即胃氣脈也。濇脈者，遲滯不利，狀如輕刀刮竹，舊稱一止復來者非也。結脈者，遲而時有一止也。代脈者，遲而中止，不能自還，且止有定數，如四時之有禪代，不愆其期也，故名曰代。

數脈屬陽，一息六至。往來流利，滑脈可識。有力爲緊，切繩極似。數時一止，其名爲促。數如豆粒，動脈無惑。

註　此以數脈提綱，而取滑、緊、促、動四脈之兼數者統彙於下也。數脈者，往來急數，爲太過之象。滑脈者滑而不滯，如珠走盤也。緊脈者，緊急有力，左右彈手，如繩者喻其緊，亦喻左右彈也。促脈者，數而時有一止，如疾行而蹶也。動脈者，形如豆粒，厥厥動摇，兩頭俱俯，中間高起，故短如豆粒。舊云上下無頭尾，則上不至寸爲陽絶，下不至尺爲陰絶，是死絶之脈，非動脈也。仲景云：陽動則汗出，陰動則發熱，由是則寸尺皆有動脈，謂獨見於關者誤矣。

別有三脈，短長與弦。不及本位，短脈可原。過於本位，長脈綿綿。長而端直，狀類弓弦。

註　此短長與弦三脈，非浮沉遲數可括，故別列於此。短者短縮之象，長者相引之象，弦者勁而端直之象。按：戴同父曰：關不診短。若短脈見於關上，是上不通寸爲陽絶，下不通尺爲陰絶矣。

一脈一形，各有主病。脈有相兼，還須細訂。

註　前所載皆脈之形象，然有所主之病，有相兼之脈，更須細加考訂。此以下至女胎三月句，凡十有三節，各明某脈主某病，而相兼之脈盡在其中矣。

浮脈主表，腑病所居。有力爲風，無力血虚。浮遲表冷，浮數風熱。浮緊風寒，浮緩風濕。

註　六腑屬陽，其應在表，故浮主腑病也。浮而有力，則知風邪所干，邪氣盛則實，有餘之象。浮而無力，則知陰血虧損，正氣奪則虚，不足之象也。脈浮主表，脈遲主冷，浮遲兼見，則爲表冷也。浮脈主風，數脈主熱，浮數兼見，則爲風熱也。緊脈爲寒，浮緊兼見，則爲風寒也。緩脈主濕，浮緩兼見，則爲風濕也。

浮虚傷暑，浮芤失血。浮洪虚火，浮微勞極。浮濡陰虚，浮散虚劇。浮弦痰飲，浮滑痰熱。

註　暑傷氣，氣虚則脈虚，故浮虚爲傷暑也。失血之脈必芤，如吐血下血之類。芤脈自兼浮，非浮脈兼芤也。洪主火，洪而兼浮，知爲虚火。微爲氣血俱虚，故主勞極，此亦微脈自有浮也。血屬陰，應在下，濡脈按之而軟，故爲陰虚。散者散亡之義，虚極所致。劇即極也。弦者風木之象，浮亦爲風，故爲痰飲，乃風痰也。滑主痰證，滑本陽脈而又兼浮，則炎上之象，故爲熱痰也。

沉脈主裏，爲寒爲積；有力痰食，無力氣鬱。沉遲虚寒，沉數熱伏。沉緊冷痛，沉緩水蓄。

註　五臟屬陰，其應在裏，故沉主裏病也。沉者陰象也，積者臟病也，故爲寒積。沉而有力，有餘之象，必有形之物凝滯於内。沉而無力，不足之象，乃無形之氣鬱結於中。沉遲皆偏於陰，所以虚寒。沉裏數熱，故熱伏於裏也。緊主諸痛，亦主於寒，得之沉分，非冷痛乎？濕家得緩，沉位居裏，當水蓄矣。

沉牢痼冷，沉實熱極。沉弱陰虧，沉細虚濕。沉弦飲痛，沉滑食滯。沉伏吐利，陰毒積聚。

註　仲景曰：寒則堅牢，有牢固之義，故云痼冷。牢脈在沉分，非兼見也。實脈爲陽熱之極也，實則三候皆强，不獨在沉分也。按之無力爲弱脈，故曰陰虧。細爲不足，亦主濕侵，故曰虚濕。弦本主飲，亦主諸痛。滑雖主痰，若在脾部而沉分見之，爲食滞也。寸伏則吐，尺伏則利。在陰證傷寒，則爲陰毒積聚耳。

遲脈主臟，陰冷相干。有力爲痛，無力虚寒。

註　五臟爲陰，遲亦爲陰，是以主臟，乃陰冷相干也。遲而有力，則因寒而凝滯，是以爲痛。遲而無力，中空顯然，故當虚寒。

數脈主腑，主吐主狂。有力實熱，無力虚瘡。

註　六腑爲陽，數亦爲陽，是以主腑吐者，陽氣亢逆也。狂者熱邪傳裏也。數而有力，實熱可知。數而無力，虚瘡可斷。

滑司痰飲，右關主食。尺爲蓄血，寸必吐逆。

註　滑爲痰脈，右關沉滑，知有食停。兩尺見之，蓄血可察。兩寸見之，吐逆難免矣。

濇脈少血，亦主寒濕。反胃結腸，自汗可測。

註　尺中見濇，血少精傷也。關中見之，脾虚不能勝濕也。血液枯竭，上爲反胃，下爲結腸也。兩寸見濇則爲自汗，蓋汗乃心之液而肺主皮毛也。

弦脈主飲，木侮脾經。陽弦頭痛，陰弦腹疼。

註　木旺者脈必弦，木旺必來侮土，土虚不能制濕，而痰飲之證生焉。陽弦者寸也，寸主上焦，故當頭痛。陰弦者尺也，尺主下焦，故當腹疼。

長則氣治，短則氣病。細則氣衰，大則病進。

註　長乃肝之平脈，故曰氣治。經曰：如循長竿末梢爲平，如循長竿爲病。短雖肺之平脈，若非右寸及秋令見之，即爲病矣。脈以和平爲貴，細者不及而氣衰，大者太過而病進也。

浮長風癇，沉短痞塞。洪爲陰傷，緊主寒痛。緩大風虚，緩細濕痺。緩濇血傷，緩滑濕痰。

註　浮風長火，風火相搏，則肝病而癇生。沉陰短虚，虚寒相合，則氣滯而痞生。洪即大脈，火之亢也，陽亢者陰必傷。緊爲寒脈，浮分則表爲寒束而痛，沉分則裏爲寒滯而痛。緩爲虚而大爲風，緩大並至，故曰風虚。緩者濕氣停滯，細者虚氣不行而痺生焉。濇見即爲血傷，挾緩則轉傷也。滑見即爲濕痰，挾緩則愈濕矣。

濇小陰虚，弱小陽竭。陽微惡寒，陰微發熱。陽動汗出，爲痛爲驚。陰動則熱，崩中失血。虚寒相搏，其名爲革。男子失精，女人漏血。

註　濇自主血虚，兼小而愈虚矣。弱脈自然小，此非兼脈，但弱脈見，則陽氣虚竭矣。微者大虚之脈，故在陽分見則氣虚而惡寒，在陰分見則血虚而發熱。寸動名陽，汗出者心肺之證，驚氣入心，氣滯則痛，亦心肺也。尺動名陰，熱者腎水不足，崩中失血，皆腎經失閉蟄封藏之本也。仲景論革脈云：弦則爲寒，芤則爲虚，虚寒相搏，此名曰革，男子亡血失精，女人半産漏下。

陽盛則促，肺癰熱毒。陰盛即結，疝瘕積鬱。代則氣衰，或泄膿血。傷寒霍亂，跌打悶絶。瘡疽痛甚，女胎三月。

註　數而有止爲促，豈非陽盛乎？肺癰熱毒，皆火極所致者。遲而有止爲結，豈非陰盛乎？疝瘕積鬱，皆陰氣凝滯也。至於代脈，真氣衰敗而後見也，泄膿血者，見之必死。惟傷寒心悸，或霍亂昏煩，或跌打損傷，或瘡疽痛極，或懷三月胎，此五者見之，弗作死脈也。

脈之主病，有宜不宜。陰陽順逆，吉凶可推。

註　病有陰陽，脈亦有陰陽，順應則吉，逆見即凶。此以下至其死可測句，凡二十七節，詳分某病見某脈吉，某病見某脈凶也。

中風之脈，却喜浮遲。堅大急疾，其凶可知。

註　中風多虚脈，以浮遲爲順。若反堅急，决無生理。

傷寒熱病，脈喜浮洪。沉微濇小，證反必凶。汗後脈静，身涼則安。汗後脈躁，熱甚必難。陽證見陰，命必危殆。陰證見陽，雖困無害。

註　此節言傷寒之順逆也。雖受寒邪，傳裏必熱，故曰熱病。病既屬熱，脈以浮洪爲吉，若沉微濇小，是證與脈反，故凶。汗後邪解，便當脈静身涼，若躁而熱，所謂汗後不爲汗衰，不可治矣。陽證而見沉、濇、細、弱、微、遲之陰脈，則脈與證反，命必危殆。陰證而見浮、大、數、動、洪、滑之陽脈，雖若與證反，在他證忌之，獨傷寒爲邪氣將解之象，故雖危困無害也。

勞倦内傷，脾脈虚弱。汗出脈躁，死證可察。

註　勞倦傷脾，故脾脈虚弱爲順也。若汗出而脈反躁，疾則逆矣，安得不死？

瘧脈自弦，弦數者熱。弦遲者寒，代散則絶。

註　瘧者風暑之邪，客於風木之腑。木來乘土，脾失轉輸，不能運水穀之精微，遂多停痰留飲。弦應風木，又主痰飲，無痰不成瘧，故曰瘧脈自弦。數熱遲寒，自然之理，獨見代散二脈，則命必絶矣。

泄瀉下痢，沉小滑弱。實大浮數，發熱則惡。

註　瀉痢則虚，宜見沉小滑弱之虚脈。若反見實大浮數之脈，則身必發熱而成惡候矣。

嘔吐反胃，浮滑者昌。弦數緊濇，結腸者亡。

註　嘔吐反胃，脾虚有痰也。浮爲虚，滑爲痰，是其正象，可以受補，故曰昌也。若弦數緊濇，則血液枯竭，遂致糞如羊屎，必死不治矣。

霍亂之候，脈代勿訝。厥逆遲微，是則可嗟。

註　霍亂之脈，洪大爲佳。若見代脈，因一時清濁混亂，故脈不接續，非死脈也。微細而舌卷囊縮者，不可治耳。

嗽脈多浮，浮濡易治。沉伏而緊，死期將至。

註　嗽乃肺疾，脈浮爲宜，兼見濡者，病將退也。若沉伏與緊，則相反而病深矣，不死何待？

喘息擡肩，浮滑是順。沉濇肢寒，均爲逆證。

註　喘證無非風與痰耳，脈以浮滑爲順；若反沉濇而四肢寒者，必死不治。

火熱之證，洪數爲宜。微弱無神，根本脱離。

註　熱證而得洪數，乃正應也；若見微弱，脈證相反，根本脱絶，藥餌不可施矣。

骨蒸發熱，脈數爲虚。熱而濇小，必殞其軀。

註　骨蒸者，腎水不足，壯火僭上，虚數二脈其正象也。若見濇小之脈，所謂發熱脈静，不可救藥耳。

勞極諸虚，浮軟微弱。土敗雙弦，火炎則數。

註　虚證宜見虚脈，若兩手脈弦，謂之雙弦。弦乃肝脈，右關見之，是肝脈乘脾，故曰土敗。火熱太過，脈必極數，甚而七至。

勞證之脈，六至以上，便不可治。

失血諸證，脈必現芤。緩小可喜，數大堪憂。

註　芤有中空之象，失血者宜爾也。緩小亦爲虛脈，順而可喜；若數且大，謂之邪勝，故可憂也。

蓄血在中，牢大却宜。沉濇而微，速愈者希。

註　蓄血者，有形實證，牢大之脈，脈證相宜；倘沉濇而微，是挾虛矣。既不能自行其血，又難施峻猛之劑，安望其速愈耶？

三消之脈，數大者生。細微短濇，應手堪驚。

註　渴而多飲，爲上消；消穀善飢，爲中消；渴而便數有膏，爲下消。三消皆燥熱太過，惟見數大之脈爲吉耳。細微短濇，死不可救。

小便淋閉，鼻色必黄。實大可療，濇小知亡。

註　鼻頭色黄，必患小便難，六脈實大者，但用分理之劑必愈；若逢濇小，爲精血敗壞，死亡將及矣。

癲乃重陰，狂乃重陽。浮洪吉象，沉急凶殃。

註　癲狂二證，皆以浮洪爲吉，取其病尚淺也；若沉而急，病已入骨，雖有扁倉，莫之能療矣。

癎宜虛緩，沉小急實。或但弦急，必死不失。

註　癎本虛痰，脈見虛緩，自應然也；若沉小急實，或虛而弦急者，肝之真臟脈見矣，安望其更生耶？

心腹之痛，其類有九。細遲速愈，浮大延久。

註　九種心腹之痛，皆宜遲細，易於施療。如浮而大，是爲中虛，不能取捷得之效也。

疝屬肝病，脈必弦急。牢急者生，弱急者死。

註　肝主筋，疝則筋急，故屬肝病也。肝脈弦急，是其常也。疝係陰寒之咎，牢主裏寒之脈，亦其常也。如且弱且急，必有性命之憂。

黄疸濕熱，洪數偏宜。不妨浮大，微濇難醫。

註　濕蒸熱瘀，黄疸生焉。洪數也，浮大也，皆所宜也。一見微濇，虚衰已甚，必食少瀉多，無藥可療矣。

脹滿之脈，浮大洪實。細而沉微，岐黄無術。

註　脹滿屬有餘之證，宜見有餘之脈，浮大洪實是也。沉細而微，謂之證實而脈虚，雖岐黄神聖，莫可回生矣。

五臟爲積，六腑爲聚。實强可生，沉細難愈。

註　積也聚也，皆實證也。實脈强盛，是所當然。沉細爲虚之診，真氣敗絶，不可爲已。

中惡腹脹，緊細乃生。浮大維何？邪氣已深。

註　中惡者，不正之氣也。緊細主吉，浮大則凶也。

鬼祟之脈，左右不齊。乍大乍小，乍數乍遲。

註　鬼祟犯人，左右二手脈象不一，忽大忽小，忽數忽遲，無一定之脈形也。

癰疽未潰，脈宜洪大。及其已潰，洪大始戒。

註　未潰屬實，洪大爲正脈也。若潰後則虚矣，亦見洪大，毋乃不可乎？

肺癰已成，寸數而實。肺痿之形，數而無力。肺癰色白，脈宜短濇。浮大相逢，氣損血失。腸癰實熱，滑數可必。沉細無根，其死可測。

註　肺癰而寸口數實，知膿已成矣。肺葉焦痿，火乘金也，故數而無力，肺癰幾作，則肺氣虚損。白者西方本色，所謂一臟虚則一臟之本色見也。短濇者，秋金之素體。若逢浮大，是謂火來乘金，剋我者爲賊邪，血氣敗壞之診也。腸癰實也，沉細虚也，證實脈虚，死期將至矣。

婦人有子，陰搏陽别。少陰動甚，其胎已結。滑疾不散，胎必三月。但疾不散，五月可别。左疾爲男，右疾爲女。女腹如箕，男腹如斧。

註　此一節女科胎前之脈也。陰搏陽别者，寸爲陽，尺爲陰，言尺陰之脈搏指而動，與寸陽之脈迥然分别，此有子之診也。或手少陰心脈獨動而甚，心臟主血，故胎結而動甚也。動者往來流利之動，非厥厥如豆之動也。疾即數也，滑而且數，按之不散，三月之胎也。滑脈不見而但疾不散，五月之胎也。左爲陽，故左疾爲男胎；右爲陰，故右疾爲女胎。女胎腹形狀如箕之圓也，男胎腹形狀如斧之上小而下大也。

欲産之脈，散而離經。新産之脈，小緩爲應。實大弦牢，其凶可明。

註　此一節産中脈也。散而離經，離經者離乎經常之脈也。胎動於中，脈亂於外，勢之必至也。産後氣血兩虚，見小緩之虚脈爲吉；若見實大弦牢，凶可知矣。

奇經八脈，不可不察。直上直下，尺寸俱牢。中央堅實，衝脈昭昭。胷中有寒，逆氣裏急。疝氣攻心，支滿溺失。

註　奇經者，無表裏配偶之經也。八脈者，陽維也，陰維也，陽蹻也，陰蹻也，衝也，督也，任也，帶也。直上直下，弦長相似，尺寸俱牢，亦兼弦長，是以有逆氣裏急之證。疝氣攻心，正逆急也。支滿者，脹也。溺失者，衝脈之邪干腎也。此以下凡五節，皆奇經脈也。

直上直下，尺寸俱浮。中央浮起，督脈可求。腰背强痛，風癇爲憂。

註　直上直下，則弦長矣。尺寸俱浮，中央亦浮，則六部皆浮，又兼弦長，故其見證皆屬風家。大抵衝脈主裏，督脈主表也。

寸口丸丸，緊細實長。男疝女瘕，任脈可詳。

註　寸口者，統寸關尺三部也。丸丸，動貌。緊細實長，寒邪盛而實也。男疝女瘕，即所謂苦少腹遶臍下引陰中切痛也。

寸左右彈，陽蹻可決。尺左右彈，陰蹻可別。關左右彈，帶脈之訣。

註　左右彈，緊脈之象也。陽蹻主陽絡，故應於寸；陰蹻主陰絡，故應於尺。帶脈如束帶之狀，在人腰間，故應於關。

尺外斜上，至寸陰維。尺內斜上，至寸陽維。

註　從右手手少陽三焦，斜至寸上手厥陰心胞絡之位，是陰維脈也。從左手足少陰腎經，斜至寸上手太陽小腸之位，是陽維脈也。斜上者，不由正位而上，斜向大指名爲尺外，斜向小指名爲尺內。邪在陽維、陽蹻則發癇，癇動而屬陽；邪在陰維、陰蹻則發癲，癲静而屬陰故也。

脈有反關，動在臂後。別由列缺，不干證候。

註　反關脈者，脈不行於寸口，由列缺絡入臂後手陽明大腸之經也。其以不順行於關上，故曰反關。有一手反關者，有兩手反關者，此得於有生之初，非病脈也。令病人覆手診之，方可見耳。

經脈病脈，業已昭詳。將絶之形，更當度量。

註　經常之脈，主病之脈，皆明於前，而死絶之脈，亦不可不察也。

心絶之脈，如操帶鉤。轉豆躁疾，一日可憂。

註　經曰：脈來前曲後居，如操帶鉤，曰心死。前曲者，謂輕取則堅强而不柔，後居者謂重取則牢實而不動，如持革帶之鉤，全失衝和之氣，但鉤無胃，故曰心死。轉豆者，即經所謂如循薏苡子，累累然狀其短實堅强，真臟脈也。又曰心絶一日死。

肝絶之脈，循刀責責。新張弓弦，死在八日。

註　經曰：真肝脈至中外急，如循刀刃。又曰：脈來急溢，勁如新張弓弦，曰肝死。又曰肝絶八日死。

脾絶雀啄，又同屋漏。一似水流，還如杯覆。

註　舊訣曰：雀啄連來四五啄，屋漏少刻一點落。若水流，若杯覆，皆脾絶也。經曰：脾絶四日死。

肺絶維何？如風吹毛。毛羽中膚，三日而號。

註　經曰：如風吹毛曰肺死，又曰真肺脈至，如以毛羽中人膚，皆狀其但毛而無胃氣也。又曰肺絶三日死。

腎絶伊何？發如奪索。辟辟彈石，四日而作。

註　經曰：脈來如奪索，辟辟如彈石，曰腎死。又曰腎絶，四日死。舊訣云：彈石硬來尋即散，搭指亂如解索。正謂此也。

命脈將絶，魚翔蝦遊。至如涌泉，莫可挽留。

註　舊訣云：魚翔似有又似無，蝦遊靜中忽一躍。經云：渾渾革至如涌泉，綿綿其去如弦絶，皆死脈也。

古今圖書集成醫部全録卷八十四

脈法

醫宗必讀 明·李中梓

脈法心參

前者四言脈訣，皆言脈象，然而脈有精理，更當深求。茲曰心參，蓋予之得乎心而應乎手者，亦有得乎心而不能喻諸口者。若能於此研窮，期於了了明通，方不愧爲司命耳。

《脈訣》，高陽生托王叔和之名者也。自《僞訣》訛傳，脈法久晦，雖辟之者代有其人，奈習之者恬不知改，予欲起而正之，固知微塵無足岳之能，滴露乏添江之力。然天下萬世，豈無明眼？雖信予言，或不及信《僞訣》，而信《僞訣》，何如其信《内經》耶？今以《内經》脈法爲圖，因以數言正其疵誤。但細心閱之，則畠頸蛇足，自當立辨。

此《内經》之三部候法也。腑不及膽者，寄於肝也；不及大小腸、膀胱者，統於腹中也。至《僞訣》以大小腸配於寸上，以三焦列於左尺，以命門列於右尺，及乎厥陰膻中，竟置而不言，不可不爲之辨，使後學有確然可遵之法也。夫寸主上焦以候胷中，關主中焦以候膈中，尺主下焦以候腹中，此人身之定位，古今之通論也。大小腸皆在下焦腹中，《僞訣》越中焦而候之寸上，有是理乎？滑伯仁見及此，以左尺主小腸膀胱前陰之病，右尺主大腸後陰之病，可稱千古只眼。《難經》及叔和、啟元皆以三焦有名無形，已爲誤矣。陳無擇創言三焦有形如脂膜，更屬不經。《靈樞》曰：密理厚皮者三焦厚，粗理薄皮者三焦薄。又曰：勇士者三焦理橫，怯士者三焦理縱。又曰：上焦出於胃上口，並咽以上，貫膈而布胷中；中焦亦並胃中，出上焦之後，泌糟粕蒸津液，化精微而爲血；下焦者，別廻腸注於膀胱而滲入焉。水穀者，居於胃中，成糟粕下大腸而成下焦。又曰：上焦如霧，中焦如漚，下焦如瀆。既曰無形，何以有厚薄？何以有縱有橫？何以如霧如漚如瀆？何以有氣血之別耶？且又曰：三焦出氣以溫肌肉，充皮膚。固已明指肌肉之內，臟腑之外爲三焦也。《脈訣》不知其統主一身，妄列於右尺，何不思之甚哉？手厥陰一經，從無定論，金匱真言篇曰：心肝脾肺腎，五臟爲陰；膽胃大腸小腸三焦膀胱，六腑爲陽，此止十一經耳。則手厥陰之一經果何在乎？靈蘭秘典篇曰：心者君主之官，神明出焉。肺者相傅之官，治節出焉。肝者將軍之官，謀慮出焉。膽者中正之官，決斷出焉。膻中者臣使之官，喜樂出焉。脾胃者，倉廩之官，五味出焉。大腸者，傳導之官，變化出焉。小腸者，受盛之官，化物出焉。腎者作強之官，伎巧出焉。三焦者，決瀆

分配臟腑診候之圖

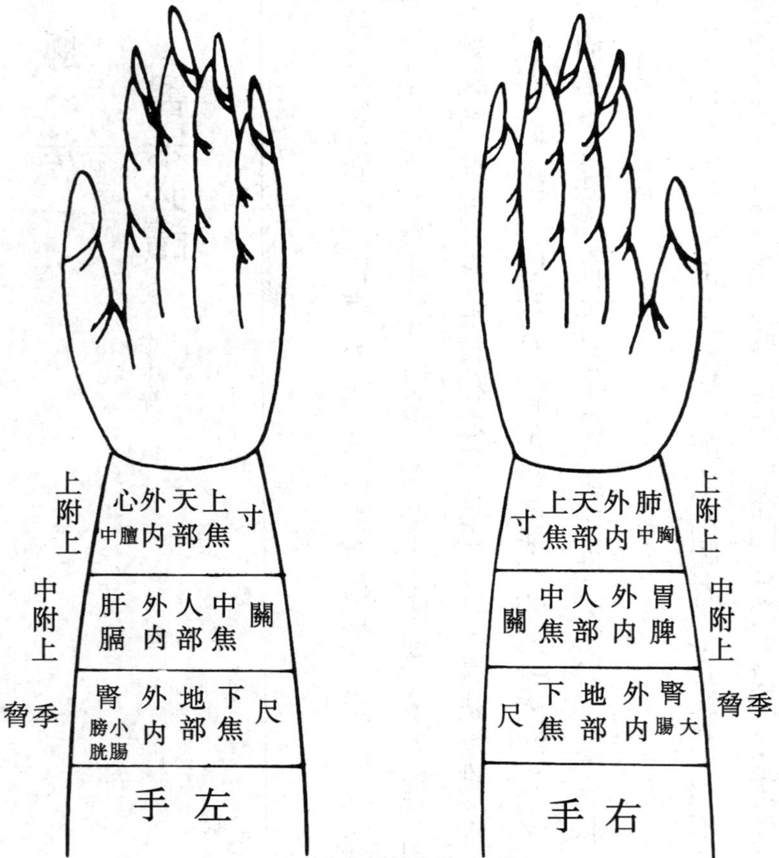

分配臟腑診候之圖

尺內兩旁，則季脅也。尺外以候腎，尺裏以候腹。中附上，左外以候肝，內以候膈；右外以候胃，內以候脾。上附上，右外以候肺，內以候胷中；左外以候心，內以候膻中。

之官，水道出焉。膀胱者，州都之官，津液藏焉，氣化則能出矣。觀其以膻中足十二經之數，然則配手厥陰經者，實膻中也。及《靈樞》敍經脈又有胞絡而無膻中，然而曰動則喜笑不休，正與喜樂出焉之句相合。夫喜笑者，心火所司，則知膻中與心應，即胞絡之別名也。《靈樞》邪客篇曰：心者五臟六腑之大主，其臟堅固，邪弗能容，容之則心傷，心傷則神去，神去則死矣。故諸邪之在心者，皆在心之胞絡。由是察之，胞絡即爲膻中，斷無可疑。膻中以配心臟，自有確據。心肝脾肺俱各一候，惟腎一臟而分兩尺之候者，爲腎有兩枚，形如豇豆，分列於腰脊之左右也。《刊誤》以兩尺候腎，深合經旨。《難經》、《脈訣》乃以左尺候腎水，右尺候命門相火，誤矣。考《明堂》、《銅人》等經，命門一穴，在督脈第十四椎下陷中，兩腎之間。腎雖水臟而相火寓焉，蓋一陽居二陰之間，所以成乎坎也。獨不思脈之應於指下者，爲有經絡循經朝於寸口。詳考《内經》，並無命門之經絡也。既無經絡，何以應診而可列之右尺乎？但當以左腎爲水，右腎爲火，不可以左爲腎，右爲命門也。

人迎氣口説

關前一分，人命之主。左爲人迎，右爲氣口。人迎以辨外因，氣口以辨内因。又曰：人迎緊盛傷於風，氣口緊盛傷於食。蓋寸部三分，關部三分，尺部三分，三部合計共得九分。每部三分者，前一分、中一分、後一分也。此云關前一分，仍在關上之前一分耳。人多誤認關前二字，竟以左寸爲人迎，右寸爲氣口，誤矣。須知左關前一分，正當肝部，肝爲風木之臟，故外傷於風者，内應風臟而爲緊盛也。右關前一分，正當脾部，脾爲倉廩之官，故内傷於食者，内應食臟而爲緊盛也。觀其但曰傷於風，勿泥外因而概以六氣所傷者亦取人迎也；但曰傷於食，勿泥内因而概以七情所傷者，亦取氣口也。古人人迎氣口有兩法，在左右兩手分之，左爲人迎，右爲氣口。在右手一手分之，肺在寸爲人迎，脾在關爲氣口。蓋肺主皮毛，司腠理，凡風邪來客，先犯皮毛，皆肺經腠理不密所致也。

脈有不可以言傳説

脈之理微，自古記之。昔在黄帝，生而神靈，猶曰若窺深淵而迎浮雲。許叔微曰：脈之理幽而難明，吾意所解，口莫能宣也。凡可以筆墨載，可以口舌言者，皆跡象也。至於神理，非心領神會，烏能盡其元微。如古人形容胃氣之脈，而曰不浮不沉，此跡象也，可以中候求也。不疾不徐，此跡象也，可以至數求也。獨所謂意思欣欣悠悠揚揚，難以名狀，非古人秘而不言，欲名狀之而不可得，姑引而不發，躍如於言詞之表，以待能者之自從耳。東垣至此，亦窮於詞説，而但言脈貴有神。惟其神也，故不可以跡象求言語告也。又如形容滑脈，而曰替替然如珠之圓轉；形容濇脈，而曰如雨沾沙；形容緊脈而曰如切繩轉索；形容散脈而曰如楊花散漫；形容任脈而曰寸口丸丸。此皆跡象之外，别有神理。就其所言之狀，正惟窮於言語，姑借形似以揣摹之耳。蓋悟理雖入微之事，然跡象未明，從何處悟入？思境未苦，從何處悟出？必於四言之訣二十七字之法，誦之極其熟，思之極其苦，夫然後靈明自動，神鬼求通。啟元子曰：欲登泰岱，非徑奚從？欲詣扶桑，無舟莫適。其是之謂乎？

因形氣以定診説

逐脈審察者，一成之矩也。隨人變通者，圓機之士也。肥盛之人，氣居於表，六脈常帶浮洪；瘦小之人，氣斂於中，六脈常帶沉數。性急之人，五至方爲平脈；性緩之人，四至便作熱醫。身長之人，下指宜疎；身短之人，下指宜密。北方之人，每見實强；南方之人，恒多軟弱。少壯之脈多大，老年之脈多虚。酒後之脈常數，飯後之脈常洪。遠行之脈必疾，久飢之脈必空。室女尼姑多濡弱，嬰兒之脈常七至。經曰：形氣相得者生，參伍不調者死。其可不察於此乎？

診貴提綱説

脈者氣血之先，陰陽之兆，貴得其綱領而提挈之也。左手爲陽，右手爲陰。關前爲陽，關後爲陰。浮取爲陽，沉取爲陰。數躁爲陽，遲慢爲陰。有力爲陽，無力爲陰。長大爲陽，短小爲陰。明乎此而脈之大端已在是矣。故曰：約而言之，只浮沉遲數，已見其梗概；博而考之，雖二十四字，未盡其精詳。經曰：知其要者一言而終，不知其要流散無窮。此之謂也。

脈有相似宜辨

洪與虛皆浮也：浮而有力爲洪，浮而無力爲虛。沉與伏皆沉也：沉脈行於筋間，重按即見；伏脈行於骨間，重按不見，必推筋至骨乃見也。數與緊皆急也：脈數以六至得名；而緊則不必六至，惟弦急而左右彈狀如切緊繩也。遲與緩皆慢也：遲則三至，極其遲慢；緩則四至，徐而不迫。實與牢，皆兼弦、大、實、長之四象合爲一脈也：實則浮中沉三取皆然，牢則但於沉候取也。洪與實皆有力也：洪則重按少衰，實則按之亦强也。革與牢皆大而弦也：革則浮取而得，牢則沉取而見也。濡與弱皆細小也：濡在浮分，重按即不見也；弱主沉分，輕取不可見也。細與微皆無力也：細則指下分明；微則似有若無，模糊難見矣。促、結、濇、代，皆有止者也：數，時一止爲促；緩，時一止爲結；往來遲滯，似止非止爲濇；動而中止，不能自還，止有定數爲代。

脈有相反宜參

浮沉者，脈之升降也。遲數者，脈之急慢也。滑濇者，脈之通滯也。虛實者，脈之剛柔也。長短者，脈之盈縮也。洪微者，脈之盛衰也。緊緩者，脈之張弛也。牢革者，脈之内外也。動伏者，脈之出處也。促結者，脈之陰陽也。濡弱者，脈之窮於進退者也。芤弦者，脈之見於盛衰者也。經曰：前大後小，前小後大，來疾去徐，來徐去疾，去不盛來反盛，去盛來不盛，乍大乍小，乍長乍短，乍數乍疎，是又二脈之偶見者也。

脈位法天地五行説

北方坎水之位，南方離火之位，東方震木之位，西方兑金之位，中央坤土之位。人身一小天地，故脈位應之。試南面而立，以觀兩手之部位：心屬火，居寸，亦在南也；腎屬水，居尺，亦在北也；肝屬木，居左，亦在東也；肺屬金，居右，亦在西也；脾屬土，居關，亦在中也。以五行相生之理言之，天一生水，故先從左尺腎水，生左關肝木，肝木生左寸心火。心火爲君主，其位至高，不可下，乃分權於相火，相火寓於右腎。腎本水也，而火寓焉。如龍伏海底，有火相隨。右尺相火生右關脾土，脾土生右寸肺金，金復生水，循環無窮，此相生之理也。更以相剋之理言之，相火在右尺，將來剋金，賴對待之左尺實腎水也，火得水制，則不乘金矣。脾土在右關，將來剋水，賴對待之左關實肝木也，土得木制，則不侮水矣。肺金在右寸，將來剋木，賴對待之左寸實心火也，金得火制，則不賊木矣。右手三部皆得左手三部制矣，而左手三部竟無制者，獨何歟？右寸之肺金，有子腎水可復母讎；右關之脾土，有子肺金可復母讎；右尺之相火，有子脾土可復母讎。是制於人者仍可制人，相制而適以相成也，此相剋之理也。

長短二脈不診於關説

夫脈以過於本位，名之爲長。如寸之過於本位，直可上溢魚際；尺之過於本位，直可下通尺澤。至於關中，稍過於上即爲寸部，稍過於下即爲尺部，何從見其過於本位而名之爲長乎？或曰：長爲肝家本脈，見於《内經》者，然則亦不從關上診歟？曰：凡尺寸之見長者，皆肝脈之應也，必欲於左關求之，是癡人前説夢矣。不及本位故名曰短。寸可短也，尺可短也。若欲於關上尋不及本位之短脈，是上不通寸爲陽絶，下不通尺爲陰絶，乃死脈也。豈可以死脈爲短脈乎？尺關寸一氣貫通，決無間斷之理，必欲於關上求短脈，其可得乎？故愚謂長短二脈，不診於關中，但見於尺寸也。

緩脈非病脈説

緩乃胃氣之脈，六部中不可一刻無者也。所謂緩而和勾，不疾不徐，不大不小，不浮不沉，意思欣欣悠悠揚揚，難以名狀者，此胃氣脈也。脈貴有神者，貴此胃氣耳，安可以胃氣脈爲病脈乎？必緩中有兼見之脈，方可斷病。如緩而大、緩而細之類是也。

革脈非變革之義

革脈者，浮取之而挺然，重按之而豁然，正如鼓皮外雖繃急，中則空虛。故丹溪云：如按鼓皮。此的解也。皮即爲革，故名爲革。滑伯仁以革爲變革之義，誤矣。若曰變革，是怪脈也，而革果怪脈乎？則變革之義何居乎？

脈以胃氣爲本

至哉坤元！萬物資生，惟人應之，胃氣是也。故脈以胃氣爲本。夫肝心肺腎四臟之氣，各有偏勝，但賴胃氣調劑之，使各得和平，故曰土位居中，兼乎五行。春胃微弦曰平，弦多胃少曰肝病，但弦無胃曰死。胃而有毛曰秋病，毛甚曰今病。夏胃微鉤曰平，鉤多胃少曰心病，但鉤無胃曰死。胃而有石曰冬病，石其曰今病。長夏胃微耎弱曰平，弱多胃少曰脾病，但代無胃曰死。軟弱有石曰冬病，石甚曰今病。秋胃微毛曰平，毛多胃少曰肺病，但毛無胃曰死。毛而有弦曰春病，弦甚曰今病。冬胃微石曰平，石多胃少曰腎病，但石無胃曰死。石而有鉤曰夏病，鉤甚曰今病。四時長夏，皆以胃氣爲本。診家於此精熟，則生剋之故了然，或生或死，或病或不病，無遁情矣。

診法與叔和不同

王宗正曰：診脈之法，當從心肺俱浮，肝腎俱沉，脾在中州。王叔和獨守寸關尺部位，以測五臟六腑之脈者，非也。大抵從叔和而廢此，固非；但守此說，不從叔和亦非。當合而參之可也。

重陰重陽

寸脈浮大陽也，又兼疾脈，此陽中之陽也，名曰重陽。尺内沉細陰也，又兼遲脈，此陰中之陰也，名曰重陰。上部重陽，下部重陰，陽亢陰隔，癲狂乃成。

脱陰脱陽

六脈有表無裏，如濡脈之類，此名脱陰。六脈有裏無表，謂之陷下，如弱脈之類，此名脱陽。六脈暴絶，此陰陽俱脱也。經曰：脱陰者目盲，脱陽者見鬼，陰陽俱脱者危。

陰陽相乘相伏

浮取之候兩關之前皆陽也。若見緊濇短小之類，是陽不足而陰乘之也。沉取之候，兩關之後皆陰也。若見洪大數滑，是陰不足而陽乘之也。陰脈之中，陽脈間一見焉，此陰中伏陽也。陽脈之中，陰脈間一見焉，此陽中伏陰也。陰乘陽者必惡寒，陽乘陰者必内熱。陰中伏陽者期於夏，陽中伏陰者期於冬。以五行之理推之，而月節可期也。

陰絶陽絶

夫人脣爲飛門，齒爲户門，會厭爲吸門，胃爲賁門，太倉下口爲幽門，大腸小腸會爲闌門，下極爲魄門，此爲七衝門。此七門者，一氣貫通，無有壅遏，壅遏則氣閉而絶矣。寸口之動脈應之，故寸關尺一脈貫通，無有間絶，間絶則死。寸脈爲上，上不至關爲陽絶；尺脈爲下，下不至關爲陰絶。陽絶死於春夏，陰絶死於秋冬。

脈無根有兩說

一以尺中爲根。人之有尺，猶樹之有根，水爲天一之元，先天命根也。王叔和曰：寸關雖無，尺猶不絶，如此之流，何憂殞滅？謂其有根也。若腎脈獨敗，是無根矣。一以沉候爲根。經曰：諸浮脈無根者皆死，是謂有表無裏，是謂孤陽不生。造化所以亙萬古而不息者，一陰一陽互爲其根也。陰既絶矣，孤陽豈能獨存乎？二說似乎不同，實則一致。兩尺爲腎部，沉候之六脈皆腎也。然則兩尺之無根，與沉取之無根，總之腎水絶也。

尺寸分經與絡

寸部者，經脈之應也；尺部者，絡脈之應也。寸部熱滿，尺部寒濇，此絡氣不足，經氣有餘也，秋冬死，春夏生。寸部寒濇，尺部熱滿，此經氣不足，絡氣有餘也，春夏死，秋冬生。

一歲之中脈象不可再見

春弦、夏洪、秋濇、冬石，各隨時令而見，此爲平也。如春宜弦而得洪脈者，至夏必死；得濇脈者，至秋必死；得石脈者，至冬必死。爲真臟之氣先洩也。其象先見於非時，當其時不能再見矣。

脈有亢制

經曰：亢則害，承乃制。此言太過之害也。亢者過於上而不能下也，承者受也，亢極則反受制也。如火本剋金，剋之太過，則爲亢。而金之子爲水，可以制火，乘其火虚，來復母讎，而火反受其制矣。如吳王夫差起傾國之兵，以與晉爭，自謂無敵，越王句踐乘其空虚已入國中矣。在脈則當何如？曰：陽盛者脈必洪大，至陽盛之極而脈反伏匿，陽極似陰也。此乾之上九，亢龍有悔也。陰盛者，脈必細微，至陰盛之極而脈反躁疾，陰極似陽也。此坤之上六，龍戰於野也。凡過極者，反兼勝己之化也。

老少脈異

老者脈宜衰弱，若過旺者病也。壯者脈宜充實，若衰弱者病也。雖然，老者脈旺而非躁，此禀之厚，壽之徵也；如其躁疾，有表無裏，此名孤陽，死期近矣。壯者脈細而和緩，三部同等，此禀之静，養之定也；若細而勁直，前後不等，死期至矣。

從證不從脈

脈浮爲表，治宜汗之，此其常也，而亦有宜下者焉。仲景云：若脈浮大，心下硬有熱，屬臟者攻之，不令發汗是也。脈沉爲裏，治宜下之，此其常也，而亦有宜汗者焉。少陰病始得之反發熱，而脈沉者，麻黄附子細辛湯微汗之是也。脈促爲陽，當用葛根芩連清之；若脈促厥冷爲虚脱，非灸非温不可，此又非促爲陽盛之脈也。脈遲爲寒，當用乾薑附子温之矣；若陽明脈遲不惡寒，身體濈濈汗出，則用大承氣，此又非遲爲陽寒之脈矣。四者皆從證不從脈也。世有切脈而不問證，其失可勝言哉！

從脈不從證

表證汗之，此其常也。仲景曰：病發熱頭痛，脈反沉，身體疼痛，當救其裏，用四逆湯，此從脈之沉也。裏證下之，此其常也。日晡發熱者，屬陽明，脈浮虚者宜發汗，用桂枝湯，此從脈之浮也。結胷證俱當以大小陷胷下之矣，脈浮大者不可下，下之則死，是宜從脈而治其表也。身疼痛者，當以桂枝麻黄解之矣，然尺中遲者不可汗，以營血不足故也，是宜從脈而調其營矣。此皆從脈不從證也。世有問證而忽脈者，得非仲景之罪人乎？

七診雖見九候皆從者不死

此岐伯欲人融通脈理，不可一途而取也。七診者，獨大、獨小、獨遲、獨疾、獨寒、獨熱、獨陷下也，此皆惡脈。今論其不死者，如少陽之至，乍大乍小；陽明之至，浮大而矩；太陽之至，洪大而長；太陰之至，緊大而長；少陰之至，緊細而微；厥陰之至，沉短而數，是皆旺脈也。又如南政之歲，三陰司天則寸不應，三陰在泉則尺不應；北政之歲，三陰司天則尺不應，三陰在泉則寸不應，是皆運氣使然也，故謂之從。從者順四時五行而爲之遷變，安得死哉！

衝陽太谿太衝

衝陽者，胃脈也，在足跗上五寸骨間動脈上，去陷谷三寸。蓋土者萬物之母，衝陽脈不衰，胃氣猶在，病雖危，尚可生也。然於旺中又忌弦急。弦急者肝脈也，若見此脈，爲木來剋土，謂之賊邪不治。

註　足跗，即脚面也。

太谿者，腎脈也，在足内踝後跟骨上動脈陷中。蓋水者天一之元，太谿不衰，腎猶未絶，病雖危，尚可生也。

註　内踝後跟骨，即足跗後兩旁圓骨，俗名孤拐骨。

太衝者，肝脈也，在足大指本節後二寸陷中。蓋肝者，東方木也，生物之始，此脈不衰，則生生之機尚可望也。女人專以此爲主。

分人迎氣口脈訣

《脈讚》曰：關前一分，人命之主。左爲人迎，右爲氣口。神門决斷，在兩關後。故曰人迎緊盛則傷於寒，氣口緊盛則傷於食，此人迎氣口所以有内傷外感之辨也。左爲人迎，以候天之六氣，風寒暑濕燥火之外感者也。人迎浮盛則傷風，緊盛則傷寒，虚弱則傷暑，沉細則傷濕，虚數則傷熱，皆外所因，法當表散滲泄則愈。右爲氣口，以候人之七情，喜怒憂思悲恐驚内傷之邪。其喜則脈散，怒則脈激，憂則脈濇，思則脈結，悲則脈緊，恐則脈沉，驚則脈動，皆内所因，看與何部相應，即知何臟何經受病，方乃不失病機，法當温順以消平之。其如診按表裏名義情狀，姑如後説。但經所述謂神者脈之主，脈者血之府，氣者神之御，脈者氣之使。長則氣治，短則氣病，數則煩心，大則病進。文藻雖雅，義理難明。動静之辭，有博有約，博則二十四字不濫絲毫，約則浮沉遲數，總括綱紀，辭理燦然。浮爲風爲虚，沉爲濕爲實，遲爲寒爲冷，數爲熱爲燥。風寒濕熱屬於外，虚實冷燥屬於内。内外既分，三因須别。學者宜詳觀覽，不可憚煩也。

内因脈

喜則傷心脈必虚，思傷脾結脈中居。因憂傷肺脈必濇，怒氣傷肝脈便濡。恐則傷腎脈沉是，緣驚傷膽動相須。脈緊因悲傷胞絡，七情氣口内因之。

外因脈

緊則傷寒腎不移，虚因傷暑向胞推。濇緣傷燥須觀肺，細緩傷濕要觀脾。浮則傷風肝部應，弱爲傷火察心知。六部各脈須當審，免使將寒作熱醫。

不内外因脈

勞神役慮定傷心，虚濇之中仔細尋。勞役陰陽傷腎部，忽然緊脈必相侵。房帷任意傷心絡，微濇之中宜忖度。疲極筋力便傷肝，指下尋之脈弦弱。飲食飢飽並傷脾，未可輕將一例推。飢則緩弦當别議，若然滑實飽無疑。叫呼損氣因傷肺，燥弱脈中宜熟記。能通不内外中因，生死吉凶都在是。

死絶脈

雀啄連來三五啄，屋漏半日一點落。彈石硬來尋即散，搭指散亂真解索。魚翔似有亦似無，蝦遊静中跳一躍。寄語醫家仔細看，六脈見一休下藥。

動止脈

一動一止兩日死，兩動一止四日爾，三動一止六日亡，四動一止八日事，五動一止只十日。十動一止一年去，春草生時即死期。二十一動二年往，清明節後始傾亡。三十動止三年次，立秋節後病則危。四十動止四年次，小麥一熟是死期。五十一止五年試，草枯水寒時死矣。此爲太素脈元秘。

諸脈宜忌類

傷寒熱病宜洪大，忌沉細。咳嗽宜浮濡，忌沉伏。腹脹宜浮大，忌虚小。下痢宜微小，忌大浮洪。狂疾宜實大，忌沉細。霍亂宜浮洪，忌微遲。消渴宜數大，忌虚小。水氣宜浮大，忌沉細。鼻衂宜沉細，忌浮大。心腹痛宜沉細，忌浮大弦長。頭痛宜浮滑，忌短濇。中風宜浮遲，忌急實大數。喘急宜浮滑，忌濇脈。唾血宜沉弱，忌實大上氣。浮腫宜浮滑，忌微細。中惡宜緊細，忌浮大。金瘡宜微細，忌緊數。中毒宜洪大，忌微細。婦人帶下宜遲滑，忌浮虚。吐血宜沉小，忌實大。腸澼下膿血宜浮小沉遲，忌數疾。婦人已産宜小實，忌虚浮。又宜沉細緩滑微小，忌實大弦急牢緊。内傷宜弦緊，忌小弱。風痺痿弱宜虚濡，忌緊疾急。温病發熱甚忌脈反小。下痢身熱脈忌數。腹中有積，脈忌虚弱。腹痛宜虚小遲，忌堅大疾。病熱忌脈静。泄忌脈大。脱血而脈實病在中，脈虚病在外，脈濇皆所忌也。

醫學準繩六要 明·張三錫

診脈貴在用意

脈法之難言也，尚矣。經曰：微妙在脈，不可不察。察之有紀，從陰陽始。始之有經，從五行生。夫人生兩間，賴二氣五行錯而成形，脈亦因之。古今論脈者原無一定，《難經》言榮行脈中，衛行脈外。是不離乎血氣，亦不獨指血氣也。陶節菴言非血非氣，乃榮行之道路，先天後天之造化。然亦非確論。又有言脈爲血氣之先者，本之《素問》言脈者血之府，長則氣治，短則氣病，數則煩心，大則病進，等語是也。蓋常論之：無極之真，二五之精，妙合而凝，晝夜循環，生生不息，包羅一身，灌溉臟腑，即一元之大氣也。盈虧遲疾，動隨氣血變見氣口，氣血盈則脈旺，虧則脈衰，寒則行泣而脈遲，熱則行疾而脈數，皆有至理，妙不可言。然而審臟腑於九候，決吉凶於三指，苟非圓機之士，博古通今者，烏足以語此哉？自秦越人以來，紛紛議論。强分部位，起於晉之叔和，復爲高陽生之《脈訣》所溷，立論背經，遺害後世。嗣有滑伯仁氏《診家樞要》一出，後世乃以浮沉遲數四脈爲宗而該乎衆脈，世亦莫有深究其奥者。大抵指下妙處，在意而不在象，若不深得諸家之精微，何由得其旨趨？今搜採類集於左，以爲下手之準則。若夫神而明之，又存乎人，非言語所可傳者。

錫初讀《脈訣》以之診病，有如博拳，殊多謬誤，每以爲恨。乃日夜鑽研於《素》、《難》諸名家，改絃易轍，遵上中下左右表裏斷病，始得其竅，毫髮不爽。邇來復得李月池公《脈學》熟讀之，而《脈訣》之謬，千古之疑，一旦冰釋，先生詎止有功醫道？萬世蒼生，咸賴無夭枉矣。

臟腑部位

診脈之法，當從心肺俱浮，腎肝俱沉，脾在中州之說。王叔和守寸關尺分部位，以别五臟六腑者，非也。

五臟六腑之氣，晝夜循環，始於肺而終於肺，是肺爲一身之主氣，而寸口乃肺之動脈所行之處也。特借以候五臟六腑之氣，前賢辨之詳矣。至於諸經動脈，各從所行之處：手陽明大腸脈動合谷，手少陰心脈動極泉，手太陽小腸脈動天窻，手少陽三焦脈動禾髎，手厥陰心包絡脈動勞宫，足太陽膀胱脈動委中，足少陰腎脈動太谿，足太陰脾脈動衝門，足陽明胃脈動衝陽，足厥陰肝脈動太衝，足少陽膽脈動聽會。錫按此一章，乃醫學一大宗旨也。夫何世人不解參究，認假爲真，確守《脈訣》？誠所謂棄周鼎而寶康瓠也！或曰：二難已言尺寸矣，吾子何獨言寸口耶？曰：二難言尺寸者，以關爲界，從關至魚際爲一寸爲陽，陽得寸内之九分；從關至尺澤爲一尺爲陰，陰得尺中一寸。乃以陰陽而言，未嘗分經絡也。曰：然則五臟六腑何借而候乎？曰：經不云乎？呼出心與肺，吸入腎與肝，呼吸之間，脾受穀味也，其脈在中。此軒岐越人論脈秘密，三昧語也。精誠思之，則得之矣。

大抵診法，當以《素》、《難》上中下分屬斷病者爲的。左寸爲人迎，人迎緊盛者外感；右寸爲氣口，氣口緊盛者内傷。内傷有二：一則飲食停滯，脈必盛而有力且滑，乃見心下飽脹、惡心、惡食等證；一則中氣不足，火乘元氣，故脈大按則空，乃見倦怠、自汗、手心熱等虚證。浮沉定表裏，遲數定寒熱，有力無力定虚實。浮而有力爲風，無力爲虚。沉而有力爲積，無力爲氣。遲而有力爲痛，無力爲冷。數而有力爲熱，無力爲虚熱。寸部屬上焦，頭面心胷之病；關部屬中焦，腹中臟腑之病；尺部屬下焦，腰足之病。

吳草廬曰：醫者於寸、關、尺取名之曰此心脈、此肺脈、此肝脈、此脾脈、此腎脈者，非也。五臟六腑凡十二經。兩手寸關尺者，手太陰肺經之一脈也，分其部位，以候他臟之氣耳。脈始行肺，終於肝，而復會於肺。肺爲氣之門户，故名曰氣口，而爲脈之大會，以占一身焉。

婦人脈

婦人女子，尺脈常盛而右手大，皆其常也。若腎脈微濇，或左手關後尺内脈浮，或肝脈沉急，或尺滑斷絶不匀，皆經閉不調之候也。脈微弱而濇，年少得此爲無子，中年得之爲絶産。

婦人脈三部浮沉正等，按之不絶者姙也。

崔紫虚曰：婦人有病而無邪脈，此孕，非病。所以，不月有病，謂經閉，惡心，阻隔飲食，脈來和平是也。尺按之數而旺，亦然。左手尺脈滑實者男，右手浮滑者女。經曰：陰搏陽别，謂之有子。

又法：尺脈左偏大爲男，右偏大爲女。

經水不通，脈尺數寸微，其胎已三月也。

脈滑重，以手按之散者，五月也。

左右皆大産二子。

孕婦脈弦急，憎寒壯熱，脣爪俱青，面黄黑，是胎氣損也。當再問胎動否？若不動反覺上攻，搶心悶絶，或下血，當作死胎治。

凡産後須問惡露有無，及小腹有塊痛否。娠或左或右，脈微弱，其胎必墮，以氣血無養也，屢驗。急宜補養。脈弦數亦墮，火盛也。

滑而流利有神爲胎。

尺脈濇，艱於嗣。

脈一呼一吸脈一至曰離經，爲欲産也。脈法言沉細而滑爲將産，未驗。

婦人半産漏下，脈小流連者生，急疾大數者死。

新産，寸口脈洪疾不調者死，沉微附骨不絶者生。

姙娠八月欲産，脈實大有力弦緊者生，沉細者危。

脈細匀易産，脈緩氣散難産。

婦人姙娠四月，欲知男女，法三部俱滑而疾，在左爲男，在右爲女；遣向南行，從後呼之，左迴是男，右迴是女。又法：上圊時，夫從後呼之，亦同驗。又法：其夫左乳房有核是男，右有核是女。

反關脈

平人正取無脈，即側手於大指後外廉一路診之乃得，名反關脈。此處名陽谿、列缺，屬陽明大腸絡脈。然此經與肺爲表裏，妻乘夫位，天地交泰生成，無病之脈也。

有平生六脈極清虛，不禁尋按者，不可便斷爲虛。貴人多此，稍大易常，即是有病矣。

脾胃脈

尺中弱甚似無根，脾胃於今脈尚存；大腑色黄猶進食，斯人終不赴幽冥。

小兒脈

小兒三歲以下，看虎口三關紋：紫熱紅傷寒，青驚白色疳，黑紋知中惡，黄色應脾端。大抵黄色隱隱淡紅爲吉，黑色凶。其他紋色在風關爲輕，氣關漸重，命關尤重也。及三歲以上，乃以一指按其寸關尺，當以六七至爲率，添則爲熱，減則爲寒。若脈浮數表熱爲乳癇、風熱、五臟壅。虛濡爲驚風，緊實爲風癇，緊弦爲腹痛，弦急爲氣不和，牢實爲便祕，沉細爲寒。大小不匀爲祟，或小或緩、或沉或短，皆爲宿食不化。脈亂身熱，汗出不食，食則吐，此爲變蒸也。浮爲風，伏沉皆爲物聚，單細爲疳勞。小兒但見憎寒壯熱，即問曾出痘否？或時候發斑疹及痘，須防之。

太素脈僞

貴人脈清虛，富者脈沉實。綿長多壽，躁急多夭。蹇濇主貧，濁滯主賤。此神定於中而不可易者。至如妻財子禄，乃術士妄言，間有準者，亦是他術以切脈爲名爾。亦曾究竟其説，謂如心脈主財，脈旺則財動；肝脈主貴，正旺則名成。譬如二經火動脈旺，豈可便斷爲財爲貴耶？況非軒岐家事，正人君子自不被其惑也。男尺沉實有力則多男，濇弱則乏嗣；女尺滑實有力則多育，濇弱或偏肥偏瘦，則難於嗣，乃屢驗者。

傷寒六書　明·陶華

傷寒用浮中沉三脈法

夫傷寒，治之得其綱領不難也。若求之多岐，則支離破碎而難矣。何謂也？脈證與理而已。予嘗以浮中沉三脈詳而治之，無所遁其情也。既云傷寒，則寒邪自外入内而傷之，其入則有淺深次第，自表達裏，以此推之而不難也。若夫風寒之初入，必先太陽寒水之經，此經本寒標熱，更有惡風、惡寒、頭疼、脊强之證。寒鬱皮毛，是爲表證，若在他經，則無此證矣。脈若浮緊無汗爲傷寒，以麻黄湯發之，得汗爲解。浮緩有汗爲傷風，用桂枝湯散邪，止汗爲解。若無頭痛惡寒，脈又不浮，此爲表裏罷而在中。中者何？表裏之間也。乃陽明少陽之分脈，不浮不沉，在乎肌肉之間，謂皮膚之下也。然亦有二焉：若微洪而長，即陽明脈也，外證目痛、鼻乾、不得眠，用葛根湯以解肌；脈弦而數，少陽脈也，其證胷脅痛而耳聾，如見此證此脈，以小柴胡湯和之。蓋陽明少陽不從標本從乎中治也。過此則邪入裏爲熱實，脈不浮而沉，沉則以指按至筋骨之間方是。若脈來沉實有力，外證則不惡風寒而反惡熱，讝語大渴，六七日不大便，明其熱入裏而腸胃燥實也。輕則大柴胡湯下之，重則三承氣湯選用，大便通而熱愈矣。若脈來沉遲無力，此爲陰證，便當看外證如何，輕則理中湯，重則薑附四逆湯以温之。今將浮中沉三脈列於後，可熟玩之。

傷寒以脈大浮數動滑爲陽，沉濇弱弦微爲陰。然脈理精深，初學未能識察。予謂傷寒之中人，由淺入深，先自皮膚肌肉，次入腸胃筋骨，以浮中沉三脈候之，似乎無所遁乎其情矣。列而爲三，下就註證治之法，則陰陽表裏易見，使因脈以知證，緣證以明治，以此達彼，由粗入精，亦可以爲初學之階梯也。欲究其至極，必須潛心熟玩，仲景之書，庶幾可以入道矣。

浮　初排指於皮膚之上，輕手按之便得，曰浮。此脈寒邪初入足太陽經，病在表之標，可發而去之。雖然，治之有二焉：寒傷榮，則無汗惡寒，用麻黃湯；風傷衛，則有汗惡風，用桂枝湯。一通一塞，不可同也。

浮緊有力，無汗惡寒，頭痛，項背强，發熱，此爲傷寒在表，宜發散。冬時用麻黃湯，餘三時皆用羌活沖和湯。有渴加石膏、知母，無渴不用加。

浮緩無力，有汗惡風，頭疼項强，發熱，此爲寒風在表。冬時用桂枝湯，餘三時皆用加減沖和湯。腹痛小建中湯，痛甚桂枝加大黃湯。

中　按至皮膚之下，肌肉之間，略重按之乃得，謂之半表半裏證也。然亦有二焉，蓋少陽陽明二經，不從標本，從乎中也。

長而有力，此爲陽明證，有頭疼、眼眶痛、鼻乾、不得眠、身發熱、無汗，葛根湯解肌湯。若渴而有汗不解，或經汗過不解而渴，白虎湯或加人參。無汗不渴，並不可服，則爲大忌。

弦而數，此爲少陽經，其證胷脅痛而耳聾，或往來寒熱而嘔，俱用小柴胡湯加減法。若兩經合病，則脈弦而長，此湯加葛根、芍藥。

沉　重手按至肌肉之下，筋骨之間方得，此爲沉脈。亦有二焉。陰陽寒熱在沉脈中分，若沉而有力則爲陽爲熱，沉而無力則爲陰爲寒也。

沉數有力爲陽明之本，表解入裏，惡寒頭痛悉除，反覺惡熱，欲揭衣被，揚手擲足，譫妄狂躁，口燥咽乾，五六日不大便，輕則大柴胡湯，重則三承氣湯選用。

沉遲無力爲寒，外證無熱不渴，反怕風寒，或面上寒甚如刀刮，或腹滿脹痛、泄利、小便清白，或大小腹痛，皆爲陰證。輕則理中湯，重則四逆、薑附湯。

傷寒至沉脈，方分陰陽，仔細體認，下藥不可造次。倘有差失，咎將歸己。凡診脈必分三部九候，每部必先浮診三候，輕輕手在皮膚之上候脈來三動是也；中診三候；沉診三候，三而三之而成九候。然後知病之淺深表裏，以爲處治之標的。豈可忽略於脈而欲求病之所在乎？明脈識證，辨名定經，得乎心而應乎手，如此而治有枉死者，吾不信也。若脈證不明，處方無法，狂妄行醫，視人命如草芥，他日不受天殃，吾亦不信也。

辨脈雖浮亦有可下者脈雖沉亦有可汗者

夫脈浮當汗，脈沉當下，固其宜也。其脈雖浮，亦有可下者，謂邪熱入腑大便難也。大便不難，其敢下乎？其脈雖沉，亦有可汗者，謂少陰病身有熱也。假若身不發熱，豈敢汗乎？此取證不取脈也。

傷寒伏脈辨

夫頭疼發熱惡寒，或一手無脈，或兩手全無者，庸俗以爲陽證得陰脈，便呼爲死證不治。殊不知此因寒邪不得發越，便爲隱伏，故脈伏必有邪汗也，當攻之。又有傷寒病至六七日以來，别無刑剋證候，或昏沉冒昧，不知人事，六脈俱静，或至無脈，此欲正汗也，勿攻之。此二者便如久旱將雨，六合將晦，雨後庶物皆甦，换陽之吉兆，正所謂欲雨則天鬱熱，若晴霽天乃反涼，理可見也。當攻者發汗，冬用麻黄湯，三時用羌活沖和湯；勿攻者，止汗五味子湯。各有治法，當謹記之。

一提金脈要

或人問曰：治傷寒先明脈證，脈證不明，取方無法，脈證既明，工中之甲。夫脈之一字，實先天後天之造化。何爲先天？何爲後天？何爲脈也？答曰：人之陰陽，即爲先天；人之氣血，即爲後天；脈者非氣非血，乃氣血之先，即營行之道路。又問曰：既知先後天之脈理，須明持脈之要，曰舉、曰按、曰尋三字，若此不明，則陰陽表裏虛實，何以別之？持脈者輕手循之曰舉，重手取之曰按，不輕不重，委曲求之曰尋。初持輕手候之，脈見皮膚之間便得，曰浮，是太陽經脈也。有力者主寒邪在表，無汗爲寒傷榮血，表實者宜汗之；無力者主風邪在表，有汗爲風傷衛氣，表虛者宜實之。脈附於肌肉之下，筋骨之間而得，曰沉，是三陰經脈也。其三陰俱是沉脈，妙在指下，有力無力中分：有力者主熱邪在裏爲裏實，宜下之；無力者主寒邪中裏爲裏虛，宜温之。不輕不重，中而取之乃得，其脈應於血肉之間，陰陽相半。若見微洪，是陽明經脈也，主邪在表多裏少，宜解肌；若見弦數，是少陽經脈也，主邪在半表半裏，宜和解。前之所云陰陽表裏，虛實寒熱，俱在浮中沉三脈，有力無力中分，有力者爲陽、爲實、爲熱，無力者爲陰、爲虛、爲寒。若浮沉中之不見，則委曲而求之。若隱若見，則陰陽伏匿之脈也，三部皆然。或曰：君之了然，非庸俗所能識也。其三脈中有進退焉，有伏脈焉，有可解不可解焉，有歇至焉，有躁亂焉。請備言其所由。答曰：脈大者爲病進，大則邪氣勝而正氣無權；脈緩者爲邪退，緩則胃氣和而邪氣無權。何謂伏脈？一手無脈曰單伏，兩手無脈曰雙伏。若病初起，頭痛發熱惡寒而脈伏者，緣陰邪陷於陽中，不得發越，此欲汗而當攻之，使邪氣退而正氣復，脈自至而病自除，如欲雨則天鬱熱，晴霽天乃反凉之可見也。若七八日以來，別無刑剋證候，或昏冒不知人事，或脈全無者，此欲汗而勿攻之，如六合陰晦，雨後庶物皆甦，換陽之吉兆也。何謂可解不可解？脈浮緩在表者，以汗解之；脈沉實在裏者，以下解之；脈沉遲在裏者，以温解之。且夫浮汗沉下而温，固其宜也，然浮宜下、沉宜汗，其故又何耶？答曰：浮而下者，因大便難也。設使大便不難，豈敢下乎？沉而汗者，因表有熱也。設使身不發熱，豈敢汗乎？何謂歇至？如寒邪直中陰經，温之而斷續者爲歇至。何謂躁亂？因汗下後脈當靜，今反盛者，曰躁亂，大凶之兆也。然則君之言有所據乎？吁，難言也！此出經常大法之格語也。客欣然喜而謝曰：予雖白首窮經，生平仰慕，不意邂逅，幸獲開予茅塞。正謂鼷鼠而發千鈞之弩，甚所不當，可謂切而磋琢而磨者也。較今庸俗，實醯雞坎蛙，不知甕外之有天，井外之有海耳。感君發明於後，豈非再來人乎？遂筆録以示之。

傷寒之病，非比雜科，乃大方脈之首務也。其間脈理精深，艮震無常，死生反掌，甚所難明。苟或有稱治傷寒者，未免羊質虎皮，然則名譽虛隆而實德則病矣。余早年盲學，昏昏如蠅觸牖，後得漢長沙張仲景先師治法，所謂石函遺著，名曰遺芳嘉秘，玩而誦之，以開茅塞，手足舞蹈，不自知也。數試數驗，豈不珍重哉！第恐吾老，子亦猶前之昏學，臨病無措，故將遺旨應手得心訣法，纂以成集，名曰《傷寒證脈藥截江網》〔一〕，與朝夕備覽以看，省己之愚。原夫傷寒之脈，浮、大、動、數、滑爲陽，沉、濇、弱、弦、微爲陰。其弦、緊、浮、滑、沉、濇六者，爲殘賊之脈。故諸脈作病，春弦、夏洪、秋毛、冬石、土緩，爲四季之正脈。浮沉遲數爲客主。左爲人迎，右爲氣口。呼出心肺爲陽，吸入腎肝爲陰。一呼一吸爲一息。寸口爲陽，尺澤爲陰，中爲關界。陽主氣，陰主血。血爲榮，氣爲衛。寒則傷榮，風則傷衛，理自然也。所謂傷寒之病，從淺入深，先以皮膚肌肉，次入筋骨腸胃，專以浮中沉遲數，辨其陰陽寒熱及表裏虛實而斷之矣。諸浮爲在表，輕手於皮膚之上便得之曰浮。略重指於皮膚之下，肌肉之上，陰陽各半得之，曰中，證屬半表半裏。諸沉爲在裏，重手於肌肉之下筋骨之間方得之，曰沉，屬陰。諸遲爲在臟，屬寒；諸數爲在腑，屬熱。陰陽寒熱虛實，用在有力無力中分：有力者爲陽、爲熱、爲實，無力者爲陰、爲寒、爲虛。雜病以弦爲陽，傷寒以弦爲陰。雜病以緩爲弱，傷寒以緩爲和。傷寒以大爲病進，以緩爲邪退。緩爲胃脈，有胃氣曰生，無胃氣曰死。傷寒病中有神脈，如脈中有力即爲有神，神者氣血之先也。兩手無脈曰雙伏，一手無脈曰單伏，必有正汗也。寸口陽脈中或見沉細者，但無力者爲陽中伏陰。尺部陰脈中或見沉數者，爲陰中伏陽。寸口數大有力爲重陽，尺部微而無力爲重陰。寸口細微如絲爲脱陽，尺部細微無力爲脱陰。寸脈浮而有力，主寒邪表實，宜汗；浮而無力，主風邪，表虛，宜實。尺脈沉而有力，主陽邪在裏，爲實，宜下；無力主陰邪在裏，爲虛，宜温。寸脈弱而無力，切忌發吐；尺脈弱而無力，切忌汗下。初按來疾去遲名曰内虛外實，去疾來遲名曰内實外虛。尺寸俱同名曰緩，緩者和而生也。汗下後脈静者生，躁亂身熱者死，乃邪氣勝也。温之後脈來歇止者，正氣脱而不復生也。純弦之脈名曰負，負者死。按之解索名曰陰陽離，離者死。陰病見陽脈者生，陽病見陰脈者死。

註〔一〕《傷寒證脈藥截江網》即《傷寒證脈截江網》，爲《傷寒六書》之一，又名《傷寒截江網》。

三陰三陽脈證

經云：尺寸俱浮大者，太陽受病也，當一二日發。以其脈上連風府，故頭項痛、腰脊強。傷寒則發熱惡寒，傷風則鼻塞惡風。然傷風有汗，傷寒無汗。

尺寸俱長者，陽明受病也，當二三日發。以其脈挾鼻絡於目，故身熱、目疼、鼻乾、不得卧。又曰不惡寒而作渴，皆爲在經。不惡寒反惡熱，自汗出，大便難，此爲在腑。

尺寸俱弦者，少陽受病也，當三四日發。以其脈循脅絡於耳，故胷脅痛而耳聾、口苦、咽乾、目眩、往來寒熱而嘔，此三經受病，未入於腑者，可汗而已。

尺寸俱沉細者，太陰受病也，當四五日發。以其脈佈胃中絡於嗌，故腹滿而咽乾，或腹痛手足温，自利不渴。

尺寸俱沉者，少陰受病也，當五六日發。以其脈貫腎絡於肺，繫舌本，故口燥舌乾而渴，惡寒，口中和，默默欲寐，時時腹痛，又咽痛三證〔一〕。

尺寸俱微緩者，厥陰受病也，當六七日發。以其脈循陰器絡於肝，故煩滿而囊縮、脣青、舌卷、筋急，或渴不欲飲，食即吐蛔，此三經皆受病也，已入於腑者可下而已。此皆自陽經傳來者，故宜下而去之。非若陰經自中之寒，此則爲真陰證矣，當用四逆湯輩温之。

圖書編 明·章潢

脈總論

脈者何也？莫非氣乎？氣爲衛，衛行脈外。莫非血乎？血爲榮，榮行脈中。然則脈之一字果何物乎？嘗試

註〔一〕咽痛三證　當指《傷寒論》辨少陰病脈證并治所述猪膚湯、桔梗湯及半夏湯主治之咽痛。

原之，必有説矣。蓋人之渺軀，渾然中處，吾身之氣血，即天地之陰陽也。天地之陰陽，所以一升一降者，必有主宰者焉。人身之氣血，所以一周一轉者，必有統御者焉。知此則知脈矣。古之䘑字，從血從𠂢，所以使氣血各依分派而行經絡也。今之脈字從月從永，所以使肌肉以之長久而保天年也。脈者有三：一曰命之本，二曰氣之神，三曰形之道。經所謂天和是矣。至於折一肢、瞽一目，亦不能害生，而脈不可須臾失矣，失則絶命害生也。春之生也，吾之脈與天地之氣同升；夏之長也，吾之脈與天地之氣同浮；秋之殺也，吾之脈與天地之氣同隆；冬之藏也，吾之脈與天地之氣同流。分而言之，曰氣、曰血、曰脈。總而言之，惟脈運行氣血而已。是氣血盛則脈盛，氣血衰則脈衰；氣血和則脈平，氣血亂則脈病；氣血壯則脈大，氣血微則脈小；氣血熱則脈數，氣血寒則脈遲；長人則脈長，短人則脈短；性緊則脈緊，性緩則脈緩；室女尼冠則脈濡，嬰兒稺子則脈急。脈爲氣血之體，氣血乃脈之用也。然則氣血能使脈之盛衰，而氣血之勝衰，則又以穀致焉。蓋穀入於胃，脈道乃行。穀氣多則血氣榮昌，脈亦盛矣。穀氣少則血氣微弱，脈亦衰矣。故經曰：四時以胃氣爲本，脈無胃氣則死矣。論而至此，脈之一字，豈非太乙天真之元氣乎？

診脈方位不同

醫家之脈訣，三部九候，莫知其所由從。世謂宗叔和、秦越人以爲發明《内經》，而《内經》謂：尺内兩旁則季脅也，尺外以候腎，尺裏以候腹。中附上，左外以候肝，内以候膈，右外以候胃，内以候脾。上附上，右外以候肺，内以候胷中，左外以候心，内以候膻中。前以候前，後以候後。上竟上者，胷喉中事也。下竟下者，少腹腰股膝脛足中事也。以是諦詳之，三部之相屬錯而背，何歟？又輕按得腑脈，重按得臟脈，且深疑焉。以按之上下，分陰陽於腑臟，則九候之浮中沉，乃不能施矣。九候廢而診道荒，何以制方劑哉？是古今名家能奏功紀籍，皆倖而偶合者。夫脈者血之腑，呴之爲氣，濡之爲血。氣運脈之外，而血榮脈之中。故十二經十五絡又八奇經，惟貯而官者爲臟腑，以見於脈。若合系而獨持之，則無所名於具矣。故心包絡三焦不得爲無位，兩腎不得爲自離，而叔和異之，並其可諦者。

診脈當依時月

人身血脈，與天地同周流，此理之必然者。一歲自春而冬，一日自子而亥，莫不相應。以十二月言：一月屬肝，足厥陰經，至於十月，膀胱足太陽經。以十二時言：又每日自子時注膽，自亥時注三焦。則審脈者，如一月之内宜以肝爲主，如每日子時即宜以膽爲主矣。醫家止知審六脈虚實，而當所旺所注之月與時，其虚實莫之辨焉，謂之善察脈理可乎？況脈有浮中沉之不同，藥有表裏和之不一。察其在氣在血，定其行陰行陽，一循天時以調治之，吾亦罕見其人矣。

脈分三部五臓

脈有三部：曰寸、曰關、曰尺。寸部法天，關部法人，尺部法地。寸部候上，自胷膈心肺咽喉頭目之有疾也。關部候中，自胷已下小腹之有疾也，脾肝膽皆在中也。尺部候下，自小腹腰腎膝胻足也，大腸小腸皆在下也。皆《内經》所謂上以候上、下以候下是也。此與十二經配合不同，亦存之，以俟有定見者。

論診脈大法

夫療病以識脈爲先，識脈必明金木水火土之理，次察虚實賊微正之邪，更復辨其部位，則病若指其掌焉。芤、實、洪、弦、緊、伏、沉、濡、滑、浮、濇、弱、微、遲、緩，皆左右手之主脈也。左手三部，所主温、風、寒也。温、風、寒病得於外，是外邪所感，致五行不平也，皆客隨主變。客既隨主而變，所見者主脈而已。右手三部，所主燥、濕、暑也。燥濕暑病生於内，是内自傷，五行自不能平也，皆主隨客變。主既隨客而變，所見者客脈而已。此脈法之大概。及其互相變見，或左脈見之於右，或右脈見之於左，或陰陽更相乘，或陰陽更相伏，或一脈爲十變，脈理精微，非一言可盡，然其要不越乎陰陽五行而已。且左右之脈，五行分之，各得三脈，五三一十五脈也。芤、實、洪應心，屬火；絃、緊、伏應肝，屬木；沉、濡、滑應腎，屬水；浮、濇、弱應肺，屬金；微、遲、緩應脾，屬土。至於五行當更相平，一有不平，病即見焉。而又當詳審乎主脈客脈之相合，何謂主？洪弦沉濇緩是也。何謂客？本部不應得之脈皆是也。能如是，可以盡知内傷外感，主客標本之別，判然在目。夫何謬哉？

論辨臟腑脈法

蓋五臟六腑之脈，詳觀《素》、《難》、《脈經》諸書，俱載臟脈周備。惟腑脈只言浮沉微甚，即陰陽剛柔之義。五臟屬陰，六腑屬陽，配合表裏，分爲六部，各司其職，固臟腑之脈同部見焉。臟脈主沉主微，腑脈主浮主甚。假令肺部如三菽之重，與皮毛相得者，肺脈也。浮於三菽者，太陽脈也。大抵臟脈來微，腑脈來甚者也。《難經》有云：然。遲者臟也，數者腑也，亦陰陽之意耳。但腑之脈分別五邪，必於本臟互相推求，明證定擬，則庶無差誤矣。

古今圖書集成醫部全録卷八十五

脈　法

古今醫統　明・徐春甫

脈訣辯妄

脈自《内經》以下，歷周秦漢，鮮有得其旨緒者。至晉・王叔和氏以脈鳴時，撰有《脈經》，可謂詳切。惜其謬以大小腸候之兩寸，致有後人乘訛集爲《脈訣》，遂致《脈經》幾隱晦也。至宋・龐安常氏始得經意，而有人迎氣口之辯。嗣後論脈，未能或之先也。脈爲醫之關鍵，醫不察脈則無以別證，證不別則無可以措治。醫惟明脈則誠良醫，診候不明則爲庸妄。脈其可以弗辯乎哉？況醫道之創制，始於神農而闡於軒岐，先賢以論醫論脈，必本乎《内經》。《内經》爲軒岐問答之書，貫徹天人，該博義理，所謂三墳之書者是也。夫何六朝・高陽生竊晉・王叔和氏之名撰爲《脈訣》，以左心、小腸、肝、膽、腎，右肺、大腸、脾、胃命爲歌成帙？謂淺近易習，致使後學樂從，訛承惑固而不知覺。蔡西山、戴同父氏力爲之辯，而辯之未盡辯也。右尺、命門、三焦，並無經臟可候之理，由辯而知其非者，僅千百之一二。小大腸候之兩寸，就以王氏《脈經》，誠爲妄謬。又況《脈訣》之妄以誣人乎？分以七表八裏九道之名，夫何爲也？以表言之，則實脈非表也；以裏言之，則遲脈非裏也；而道更不知爲何道也！此其所以爲妄者一也。又以脈狀圖之以示人，而弦脈固可圖也，而數脈、遲脈、促脈、結脈皆以至數爲狀而可以圖之乎？此其爲妄者二也。夫以言而傳之者，亦下學之事耳。上達者以神領，以心悟，而後得其妙焉。彼以左寸心與小腸同候，不知其祖述何聖？抑不知其祖述何經？既不祖述，必據以理之可準，義之可通而固可宗也。以理言之，則大小腸皆居下部之地，今乃越中部候之寸上，謂理之可準乎？抑義之可通乎？又謂左寸浮以候小腸之脈，設只單浮，則心脈無矣。經曰：心脈絶，死不治。心脈可以一日無乎？予逆推其小腸配於左寸之誤也，彼蓋因夫手少陰心經與手太陽小腸經爲表裏，誤移於寸口合而診之。其大腸配於右寸之誤也，因夫手太陰肺經與手陽明大腸經爲表裏，誤移於寸口合而候之。殊不知經絡相爲表裏，診候自有異同。《内經》以心配膻中，肺配胷中，以肝配膈，以脾配胃。兩尺外以候腎，内候腹中，下部之位。故三部寸關尺之配診，則各因其臟腑之位焉，何常泥於經絡而候之也？況且命門並無經臟，三焦亦非一腑，而何可以候之右尺耶？原夫大小腸居小腹之下部，今而逆候寸口之上部，惡乎？宜乎？經絡表裏，部位診候，各有所屬，豈容强合以亂經位，此其爲妄者三也。吾之浮以候表，主於外。心部之表候者，目眥汗膝之所屬也。沉以候裏，主於内。心部之裏候者，精神氣血之所屬也。又謂女人與男子脈相反悖，致使後人有以左尺候心，右尺候肺者，殊不知男女之異者不過氣血之少異，尺寸之强弱，五臟六腑定位，固亦可以異乎？此其爲妄者四也。予其容以弗辯乎哉？今述《内經》脈候統屬診法，質疑刊誤以正其非。君子觀之，當自覺矣。

部位

脈要精微篇曰：尺内兩旁則季脅也。尺外以候腎，尺裏以候腹。中附上，左外以候肝，内以候膈；右外以候胃，内以候脾。上附上，右外以候肺，内以候胷中；左外以候心，内以候膻中。前以候前，後以候後。上竟上者胷喉中事也，下竟下者少腹腰股膝脛足中事也。此《内經》寸關尺三部候法。至《難經》、《脈訣》易之以大小腸配於心肺，而此竟鮮有能究之者。然則三部孰有準於是哉？今世言脈之三部則是，而其内外之候法，若非心穀汪先生質疑之著，其孰從而知之？質疑曰：内外每部，有前後半部之分也。脈之上至應前半部爲外，屬陽；脈之下至應後半部爲内，屬陰。上至者，自後而進於前，陽生於陰也；下至者，自前而退於後，陰生於陽也。概而言之：臟腑近背之陽位者，以前半部候之；近腹之陰位者，以後半部候之。細而分之：如兩尺內外前後兩旁之交，猶夫季脅之位，界腰腹以分內外者也。兩尺前之半部以候腎附腰脊之陽位者；兩尺後之半部以候腹中之陰位者。自尺而附上爲關，在左則前以候肝之居於左脅近背之陽位，後以候膈之當胃口之陰位者；在右則前以候胃之近脊之陽位，後以候脾之居於右脅近腹之陰位者。又上自關而附上爲寸，在右則肺居上右之陽位，胷中居膻中穴上之陰位也。故於茲前後分而候之，至若前以候前，後以候後云者，則申上意而概言之也。以自關中溢寸候胷至頭之事，以自關中盡尺候臍至足之事，則承上意而廣言之也。此其爲尺寸前後內外之候也。夫心肝脾肺俱各一候，惟腎一臟而當兩尺之候，何哉？此陽一陰二之理也。夫心肝脾肺居於膈上陽位，其數奇，故各一形一候。惟腎居於膈下陰位，其數耦，故形如豇豆兩枚，對附腰脊之左右而分候兩尺，此水潤下之理也。《脈經》及《刊誤》，並以兩尺候腎者，得此意也。《難經》、《脈訣》乃以左尺候腎屬水，右尺候手厥陰，配之命門少陽三焦相火失之矣。夫命門者，《銅人》以背脊十四椎下一穴，謂之命門。據此內無正臟，外無正經，何以列部？且手厥陰經之臟，命名不一，有以心包絡言者，有以七節之旁中有小心言者，有以代心主病言者，有以兩腎靜水動火言者，皆無稽之言也。考之金匱真言篇曰：肝、心、脾、肺、腎五臟爲陰，膽、胃、大腸、小腸、膀胱、三焦六腑爲陽，此以十一臟而配十二經，則手厥陰一經無臟之可配矣。考之靈蘭秘典篇，岐伯對黃帝十二臟之問曰：心者君主之官，神明出焉；肺者相傅之官，治節出焉；肝者將軍之官，謀慮出焉；膽者中正之官，決斷出焉；膻中者臣使之官，喜樂出焉；脾胃者倉廩之官，五味出焉；大腸者傳道之官，變化出焉；小腸者受盛之官，化物出焉；腎者作强之官，伎巧出焉；三焦者決瀆之官，水道出焉；膀胱者州都之官，津液藏焉；氣化則能出矣。觀此膻中足十二臟之數，以備十二官之用，然則配手厥陰之經者，不在膻中與？誠以膻中乃心前空虛之處，與心同志爲喜。喜笑者火之司也，則知司火以爲心火之相應者也，常藏氤氳之氣。《靈樞》謂之宗氣，又謂之氣海。其氣之餘，淫於胷之上焦，由肺布於一身，以爲生生不息之運用，經謂少火生氣是也。苟一失常，則外暑內熱而燔灼臟腑，謂之相火、龍火，經謂壯火食氣是也。是知膻中者，手厥陰心主相火之臟也。故本文以配心臟君火，分外内而同候左寸，此火炎上之理也。原手厥陰之經，起於胷中，絡之三焦，由腋上行臂手之内，終於手之中指。然經與臟俱值身之上部，當候於寸，而以右尺候之可乎？又三焦者，手少陽之腑上下通者也。《靈樞》云：上焦如霧，中焦如漚，下焦如瀆。此以胷爲上焦，氣之原也；膈爲中焦，血之原也；腹爲下焦，水之原也。位分不同而主治亦異，此本文所以有胷膈腹中之異候。原手少陽之經，起手無名指端，行肘臂外，循肩上頭，一支下絡膻中，屬於胷膈腹之三焦，則非下焦之可得而專者，而專以右尺候之可乎？且腑不及膽者，何也？則於肝寄之矣。腑不及小腸大腸膀胱者何也？於腹中統之矣。抑是三腑者，皆居腹之下，宜以兩尺後半部而分左右候之，小腸從心列左，大腸從肺列右，膀胱與小腸相通而同其候則是也。《難經》等書，舍其臟腑高低，拘之外經表裏，以左寸候心小腸，右寸候肺大腸，則非也。考之《樞要》等書，亦多以左尺主小腸膀胱前陰之病，右尺主大腸後陰之病。今以經候前後外内之法言之：常診一部之中，上下之至，軟滑應時合位者，謂之中和之脈，爲平。前後上下之至，有太過不及，失時反位者，謂反常之脈，爲病。然必察上至下至脈狀同異而分統屬之候。蓋因屬之五行，氣同則合上升，惟水潤下；氣異俱有升降，以分陰陽。故上下之至同者以統斷之。寸關病在前候，兩尺病在後候，上下之至異者以屬斷之。上至病在前候，下至病在後候，上下互見和乖，和主平而乖病也。上下相同，同中之有異者，主異者之候而爲病也；上下相同，强弱之有尤者，主尤者之候而爲病也。濇、滑、長、短、洪、細、芤、遲八脈有之，大法統屬，兼審浮沉、虚實、陰陽、溢覆。浮以候表，通主皮毛、筋脈、頭項、腰脊、肢節、筋肉之屬也；沉以候裏，通主臟腑、骨髓、咽喉、二便之屬也。虚者不及，以爲癢麻痿泄之證也；實者太過，以爲脹壅疼秘之證也。上至爲陽，以候上升之病也；下至爲陰，以候下降之病也。上至出部爲溢，下至出部爲覆，所候同前。且以濇之不及一脈例之，如兩尺前之上至，此腎之所候也。診得浮濇主耳聾。蓋腎藏精而寄竅於耳，耳得腎之精氣，上榮而能聰聽，今浮而濇，爲腎不足，不能上榮於耳，則耳聾矣。沉濇主腰痛，蓋腎附脊而外候於腰，腰得腎之精氣，内滋而能轉摇，今沉而濇，爲腎不足，不能内滋於腰，則腰痛矣。左尺後之下至，此腹中小腸膀胱之所候也。浮濇主足膝冷麻，蓋腹下焦之位也，陽氣不足，不能外温足膝，故足膝爲之冷麻矣。沉濇男主遺精，女主帶下，腹中水精之經也。陽氣不足，不能內固前陰，故精帶而滑下矣。右尺後之下至，此腹中大腸之所候也。浮濇與左同斷，沉濇主大便難，腹中爲大腸之原也。大腸本多氣多血之經，今沉而濇，爲大腸氣血不足，則氣滯血燥而大便難矣。左關前之上至以候肝，浮濇則主肝血不能上榮而目昏；沉濇則主肝氣内鬱而脅脹。左關後之下至以候膈，浮濇則主中宫之濕，滲入囊中，故睾丸偏大兼急而爲痛；沉濇則主中焦之氣不能榮精於心肺。故滯於膈爲脹甚爲痛也。右關前之上至，浮濇主惡吐，沉濇主少食，此候胃陽以司納受者也。右關後之下至，浮濇主四肢惡寒，沉濇主飲食難化，此候脾陰以司運化者也。右寸前之上至，所以候肺，浮濇主頭痛，肺輸氣之臟也，其氣宜充而不宜減，今浮兼濇，爲肺之氣不足，不能上充於頭，故頭無所滋稟而爲虛痛耳；沉濇主痰滯，肺通氣之臟也，其氣宜利而不宜滯，今沉兼濇爲肺之氣不利，滯而爲痰，或由痰遏肺竅而爲咳嗽耳。右寸後之下至，所以候胷中，浮濇兩膺刺痛，兩膺俱胷之旁也，今沉兼濇，爲胷中之氣不足，不能外充兩膺，故兩膺氣滯而刺痛耳。沉濇主短氣，胷爲上焦，氣之原也，今沉兼濇爲胷中之氣不足，不能給肺之輸送，故氣短而不相續耳。夫心候諸左寸前之上至，浮濇主頭眩以心血不能外榮於頭，故火因之扇動而頭眩耳；沉濇主虛汗，以心血不足，則火因之内蒸而爲汗耳。膻中候諸左寸後之下至，浮濇主兩臑惡寒，臑乃膻中手厥陰經過之分也。外經氣不足則腠理失衛，邪因外襲，故近臑之處惡寒耳。沉濇主驚，膻中宗氣之藏也，膻中之氣不足，則火耗心血，神不內守，故驚悸而不寧耳。此舉濇脈以見例，餘可類推矣。

診候有三

上古診法有三者：其一，診十二經動脈，分天地人三部九候，以調虛實。其二，以喉旁人迎與手寸口參診取四時，若引繩大小齊等曰平，偏盛曰病。其三，獨取氣口分寸關尺外內，以候臟腑吉凶。今廢其二，惟氣口之診行於世，而且失其真。噫，可勝惜哉！

龐安常脈論

察脈之要，莫急於人迎寸口，是二脈相應，如兩引繩，陰陽均則繩之大小等。凡平人之脈，人迎大於春夏，寸口大於秋冬。何謂人迎？喉旁取之，《内經》所謂别於陽者也。越人不盡取諸穴之脈，但取手太陰之行度魚際後一寸九分，以配陰陽之數，而得關格之脈，然不先求喉手引繩之義，則昧尺寸陰陽關格之所起。寸口倍於尺，則上魚而爲溢，故言溢者寸倍尺極矣。溢之脈，一名外關，一名内格，一名陰乘之脈。曰外關者，自關以上外脈也。陰拒陽而出，故曰内〔一〕格。陰主於寸，動於尺，今自關以上溢於魚際，而關以後脈伏行，是爲陰壯乘陽而陽竭，陽竭則死。脈有是者死矣。此所謂寸口四倍於人迎，爲關陰之脈者也。關以後脈當一寸而沉過者謂尺中倍寸口，至三倍則入寸而爲覆，故言覆〔二〕者尺倍寸極矣。覆之脈一名内關，一名外格，一名陽乘之脈。内關者，關以下内脈也。外格者，陽拒陰而内入也。陽生於陰，尺動於寸，今自關以下復入尺澤，而關以下脈伏行，則爲陽亢乘陰而陰竭亦死。脈有是者死矣。此所謂人迎四倍於寸口，爲格陽之脈也。經曰：人迎與寸口皆盛過四倍，則爲關格。關格之脈羸不能極天地之精氣而死。所謂關格者，覆溢是也。雖然，獨覆獨溢，則補瀉以生之。尺部一盛瀉足少陽補足厥陰，二盛瀉足太陰補足少陰，三盛瀉足陽明補足太陰，皆二瀉而一補之。四盛則三極，導之以針，當盡取少陽太陰陽明之穴。脈弱者取三陽於足；脈數者取於手少陽二，當補於陰一，至寸而反之。脈有九候者，寓浮、中、沉於寸關尺也。越人不取十二經之穴，直以二經配合於手太陰，行度自尺至寸九分之位，復分三部，部中有浮、中、沉，以配天地人也。又曰中風木、傷寒金、濕水、熱火。温度起於濕，濕則土病，土病而諸臟受害，其本生於金木水火四臟之變也。陽浮陰微爲風濕，陽數陰實爲温毒，陽濡陰急爲濕温，陰陽俱盛爲温瘧。其治也：風濕取足厥陰木，手少陽火；温毒專取少陰火；傷寒取手太陰金，手少陰火；濕温取足少陰水。鄉人皆謂我能於傷寒，我察傷寒與四温變證，辨其疑似而不可亂也。故定陰陽於喉手，配覆

註〔一〕内　原作「外」，據文義改。
〔二〕覆　原作「寸」，據文意改。

溢於寸尺，寓九候於浮沉，分四温於傷寒。此皆扁鵲略開其端，而餘參以《内經》諸書，可究而得其説，審而用之，順而治之，病不得逃焉。

脈有七診九候

七診者，診宜平旦一也，陰氣未動二也，陽氣未散三也，飲食未進四也，經脈未盛五也，絡脈調勻六也，氣血未亂七也。故乃可診有過之脈也。九候者，三部各有浮中沉三候，三三爲九候也。浮以候表，頭面皮毛汗湊之屬也；沉以候裏，臟腑二便骨髓之屬也；中者無過不及，非表非裏而無疾之可議，《中庸》所謂天下之正道者也。反此者病。

神門命門人迎辨

經脈别論篇曰：食入於胃，濁氣歸心，淫精於脈，脈氣流經，經氣歸於肺，肺朝百脈，輸精於皮毛，毛脈合精，行氣於腑，腑精神明，留於四臟，氣歸於權衡，權衡以平，氣口成寸，以决死生。又曰：氣口者亦太陰也。是以五臟六腑之氣味皆出於胃，變見於氣口。蓋以氣口包括五臟六腑之總名也，此氣口之所爲寸口。而人迎、命門、神門之脈，又各有其經也。氣口成寸之位，烏可以容三脈之紊，而三脈自有本位，豈可以容牽合也哉？脈要精微篇有尺而附上，上附上之分，自是三部寸關尺之議本於此也。《脈經》謂左手關前一分爲人迎，誤也。愚常考之《内經》，人迎診候乃是陽明胃脈，位在結喉兩旁動脈是也。《靈樞》五色篇曰：人迎盛堅者傷於寒，氣口盛堅者傷於食。《綱目》釋謂氣口脈在兩手掌後，手太陰之脈也；人迎脈在結喉兩旁，足陽明之脈也。蓋謂胃爲六腑之源，故與氣口配診，以知疾病之端。龐安常論之詳矣，茲不復贅。考之神門脈，《内經》有曰：神門絶，死不治。神門爲手少陰心經之動脈，穴在掌後側寸之分，與大淵相對。《脈經》謂兩手尺前爲神門，誤也。又以右尺爲命門，亦嘗考之，命門在督脈十四椎下陷中，兩腎之間，與臍相對。固爲真元之根本，性命之所關，腎雖屬水而實有相火寓於其中。太極所謂動者静之基，則是静而生水者本也，動而挾火者標也。虞天民謂命門象門中棖闑，司開闔之象，惟其静而涵養乎一陰之真，水動而開，鼓舞乎龍雷之相火，水爲常而火爲變也。可謂深得命門相火之旨者矣。王氏牽合以配三焦之過，而遂失其大經，弊延後世，無復覺焉。予自業醫，問師心谷汪先生，首以此語。初尚未知，深契沉潛於兹二十餘年，方有定見。淵乎至哉，經義昭然，但學者不加察耳。傳弊日久，乘訛弗覺，今驟語之而不入也，故著《脈訣辯妄》以救之。惟其釐革故習，以沐新盤，端有仗於同志君子。

統屬診法候病

候病所在，逐部診視。合位應時，軟滑者吉。

註　合位，如肺應皮毛，心應血脈，脾應肌肉，肝筋腎骨之類是也。應時，如春弦、夏鉤、秋毛、冬石，四季軟滑是也。軟滑，如經云脈弱以滑，是有胃氣也。

病脈反之，大小獨異，上下之至，異同候分，統屬爲式。六部脈屬五臟，應乎五行之氣，氣同則合上達，惟水下趨；氣異俱有陰陽升降之義。

註　如左寸主心屬火，氣同則合上炎，氣異則分陰陽。右寸主肺屬金，氣同則合上光，氣異則分明暗。左關主肝屬木，氣同則合上達，氣異則分春秋。右關主脾屬土，氣同則合上升，氣異則分寒温。兩尺主腎屬水，氣同則合下流，氣異則分溢覆。

故脈前後狀同，統候兼主其一。寸關病在前候，兩尺病在後取。

註　如左寸前以候心，後候膻中；右寸前以候肺，後候胷中；左關前候肝膽，後以候膈；右關前以候胃，後候脾宫；兩尺前以候腎，後候腹中之類是也。

前後之狀異者，屬候岐之爲二：上至病在前候，下至病在後位。前後互現和乖，乖病和平。前後同中有異，異者病擬。

註　如上下至俱弦，或弦兼濇，則取兼濇之候爲病也。

前後强弱相同尤者之候。病及前陽後陰，候病陰降陽升。前溢後復，出部升降倣此。洪細長短，濡芤滑濇，統中未詳，屬相出入，統屬兼審，浮沉虛實。浮表經脈，皮毛腠理，四肢百節，頭面背膂，沉裏口舌，咽喉骨髓，五臟六腑，大便小水。兩旁外內，亦分表裏。侵外身熱，侵內積滯。

註　經云：推而內之，外而不內，身有熱也。推而外之，內而不外，有心腹積也是已。

虛爲不足，癢麻瀉痿。實爲有餘，脹壅痛秘。統常屬變，法稽經旨。附以管窺，條陳大意。

統　候

浮以候表，諸陽之位。浮實爲邪，浮虛少氣。浮盛按衰，裏虛表實。浮有按無，無根之喻。平人壽夭，患者不起。心肺浮盛，風寒外鬱。左關脈浮，腹脹溲濇。右關脈浮，胃虛停食。肝腎並浮，則爲風水。

註　其脈自沉，外證腹滿不喘，曰石水。

沉以候裏，諸陰之位。沉實爲積，沉虛少氣。寸沉氣鬱，尺沉本位。喘嗽肺浮，轉陷不吉。肝腎並沉，則爲石水。

註　寸口脈沉滑者，中有水氣。面目腫大有熱，或身體反腫而或惡風，一身悉腫，脈浮不渴，續自汗出而無大熱者，皆曰風水。

遲爲陰盛，氣血凝泣。遲實爲疼，遲虛寒滯。消中夏月，沉遲俱忌。寸遲少氣，尺血不給。

數爲陽盛，氣血燔灼。數實爲熱，數虛爲躁。浮數有力，寒傷經絡。浮數無力，傷風痰嗽。浮數振寒，或脈時數。身有痛處，皆主癰作。沉數有力，實火內爍。沉數無力，虛勞爲惡。雜病初遲，多宜補藥。病退數存，未足爲藥。數退證危，真元以脱。數按不鼓，虛寒相搏。微數禁灸，洪數爲火。乍數乍踈，魂歸岱岳。細數而虛，虛勞陰弱。兼沉骨蒸，兼浮喘作。加之嗽汗，喉疼俱惡。數候多凶，匀健猶可。惟宜小兒，傷寒孕瘧。左寸數兮，惡吐頭疼。數緊頭痛，數虛口瘡。數止腫毒，數健爲狂。短數心痛，洪數心煩。右寸數兮，肺金火爍。

數緊喉痛，數滑喘嗽。沉滑骨蒸，夏逢難保。左關數緊脅痛，數止多因怒過。數長渾身壯熱，數弦則是肝火。右關數兮口臭，浮數易飢易飽。左尺數而或止，俱主赤尿淋濁。數虛下部生瘡，右尺數臨糞燥。

滑爲血聚，爲妊爲痰，宿食水飲，積熱食溢。洪滑熱痰，咳喘眩運。一二部逢，女姙可决。但滑而散，三月之胎。短滑酒傷，或爲水逆。脈弱以滑，是有胃氣。滑雜大小，霍亂吐瀉。秋逢浮滑，兒扶易瘥。沉滑反時，逢冬永決。滑數痰多，肌消死例。左寸短滑尺濇，女人血崩；右尺和滑爲姙，間滑阻月。

濇爲血少，敗血惡寒，滯下遺精，瀉利汗泄。浮濇而短，肺之本體，浮濇惡寒，沉濇腹疼，緊數爲痺，弦濇少血。濇甚痰多，最難扶濟。數更細濇，虛勞永決。寸濇尺弦，腹痛可決。寸脈浮數，尺濇下利。血清沉弦，細濇腹疼，陰證之例。

實爲氣壅，脹痛嘔吐。脈實而滿，四逆頭熱。春秋爲順，冬夏爲逆。左寸逢實，心熱咽乾，右寸逢實，氣壅痰厥。左關腹脹脅疼，右關食難化尅。左尺小便濇難，右尺熱凝糞結。

虛爲虛候，氣血耗散，驚悸恍惚，倦瘻汗出。虛大陽虛，病屬內傷。夏虛傷暑，身熱汗泄。輕按見虛，隨位而別。左寸昏運，右寸下血。左關眼花，右關倦泄。左尺陰痿，右尺瀉作。尺虛寸搏，血崩可決。肝腎幷虛，則死不治。虛候宜補，右氣左血。浮陽沉陰，尺寸倣例。

洪爲熱候，隨宜而制。浮洪無力，虛火宜益。沉洪有力，實火宜瀉。洪緊癰疽，洪長壯熱。洪濇而弦，謂之三尅。加以浮沉，隨位而決。浮洪沉小，表强裏怯。浮細沉洪，反推洪轉。細兮病退砒傷，洪數暴吐氣弱。暮洪朝細，服藥有效。脈形今咋，細洪互變。老人六脈浮洪，兩寸洪盛俱逆。一部獨洪病推，少壯逢洪可濟。心微而肺洪盛，左脇一點之疼。心肝浮弦沉洪，肩背痛因提掣。肺脾浮洪沉濇，食少腹膨。浮細沉洪，睡中汗出。

細爲少氣不足之候，前細後大氣短，前大後細脱血。六脈勻細，男平而女懷胎。洪細不調，病忌瀉兼厥逆。浮沉細爲氣虛不足，偏宜虛怯。

緊爲疼候，寒邪搏擊。浮緊或濇兼之，俱屬傷寒之始。無汗寒熱鼻乾，頭背俱疼强直。左寸浮緊傷寒，沉緊則爲心氣。右寸浮緊頭疼，兼大痰嗚喘急。沉緊滑爲咳痰，沉洪緊爲喉痺。左關浮緊筋疼，沉緊脅疼寒鬱。右關浮緊腹膨，沉緊腹疼吐食。尺逢浮緊胻痛，按濇則爲耳閉。沉緊溲濇腹疼，細緊小腸疝氣。

緩爲風熱，膚頑痿痺。洪緩濕熱，細緩寒濕。小兒風熱，緩生急死。浮緩傷風，兼大同議。自汗寒熱而衄，頭背俱疼而急。寸逢浮緩，左右俱主傷風，左逢沉緩健忘，右爲短氣。左關浮緩風運，沉緩氣短。右關浮緩腹膨，沉緩少食。從容和緩爲平。尺逢浮緩足痿。左尺沉緩溲頻，月水多來；右尺浮緩泄瀉，腸風入胃。

長爲氣治，兼諸濡滑爲平。心長神全，尺長期頤可卜。老逢長濡壽悠，急爲胃氣不足。浮洪而長，顛狂熱深。傷寒熱長，陽明熱伏。沉細而長爲積，高下須分。左寸㬚膈虛脹，右寸痰鬱。左關肝氣脅疼，右關則屬脾胃。兼洪傷於肉葷，兼滑傷於酒冰，兼濇雞腐所傷，兼弦菜果之滯。兼濡酒傷則瀉，兼急腹疼。左尺經水愆期，右尺疝氣。

短爲氣虛，脹痛虛吐。上短下長，痛在頭項。下短上充，淸在腰足。

促爲陽盛，爲狂爲怒。五積於中，脈因而阻。漸退則生，漸進不救。病後得之，幽期甚速。

結爲陰盛，陽無所附。浮結四肢浮腫，沉結大便下紅。一結一升，再結二升。浮沉結而侵内，多陰少陽爲蠱。傷寒結代，心悸虛故。

代爲氣衰，其死可卜。宜於風家，痛極姙婦。

牢爲裏實，胃氣不足，脅痛疲勞，脹滿氣促。

革爲虛寒，半産崩漏，虛瀉失血，精氣不固。暴病可生，久病命殂。

弦爲氣斂，癆瘧拘急，積飲寒熱，陰虛冷痺。浮弦無力，外傷風邪。弦緊爲寒，弦緩爲濕，弦滑爲痰，弦細少氣。春病無弦，失主非宜。秋深弦盛，金虛木實。弦狀多同，土逢木抑。弦急而散，雜病不吉。大抵十人，九弦兼之。濡滑爲胃，兼急則爲疼痛，兼洪則爲火熾。弦多胃少曰病，但弦無胃曰死。左浮弦濇，夏與秋逢爲瘧。按之即滑，熱多寒少奚疑？弦兼洪盛，先宜解邪散熱。右關虛弱，邪輕補劑方施。左浮弦濡，氣虛脊痛。浮沉弦濇，痰盛榮虧。沉小弦濇，虛汗無分。盗自右洪弦急，陰虛火旺難醫。左寸浮弦沉大，心氣之痛；浮弦而大，按濇痼發如癡。右寸浮弦沉大，病因痰火所爲。浮大虛爲鼻窒，兼弦頭痛。有時左關逢弦，須審浮沉之異。浮陽沉陰，内寒外熱之持，浮陰沉陽，寒熱反之。右關浮弦，胷膨噫氣。浮弦按濇，易飽易飢。弦細倦眠，浮弦急爲砂發。弦細而急，肝之真臟形脾。尺浮弦急，下部爲痛。沉弦細濇，陰證寒羈。雙弦爲飲，並出而細。左寸稀涎上溢，關尺脅痛而推。

動爲體疼，勞驚崩瀉。在陽出汗，在陰發熱。

散爲血耗，表强裏怯。浮洪兼散，夏月本體。傷寒逢散，證忌咳逆。尋常散多非宜，産後解索宜益。

伏因有積，脈藏不出。伏細少氣，伏數熱厥。左寸脈伏，神不守舍。右寸逢伏，毒發寅午戌年。關尺伏逢爲積，或因痛極。

芤爲失血之候，審位高低而出。在上吐衂痰紅，在下崩漏下血。

濡爲氣虛之候，表虛少氣爲原。左寸心驚噫氣，左關體弱目昏。左尺傷精陰痿，小水頻數血崩。右寸虛汗，或爲痔漏下血。右關食積，右尺虛瀉未寧。

微爲血少之候，不能衝灌其經。六脈俱微産絶，肝腎俱微同評。左寸微盗汗，右寸微惡寒。左關微脅脹，女微後患崩。右關微積食，尺微濇崩漏。浮洪按微渺，病者入幽冥。在左遺精崩帶，在右虛瀉腸鳴。

弱爲虛候，内傷血氣，老人爲宜，少壯爲忌。左寸逢弱，盗汗心悸，右寸逢弱，身疼短氣。左關弱兮筋痿，右關弱兮停食。左尺逢弱，骨髓浮頻。右尺逢弱，臨晚熱至。

屬候

左寸前候乎心，心司血脈，汗舌其診。浮滑頭疼，眩運多痰。浮滑而洪，女子懷孕可決。浮短浮洪，浮弦細急頭痛，浮濇頭運惡寒。兼而同例，浮兼三𠜂，頭運有痰，沉濡濇弦，憂氣鬱結。沉洪口渴。沉滑心熱痰涎。

沉細溢前，心膈虛膨宜益。沉濇或兼之弦，沉短與芤汗出。沉短大濇，虛煩不眠。三𠜂而沉，口乾上熱。

左寸後候，膻中宗氣。浮濇或幷其弦，臂臑惡寒。浮遲三𠜂臂疼，沉逢心惕。沉濇或幷其弦，或矩或芤，驚悸。沉滑沉洪，掌心熱鬱。

右寸前以候肺，皮膜氣喉背鼻診之。浮滑頭目眩運多痰，浮濇兼弦，頭痛惡寒同擬。浮洪或溢，頭疼痰火升騰。浮弦溢前，氣少背肩脹急。浮兼三𠜂鼻崩，浮短頭疼虛議。浮洪而緊牙痛，按虛下紅。年高欬逆肺洪，其死可必。頭痛浮細而堅，虛汗浮細無力。沉洪痰熱，沉細而滑骨蒸。三𠜂兼沉，咳嗽痰紅火熾。沉滑兼短兼洪，沉濇或弦參入。沉短俱主欬痰，惟短兼主少氣。右寸後候胷中，上焦輸氣之位診之。浮濇或弦，胷膺剗痛。沉短或兼諸滑，沉濇短氣。沉弦洪濇爲痰，沉洪足熱糞秘。

左關前位，肝膽血筋目脅之司。脈常見濇，日後患風預决。春逢浮濇，秋來爲病先知。浮洪或參弦濇，俱爲目疼。浮洪長爲壯熱，肝火之熙。益主頭疼目眩，女懷淫欲之思。浮濇或兼弦，浮洪無力。浮兼滑小短，六候弦推。浮細濇弦急膝胻强直，沉滑或眩雜，眩運奚疑？沉濇或弦幷至，俱爲脅脹。沉弦細濇，麻木作於四肢。沉洪體疼浮熱，細長左積無疑。

左關後以候膈，中焦生發之機。浮濇或弦幷至，俱爲偏墜。沉濇或弦幷至，膈脹有時。沉濇洪弦膈熱，沉短膈脹虛推。

右關前候胃腑，納受飲食之職。其脈浮兼有六，溢短洪細滑濇。加之浮小濇弦，惡噦須分虛實。浮濇弦大面熱，浮滑按濇食滯。沉濇或參乎弦，沉短與之弱濇。沉小食少嘔吐，沉短口淡無味。沉短滑爲酒傷，芤見壯紅傷胃。浮弦沉大喜飢，洪虛晚熱來去。沉濇弦大，所兼有異。兼虛腹脹，兼實消食。沉短濇微，胃口積疼。沉小濇弦，噫氣胷否。

右關後候，乃脾之使，脾司運化四肢血氣。其脈浮弦細濇，寒傷於脾。浮濇或幷其弦，惡寒失衛。小濇弱易飢飽，沉洪實易消食。沉小虚弦體熱，沉短氣乏不給。沉濇弦大食泄，芤爲痰紅，甚則痢崩下血，因虚瀉注。兩尺前以候腎，腰耳瞳精骨髓。其應浮濇，浮弦而濇耳無聞，浮短脛清，浮滑而弦腰膝直。沉弦大或兼濇，洪虚口乾飲水。沉急沉濇腰疼，緩細腰重傷濕。弱短弱濇耳鳴，芤見不能久視。兩尺後之浮位，以候下部足胻。應指浮濇或弦，兼足清麻木。浮弦小急或浮緊，俱爲膝疼。浮弦滿濇脚氣，浮短足難運行。右逢浮小短濇，肛門痔漏爲急。

左尺後沉候腹，下焦小膀前陰。應指沉短沉濇，間參弦至，遺精白帶，老人小水頻頻。姙逢沉濇，則爲胎漏。芤爲莖衄，弱滑陰疼。至於沉滑沉大，或兼弦濇，微爲尿赤，甚爲小便濁淋。沉細陰囊濕癢，小水頻數，兼軟偏墜，兼之長復經凝。短弱小便後小腹虚疼，沉弦濇侵内，小腹血瘕。

右尺後沉候腹，後陰大府之關。指下沉濇而或兼弦兼大，沉洪而健，俱爲大便燥難。沉小或兼弦，俱爲糞溏。沉弦洪無力，溏結相參。沉濇無力，虚瀉宜固。沉逢三剋，瀉因食傷。沉滑洪滑熱利，初興宜下。沉短而濇久痢，宜補脾鄉。沉短短滑與微俱爲下血，長復爲疝，弱濇失氣亡陽。統屬更僕難盡，姑且舉其一二三。診家常變之要，幸勿視爲迂談！

高陽生脈訣假名

高陽生，五代時人，著《脈訣歌括》。託爲王氏叔和，而今本雜以潔古《傷寒脈入式歌》，又被熊宗立妄註，大爲俗學之惑。叔和晉人也，自有《脈經》尚復牴牾，大段古書，難盡信也。脈家書甚多，當以《内經》爲主。滑氏《診家樞要》以浮沉遲數滑濇六者爲提綱，予補以有力無力二者。丹溪以血氣痰火爲病之提綱，則脈滑在血分而有餘爲痰，凡有形者從之；濇在氣分而有餘爲火，凡無形者從之。浮在表，沉在裏。遲爲寒，數爲熱。有力爲實，無力爲虚。執此提綱，脈可得而明矣。

論丹溪脈大必病進説

甫按脈大則病進，脈之大者乃邪氣之盛也。邪氣盛，則正氣虚可知矣。先是正氣虚弱，然後邪氣得以乘之，而恣其盛大之勢。脈爲氣血之精華，果無邪氣相干，則自雍容和緩。如蔡西山之所謂意思忻忻，難以名狀。今脈之大者，謂其大而過於尋常疇昔之時，故知其爲邪氣所乘也。人雖病之未形，而邪已形於脈中，所以逆知病之必進也。爲治之計，當先急則治其標，發散邪氣，隨後調其正氣，庶幾可矣。丹溪謂内傷者陽所乘，外感者邪客經。似以即病而言，非爲未病而進之謂也。又謂脈血之所爲屬陰，經曰：濁氣歸心，淫精於脈。《舉要》云：脈不自行，隨氣而至。可見脈亦不可外氣而爲言也。王海藏云：君兼臣權，尤其曲説。丹溪醫之哲也，甫何敢辯？姑言之以俟知者。

脈法部位表裏虚實主病提綱

浮以候表，沉以候裏。虚則病虚，實則邪實。各部所司，病宜分治。寸脈候上，心肺之位。關脈候中，肝脾之地。尺脈候下，膀胱腎水，大腸小腸，皆在於内。

左寸脈候

表虚主病，浮而無力。主表虚自汗，腠理不固，寒氣不衛，惡寒，寒戰惡風。

表實主病，浮而有力。主表邪盛，頭痛發熱，目眥赤濇，身疼或口乾。

裏虚主病，沉而無力。主裏虚悸怖驚恐，惡人聲，精神恍惚，健忘，夜不寐。

裏實主病，沉而有力。爲裏實，心煩而躁，内熱夢遺，惡熱口渴，顛狂讝語。

左關脈候

表虛主病，浮而無力。主表證，目視不明，目生花。
表實主病，浮而有力。表邪證，主脅痛腹脹，目痛目脹。
裏虛主病，沉而無力。主裏虛，爲驚恐、爲血痺、爲多疑、爲猶豫。
裏實主病，沉而有力。裏邪實，主肥氣，主多怒，爲筋急或疝痛。

左尺脈候

表虛主病，浮而無力。主表虛，爲盜汗，爲耳聾，膀胱癃，小便短。
表實主病，浮而有力。表邪實，爲淋瀝，小便難，便赤，便濁。
裏虛主病，沉而無力。裏虛證，爲精冷不固，爲足寒，爲腰冷，腰重。
裏實主病，沉而有力。裏實證，爲腎氣盛陰旺，腰痛膝痺，疝痛，左睾丸偏大。

右寸脈候

表虛主病，浮而無力。表虛證，自汗惡寒惡風，皮膚搔癢，背惡寒，噴嚏，流清涕。
表實主病，浮而有力。表實邪，盛，爲發熱頭痛，頭風眩運。
裏虛主病，沉而無力。主裏虛，爲氣短不續，爲寒嗽、虛喘、吐清痰。
裏實主病，沉而有力。裏邪盛，咳嗽有痰積老痰，咳吐不出，氣壅喘甚。

右關脈候

表虛主病，浮而無力。主表虛，四肢不舉，倦怠嗜臥，或面目浮腫。

表實主病，浮而有力。主表實，主腹脹、胷膈、否滿。
裏虚主病，沉而無力。主裏虚胃寒，惡食泄瀉，惡心嘔吐翻胃。
裏實主病，沉而有力。裏邪盛，寒積宿食，有陳積。

右尺脈候

表虚主病，浮而無力。與左同。
表實主病，浮而有力。主腸風，風痺，耳鳴。
裏虚主病，沉而無力。主腎虚，腰中如帶五千錢，腎水不足，腰痺不能轉摇。
裏實主病，沉而有力。主寒疝痛、腰痛，或爲痢積。

七情脈

七情之脈，内傷五志。喜則脈緩，悲短，憂濇，思結，恐沉，驚動，怒急七脈，宜先審而處治。

妊娠脈

妊脈緊滑，見於右關，或吐傷損，他部相參。診之左脈，或一部或二部之洪滑，六脈相等，或尺旺或中衝而悠揚。男女之別，須審陰陽：右肺盛，陰狀多，具主弄瓦；左尺盛，陽狀多，俱主弄璋。右關微弱與數，胎防有損。胎漏若逢右革，必墮堪傷。欲産脈歇止，或洪或細。臨生右關弱，宜施補湯。

脈證相反

脈證相反，醫不可治。春夏浮濇，秋冬浮大。老人太過，少壯不及。心痛脾疼，失血瀉痢。中惡金瘡，浮洪俱忌。傷寒熱病，腹滿水氣。中毒發狂，沉細不吉。産後潰癰，俱嫌洪實。咳嗽沉伏，虚痛搏指。喘急細微，痿痺緊急。中病脈緊，外病脈濇。汗出脈盛，頭痛短濇。虚勞心數，風家脾緩。霍亂吐瀉，脈微而濇。人瘦脈大，有喘形盛，脈微短氣。更有傷寒，陽病而脈逢陰；二周寸陷，厥利而脈不至。脈微厥冷煩躁，脈遲而反消食。

脈證似反

脈證似反非反，因之而變無傷。極實而有羸狀，寒熱痓脈沉細；極虚而有盛候，虚脈大而無常。病虚脈細，因服寒涼而搏指；陰虚出汗，誤服參芪而脈强。傷寒糞秘，脈遲胃實宜下，痛風兼秘何妨？

人脈不應

人脈不應，以證參詳：人病而無惡證，脈和終吉；人安而有惡脈，病屬膏肓。

各部不勝脈

各部不勝，臟屬求之：左關浮濇，左寸沉微，右寸洪數，尺中緩遲，右關弦急，本病非宜。

勝負扶抑脈

概論不勝，春弦濇欺濇弦氣等，病作秋時。無弦春病，無氣死推。更有兼其所勝，春弦而緩，相持氣多爲平，氣少長夏爲病。無弦春病，無氣可知死期。春弦鉤扶易愈，春弦滑抑退遲。勝負扶抑，偶舉可知。

平人止脈

平人脈止，年支參究。年支三合，猶立鼎足。申子辰水，土爲之附。巳酉丑金，亥卯未木。寅午戌火，五行四局。次審年支，三合所屬。屬部逢止，是臟不足。死於不勝之年，月支不勝有五。假如申年腎止，子年六月不禄。

真臟止脈

真臟止脈，斯爲不及。大衍數推，死期有異。蓋脈之動，五臟之氣應之。合乎先天五行生數之序，法以水一、火二、木三、金四、土五，五至爲臟一周，十周大衍數備。五十無止，臟氣俱平；五十中止，一臟無氣。止數有常，死期可擬。數止之法，從止數起，凡五爲周。不及求止當其數而止者，所應之臟氣衰，至於自旺日干不能自旺而死。

無脈候

無脈之候，所因不一。久病無脈，氣絶者死。暴病無脈，氣鬱可治。傷寒痛風，痰積經閉，憂驚折傷，關格吐利，氣運不應，斯皆勿忌。

南北政脈不應

南北之政，先立其年。干分五運，支立司天。土運甲己，金運乙庚，水運丙辛，木運丁壬，火運戊癸。土君餘臣，司天分列，六化圖推。少陽之右，陽明治之；陽明之右，太陽治之；太陽之右，厥陰治之；厥陰之右，少陰治之；少陰之右，太陰治之。子午之上，少陰治之；丑未之上，太陰治之；寅申之上，少陽治之；卯酉之上，陽明治之；辰戌之上，太陽治之；巳亥之上，厥陰治之。當歲年支司天，移當中位爲基。南政司天在寸，北政司天在尺。南政申己，土運喻君，位坎面離。少陰司天，兩寸不應；少陰在泉，兩尺不應。三陰在左，則左不應；三陰在右，則右不應。左右尺寸，少陰爲定。北政乙庚、丙辛、丁壬、戊癸，喻之臣輔，位南面北居卑。少陰司天，兩尺不應；少陰在泉，兩寸不應。左右同前之應，脈無沉細俱宜。諸脈不應，反診較之。

註　經文諸不應，反其診則見矣。王註反診謂覆手診之，以沉爲浮，以大爲細，非其理也。

尺寸反死。

註　歲當陰脈，在寸反見於尺，尺之陽脈而移於寸。歲當陰脈，在尺反見於寸，寸之陽脈而移於尺。尺寸相反主死。子午卯酉四年有之。

陰陽交危。

註　歲當陰脈，在左反見於右，右之陽脈而移於左。歲當陰脈，在右反見於左，左之陽脈而移於右。左右相交主死。寅申巳亥辰戌丑未八年有之。

歌曰：南政寸上尺居下，北政尺上寸下推。三陰司天不應上，在泉於下不應之。太陰須診左寸尺，厥陰右手尺寸持。少陰脈兼兩寸尺，此理微妙誠難知。

註　南北政脈不應，須參看《運氣易覽》爲詳明矣。

六絶脈　其經病其脈絶者死

衝陽絶，死不治。

註　足陽明胃經脈，在足大指後陷中，有動脈應指是也。

尺澤絶，死不治。

註　手太陰肺經脈，在手臂曲紋陷中，有動脈應指是也。

天府絶，死不治。

註　手太陰肺經脈，在手臂内肩髃下，有動脈應指是也。

太衝絶，死不治。

註　足厥陰肝經脈，足内大指後二寸，動脈應指是也。

神門絶，死不治。

註　手少陰心經脈，在手掌内側，有動脈應指是也。

太谿絶，死不治。

註　足少陰腎經脈，在足内踝骨下，有動脈應指者是也。

久病死期候

久病反候，春沉夏微，秋洪冬浮，過時命終。尺脈上不至關，陰絶，死於春夏；寸脈下不至關，陽絶，死於秋冬。

虚數死期

細數無力，虚勞非宜。數而有間，月斷死期。獨審盛衰，三合相欺。如心獨盛，申子辰危。數而無間，日斷死期。旬餘之内，如月而推。

古今圖書集成醫部全録卷八十六

脈法

醫門法律 清・喻昌

切脈論

脈者，開天闢地，生人之總司有常而不間斷者也。是故天有三垣九道，而七政並行於其間，若運璇璣者，天之脈也。地有九州四海，而經脈會通於其間，若施八索者，地之脈也。人有九臟、六腑、十二經、十五絡，而營衛充貫於其間，若環轉者，人之脈也。上古神聖，首重切脈。雖精微要渺，莫不顯傳。然以其精微要渺也，後人轉摹轉失，竟成不傳之絶學。有志於切脈者，必先凝神不分，如學射者先學不瞬，自爲深造，庶乎得心應手，通於神明。夫豈一蹴可幾？然必下指部位分明，盡破紛紜，坦然由之無疑，乃有豁然貫通之日。否則童而習之，白首不得，徒以三指一按，虚應故事，可鄙孰甚！且如心與小腸同診，肺與大腸同診，有識者咸共非之。祇以指授無人，未免姑仍其陋。毋亦謂心之脈絡小腸，小腸之脈絡心，肺之脈絡大腸，大腸之脈絡肺，較他腑之不相絡者，此爲近之耶？不知此可以論病機，如心移熱於小腸，肺移熱於大腸之類，不可以定部位也。部位之分，當求詳於《素問》而參合於《靈樞》。部位一定，胷中茅塞頓開，指下精神畢透，何快如之！《素問》謂：尺內兩旁則季脅也。尺外以候腎，尺裹以候腹。中附上，左外以候肝，内以候膈；右外以候胃，内以候脾。上附上，右外以候肺，内以候胷中；左外以候心，内以候膻中。前以候前，後以候後。上竟上者，胷喉中事也；下竟下者，少腹腰股膝脛足中事也。又謂下部之天以候肝，地以候胃，人以候脾胃之氣。中部之天以候肺，地以候胷中之氣，人以候心。上部之天以候頭角之氣，地以候口齒之氣，人以候耳目之氣。後人誰不讀之？祇以六腑茫無所屬，不知叔和之《脈經》顯明，是以有晉至今，几千年江河不返也。不知尺外以候腎，尺裏以候腹二語，已詳其義，何自昔相傳之誤耶？參之《靈樞》面部所主五臟六腑，兼統無遺，更何疑哉？黄帝授雷公察色之訣：謂庭者，首面也。闕上者，咽喉也。闕中者，肺也。下極者，心也。直下者，肝也。肝左者，膽也。下者，脾也。方上者，胃也。中央者，大腸也。挾大腸者，腎也。當腎者，臍也。面王以上者，小腸也。面王以下者，膀胱子處也。觀面色五臟六腑之應，迎香外顴骨下爲大腸之應。面王以上爲小腸之應。面王以下爲膀胱子户之應。合之尺外以候腎，尺裏以候腹中，推論其位置，一一可得指明之矣。左尺爲天一所生之水，水生肝木，木生君火，君火生右尺相火，相火生脾土，脾土生肺金，五臟定位原不殊。但小腸當候之於右尺，以火從火也。大腸當候之於左尺，以金從水也。三焦屬火，亦候於右腎；膀胱屬水，亦候於左腎。一尺而水火兩分，一臟而四腑兼屬，乃天然不易之至道。蓋胷中屬陽，腹中屬陰。大腸、小腸、膀胱、三焦所傳渣滓水液濁氣皆陰。惟腹中可以位置，非若胃爲水穀之海清氣在上，膽爲決斷之官静藏於肝，可得位之於中焦也。至於上焦，重重膈膜遮蔽，清虚之宇，蓮花之臟，惟心肺得以居之，而諸腑不與焉。所謂膈肓之上，中有父母者是也。心爲陽，父也。肺爲陰，母也。心主血，肺主氣，共營衛於周身，非父母而何？然心君無爲而治，肺爲相傅，華蓋而覆於心上，以布胷中之氣，而燮理其陰陽。膻中爲臣使，包裹而絡於心下以寄喉舌之司，而宣佈其政令，是心包爲包裹心君之膜，而非腑矣。第心火寂然不動，動而傳之心包，即合相火；設君火不動，不過爲相火之虚位而已。三焦之火傳入心包，即爲相火。設三焦之火不上，亦不過爲相火之虚位而已。《素問》謂手少陽與心主爲表裏。《靈樞》謂手厥陰之脈出屬心包絡，下膈歷絡三焦。手少陽之脈，散絡心包，合心主。正見心包相火與手少陽相火爲表裏，故歷絡於上下而兩相輸應也。心君泰寧，則相火安然不動，而膻中喜樂出焉；心君擾亂，則相火翕然從之，而百度改其常焉。心包所主二火之出入，關係之亘如此。是以亦得分手經之一而可稱爲腑耳。夫豈六腑之外更添一腑哉？至若大腸小腸，濁陰之最者，乃與心肺同列，混地獄於天堂，安乎不安乎？豈有濁氣上干，三焦交亂，尚可稱爲平人乎？敢著之爲法，一洗從前之陋。

律一條

凡診脈不求明師傳授，徒遵往法，圖一弋獲，以病試手，醫之過也。

合色脈論

合色脈之法，聖神所首重，治病之權輿也。色者目之所見，脈者手之所持，而合之於非目〔一〕非手之間，總以靈心爲質。《内經》云：上古使僦貸季理色脈而通神明，合之金木水火土四時八風六合，不離其常。是則色脈之要，可通神明。直以之下合五行休旺，上副四時往來，六合之間，八風鼓坼，不離常候，咸可推其變化而前知，況人身病機乎？又云：色之變化，以應四時之脈，此上帝之所貴以合於神明也。所以遠死而近生，是色之變化於精明之間者，合之四時之脈，辯其臧否，蚤已得生死之徵兆，故能常遠於死而近於生，寧不足貴乎？其謂善診者察色按脈，先别陰陽，審清濁而知部分，視喘息聽音聲而知所苦，觀權衡規矩，按尺寸，觀浮沉滑濇而知病所生。是由色脈以參合於視息聽聲，相時而求病所生之高下中外矣。精矣微矣！要未可爲中人以下者道也。是以有取於上工、中工、下工三等。上工十全九，中工十全七，下工十全六。故云善調尺者不待於寸，善調脈者不待於色，又根本枝葉之分矣。然必能參合二者而兼行之，更爲本末皆得之上工也。合之維何？五臟之色在王時見者，春蒼、夏赤、長夏黄、秋白、冬黑。五臟所主外榮之常，白當肺當皮，赤當心當脈，黄當脾當肉，青當肝當筋，黑當腎當骨。五臟之脈，春弦、夏鉤、秋毛、冬石，强則爲太過，弱則爲不及。四時有胃曰平，胃少曰病，無胃曰死。有胃而反見所勝之脈，甚者今病，微者至其所勝之時而病，合其色脈而互推之，此非顯明易遵者乎？仲景亦出方便法門，謂寸口脈動者，因其王時而動。假令肝色青而反白，非其時色脈見，皆當病。蓋兩手太陰經之脈，總稱寸口。因其王時而動者，肝王色青，其脈之動當微弦，設反

註〔一〕目　原作「脈」，據《醫門法律》卷一合色脈論改。

見白色，反得毛脈，至其所不勝之時而死矣。惟本王之色脈青，而且弦，爲得春令之正。此外不但白色毛脈爲鬼賊，即見赤黄黑之色，得鉤代石之脈，皆當主病，特有輕重之分耳。《内經》言法已詳，仲景復以金針度之，學者可不明哉！

律一條

凡治病不合色脈，參互考驗　得此失彼，得偏遺全，只名粗工。臨證模糊，未具手眼，醫之罪也。

診脈要論

浮沉遲數滑濇，即此六者之中而復有大相懸絶之要，則人多不能識也。夫浮爲表矣，而凡陰虚者，脈必浮而無力，是浮不可以概言表，可升散乎？沉爲裏矣，而凡表邪初感之甚者，陰寒束於皮毛，陽氣不能外達，則脈必先見沉緊，是沉不可以概言裏，可攻内乎？遲爲寒矣，而傷寒初退，餘熱未清，脈多遲滑，是遲不可以概言寒，可温中乎？數爲熱矣，而凡虚損之候，陰陽俱虧，氣血敗亂者，脈必急數，愈數者愈虚，愈虚者愈數，是數不可以概言熱，可寒涼乎？微細類虚矣，而痛極壅閉者，脈多伏匿，是伏不可以概言虚，可驟補乎？洪弦類實矣，而真陰大虧者，必關格倍常，是弦不可以概言實，可消伐乎？夫如是者，是於綱領之中而復有大綱領者存焉。設不能以四診相參，而欲孟浪任意，則未有不覆人於反掌間者。此脈道之所以難言，毫釐不可不辨也。

人迎候陽，故一盛在少陽膽與三焦也，二盛在太陽膀胱小腸也，三盛在陽明胃與大腸也，四盛以上者，以陽脈盛極而陰無以通，故曰格陽。寸口候陰，故一盛在厥陰肝與心主也，二盛在少陰心與腎也，三盛在太陰脾與肺也，四盛以上者以陰脈盛極而陽無以交，故曰關陰。

十一難曰：經言脈不滿五十動而一止，一臟無氣者，何臟也？然。人吸者隨陰入，呼者因陽出，今吸不能至腎至肝而還，故知一臟無氣者，腎氣先盡也。然則五臟和者氣脈長，五臟病者氣脈短。觀此一臟無氣必先乎腎，如下文所謂二臟三臟四臟五臟者，當自遠而近，以次而短，則由腎及肝，由肝及脾，由脾及心，由心及肺。故凡病將危者，必氣促似喘，僅呼吸於胷中數寸之間。蓋真陰絶於下，孤陽浮於上，此氣短之極也。醫而尚欲平之散之，未有不隨撲而滅者。夫人之生死由乎氣，氣之聚散由乎陰，而殘喘得以尚延者，賴一綫之氣未絶耳。此臟氣之不可不察也。

景岳全書　明·張介賓

脈神

脈者，血氣之神，邪正之鑑也。有諸中，必形諸外。故血氣盛者脈必盛，血氣衰者脈必衰；無病者脈必正，有病者脈必乖。矧人之疾病無過表裏寒熱虛實，只此六字，業已盡之。然六者之中，又惟虛實二字爲最要，蓋凡以表證、裏證、寒證、熱證，無不皆有虛實。既能知表裏寒熱，而復能以虛實二字決之，則千病萬病可以一貫矣。且治病之法，無踰攻補；用攻用補，無踰虛實；欲察虛實，無踰脈息。雖脈有二十四名，主病各異，然一脈能兼諸病，一病亦能兼諸脈，其中隱微，大有元秘，正以諸脈中亦皆有虛實之變耳。言脈至此，有神存矣。倘不知要，而泛焉求跡，則毫釐千里，必多迷誤。故予特表此義，有如洪濤巨浪中，則在乎牢執柁桿，而病值危難處，則在乎專辨虛實。虛實得真，則標本陰陽萬無一失。其或脈有疑似，又必兼證兼理，以察其孰客孰主，孰緩孰急，能知本末先後，是即神之至也矣。

部位解

左寸，心部也，其候在心與心包絡，得南方君火之氣，脾土受生，肺金受制，其主神明清濁。

右寸，肺部也，其候在肺與膻中，得西方燥金之氣，腎水受生，肝木受制，其主情志善惡。

註　右二部所謂上以候上也，故凡頭面、咽喉、口齒、頸項、肩背之疾，皆候於此。

左關，肝部也，其候在肝膽，得東方風木之氣，心火受生，脾土受制，其主官禄貴賤。

右關，脾部也，其候在脾胃，得中央濕土之氣，肺金受生，腎水受制，其主財帛厚薄。

註　右二部居中，所以候中焦也。故凡於脅肋腹背之疾，皆候於此。

左尺，腎部也，其候在腎與膀胱大腸，得北方寒水之氣，肝木受生，心火受制，其主陰氣之壽元。

右尺，三焦部也，其候在腎與三焦、命門、小腸，得北方天一相火之氣，脾土受生，肺金受制，其主陽氣之壽元。

註　右二部所謂下以候下也。故凡於腰腹、陰道及脚膝之病，皆候於此。又按本經曰：上竟上者，胷喉中事；下竟下者，少腹腰股膝脛中事。所以脈之形見上者候上，下者候下，此自然之理也。自王叔和云：心與小腸合與左寸，肺與大腸合於右寸，以致後人遂有左心小腸、右肺大腸之説，其謬甚矣。夫小腸大腸皆下部之腑，自當應於兩尺。然脈之兩尺左爲水位，乃真陰之舍也；右爲火位，乃元陽之本也。小腸屬火，而火居火位，故當配於下之右；大腸屬金，而金水相從，故當配於下之左，此亦其當然也。但二腸連胃，氣本一貫，故在《内經》亦不言其定處，而但曰大腸小腸，皆屬於胃，是又於胃氣中總可察二腸之氣也。然凡在下焦臟腑，無不各具陰陽。若欲察下部之陽者，當總在右尺；察下部之陰者，當總在左尺，則盡其要矣。或問曰：何以右尺爲陽而屬火？曰：尺爲蛇武之鄉，而地之剛居西北，所以手足之右强於左，是即左陰右陽之義也。

正脈十六部

浮脈　舉之有餘，按之不足。浮脈爲陽，凡洪大芤革之屬皆其類也。爲中氣虚，爲陰不足，爲風，爲暑，爲脹滿，爲不食，爲表熱，爲喘急。浮大爲傷風，浮緊爲傷寒，浮滑爲宿食，浮緩爲濕滯，浮芤爲失血，浮數爲風熱，浮洪爲狂躁。雖曰浮爲在表，然真正風寒外感者，脈反不浮，但其緊數而略兼浮者，便是表邪，其證必發熱無汗，或身有痠疼，是其候也。若浮而兼緩，則非表邪矣。大鬱浮而有力有神者爲陽有餘，陽有餘則火必隨之，或痰見於中，或氣壅於上，可類推也。若浮而無力空豁者爲陰不足，陰不足則水虧之候，或血不營心，或精不化氣，中虚可知也。若以此等爲表證，則害莫大矣。其有浮大弦硬之極，甚至四倍以上者，《内經》謂之關格。此非有神之謂，乃真陰虚極而陽亢無根，大凶之兆也。凡脈見何部，當隨其部而察其證，諸脈皆然。

沉脈　輕手不見，重取乃得。沉脈爲陰，凡細小隱伏反關之屬皆其類也。爲陽鬱之候，爲寒，爲水，爲氣，爲鬱，爲停飲，爲癥瘕，爲脹實，爲厥逆，爲洞泄。若沉細，爲少氣、爲寒飲、爲胃中冷、爲腰脚痛、爲痃癖；沉遲爲痼冷、爲精寒；沉滑爲宿食、爲伏痰；沉伏爲霍亂、爲胷腹痛；沉數爲内熱；沉弦沉緊爲心腹小腸疼痛。沉雖屬裏，然必察其有力無力，以辨虚實。沉而實者多滯多氣，故曰下手脈沉，便知是氣，氣停積滯者宜消宜攻。沉而虚者，因陽不達，因氣不舒，陽虚氣陷者，宜温宜補。其有寒邪外感，陽爲陰蔽，脈見沉緊而數，及有頭疼身熱等證者，正屬表邪，不得以沉爲裏也。

遲脈　不及四至者皆是也。遲爲陰脈，凡代緩結濇之屬，皆其相類，乃陰盛陽虧之候，爲寒爲虚。浮而遲者内氣虚，沉而遲者表氣虚。遲在上則氣不化精，遲在下則精不化氣。氣寒則不行，血寒則凝滯。若遲兼滑大者，多風痰頑痺之候；遲兼細小者，必真陽虧弱而然。或陰寒留蓄於中，則爲泄爲痛；或元氣不榮於表，則寒慄拘攣。大都脈來遲慢者，總由元氣不充，不可妄施攻擊。

數脈　五至六至以上。凡急疾緊促之屬，皆其類也。爲寒熱，爲虚勞，爲外邪，爲癰瘍。滑數洪數者多熱，濇數細數者多寒。暴數者多外邪，久數者必虚損。數脈有陰有陽，今後世相傳皆以數爲熱脈，及詳考《内經》則但曰諸急者多寒，緩者多熱；滑者陽氣盛微有熱；曰粗大者，陰不足陽有餘，爲熱中也；曰緩而滑者，曰熱中。舍此之外，則並無以數言熱者。而遲冷數熱之説，乃始自《難經》云：數則爲熱，遲則爲寒。今舉世所宗皆此説也。不知數熱之説，大有謬誤。何以見之？蓋自余歷驗以來，凡見内熱伏火等證，脈反不數，而惟洪滑有力，如經文所言者是也。至於數脈之辯，大約有七，此義失真，以至相傳遺害者，弗勝紀矣。兹列其要者如左，諸所未盡，可以類推。一，外邪有數脈。凡寒邪外感，脈必暴見緊數。然初感便數者，原未傳經，熱自何來？所以只宜温散。即或傳經日久，但其數而滑實，方可言熱。若數而無力者，到底仍是陰證，只宜温中，此外感之數不可盡以爲熱也。若概用寒涼，無不殺人。一，虚損有數脈。凡患陽虚而數者，脈必數而無力或兼細小而證見虚寒。此則温之且不暇，尚堪作熱治乎？又有陰虚之數者，脈必數而弦滑，雖有煩熱諸證，亦宜慎用寒涼，若但清火必至脾泄而敗。且凡患虚損者，脈無不數。數脈之病，惟損最多。愈虚則愈數，愈數則愈危。豈數皆熱病乎？若以虚數作熱數，則萬無不敗者矣。一，瘧疾有數脈。凡瘧作之時，脈必緊數；瘧止之時，脈必和緩。豈作即有火而止則無火乎？且火在人身，無則無矣，有則無止時也，能作能止者，惟寒邪之進退耳。真火真熱，則不然也。此瘧疾之數，故不可盡以爲熱。一，痢疾有數脈。凡痢疾之作，率由寒濕内傷，脾腎俱損，所以脈數。但兼弦濇細弱者，總皆虚數，非熱數也。悉宜温補命門，百不失一。其有形證多火，年力强壯者，方可以熱數論治。然必見洪滑實數之脈，方是其證。一，癰瘍有數脈。凡脈數身無熱而反惡寒，飲食如常者，或身有熱而得汗不解者，即癰疽之候也。然瘡瘍之發，有陰有陽，可攻可補，亦不得盡以脈數者爲熱證。一，痘疹有數脈。以邪毒未達也，達則不數矣。此當以虚實大小分陰陽，亦不得以數爲熱脈。一，癥癖有數脈。凡脅腹之下有塊如盤者，以積滯不行，脈必見數。若積久成疳，陽明壅滯而致口臭牙疳發熱等證者，乃宜清胃清火。如無火證而脈見細數者，亦不得認以爲熱。一，胎孕有數脈。以衝任氣阻，所以脈數，本非火也。此當以强弱分寒熱，不可因其脈數，而執以黄芩爲聖藥也。按：以上數脈諸證，凡邪盛者多數，脈虚盛者尤多數脈，則其是熱非熱從可知矣。

洪脈　大而實也，舉按皆有餘。洪脈爲陽，凡浮芤實大之屬，皆其類也。爲血氣燔灼大熱之候。浮洪爲表熱，沉洪爲裏熱。爲脹滿，爲煩渴，爲狂躁，爲斑疹，爲頭疼面熱，爲咽乾喉痛，爲口瘡癰腫，爲大小便不通，爲動血。此陽實陰虚，氣實血虚之候。若洪大至極，甚至四倍以上者，是即陰陽離絶關格之脈也。不可治。

微脈　纖細無神，柔弱之極，是爲陰脈。凡細小虚濡之屬，皆其類也。乃血氣俱虚之候。爲畏寒，爲恐懼，爲怯弱，爲少氣，爲中寒，爲脹滿，爲嘔噦，爲泄瀉，爲衄崩，爲虚汗，爲食不化，爲腰腹疼痛，爲傷精失血，爲眩運厥逆。此雖氣血俱虚，尤爲元陽虧損，最是陰寒之候。

滑脈　往來流利，如盤走珠。凡洪大芤實之屬，皆其類也。乃氣實血壅之候。爲痰逆，爲食滯，爲嘔吐，爲滿悶。滑大滑數爲内熱，上爲心肺頭目咽喉之熱，下爲小腸膀胱二便之熱。婦人脈滑數而經斷者爲有孕，若平人脈滑而和緩，此自營衛充實之佳兆。若過於滑大則爲邪熱之病。又凡病虚損者，多有弦滑之脈，此陰虚然也。瀉痢者，亦多弦滑之脈，此脾腎受傷也，不得通以火論。

濇脈　往來艱濇，動不流利，如雨霑沙，如刀刮竹，言其象也。濇爲陰脈，凡虚細微遲之屬皆其類。爲血氣俱虚之候。爲少氣，爲憂煩，爲痺痛，爲拘攣，爲麻木，爲無汗，爲脾寒少食，爲胃寒多嘔，爲二便違和，爲四肢厥冷。男子爲傷精；女子爲失血，爲不孕，爲經脈不調。凡脈見濇滯者，多由七情不遂，營衛耗傷，血無以充，氣無以暢，其在上則有上焦之不舒，在下則有下焦之不運，在表則有筋骨之疲勞，在裏則有精神之短少。凡此總屬陽虚，諸家言氣多血少，豈以脈之不利猶有氣多者乎？

弦脈　按之不移，硬如弓弦。凡滑大堅搏之屬皆其類也。爲陽中伏陰，爲血氣不和，爲氣逆，爲邪勝，爲肝强，爲脾弱，爲寒熱，爲痰飲，爲宿食，爲積聚，爲脹滿，爲虚勞，爲疼痛，爲拘急，爲瘧痢，爲疝痺，爲胷脅痛，瘡疽。論曰：弦洪相搏，外緊内熱，欲發瘡疽也。弦從木化，氣通乎肝，可以陰，亦可以陽，但其弦大兼滑者，便是陽邪，弦緊兼細者便是陰邪。凡臟腑間胃氣所及則五臟俱安，肝邪所侵則五臟俱病，何也？蓋木之滋生在水，培養在土。若木氣過强，則水因食耗，土爲剋傷。水耗則腎虧，土傷則胃損。腎爲精血之本，胃爲水穀之本，根本受傷，生氣敗矣，所以本不宜强也。矧人無胃氣曰死。故脈見和緩者吉，指下弦强者凶。蓋肝邪與胃氣不和，緩與弦强相左，弦甚者土必敗。諸病見此，總非佳兆。

芤脈　浮大中空，按如葱管。芤爲陽脈，凡浮豁弦洪之屬皆相類也。爲孤陽亡陰之候。爲失血脱血，爲氣無所歸，爲陽無所附，爲陰虚發熱，爲頭暈目眩，爲驚悸怔忡，爲喘息盗汗。芤雖陽脈而陽實無根，總屬大虚之候。

緊脈　急疾有力，堅搏抗指，有轉索之狀。凡弦數之屬皆相類也。緊脈陰多陽少，乃陰邪激搏之候。主爲痛，爲寒。緊數在表，爲傷寒發熱，爲渾身筋骨疼痛，爲頭痛項强，爲咳嗽鼻塞，爲瘴爲瘧。沉緊在裏，爲心脅疼痛，爲胷腹脹滿，爲中寒逆冷，爲吐逆出食，爲風癇反張，爲痃癖，爲瀉痢，爲陰疝。在婦人爲氣逆經滯，在小兒爲驚風抽搐。

緩脈　和緩不緊也。緩脈有陰有陽，其義有三：凡從容和緩，浮沉得中者，此平人之正脈。若緩而滑大者多實熱，如《内經》所言者是也。緩而遲細者多虚寒，即諸家所言者是也。然實熱者必緩大有力，多爲煩熱，爲口臭，爲腹滿，爲癰瘍，爲二便不利；或傷寒温瘧，初愈而餘熱未清者，多有此脈。若虚寒者，必緩而遲細，爲陽虚，爲畏寒，爲氣怯，爲疼痛，爲眩暈，爲痺弱，爲痿厥，爲怔忡健忘，爲食飲不化，爲鶩溏飧泄，爲精寒腎冷，爲小便頻數，女人爲經遲血少，爲失血下血。凡諸瘡毒外證，及中風産後，但得脈緩者，皆易愈。

結脈　脈來忽止，止而復起，總謂之結。舊以數來一止爲促，促者爲熱爲陽極；緩來一止爲結，結者爲寒爲陰極。通謂其爲氣，爲血，爲食，爲痰，爲積聚，爲癥瘕，爲七情鬱結。浮結爲寒邪在經，沉結爲積聚在内，此固結促之舊説矣。然以予之驗，則促類數也，未必熱；結類緩也，未必寒。但見中止者總是結脈，多由血氣漸衰，精力不繼，所以斷而復續，續而復斷，常見久病者多有之，虚勞者多有之，或誤用攻擊消伐者亦有之。但緩而結者爲陽虚，數而結者爲陰虚。緩者猶可，數者更劇。此可以結之微甚，察元氣之消長，最顯最切者也。至如留滯鬱結等病，本亦此脈之證應然，必其形强氣實而舉按有力，此多因鬱滯者也。又有無病而一生脈結者，此其素稟之異常，無足怪也。舍此之外，凡病有不退而漸見脈結者，此必氣血衰殘，首尾不繼之候。速宜培本，不得妄認爲留滯。

伏脈　如有如無，附骨乃見，此陰陽潛伏阻隔閉塞之候。或火閉而伏，或寒閉而伏，或氣閉而伏。爲痛極，爲霍亂，爲疝瘕，爲閉結，爲氣逆，爲食滯，爲忿怒，爲厥逆水氣。凡伏脈之見，雖與沉微細脱者相類，而實有不同也。蓋脈之伏者，以其本有如無，而一時隱蔽不見耳。此有胷腹痛劇而伏者，有氣逆於經脈道不通而伏者，有偶因氣脱不相接續而伏者。然此必暴病暴逆者乃有之，調其氣而脈自復矣。若此數種之外，其有積困延綿，脈本細微而漸至隱伏者，此是殘燼將絶之兆，安得尚有所伏？常見庸人診此，無論久暫虚實，動稱伏脈，而破氣導痰等劑，猶然任意，此恐其就道稽遲而復行催牒耳。聞見略具，諒不至此。

虚脈　正氣虚而無力無神也。有陰有陽。浮而無力爲血虚，沉而無力爲氣虚，數而無力爲陰虚，遲而無力爲陽虚。雖曰微濡遲濇之屬皆爲虚類，然而無論諸脈，但見指下無神者，總是虚脈。《内經》曰：按之不鼓，諸陽皆然。即此謂也。故凡洪大無神者，即陰虚也；細小無神者，即陽虚也。陰虚則金水虧殘，龍雷易熾，而五液神魂之病生焉。或盗汗遺精，或上下失血，或驚忡不寧，或咳喘勞熱。陽虚則火土受傷，真氣日損，而君相化源之病生焉。或頭目昏眩，或膈塞脹滿，或嘔惡亡陽，或瀉痢疼痛。救陰者壯水之主，救陽者益火之源。漸長則生，漸消則死。虚而不補，元氣將何以復？此實死生之關也。醫不識此，尚何望其他焉！

實脈　邪氣實也，舉按皆强，鼓動有力。實脈有陰有陽，凡弦洪緊滑之屬皆相類也。爲三焦壅滯之候。表邪實者，浮大有力，以風寒暑濕外感於經，爲傷寒瘴瘧，爲發熱、頭痛、鼻塞、頭腫，爲筋骨肢體痠疼、癰毒等證。裏邪實者，沉實有力，因飲食七情内傷於臟，爲脹滿，爲閉結，爲癥瘕，爲瘀血，爲痰飲，爲腹痛，爲喘嘔欬逆等證。火邪實者，洪滑有力，爲諸實熱等證。寒邪實者，沉弦有力，爲諸痛滯等證。凡在氣在血，脈有兼見者，當以類求。然實脈有真假，真實者易知，假實者易誤。故必問其所因而兼察形證，必得其神，方是高手。

常變

持脈之道，須明常變。凡衆人之脈，有素大素小、素陰素陽者，此其賦自先天，各成一局也。邪變之脈，有倏緩倏疾、乍進乍退者，此其病之驟至，脈隨氣見也。故凡診脈者，必須先識臟脈而後可以察病脈，先識常脈而後可以察變脈。於常脈中可察人之器局壽夭，於變脈中可察人之疾病吉凶。診家大要，當先識此。

四　診

凡診病之法，固莫妙於脈。然有病脈相符者，有病脈相左者此中大有元理。故凡值疑似難明處，必須用四診之法，詳問其病由，兼辯其聲色。但於本末先後中正之以理，斯得其真。若不察此，而但謂一診可憑，信手亂治，亦豈知脈證最多真假，見有不確，安能無誤？且常診者知之猶易，初診者决之甚難，此四診之所以不可忽也。故《難經》以切居四診之末，其意深矣。陶節菴亦曰：問病以知其外，察脈以知其內，全在活法二字，乃臨證切脈之要訣也。此義惟汪石山言之最詳，並附於後卷。

獨　論

脈義之見於諸家者，六經有序也，臟象有位也，三部九候有則也。昭然若此，非不既詳且備矣，及臨證用之，則猶如望洋莫測，其孰爲要津，孰爲彼岸，予於初年亦嘗爲此所迷者，蓋屢屢矣。今而熟察其故，乃知臨岐亡羊，患在不得其獨耳。兹姑以部位言之，則無不曰：心、肝、腎居左之三部，肺、脾、命居右之三部，而按部以索臟，按臟以索病，咸謂病無遁情矣。故索部位者，審之寸則似乎病在心肺也，審之關則似乎病在肝脾也，審之尺又似乎病在兩腎也。既無無脈之部，又無無病之脈，而病果安在哉？孰是孰非，此難言也。再察其病情，則有如頭痛者一證耳，病本在上，兩寸其應也。若以經臟言之，則少陽陽明之痛，不應在兩關乎？太陽之痛，不應在左尺乎？上下無分，此難言也。又如淋遺一證耳，病本在下，尺中所主也。若氣有不攝，病在右寸矣；神有不固，病在左寸矣。源流無辨，此難言也。諸如此類，百病皆然。使必欲以部位言，則上下相關，有不可泥也；使必欲以經臟言，則承制相移，有不可執也。言難盡意，繪難盡神，無弗然矣。是可見諸家之所臚列者，亦不過描摸影響，言此失彼，而十不得一，第覺其愈多愈繁，愈繁愈失，而迷津愈甚矣。故善爲脈者，貴在察神，不在察形。察形者形千形萬，不得其要；察神者惟一惟精，獨見其真也。獨之爲義，有部位之獨也，有臟氣之獨也，有脈體之獨也。部位之獨者，謂諸部無恙，惟此稍乖，乖處藏奸，此其獨也。臟氣之獨者，不得以部位爲拘也，如諸見洪者皆是心脈，諸見弦者皆是肝脈，肺之浮，脾之緩，腎之石，五臟之中，各有五脈，五脈互見，獨乖者病，乖而强者即本臟之有餘，乖而弱者即本臟之不足，此臟氣之獨也。脈體之獨者，如經所云獨小者病，獨大者病，獨疾者病，獨遲者病，獨熱者病，獨寒者病，獨陷下者病，此脈體之獨也。總此三者，獨義見矣。夫既謂之獨，何以有三？而不知三者之獨，亦總歸於獨小、獨大、獨疾、獨遲之類，但得其一而即見病之本矣。故經曰：得一之精，以知死生。又曰知其要者一言而終，不知其要則流散無窮，正此之謂者。雖然，獨不易言也，亦不難言也。獨之爲德，爲羣疑之主也，爲萬象之源也。其體至圓，其用至活也。欲得之者，猶縱目於泰山之頂，則顯者顯，隱者隱，固若易中有難也；猶認針于滄海之中，則左之左，右之右，還覺難中有易也。然不有無岐之目，無二之心，誠不足以因彼之獨，而成我之獨也，故曰獨不難知也，而惟恐知獨者之難其人也。獨自有真也，而又恐僞辯者假借以文其僻也。真獨者兼善成於獨善，僞獨者毒己由於毒人。獨之與毒，音雖若同而利害則天淵矣。故並及之以識防於此。

上下來去至止

上下來去至止，此六字者深得診家之要，乃滑伯仁所創言者。第滑氏之説，未盡其蘊，此中猶有精義，余並續而悉之。蓋此六字之中，具有三候之法。如初診之先，即當詳審上下。上下之義，有升降焉，有陰陽焉，有臟象焉，有補瀉焉。上下昭然，則證治條分而經濟自見。此初候之不可不明也。及診治之候，即當詳察來去。來去之義，或指下之和氣未來，形證之乖氣未去，此進退可别矣。或何者爲邪氣漸去，何者爲生氣漸來，此消長有徵矣。來去若明，則吉凶可辨而權衡在我，此中候之不可不察也。再統初中之全局，猶當詳見至止。至止之義，即凡一舉一動，當料其勢所必至；一聞一見，當思其何所底止。知始知終，庶乎近神矣，此末候之不可不察也。凡此六字之義，其真診家之綱領乎？故余續之如此。

胃氣解

凡診脈須知胃氣。如經曰人以水穀爲本，故人絶水穀則死，脈無胃氣亦死。又曰脈弱以滑，是有胃氣。又曰邪氣來也緊而疾，穀氣來也徐而和。又曰五味入口藏於胃，以養五臟氣。是以五臟六腑之氣味，皆出于胃而變見於氣口，是可見穀氣即胃氣，胃氣即元氣也。

夫元氣之來力和而緩，邪氣之至力强而峻。高陽生曰：阿阿軟若春楊柳，此是脾家脈四季，即胃氣之謂也。故凡診脈者，無論浮沉遲數，雖值諸病疊見，而但於邪脈中得兼軟滑徐和之象者，便是五臟中俱有胃氣，病必無害也。何也？蓋胃氣者，正氣也。病氣者，邪氣也。夫邪正不兩立，一勝則一負。凡邪氣勝則正氣敗，正氣至則邪氣退矣。若欲察病之進退吉凶者，但當以胃氣爲主。察之之法，如今日尚和緩，明日更弦急，知邪氣之愈進，邪愈進則病愈甚矣；今日甚弦急，明日稍和緩，知胃氣之漸至，胃氣至則病漸輕矣。即如頃刻之間，初急後緩者，胃氣之來也；初緩後急者，胃氣之去也，此察邪正進退之法也。至於死生之兆，亦惟以胃氣爲主。夫胃氣中和，旺於四季，故春脈微弦而和緩，夏脈微鉤而和緩，秋脈微毛而和緩，冬脈微石而和緩，此胃氣之常，即平人之脈也。若脈無胃氣，即名真臟脈見。真臟，何以當死？蓋人有元氣出自先天，即天氣也，爲精神之父；人有胃氣，出乎後天，即地氣也，爲血氣之母。其在後天必本先天爲主持，在先天必賴後天爲滋養，無所本者死，無所養者亦死。何從驗之？如但弦、但鉤、但毛、但石之類，皆真臟也，此以孤臟之氣獨見，而胃氣不能相及，故當死也。且脾胃屬土，脈本和緩，土惟畏木，脈則弦强。凡脈見弦急者，此爲土敗木賊，大非佳兆。若弦急之微者，尚可救療，弦急之甚者，胃氣其窮矣。

真　辨

據脈法所言，凡浮爲在表，沉爲在裏，數爲多熱，遲爲多寒，弦强爲實，微細爲虚，是固然矣。然疑似中尤有真辨，此其關係非小，不可不察也。如浮雖屬表，而凡陰虚血少，中氣虧損者，必浮而無力，是浮不可以概言表。沉雖屬裏，而凡表邪初感之深者，寒束皮毛，脈不能達，亦必沉緊，是沉不可以概言裏。數爲熱，而真熱者未必數，凡虚損之證，陰陽俱困，氣血張皇，虚甚者數必甚，是數不可以概言熱。遲雖爲寒，凡傷寒初退，餘熱未清，脈多遲滑，是遲不可以概言寒。弦强類實，而真陰胃氣大虧，及陰陽關格等證，脈必滑大而弦健，是强不可以概言實。微細類虚，而凡痛極氣閉，營衛壅滯不通者，脈必伏匿，是伏不可以概言虚。由此推之，則不止是也。凡諸脈中皆有疑似，皆有真僞，診能及此，其必得鳶魚之學者乎？不易言也！不易言也！

從舍辨

凡治病之法，有當舍證從脈者，有當舍脈從證者，何也？蓋證有真假，脈亦有真假。凡見脈證有不相合者，則必有一真一假隱乎其中矣。故有以陽證見陰脈者，有以陰證見陽脈者，有以虚證見實脈者，有以實證見虚脈者。此陰彼陽，此虚彼實，將何從乎？病而遇此，最難下手，最易差錯，不有真見，必致殺人。矧今人只知見在，不識隱微，凡遇證之實而脈之虚者，必直攻其證而忘其脈之真虚也，或遇脈之弦大而證之虚者，亦必直攻其脈而忘其證之虚也。其間似虚似實，疑本難明，當舍當從，孰知其要？醫有迷途，莫此爲甚。余嘗熟察之矣：大都證實脈虚者，必其證爲假實也；脈實證虚者，必其脈爲假實也。何以見之？如外雖煩熱而脈見微弱者，必火虚也；腹雖脹滿而脈見微弱者，必胃虚也。虚火虚脹，其堪攻乎？此宜從脈之虚不從證之實也。其有本無煩熱而脈見洪數者，非火邪也；本無脹滯而脈見弦强者，非内實也。無熱無脹，其堪瀉乎？此宜從證之虚，不從脈之實也。凡此之類，但言假實，不言假虚，果何意也？蓋實有假實，虚無假虚。假實者病多變幻，此其所以有假也；假虚者，虧損既露，此其所以無假也。大凡脈證不合者，中必有奸，必先察其虚以求根本，庶乎不誤，此誠不易之要道也。

真實假虚之候，非曰必無，如寒邪内傷或食停氣滯而心腹急痛，以致脈道沉伏或促或結一證，此以邪閉經絡而然，脈雖若虚，而必有痛脹等證可據者，是誠假虚之脈，本非虚也。又若四肢厥逆或惡風怯寒而脈見滑數一證，此中熱極生寒，外雖若虚，而内有煩熱便結等證可據者，是誠假虚之病，本非虚也。大抵假虚之證，只此二條。若有是實脈而無是實證，即假實脈也；有是實證而無是實脈，即假實證也。知假知真，即知所從舍矣。近見有治傷寒者，每以陰脈作伏脈，不知伏脈之體雖細雖微，亦必隱隱有力，亦必明明有證，豈容任意胡猜以草菅人命哉？仁人必不然也。

又有從脈從證之法，乃以病有輕重爲言也。如病本輕淺，别無危候者，但因見在以治其標，自無不可，此從證也。若病關臟氣，稍見疑難，則必須詳辨虚實，憑脈下藥，方爲切當。所以輕者從證十惟一二，重者從脈十當八九，此脈之關係非淺也。雖曰脈有真假，而實由人見之不真耳，脈亦何從假哉！

逆　順

凡内出不足之證，忌見陽脈，如浮洪緊數之類是也。外入有餘之病，忌見陰脈，如沉細微弱之類是也。如此之脈，最不易治。

凡有餘之病，脈宜有力有神，如微濇細弱而不應手者，逆之兆也。凡不足之病，脈宜和緩柔軟，若洪大搏擊者，亦爲逆也。

凡暴病，脈來浮洪數實者爲順；久病，脈來微緩軟弱者爲順。若新病而沉微細弱，久病而浮洪數實者，皆爲逆也。凡脈證貴乎相合，設若證有餘而脈不足，脈有餘而證不足，輕者亦必延綿，重者即危亡之兆。經曰：脈小以濇，謂之久病；脈浮而滑，謂之新病。故有餘之病，忌見陰脈；不足之病，忌見陽脈。久病忌見數脈，新暴之病而見形脱脈脱者死。

凡元氣虚敗之證，脈有微極欲絶者，若用回陽救本等藥，脈氣徐徐漸出漸復者，乃爲佳兆；若陡然暴出忽如復元者，此假復也。必于周日之後復脱如故，是必不治之證。若全無漸復生意者，自不必治。若各部皆脱而惟胃脈獨存者，猶可冀其萬一。

脈要歌 從《權輿》改正

脈有三部，部有三候，逐部先尋，次宜總究。左寸心經火位，脈宜流利洪强。左關肝膽，弦而且長；尺部膀胱，沉静彌良。右寸肺金之主，輕浮充暢爲宗；脾胃居於關部，和緩胃氣常充；右尺三焦連命，沉滑而實則隆。四時相代，脈壯靡同。秋微毛而冬石，春則弦而夏洪。滑而微浮者肺恙，弦中兼細者脾殃。心病則血衰脈小，肝證則脈弦且長。大而兼緊，腎疾奚康？寸口多弦，頭面何曾舒泰？關前若緊，胷中定是癥殃。急則風上攻而頭痛，緩則皮頑痺而不昌。微是厥逆之陰，數爲虧損之陽。滑則痰涎而胷膈氣壅，濇緣血少而背膊疼傷。沉是背心之氣，洪乃胷脅之妨。若夫關中緩則飲食必少，滑實胃火煎熬。小弱胃寒逆冷，細微食少膨脹。衛之虚者濇候，氣之滯者沉當。左關微濇兮血少，右關弦急兮過勞。洪實者血結之瘀，遲緊者脾冷之殃。至如尺内洪大，則陰虚可憑；或微或濇，便濁遺精。弦者腹痛，伏者食停。滑兮小腹急脹，婦則病在月經；濇兮嘔逆番胃，弦强陰疝血崩。緊兮小腹作痛，沉微必主腰疼。緊促形於寸，此氣滿於心胷；緊弦見於關，斯痛攻乎腹脅。兩寸滑數兮嘔逆上奔，兩關滑數兮蛔蟲内囓。心胷留飲，寸口沉濳。臍腹成癥，關中促結。左關弦緊兮，緣筋脈之拘攣；右關沉滑兮，因食積之作孽。

脈有浮沉遲數，診有提綱大端。浮而無力爲虚，有力爲邪所搏。浮大傷風兮，浮緊傷寒。浮數虚熱兮，浮緩風涎。沉緩滑大兮多熱，沉遲緊細兮多寒。沉健須知積滯，沉弦氣病淹淹。沉遲有力，疼痛使然。遲弦數弦兮，瘧寒瘧熱之辨；遲滑洪滑兮，胃冷胃温之愆。數而有痛，恐發瘡瘍，若兼洪滑，熱甚宜涼　陰數陰虚必發熱，陽數陽强多汗黄。

脈有七情之傷，而爲九氣之列。怒傷於肝者，其脈促而氣上衝；驚傷於膽者，其氣亂而脈動掣。過於喜者傷於心，故脈散而氣緩；過於思者傷於脾，故脈短而氣結。憂傷於肺兮，脈必濇而氣沉；恐傷於腎兮，脈當沉而氣怯。若脈促而人氣消，因悲傷而心系掣。傷於寒者脈遲，其爲人也氣收；傷於熱者脈數，其爲人也氣泄。脈體須明，脈證須徹。浮爲虚而表顯，沉乃實而裏决。滑是多痰，芤因失血。濡散總因虚而冷汗，弦緊其爲寒而痛切。洪則躁煩，遲爲冷別。緩則風而頑木，實則脹而秘結。濇兮血少而寒，長兮痼而又熱。短小元陽必病，堅强患乎滿急。伏因痛痺伏藏，細弱真元内傷。結促惟虚斷續，代云變易不常。緊急或緣瀉痢，緊弦癥痞相妨。數則心煩，大則病進。上盛則氣高，下盛則氣脹。大是血虚之候，細爲氣少之恙。浮洪則外證推測，沉弦爲内疾斟量。陽芤兮吐衄立至，陰芤兮下血須防。盛滑則外疼可別，實緊則内痛多傷。弱小濇弦爲久病，滑浮數疾是新殃。沉而弦緊，痃癖内痛；脈來緩滑，胃熱宜凉。長而滑大者酒病，浮而緩豁者濕傷。堅而疾者爲癲，遲而伏者必厥。洪大而疾則發狂，緊滑而細爲嘔噦。脈洪而疾兮因熱結以成癰，脈微而濇兮必崩中而脱血。陰陽皆濇數，知溲屎之艱難；尺寸俱虚微，曉精血之耗竭。

脈見危機者死，只因指下無神。不問何候，有力爲神。按之則隱，可見無根。蓋元氣之來，力和而緩；邪氣之至，力强而峻。彈石硬來即去，解索散亂無緒。屋漏半日而落，雀啄三五而住。魚翔似有如無，蝦遊進退難遇。更有鬼賊，雖如平類；土敗於木，真弦可畏。是亦危機，因無胃氣。諸逢此者，見幾當避。

宜忌歌

傷寒病熱兮洪大易治，而沉細難醫。傷風欬嗽兮浮濡可攻，而沉牢當避。腫脹宜浮大，顛狂忌虚細。下血下痢兮浮洪可惡，消渴消中兮實大者利。霍亂喜浮大而畏微遲，頭疼愛浮滑而嫌短濇。腸澼臟毒兮不怕沉微，風痺足痿兮偏嫌數急。身體中風，緩滑則生；腹心作痛，沉細則良。喘急浮洪者危，欬血沉弱者康。脈細軟而不弦洪，知不死於中惡；脈微小而不數急，料無憂於金瘡。吐血鼻衄兮吾不喜其實大，跌撲損傷兮吾則畏其堅强。痢疾身熱而脈洪，其災可惡；濕病體煩而脈細，此患難當。水瀉脈大者可怪，亡血脈實者不祥。病在中兮脈虚爲害，病在外兮脈濇爲殃。

傷寒論脈

傷寒之邪實無定體，或入陽經氣分，則太陽爲首；或入陰經精分，則少陰爲先。其脈以浮緊而有力無力，可知表之虚實；沉緊而有力無力，可知裏之虚實；中而有力無力，可知陰陽之凶吉。診之之法，當問證以知其外，察脈以知其内。先病爲本，後病爲標。能參合脈證而知緩急先後者，乃爲上工。

診法曰：浮脈爲在表，故凡脈見浮緊而數者，即表邪也。再加以頭項痛腰脊强等證，此即太陽經病。當求本經輕重而解散之。

脈見洪長有力，而外兼陽明證者，即陽明在經之邪也。宜求本經之寒熱以散之。

脈見弦數而兼少陽之證者，即少陽經半表半裏之病。宜和解而散之。

沉脈爲在裏，病屬三陰，詳六經證辨中。但沉數有力，是即熱邪傳裏也。若表證深入而内見大滿大實，陽邪熱結等證，治當從下也。

沉緊無力，而外無大熱，内無煩渴等病，此陰證也。若或畏寒厥冷，及嘔吐腹痛瀉痢者，此即陰寒直中，治宜温中也。

脈大者爲病進，大因邪氣盛，病日甚也。脈漸緩者爲邪退，緩則胃氣至，病將愈也。此以大爲病進，固其然也，然亦有宜大不宜大者，又當詳辨。如脈體本大而再加洪數，此則病進之脈不可當也。如脈體本小，因服藥後而漸見滑大有力者，此自陰轉陽，必將汗解乃爲吉兆。蓋脈至不鼓者，由氣虚而然，無陽豈能作汗也？論汗條中有按，當並閲之。

按浮爲在表，沉爲在裏，此古今相傳之法也。然沉脈亦有表證，此陰實陽虛寒勝者然也；浮脈亦有裏證，此陽實陰虛水虧者然也。故凡欲察表邪者，不宜單據浮沉，只當以緊數與否爲辨，方爲的確。蓋寒邪在表，脈皆緊數，緊數甚者邪亦甚，緊數微者邪亦微。緊數浮洪有力者邪在陽分，即陽證也；緊數浮洪無力者邪在陰分，即陰證也。以緊數之脈而兼見表證者，其爲外感無疑，即當治從解散。然内傷之脈亦有緊數者，但内傷之緊其來有漸，外感之緊發於陡然，以此辨之，最爲切當。其有似緊非緊，但較之平昔稍見滑疾而不甚者，亦有外感之證，此其邪之輕者。或以初感而未甚者，亦多見此脈，是又不可不兼證而察之也。若其和緩而全無緊疾之意，則脈雖浮大，自非外邪之證。

按陶節庵曰：夫脈浮當汗，脈沉當下，固其宜也。然其脈雖浮，亦有可下者，謂邪熱入腑大便難也。設使大便不難豈敢下乎？其脈雖沉，亦有可汗者，謂少陰病身有熱也。設使身不發熱，豈敢汗乎？若此之説，可見沉有表而浮亦有裏也。

矯世惑脈辨

夫脈者本乎營與衛也，而營行脈之中，衛行脈之外。苟臟腑和平，營衛調暢，則脈無形狀之可議矣。或者六淫外襲，七情内傷，則臟腑不和，營衛乖謬，而二十四脈之名狀，層出而疊見矣。是故風寒暑濕燥火，此六淫也。外傷六淫之脈，則浮爲風，緊爲寒，虛爲暑，細爲濕，數爲燥，洪爲火，此皆可以脈而別其外感之邪也。喜怒憂思悲恐驚者，此七情也。内傷七情之脈，喜則傷心而脈緩，怒則傷肝而脈急，恐則傷腎而脈沉，悲則氣消而脈短，驚則氣亂而脈動，此皆可以脈而辨其内傷之病也。然此特舉其常，而以脈病相應者爲言也。若論其變則有脈不應病，病不應脈，變出百端，而難一一盡憑乎脈者矣。試舉一二言之：如張仲景云：脈浮大，邪在表，可汗。若脈浮大心下有熱屬臟者，攻之，不令發汗。此又非浮爲表邪可汗之脈也。又云：促脈爲陽盛，宜用葛根黄芩黄連湯。若脈促厥冷爲虛脱，非灸非温不可，此又非促爲陽盛之脈也。又曰：遲脈爲寒，沉脈爲裏。若陽明脈遲也惡寒，此又非諸遲爲寒之脈矣。少陰病始得之反發熱而脈沉，宜麻黄細辛湯汗之，此又非沉爲在裏之脈矣。凡此皆脈難盡憑之明驗也。若只憑脈而不問證，未免以寒爲熱，以表爲裏，以陰爲陽，顛倒錯亂，而夭人壽者多矣。是以古人治病不專於脈而必兼於審證，良有以也。奈何世人不明乎此，往往有病，諱而不言，惟以診脈而試醫之能否。診之而所言偶中，便視爲良醫，而傾心付托，其於病之根源一無所告，藥之宜否，亦無所審，惟束手聽命於醫，因循遂至於死，尚亦不悟，深可悲矣！彼庸俗之人，素不嗜學，固無足怪。奈近世士大夫家，亦未免狃於此習，是又大可笑也！夫定静安慮，格物致知，乃《大學》首章第一義。而慮者，謂慮事精詳；格物者，謂窮致事物之理；致知者，謂推及吾之所知。凡此數事，學者必嘗究心於此矣。先正又言爲人子者，不可不知醫。病臥於牀，委之庸醫，比之不慈不孝。夫望聞問切，醫家大節目也。苟於臨病之際，惟以切而知之爲能，其餘三事，一切置而不講，豈得謂知醫乎？豈得爲處事精詳乎？豈得爲窮致事物之理而推極吾之所知乎？且醫之良亦不專於善診一節，凡動静有常，舉止不妄，存心忠厚，發言純篤，察病詳審，處方精專，兼此數者，庶可謂之良矣。雖據脈言證，或有少差，然一脈所主非一病，故所言未必盡中也。若以此而遂棄之，所謂以二卵而棄干城之將，烏可與智者道哉？姑以浮脈言之，《脈經》云：浮爲風、爲虚、爲氣、爲嘔、爲厥、爲痞、爲脹、爲滿不食、爲熱、爲内結等類，所主不下數十餘病。假使診得浮脈，彼將斷其爲何病耶？苟不兼之以望聞問而欲的知其爲何病，吾謂戛戛乎其難矣。古人以切居望聞問之後，則於望聞問之間，已得其病情矣。不過再診其脈，看病應與不應也。若脈與病應，則吉而易醫；脈與病反，則凶而難治。以脈參病，意蓋如此，曷以診脈知病爲貴哉？夫《脈經》一書，拳拳示人以診法，而開卷入首，便言觀形察色，彼此參伍以決死生，可見望聞問切，醫之不可缺一也。噫！世稱善脈，莫過叔和，尚有待於彼此參伍，況下於叔和者乎？故專以切脈言病，必不能不致於誤也，安得爲醫之良！抑不特此，世人又有以太素脈而言人貴賤窮通者，此又妄之甚也。予嘗考其義矣。夫太者始也，初也，如太極、太乙之太；素者質也，本也，如繪事後素之素。此蓋言始初本質之脈也。此果何脈耶？則必指元氣而言也。東垣曰：元氣者，胃氣之别名。胃氣之脈，蔡西山所謂不長不短，不疎不數，不大不小，應手中和，意思欣欣難以名狀者是也。無病之人，皆得此脈。以此脈而察人之有病無病則可，以此脈而察人之富貴貧賤則不可。何也？胃氣之脈難以形容，莫能名狀，將何以爲貴賤窮通之診乎？竊觀其書，名雖《太素》，而其中論述略無一言及於太素之義，所作歌括，率多俚語，全無理趣。原其初意，不過托此以爲徼利之媒。後世不察，遂相傳習，莫有能辨其非者。又或爲之語曰：太素云者，指貴賤窮通稟於有生之初而言也。然脈可以察而知之，非謂脈名太素也。予曰固也，然則太素之所診者，必不出於二十四脈之外矣。夫二十四脈，皆主病言，一脈見則主一病，貧賤富貴何從而察之哉？假如浮脈，其診爲風，使太素家診之，將言其爲風耶？抑言其爲貴賤窮通耶？二者不可得兼。若言其爲風，則其所知亦不過病也。若遺其病，而言其爲貴賤窮通，則是近而病諸身者尚不能知，安得謂之太素！則遠而違諸身者，必不能知之也。蓋貴賤窮通，身外之事，與身之氣血了不相干，安得以脈而知之乎？況脈之變見無常，而天之寒暑不一，故四時各異其脈，必不能久而不變，是以今日診得是脈，明日診之而或非，春間診得是脈，至夏按之而或否，彼太素者以片時之尋按，而斷一生之休咎，殆必無是理。然縱使億則屢中，亦是捕風捉影，彷彿形容，安有一定之見哉！噫，以脈察病，尚不知病之的，而猶待乎望聞問，況能知其他乎？且脈兆於岐黄，演於秦越，而詳於叔和。遍考《素》、《難》、《脈經》，並無一字言及此者，非隱之也，殆有必不可誣者耳。巢氏曰：太素者善於相法，特假太素以神其術耳。誠哉言也！足以破天下後世之惑矣。又有善伺察者，以言餂人陰得其實，故於診按之際，肆言而爲欺妄，是又下此一等，無足論也。雖然，人稟天地之氣以生，不能無清濁純駁之殊，稟之清者血氣清，而脈來亦清，清則脈形圓淨，至數分明。吾診乎此，但知其主富貴而已。若曰何年登科，何年陞授，何年招財，何年得子，吾皆不得而知矣。稟之濁者血氣濁，而脈來亦濁，濁則脈形不清，至數混亂。吾診乎此，但知其主貧賤而已。若曰某時招悔，某時破財，某時損妻，某時尅子，吾亦莫得而知矣。又有形濁而脈清者，此謂濁中之清，質清而脈濁者，此謂清中之濁。又有形不甚清，脈不甚濁，但浮沉各得其位，大小不失其等，亦主平穩而無大得喪也。其他言有所未盡，義有所未備，學者可以類推。是則吾之所謂知人者，一本於理而已矣，豈敢妄爲之説以欺人哉？噫，予所以著爲是論者，蓋以世之有言太素脈者靡不翕然稱美，不惟不能以理析，又從而延譽於人，縱使其言有謬，又必陰與之委曲影射，此所謂誤已而誤人者也。果何益之有哉！又有迎醫服藥者不惟不先言其所苦，甚至再三詢叩，終於默默。至有隱疾而困醫者，醫固爲其所困，不思身亦爲醫所困矣。此皆世之通患，人所共有，故予不得不詳論之，以致夫叮嚀之意，俾聾瞽者或有所開發焉。孟子曰：予豈好辯哉？予不得已也！

吴崑論《太素》可採之句

《太素》之説，固爲不經，然其間亦有可採者。如曰脈形圓淨，至數分明，謂之清；脈形散濇，至數模糊，謂之濁。質清脈清，富貴而多喜；質濁脈濁，貧賤而多憂。質清脈濁，此爲清中之濁，外富貴而内貧賤，失意處多得意處少也；質濁脈清，此爲濁中之清，外貧賤而内富貴，得意處多失意處少也。若清不甚清，濁不甚濁，其得失相半而無大得喪也。富貴而壽，脈清而長；貧賤而夭，脈濁而促。清而促者富貴而夭，濁而長者貧賤而壽，此皆《太素》可採之句也。然亦不能外乎《風鑑》，故業《太素》者，不必師《太素》，但師《風鑑》。《風鑑》精而《太素》之説自神矣。至其甚者，索隱行怪，無所不至，是又巫家之教耳。孔子曰：攻乎異端，斯害也已，正士豈爲之哉！

述　古

經曰：人迎盛堅者傷於寒，氣口堅盛者傷於食。此本以陽明太陰之脈，分言表裏。而王叔和以左爲人迎，右爲氣口，因致後人每以左脈辨外感，右脈辨内傷，豈左無内傷而右無外感乎？謬甚謬甚！

詳《内經》三部九候篇，獨小獨大等獨字，即醫中精一之義，診家綱領，莫切於此。今見諸家言脈，悉以六部浮沉鑿分虛實，顧不知病本何在，既無獨見，焉得確真！故寶命全形論曰：衆脈不見，衆凶弗聞，外内相得，無以形先。是誠察病之秘旨，必知此義，方可言診。

按玉機真臟篇病在中在外，中外二字乃指邪正爲言也。蓋邪氣來於外，元氣見於中。邪氣之來皆有餘，故太過，則病在外；元氣之傷惟不足，故不及，則病在中也。又凡脾家有病，必有形見，故惡者可見。若其無病，則陰行灌濡，五臟攸賴，而莫知其然。故善者不可得見，是即所謂胃氣也。

詳代脈之義，本以更代爲言。如宣明五氣篇曰：脾脈代者，謂胃氣隨時而更。此四時之代也。根結篇曰：五十動而不一代者，謂五臟受氣之盛衰。此至數之代也。平人氣象篇曰但代無胃曰死者，謂代無真臟不死也。由此觀之，則凡見忽大忽小、乍遲乍數，倏而更變不常者，均謂之代。自王叔和云：代脈來數中止，不能自還，脈代者死。自後以此相傳，遂失代之真義。

凡肝脈但弦，腎脈但石，名爲真臟者，以其無胃氣也。若肝當弦而不弦，腎當石而不石，總由穀氣不至，亦以其無胃氣也。此舉肝腎而言，則五臟皆然。

按邪氣臟腑病形篇曰：濇者多血少氣微有寒。多血二字，乃傳寫之誤也。觀本篇下文曰：刺濇者無令其血出。其爲少血可知。仲景曰：濇者營氣不足，是亦少血之謂。

詳五色篇論人迎氣口，蓋人迎本足陽明之經，脈在結喉兩旁；氣口乃手太陰之經，脈在兩手寸口。人迎爲腑脈，所以候表；氣口爲臟脈，所以候裏。故曰氣口獨爲五臟主，此《内經》之旨也。所以後世但診氣口不診人迎。蓋以脈氣流經，經氣歸於肺，而肺朝百脈，故寸口爲脈之大會，可決死生；而凡在表在裏之病，但於寸口諸部皆可察也。自王叔和誤以左手爲人迎，右手爲氣口，且云左以候表，右以候裏，豈左無裏而右無表乎？訛傳至今，其誤甚矣。

按至真要大論云：脈至而從者，如陽證見陽脈，陰證見陰脈，是皆謂之從也。若陽證雖見陽脈，但按之不鼓，而指下無力，則脈雖浮大，便非真陽之候，不可誤認爲陽證。凡諸脈之似陽非陽者，皆然也。或陰證雖見陰脈，但按之鼓甚而盛者，亦不得認爲陰證。

按玉機真臟論篇之義，如前篇言病在中脈虚者爲難治，後篇言病在中脈實堅者爲難治；前言病在外脈濇堅者爲難治，後言病在外脈不實堅者爲難治。前後若乎相反，何也？蓋實邪在中者，脈不宜虚，虚邪在中者，脈不宜實也。陽邪在表者，宜滑而軟，不宜濇而堅；外邪方盛者，宜實而大，不宜虚而小也。此中各有精義或者以其爲誤，是不達耳。

按胃氣即人之陽氣，陽氣衰則胃氣弱，陽氣敗則胃氣絶，此即死生之大本也。所謂凡陽有五者，即五臟之陽也。五臟之氣，必互相灌濡，故五臟之中必各兼五氣，所謂二十五陽也。是可見無往而非陽氣，亦無往而非胃氣。無胃氣，即真臟獨見也，故曰死。

身經通考　清·李潆

看脈之時

平旦陰氣未動，陽氣未散，飲食未進，經脈未盛，絡脈調勻，氣血未亂，故可觀五臟有餘不足，六腑强弱，形之衰盛，以此參伍，决死生之分。夫脈者血之府也，長則氣治，短則氣病，數則煩心，大則病進，上盛則氣高，下盛則氣脹，代則氣衰，細則氣少，濇則心痛，渾渾革至如涌泉，病進而色弊綿綿，其去如弦絶死。是以人醉莫與診視，自醉莫診視他人。或乘車走馬，必待寧息，方與診視。終不及平旦爲住也。

六氣分合六部圖説

以平治之紀爲例，若太過之紀，其氣未至而至，從節前十三日爲度。不及之紀，其氣至而未至，從節後十三日爲度。太過之歲，從左尺浮分起，立春；不及之歲，從左關中分起，立春。依次而推之，此六氣至理。如左關脈獨弦大，已知雨水後驚蟄邊有風熱之證，蓋弦主風、大主熱也。如右尺沉分脈獨緩滯而實大，已知芒種後夏至邊有濕熱之病，蓋緩滯主濕實大主熱也。若緩滯虛大，乃濕熱相火爲患。蓋緩滯爲濕，而虛大爲相火也。

内經之脈

以《内經》九候考之，人身分三才之部：上部天，兩額之動脈；上部地，兩頰之動脈；上部人，耳前之動脈。中部天，手太陰也；中部地，手陽明也；中部人，手少陰也。下部天，足厥陰也；下部地，足少陰也；下部人，足太陰也。上部天以候頭角之氣，地以候口齒之氣，人以候耳目之氣；中部天以候肺，地以候胷中之氣，人以候心；下部天以候肝，地以候腎，人以候脾胃之氣。江州王九達云：上部天以候頭角，脈在額兩旁瞳子髎、聽會等處，足少陽膽經脈氣所行也；地以候口齒，脈在鼻孔下兩旁，近於巨髎之分，足陽明胃經脈氣所行也；人以候耳目，脈在耳前陷中絲竹空、和髎等處，手少陽三焦經脈氣所行也。中部天，手太陰肺經，脈在掌後寸口中，是名經渠，即手太陰肺經脈氣所行也；地，手陽明大腸經，脈在手大指次指岐骨間，合谷之分，即手陽明大腸經脈氣所行也；人，手少陰心經，脈在掌後鋭骨之端，神門之分，即手少陰心經脈氣所行也。下部天，足厥陰肝經，脈在氣衝下三寸五鼇之分，女子取太衝，在足大指本節後二寸陷中，即足厥陰肝經脈氣所行也；地，足少陰腎經，脈在足内踝後跟骨上陷中太谿之分，即足少陰腎經脈氣所行也；人，足太陰脾經，脈在魚腹上越兩筋之間箕門之分，即足太陰脾經脈氣所行也。三而三之，謂之九候。上古診法精詳，故兼取十二經動脈；後世診法簡約，故獨取寸口。《内經》云：氣口成寸，以决死生。氣口既可以决死生，則餘經之動脈可以弗診矣。况女子取太衝，如何可行？此今古之異也。

從證不從脈

凡病有從證而不從脈者。如久病無脈，是氣將絶也，主必死。若不係久病，或暴病無脈，或傷寒痛風，或痰積經閉，或憂驚折傷，或氣運不應，一時無脈，不可便以死斷。當聽其五音，察其五色，問其所欲所苦，或寒或熱，看病參詳治之。又如傷寒六七日不大便，目中不了了，無表證，脈雖浮亦有可下者；如大便不難，不可輕下。少陰病得之二三日，無裏證，脈雖沉亦有可汗者，謂身熱而表猶未解也，故用麻黄細辛湯之類微取其汗；如身不發熱，不可輕汗。東垣云：形質、肌肉、顔色似不病者，此心病也，不形於脈。又大去血後勿以脈診，脈雖數爲假熱，獨參湯救之，血脱則補氣也。五臟之輪至也，肺在一與六，心在二與七，脾在三與八，肝在四與九，腎在五與十。肺心在上屬陽，主呼；肝腎在下屬陰，主吸；脾居中間，陰中有陽，主呼吸之間。代止之脈在何臟何腑，以此斷生死之期。

石室秘錄

清·陳士鐸

論脈訣

脈訣，《内經》已暢言矣，王叔和又發明之，予又何言！雖然，尚有未備者，不可不一論之。脈訣大約言愈多則旨益晦，吾獨尚簡要以切脈，不必紛紛於七表八裏也。切脈之最要者在浮沉，其次則遲數，又其次則大小，又其次則虚實，又其次則滑濇而已。知此十法，則凡人之病不能出其範圍。至於死脈尤易觀也，不過魚蝦之遊，禽鳥之啄，屋漏彈石，劈索水流之異也。知十法之常，即可知六法之變，又何難知人之疾病哉？《靈樞》之形容脈象，不可爲法也。

古今圖書集成醫部全録卷八十七

脈法十七

太素脈訣 明·彭用光

太素脈并醫學源流説

夫上古聖人保愛萬世無窮，有政令以全其性，有醫藥以濟其生，二者并行，皆人道之施也。然醫肇自軒岐，神農嘗百草，黄帝著《内經》，伊尹作《湯液》，與夫著書立言垂世者，若《内經》其言深而要，其旨邃以弘，其考辨信而有徵。若《太素》之傳，實自東海馮真人在金靈山得於靈寶洞中神仙授受之術，向未有傳而方書亦不載。至乾德乙丑仲夏八日，真人始出洞遊行，太素法遂傳諸世，而得之者，皆口傳心授，少著述以流布。嗣後亦間有知者，多自秘而弗傳，書亦弗備。撈其大要，論貴賤，切脈之清濁，論窮通切脈之滑濇，論壽夭以浮沉，論時運以生剋，論吉凶以緩急，皆亦彷彿《内經·素問》虚實攻補，法天地人之奥旨，是《内經》者實爲醫家之祖。下此則秦越人、和、緩獨能知晉侯之膏肓，未有著述，惟越人所著《八十一難經》皆發明《内經》之旨，而下此則淳于意、華佗之能經鴟顧，固亦導引家之一術。至於以刳腹背湔腸胃而去疾，則涉於神怪矣。意之醫狀，司馬遷備誌之，又下此則張機之《金匱玉函經》傷寒諸論，誠千古不刊之典，第詳於六氣所傷，而於嗜慾飲食罷勞之所致者，略而不詳。又下此則王叔和纂岐伯、華佗等書爲《脈經》，敍陰陽内外，辨三部九候，分人迎氣口，陳十二經絡，洎夫三焦五臟六腑之病，最爲著明。又下此則巢元方《病源》，編次不爲無所見者，但論風寒二氣而不著濕熱之篇，乃其失也。又下此則王冰推五運六氣之變，撰爲《天元玉策》，周詳切密，亦人之所難，苟泥之則拘滯而不通矣。又下此則王燾、孫思邈，以絶人之識，操慈仁惻隱之心，其敍《千金方》，以及粗工害人之禍，至爲憤切。後人稍闖其垣，亦足以其術鳴於世，但不制傷寒之詳，或不能無遺憾也。燾雖闡明《外臺秘要》，所言方證、符禁、灼灸之詳，頗有所祖述，然論棄藥行針，則一偏之見也。又下此則錢乙、龐安時、許叔微，俱在準繩尺寸之中，然而無所發明。安時雖能出奇應變，而終未能離於範圍。三人皆得張機之粗者也，惟錢乙深造張機之閫奥，而擷其精微，建爲五臟之方，各隨所宜。謂肝有相火則有瀉而無補，腎爲真水則有補而無瀉，皆啟《内經》之秘，尤知者之所取法也。奈世知乙之淺，而不知其遺書散亡，出於閻孝忠所集者，多孝忠之意，初非乙之本真也。又下此則上谷張元素、河間劉完素、睢水張從政。元素之與完素，雖設爲奇夢異人，以神其授受，實聞乙之風而興起者焉。若從政則又宗乎完素者也。完素以古方今病决不能相值，治病一切不以方，故其書亦不傳。其有存於今者，皆後來之所附會。其學則東垣李杲深得之。杲推明内外二傷而多注意於補脾土之設，蓋以土爲一身之主，土平則諸臟平矣。從政以吐汗下三法，風寒暑濕燥火六門，爲醫之關鍵，其治多攻利而效速，學者慎之。完素論風火之病，以《内經》病機氣宜一十九條著爲《原病式》，闡奥精微，有非大觀官局諸醫所可髣髴，究其設施則亦不越攻補二者之間也。近代名醫，若吴中羅益，滄州吕復，皆承東垣之餘緒；武林羅知悌，丹溪朱彦修，各挹完素之遺風。又若台之朱佐，越之滑壽，咸有著述。其於太素，北則孫武清，南則陶彭澤、趙石亭，皆以太素爲時所崇重者，俱未有書編入，用光則私淑諸人者也。嗟乎！自有《内經》以來，醫書多藏，愈久愈備愈繁，可以汗牛充棟，亦不爲不多矣。若夫歷代名醫，今但舉其最言之，至於炮製則宗雷公之法也。逮我聖朝，則《奇效良方》、《銅人腧穴針灸》書乃工部尚書許公紳、院使方賢、臨江楊文翰等所集刊者。王慈谿《本草集要》，陶節庵《傷寒論》，皆足以爲醫家後學之準繩也。於乎醫之有《内經》，猶儒道之有六經，無所不備。後賢著述，名醫諸説，纂集删定漢、唐、宋、元及仲景、東垣、河間、丹溪四子之説，可謂醫書之全備，猶學《庸》、《語》、《孟》爲六經之階梯，不可缺者也。故曰：外感法仲景，内傷法東垣，熱病用河間，雜病用丹溪，貴賤壽夭法《太素》。思濟堂曰：《素問》論病之因，《本草》著藥之性，《脈訣》詳證之源，《運氣》

法天之候，《太素》詳命之吉凶。一以貫之，歸之於《内經》，斯爲醫道之大成矣。是爲説。

一日流注十二經絡直訣

呼爲陽而應天，呼出心與肺；吸爲陰而應地，吸入腎與肝。立相六千七百五十息是陰，六千七百五十息是陽。呼爲陽，吸爲陰也。榮衛相隨，各行二十五度，六千七百五十周於身，漏水下百刻，凡人晝夜一萬三千五百息。扁鵲云：人受天地之中以生，所謂冲氣也。夫且五行之氣，始自中原，播於諸脈。

三焦經手少陽，起於小指次指之端，循手表腕至目鋭眥。

子時注膽。膽經足少陽，起於目鋭眥，入大趾岐骨内出於端。

丑時注肝。肝經足厥陰，起於足大趾聚毛之際，上循足跗上廉，上入肺中。

寅時注肺。肺經手太陰，起於中焦，下絡大腸；其支者，從腕後直出手次指内廉出其端。

卯時注大腸。大腸經手陽明，起於手大指次指之端内側，循指上廉；其支從缺盆上頸，貫頰入下齒中，上挾鼻孔。

辰時注胃。胃經足陽明，起於鼻交頞中，下循鼻外，入上齒中；其支者，入大指間出其端。

巳時注脾。脾經足太陰，起於足大趾之端，循趾内側白肉際；其支者從胃上膈。

午時注心。心經手少陰，起於心中，入掌内，循小指出其端。

未時注小腸。小腸經手太陽，起於小指之端，循手外側上腕；其支者，入耳中，别頰，上抵鼻，至目内眥，斜絡於顴。

申時注膀胱。膀胱經太陽，起於目内眥，上額交巔上；其支者，從膊内左右别下，循京骨，至小趾外側。

酉時注腎。腎經足少陰，起於足小趾之下，斜趣足心；其支者，從腎上貫肝膈入肺，注胸中。

戌時注心包絡。心包絡經手厥陰，起於胸中，出屬心包，下膈，循小指次指出其端。

亥時注三焦。復於手太陰肺經。上合天，鷄鳴；下合地，潮水。其氣與天地同流，加一至則熱，減一至則寒。古人定吉凶，處百病，决死生、功名、貴賤，俱候此而已。《黄帝内經》云：凡人兩手足皆有三陰脈三陽脈，以合爲十二經脈也。手之三陰，從臟走至手；手之三陽，從手走至頭；足之三陽，從頭下走至足；足之三陰，從足上走入腹。絡脈傳注，周流不息，故經脈者，行血氣通陰陽以榮於身者也。其始從中焦注手太陰、陽明，陽明注足陽明、太陰，太陰注手少陰、太陽，太陽注足太陽、少陰，少陰注手厥陰、少陽，少陽注足少陽、厥陰，厥陰復還注手太陰。其氣常以平旦爲紀，以漏水下百刻，晝夜行流，與天同度，終而復始也。

診脈要法説

凡診太素脈，必五更天明方脈，以斷有準。倉卒據難，血氣未定，心亂不准也。

凡診脈之法：先要定得三部位分明白，又要曉得十二經絡、五臟六腑，及五臟配合五行、四時、生剋之理，又要知得脈之息數分明，别浮沉遲數滑濇，及諸脈陰陽主病之原也。何謂三部？謂人兩手俱有寸關尺也。凡診脈，先以中指揣摩掌後有小高骨就是關脈，然後下前後二指，關前至魚際，得同身之一寸，故名爲寸口，爲陽；關後至尺澤穴，得同身之一尺，故名爲尺部，爲陰。又寸脈六分，其上三分入於寸内，是陽得寸内九分，爲陽數九也；尺内七分，關下三分入於尺内，是陰得尺内一寸，陰數十也。終始一寸九分，此也。又長人脈長，當疎排指；短人脈短，當密排指。人瘦小則輕取之，人肥大則重取之。性急人脈急，性緩人脈緩。又有反關脈，在三部之後或背側。若過寸口上至魚際者，名曰魚際脈。有左大右小者，有左小右大者。有人兩手清微如無脈者，此陰脈主貴；有兩手俱洪大者，此陽脈主貴。須用心診視。凡診脈，必須調平自己氣息，男左女右。初輕按消息之，次中按消息之，再重按消息之；推而下消息之，推而内消息之，推而外消息之。如此然後自寸關尺逐部尋究。一呼一吸之間，要以脈行四至爲率，閏以太息，脈五至，是爲平脈也。五至爲平者，人肖天應五行，又應春夏秋冬，各主一至，是心肝肺腎，再一至爲四季脾脈，是金木水火土俱備，合天之一周歲爲平者，此也。

其有太過不及，則爲病脈也。凡人十二經動脈循環一晝夜，五十周朝於寸口，會於平旦。《内經》凡診平人之脈，常以平旦至，診病脈則不以晝夜拘也。《難經》獨取寸口者，即手太陰之經也。上古診法有三：其一，各於十二經動脈見處，分爲三部天地人，以候各臟腑；其二，以寸口與人迎參之，以驗氣至與輕清重濁，四時五行之大小，以究富貴貧賤壽夭，就中以遲數驗虛實冷熱之病；其三，獨取寸口，以内外分臟腑，以高下定身形，以生剋定榮枯，以清濁論窮通，斯《太素》與叔和取以爲寸口臟腑之位也。

診脈捷法説

嘗見診太素，却身坐心行。然心爲一身之主，心不定，脈不應，則斷難準。此大戒也。

人生資稟貫陰陽，受氣衝和分貴賤；五臟六腑別根基，平生災禍如神見。按之指下審清濁，用意推尋三部辨；陰陽更認部所主，便將表裏細推斷。脈息大小有沉浮，吉凶終是細尋求；急流多是貧賤輩，緩滑須稱富貴流；此中更須辨四類，輕清重濁辨其由。大凡若診他人脈，先將自己無憂惑，須調彼此氣相和，莫令宿酒浮胷膈。要知禍福并貴賤，子後辰前方可見；疾病不拘早晚間，更須依證看候變。凡診時候勿欲速，二人相對須停足；童子語狀診十六，脈後方言災與福。更看年月并日時，五行相生與相剋，流年災福細推詳，用意推尋審消息。脈候中和分四季，弦洪毛石叮嚀記；若逢洪緊并急緩，四體須防微恙至。凡斷疾病并災咎，須用依時分節候；春得秋脈忌逢金，更取庚申及辛酉；夏得冬脈也如然，須向五行相剋取。三部脈候應須遠，四十五動爲體變；一萬三千五百通，從此周流息數同。脈息來時有減加，究疾生死斷無差；指下分候三部中，吉凶細診無終窮。凡欲診者先戒色，酒辛勞怒戒三日；久行坐卧醉皆忌，五更清寧診方得。

診脈法

尺爲裏爲陰，寸爲表爲陽。下指先診息數匀，浮中沉裏細推尋；寸關尺内分輕重，豆菽纖毫理更深。察候先須診五行，四時先與推相生；更將表裏認分明，用意推尋詳死生。

診男子貴賤壽夭脈

男子左手爲主腎，主壽夭。故男子以腎爲一身之本，主子孫根基。此脈沉而有力，往來息勻分明，異乎常格者，此主平生貴顯，衣禄豐盈；又應一身之根基，兼審壽數。若脈來去無力，乃是根基不耐末年貧寒，沉深勻滑，壽躋耄耋期頤。

診夫妻子孫奴僕

左腎脈沉而有力者，父母祖宗旺盛，家盈。右手脾脈，男子以之爲妻才宫。若阿阿如春楊柳之狀，往來息勻，主妻才豐盈；小而無力，妻才不得。若左關脈大而和，右關常緩而有力者，兄弟子孫衆多，爲賢相輔得兄弟之力。右尺部異於尋常，奴僕興旺，主得他人相扶。

診貧富脈

脾脈爲財禄，若得生旺往來息數勻緩，既貴且富；往來無憑據者，則財不聚，終難發達。先大後小，先富後貧；先小後大，先貧後富。此脈緩大，常人主巨富，爲官至一品；沉緩而濇，主巨富極而慳吝也。

通元賦

混沌既判，陰陽肇分。將察窮通，盡屬五行之内；以明貴賤，須知部位爲真。滑通流利，必爲富貴之人；急濇遲滯，乃是貧窮之輩。貴人反得賤脈，不測災來；賤人或得貴脈，勃然喜至。肝乃己身之位，要見相生；膽爲官禄之宫，最宜健旺。心逢洪盛；當爲廊廟之才；肝遇弦長，定主公卿之貴。緩居六部，心善而必寬和；

緊遇三關，性躁而難急觸。脾宮緩大，妻財定主豐盈；腎位沉滑，父母必然富壽。庚逢甲乙，背父母而走他鄉；甲生丙丁，主子孫而榮祖業。命門沉滑，奴僕必主忠良；焦位輕清，駟馬定須强盛。火帶柔和，流利位列三公；脾來緩大，寬柔官高一品。肺逢浮緩，好賢善而濟飢貧；肝部輕浮，多謀計而貪酒色。性好嗔而節儉，心不調勻；量愛博而寬和，脾之緩大。三關沉滯，爲人必定貪愚；六部分明，作事定須正直。腎逢動滑，居官必主遷移；肝若微浮，破財而遭詞訟。木來弦盛，常懷正直之心；水若散沉，定犯貪淫之亂。女人脈緩更調勻，可兩國之封；男子脈弦并流利，有三公之位。脾宮緩大，生平樂事無憂；腎位滑沉，處世安然必壽。春逢金至，秋來必定多災；冬遇木來，春到必須有喜。名標龍虎之榜，膽位弦長；得佐賢聖之君，心宮洪盛。先勻後濇，定知富屋之貧；先濇後勻，必是貪而暴富。三關生旺，雖逢疾病無危；六部受傷，縱遇遷移非久。年來剋脈，憂招盜賊之名；脈大急粗，必主軍徒之卒。腎來洪滑，婦人生二子以超羣；心部細沉，女子剋二夫而未了。欲知官又恐災臨；脈若剋年，加職仍兼進寶。水歸火位，雖有子而難招；木入土宮，縱遇才而弗積。大沉陰滯，常壽脈與短長，須看命門而與腎。沉滑則壽俱一百，伏絶而命在須臾。短伏而沉，主水溺之厄；濡沉而濇，遭虎蛇之傷。若逢遲滯有濇，防身遭而跌損；或遇滯沉無滑，非自輕而他傷。蹇牢自然飢凍，沉滑必主安居。短伏而市傷之刑，緊數主疾病之苦。是以鬼祟之脈，各從其位，以意推尋。心脈常浮，定是瘟勞血鬼；肝部頻數，當是土地社神。腎脈弦急，定主落水而死；肺脈浮數，外路邪神刀傷。脾宮得緊數，犯土神而時疫同來，禳之則吉，藥之必愈也。

按賦中所論，生剋年月日辰旺相而斷災禍。若富貴貧賤，則以輕清重濁滑濇粗細緩急而斷，妙在心悟也。

通元說

夫太素脈以心爲立命。心，君也，一身主宰，禍福繫焉。以小腸爲遷移，蓋志者心之所之稟令而行，吉凶悔吝所由生也。以肝爲官禄，肝得木之生，爲心之母，得天者厚也。以膽爲福德，得肝之氣受心之用也。以腎爲壽元，腎得肺之生。以膀胱爲疾厄，受脾之剋也。以肺爲父母，月孛之象初氣之數自此出也。以大腸爲妻子，計都之鄉得肺之氣配乎初氣者也。以脾爲田宅，所以滋養萬物者也。以胃爲財帛，胃得脾之餘氣，所以收藏萬物者也。以命門爲兄弟，是心之比肩也。以三焦爲僕馬，相火受命於心故也。以此考之，無不洞徹。且夫心脈爲火，性炎而促。至不滿九而用止於八。自乾一、兑二、離三、震四、巽五、坎六、艮七、坤八，九則又爲乾矣。人遇之則爲亢陽之數，孤負無比，尚何言至數之多哉！

心主吉凶，管二十五歲以前氣數，其體浮洪。若一數而止，大人遇之，爲性高明剛健純一而已；小人得之，則爲性輕躁鯁直，當有盲聾之疾，然亦不失耿直之士。二數而止，兼德洪匀秀弦，主爲性和悦，心事平坦，心恆敬人，人恆敬之，達則伊傅，窮則顔曾。三數而止，純乎君子，聰明機變，爽麗光霽，待人接物，曲盡其情，端爲文章之士，忠孝之人也。四數而止，主爲性躁暴不能容物，治家嚴肅，與人誠信，心事激直，無利已損人之心，有凌霜傲雪之志，亦聰明文章之士，終未免喜怒不常，心却善耳。五數而止，主爲性機變，多學多能，遊説辯給，離合縱横，但處性不定，介乎君子小人之間，長於奔競，易於動摇，非九流之士，則遊俠之輩。六數而止，主爲性險惡奸回，諂詐邪僻，造惡興謗，反道悖德，小則賊人，大則賊國，最爲心術之不善者也。七數而止，主爲性愚頑無知，不辨菽麥，爲耕田荷擔之夫，勇而無謀，狠而好鬬，可謂愚夫愚婦者也。八數而止，主爲性寬緩温和，容物納污，憐孤念寡，輕財好施，樂道安貧，既不與人較，人亦不敢欺，主巨貴巨富，非君子長者之士，則山林隱逸之人；若更如珠走之明浄，則福力深厚，逍遥八極之表，出乎塵俗之外者也。

膽脈：自二十五至三十五已前氣數，其體浮弦。若下指時便如筝弦，柔長秀麗，大小停匀，浮而應指分明不雜，得五十至而止，緑髩三公，承祖父餘澤；四十至而止者，參佐之任。或如至數不及，亦主一職一任之微。若至數混雜，大小不匀，則三十年前無功名之分，或奔涌不定，有官則失職常人官訟之事。

肝脈：自二十五歲至五十歲已前氣數，此人身最爲緊關去處，其脈沉取弦長而秀。四十至者，位至三公。若間帶微濇而有回曲搏指者，雖爲三公，心亦欠休休之量。三十至者，位至參政監司郡守。二十至者，位至守令。十至已上，雜職散官，濇亦如之。若大小明淨，往來如珠之利，則主風憲威權。加以肝脈滑者，則主生殺之權。若左三部俱弦而數，至數足者，主力扛九鼎，威鎮一方，位至上將軍，掌生殺開閫，割土封侯；至數次者，亦有千夫長、百夫長之應。其或奔涌，六脈俱弦，心應坎艮，則爲軍賊，徒刑刺配。兼六脈俱剋，則主斬首分屍。微若乾沙，應指不明，則貧窮下賤之人。

肺脈之體短而濇，若應指分明，至數長而勻透大遠，又帶微緩，主聰明穎悟過人，早年科甲，父母榮顯，而文章兵權，非四親具慶，則父母雙全，盡菽水之歡，終綵衣之娛，人生所最難，造物所甚罕。三五數而止者，先剋父；二四數而止者，先剋母。奔涌無定，少年失怙恃之親；滑緩相仍，終身無異姓之託矣。

此部有反側之脈，雖貴而偏刻性傲，主骨肉有傷，剋此華蓋三台之官。

大腸之脈，其體微緩而短，若應指明淨，則妻子賢明，終身無剋。三五數者，男多女少；二四數者，女多男少。若是奔涌洪實，則主剋妻子；重以六脈俱剋，則終身無子。孤獨之人，或僧道師尼之流，若見滑脈，則是養子成家，館甥待老矣。

此脈若不奠位，濇微六部，方是孤獨乏嗣。

脾胃之脈，主五十歲已後晚年氣數。其體微弱緩，五十至以上爲富；緩大寬和，官高一品；緩滑主遷擢。三十至以上爲中富，二十至以上爲下富。其或至數不及，但應指分明，亦主康裕。浮而應指者，有財無田；沉而應指者，有田無財；浮沉相應，田財俱發。若是洪緩，主受祖業。沉緩而濇者，主得妻財，或妻子賢明，得力成家，但其鄙猥，權主內出。若見弦而沉微滑，則有不肖敗家之子，淫慾之妻，自己猥鄙好饕，不能自振者也。若應指不明，乍弦乍數，乍小乍大，主終身貧困。若見奔涌，則蕩散祖業，潦倒無成，奔波乞丐，廢疾不恥之人也。

左尺之脈沉而滑，右尺之脈洪而碩，此初得父母天地者也。所得厚者昌而壽，所得薄者促而妖，此一定不易之數。智者於此詳觀審察，先以左手尺脈定其壽夭之大體，沉滑則壽子孫旺，洪大則夭。後以右手尺脈定其歲數之多寡，若兩尺俱無，主貧壽不足而多疾厄。左尺奔涌乍疎乍數者，淫慾輕狂；右尺奔涌者，主僕馬有災，或盜竊物財。此六脈之專，在五行之定數。合而言之，心脈匀洪弦秀，三焦洪緩沉匀，爲君臣慶會格。有官者遷職陞階，無官者富有奇遇。若心脈沉緩，三焦洪弦，爲君臣失位格。所主異是矣。六脈俱受父母氣者，主得父母之愛異於他子。六脈子歸母腹者，主得子如曾閔幹蠱興家。六脈之中胃脈中和，兄弟友恭，長幼有序，反則所主不同矣。倣此而推，子得母氣，可求功名；母得子氣，可求財帛也。

詳論脈詩

陰陽造化百千般，酒病勞傷莫與談；指下推尋宜仔細，乍看不熟斷應難。
如神造化百千年，不用先天與後天；兩字之中分禍福，若人悟得即成仙。
太素須還四字量，日神月聖細推詳；更看工巧分明別，肥瘦形容短與長。
春要弦兮夏洪長，秋毛冬石要相當；重重胃氣分禍福，妙旨精微不泛常。

論脈中性格

寸口浮滑好聰明，更能寬緩是賢人；若是沉粗少智慧，撞指無力骨也貧。
寸口脈小是賢良，沉沉毒害定難當；過浮性急須嗔怒，若見多因困裏傷。
小而明則賢；小而實則毒。小而滑則剋子，於早年有子難存，晚有子。
膽脈弦長心脈洪，爲人志氣足英雄；剛柔果斷懷仁義，志氣賢良有始終。
此部主極貴台閣之職，皆如此脈之清弦而軟也。五色形容看，金人肺脈强；便將流利斷，逆順用心量。脈與性相似，尊卑各異推；性急脈還急，性緩脈還緩。脈急終須悟，沉吟作事遲；均匀是君子，緊數是男兒。肝脈帶輕浮，爲人多機謀；貪花并戀酒，至老談風流。肝脈來無緩，心頑膽常戰；不慈偏好殺，處事尤居簡。肝脈帶弦長，爲人性不良；不能容小事，言語決招殃。肝脈常輕盈，平生好結情；氣高常性急，爲人有謀成。心脈頻來促，爲人無始終；萬般皆好學，到老盡歸空。心脈不調勻，爲人多喜嗔；平生多儉約，利己損他人。心脈來粗大，好遊又好閒；生來多强念，不信世間難。腎脈緩而洪，聰明文學通；爲人能厚重，機變振家風。腎脈微而數，生來多好淫；貪杯兼嗜酒，難放戀花心。脾脈緩而沉，輕微鮮有仁；好閒多性巧，惟樂度朝昏。脾緩好賢人，心慈濟苦貧；爲人多節儉，損己利他人。脾脈沉而滯，處世好清閒；不爲僧與道，終是落空山。

五行四時生旺脈

五行大體要相生，表裏俱全最要兼；定取春秋冬夏季，禍福分明却不更。

三部脈俱浮，胷高賦氣粗；易招凶禍事，難得壽終途。三部脈俱弦，將虛作實看；若非屠割者，疑是患風顛。三部脈俱微，終身少嗣兒；可爲僧與道，孫子亡榮枝。三部脈俱沉，男無女衆臨；却宜求側室，方免作猿吟。三部脈分明，爲人好潔清；智多兼性巧，處事實公平。三部脈俱滯，爲人性僻粗；所謀多不勝，到老是愚夫。三部不調勻，多言更損神；不能求己過，只是好非人。三部脈流利，聰明智慧多；尤能貪酒色，更好與人和。芤主爲妙質，名貴體無官；到處成莊屋，陰人絶嗣看。滑主人多智，邊廷立大功；粗滑爲竊盜，女散作淫通。實主清高節，謙和好濟貧；不求榮進業，女有乏良人。緊爲人好勝，先貴後閒居；節節莊田廢，因看異璧珠。緩須爲進士，官高立大功；不特年齡永，妻仍郡後封。濇須家富貴，人富作偷兒；平生多拗性，宿疾更相宜。脈遲人性緩，處世好奢華；只恐年命促，争奈死期加。濡來身却貴，剋子及刑妻；自主成家業，終當養兒孫。弱脈人不順，聰明志不高；壽齡宜不永，榮業更何勞。

論陰陽見災福

心脈純陽主有名，肝脈純陽好子孫，脾脈純陽求事快，腎脈純陽妻位正。命脈純陽奴僕旺，心脈純陽富貴沉滑必定是宮身，陰脈潤。六部純陰潤全，陽内肝脾樂一生，兩手關脈滑緩大而潤者，一生順吉。兩腎浮陰最小人。不滑而數。

静時，一生高貴少人知。

肥人脈寛緩清細者，正是福德；瘦人脈大寛長秀者，正是發達。

定富貴詩

有骨如無骨，纖纖指下長；脈來三部秀，定見是侯王。骨軟皮膚滑，温圓類玉光；脈條長緩細，榮貴坐高堂。兩手無疵黑，肌清脈潤藏；心田無滯礙，富貴積倉塲。

以上三詩，皆輕清合度合格之脈也。

定貧賤詩

面濇身手粗，脈來没定居；其人多不足，到老是窮夫。骨大皮肉黑，下手冷如冰；脈候又洪大，終是貧賤人。皮肉粗且硬，六部脈紛紜；平生足受顧，定是苦勞人。

以上三詩，皆重濁失度失格之脈也。

天干五運流年例訣

甲己化土運脾部，乙庚化金運肺部，丙辛化水運腎部，丁壬化木運肝部，戊癸化水運心部。

潛谿曰：假如丙辛年，腎上流年不以數論生剋。且如腎部本體惟該沉滑，春肝木旺，正二月之脈，當細弦而長，腎部亦宜滑弦爲合時。反是則剋矣。余倣此。以上五化相運者，以次推排，相生之義也。

天干臟腑所屬

甲膽乙肝丙小腸，丁心戊胃己脾鄉，庚屬大腸辛屬肺，壬屬膀胱癸腎藏，三焦亦向壬中寄，包絡同居癸腎堂。

地支臟腑所屬

子膽，丑肝，寅肺，卯大腸，辰胃，巳脾，午心，未小腸，申膀胱，酉腎，戌命，亥三焦。

地支六氣周歲例訣

此每年主氣，大寒後十五日，交下年初氣。管事客氣詳後。

寅卯初氣，肝膽，左手關部所主。

立春正月節　春分二月中

辰巳二氣，心小腸，左手寸部所主。

清明三月節　小滿四月中

午未三氣，三焦心包絡，右手尺部所主。

芒種五月節　大暑六月中

申酉四氣，脾胃，右手關部所主。

立秋七月節　秋分八月中

戌亥五氣，肺大腸，右手寸部所主。

寒露九月節　小雪十月中

子丑六氣，腎膀胱，左手尺部所主。

大雪十一月節　大寒十二月中　每年大寒後十五日止，交下年氣數。

以上六氣，皆推排風温熱濕燥寒之六氣，而分居於十二臟腑，爲一周歲十二月之内以主之也。

陽腑陰臟所主

右寸：手陽明大腸經金，主妻子；手太陰肺經燥金，主父母登科。爲家宅行人，爲道路，爲親屬。五常配義。

右關：足陽明胃經土，主財帛；足太陰脾經濕土，主爵禄田産。爲妻妾，爲田莊，爲爵禄，爲帛財。五常配信。

指掌圖歌

命宫心部小腸遷，官禄肝經膽福全；腎上壽元膀胱疾，肺爲父母夫妻連。脾宫田宅胃財帛，兄弟命門焦僕綿；十二宫中皆有定，要看太素在心專。

凡學太素脈須熟記此圖

診法指掌圖

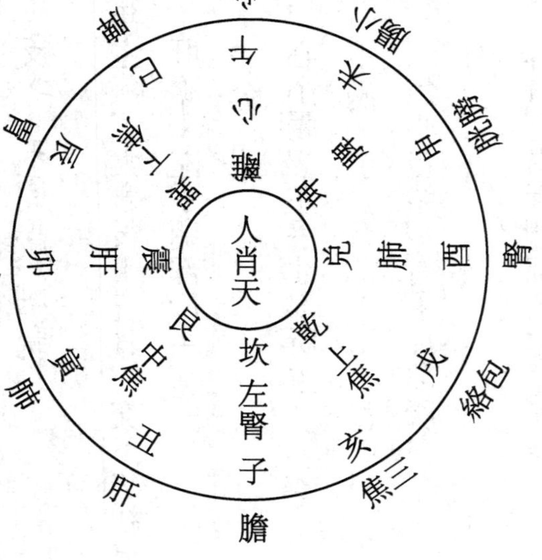

右尺：手少陽三焦火，主僕從；手厥陰心包相火，主兵權壽裔。爲奴僕，爲兵將，爲夫馬。

左寸：手太陽小腸火，主初限；手少陰心經君火，主吉凶善惡。爲君主之貴，爲仕禄，爲文明。五常配禮。

左關：足少陽膽經木，主中限；足厥陰肝經風木，主功名富貴。爲宰相之官，爲已身，爲喜慶榮顯。五常配仁。

左尺：足太陽膀胱經水，主末運；足少陰腎經寒水，主根基壽夭。爲技巧之官，爲祖宗，爲壽基，爲後嗣。五常配智。

診部位歌

左心小腸肝膽腎，右肺大腸脾胃命；腎家之腑是膀胱，命脈外診三焦病。女人之脈左右同，但於尺部常洪盛；小兒脈數是其宜，更向三關察形證。手上寸關尺一部，管了上中下三處；上焦頭面咽喉病，中主肚腹兩脅去。下部小腹腿足間，診脈參詳是公據；浮沉遲數四般脈，五藏六腑爲準則。浮主中風病在表，沉主在裏及筋骨；遲脈爲寒兼是虛，數者熱多依此則。

凡診脈　男診乎左者，爲其左屬陽，陽數順行，自東而西，所以先左而後右也。女屬陰，陰數逆行，自西而東，故先右而後左也。男女左右之先後，蓋體其陰陽逆順耳，非男女左右爲法反是也。

雙飛蝴蝶脈勢之圖

××××××

××××××

心　小腸屬表配酉位陽　父母

胃氣真血本配申位陰　主家宅　田宅

心經屬裏　根基

肝　膽經屬表配卯位陽　子孫

胃氣真筋本配寅位陰　主兄弟　官禄

肝經屬裏　六親
腎　膀胱屬表 配未位陽　主財帛　命宮
胃氣真骨本
沉　腎經屬裏 配午位陰
肺 浮　大腸屬表 配亥位陽　妻妾
中　胃氣真氣本　主宅室　相貌
沉　肺經屬裏 配戌位陰　外祖
脾 浮　胃經屬表 配巳位陽
中　真胃氣
沉　脾經屬裏 配辰位陰
命 浮　三焦屬表 配丑位陽　奴婢　驛馬
中　胃氣真髓本　主囚牢　六畜
沉　命門屬裏 配子位陰　横財　廚竈

女子未嫁夫宮在肺部，已嫁心爲夫宮。以上各隨脈氣以決吉凶。脈合則吉，散失則凶。

六脈守宮

心朱雀宮：脈宜洪匀，朱雀傳喜，不許出宮。如出宮則主目下驚憂，陰小災病，人事不和，忌三七日。脈若滑動急促，朱雀主災。

洪脈匀匀喜信傳，出宮家下小憂煎；要防三七晨中應，急促來時災禍延。

肝青龍宮：脈宜弦長，青龍進財，不許出宮。若出宮則主兄弟不和，六親不睦，官事留連，見貴不喜。脈若短促，青龍化煞。

脈大弦長好進財，出宮親族少和諧；留連見貴官無理，沉短青龍吉化災。腎元武宮：脈宜沉石，元武刑獄，不許出宮。如出宮則主牢獄官災，小人虛詐，恩中招害，防備失脱。脈

若緩大散失，元武刑厄。

沉石勻停事妥寧，命門俱出獄刑并；恩中招怨人虛詐，失脱官災禍亦侵。肺白虎宮：脈宜勻平，白虎財喜，不許出宮。如出宮則主家宅不寧，妻妾災病，謀事不遂，有喜折半。脈

若大洪散失，白虎主災。

脈動勻平喜化財，出宮謀事主妻災；姙娠若遇相災半，沉緊家庭定不諧。脾勾陳宮：脈宜寬緩，勾陳進田，不許出宮。如出宮則主子孫災病，田産退失，交易相撓，忌三七日。脈

若弦長，勾陳化煞。

寬緩和勻進土田，脈來剛急散憂煎；子孫交易田財退，三七之中見禍連。命螣蛇宮：脈宜勻静，螣蛇進財，不許出宮。如出宮則主官非破財，小人口舌，怪夢驚憂，奴婢爲持。脈

若沉實，螣蛇破財。

脈沉勻静横財多，散失奴逃事不和；怪夢驚惶時出現，破財官訟厄難多。

診視法

大凡診視，坐定調息己之氣，呼吸平和；然後先以中指於彼者掌後高骨之旁，揣定關位；次以食指按寸口之位，又以無名指按尺下之位，人長則指疎，人短則指密。凡一指必三般診，先輕以取其浮，次稍重以取其中，又最重以取其沉。寸口在上，主胷以上至頭目；關在中，主臍以上至腹脅；尺在下，主臍下腰足二便。

四時脈

春弦夏洪秋似毛，冬石依經分節氣；阿阿緩若春楊柳，此是脾家居四季。

四時脈皆以胃氣爲本，俱要帶微弦、微洪、微毛、微石，是有胃氣。平脈帶清，主有福德，時運通達富貴也。

青城張仙十忌法

飲食之後，喜怒之後，巳午之後，行房之後，争競之後，醉酒之後，久行之後，久坐之後，病患之後，喪哀之後。

右十忌法，蓋以心爲外，所拌血氣失常，不可診太素也。

七表陽脈論貴賤

寸脈浮高足信邪，猖狂輕易禍常加；用心不正兼虚怯，淫亂招非訟不佳。

關脈浮時性不調，是非脣吻自然招；祖財盡退還不足，生疾之時復不消。

寸脈浮主性猖狂，作事輕易，好色慾，喜怒不常，不别良賤，多信鬼神。

尺部脈浮定主孤，祖宅須移姊妹無；平生必遭多阻險，末主資財定是無。

寸芤狠毒性多愚，骨肉分離後嗣疎；不作師巫僧道藝，爲官在路必卑污。

關芤狂毒性凶豪，財禄年年多破遭；兄弟分離多不足，官符患難一生勞。

尺芤壽命不堅牢，財帛逢之終見耗；狂蕩官家多性劣，損虚尿血相連遭。

寸滑從來身近貴，一生多藝足人情；中年不順人財散，子息妻奴少見成。

關滑爲人少禍災，資身金玉自然財；營謀巧計多權柄，富貴中年似涌來。

尺滑之人命福强，一家三代實豪良；妻生貴子添財禄，一世珍珠壽數長。

心實之人性凶强，初年破蕩帶刑傷；義理不明惟任己，此生難脱是非塲。

關實心懷多執拗，居官安處惹閒非；家財不足子孫薄，破散田園又剋妻。

尺實多因是淫慾，破家蕩産豈爲福；少年家道雖豐富，老後心懷常不足。

寸脈見弦要匀和，宜向公門得遂多；次娶賢妻頻見子，徒勞鞠育見消磨。

寸弦，爲人性惡不能容事，招横財，主在公門立身，得財禄，多得妻財寶，子孫好只是多傷損，至老爲四者之民，疾主胷中拘急之候。

尺脈弦兮患難纏，絶多成敗性偏嫌；無情骨肉子孫少，遠遊偏喜外人連。

關弦性狠又非良，溺愛邪人變産莊；刑獄不逢遭水厄，男兒終是走他鄉。

寸緊爲人志少良，家貧事亢六親傷；僧醫師道猶堪得，隸僕兼充衣食長。

關緊性不良，多爲淫蕩郎；家貧并財破，散盡主離鄉。

關緊之人，主淫蕩，好詞訟，家財散，骨肉不和。

尺緊只宜身奉公，居私有始必無終；路走奔忙無休日，每向人前口説空。

寸脈洪多福，温匀是貴人；脈粗難保久，勞熱已傷神。

寸洪者，緩長主早年登顯仕；若洪大者，患熱勞。

關洪俊雅多衣禄，爲人英達播四方；衣食有餘才智足，温匀必定坐朝堂。

尺洪是福少年當，恣慾縱情福不昌；兄弟妻奴多剋害，剋來足脚患風瘡。

七表脈吉凶訣

浮脈火：寸浮作事好輕狂，横訟貪淫不善良；奴走人欺多信鬼，家瘟刑獄見災殃。

寸脈浮者，爲性輕狂，作事易不別良賤，多信鬼神，常説人過也。惹禍招災，小人敗侮。病主中風發熱頭疼。

關浮操事性多偏，多是多非破祖田；若也自身能獨立，方纔可表有些錢。

關脈浮者，性不耐事，多是多非，一生破敗，不招祖業，奴婢不王，自立成家，方可保久。病主腹心疾。

尺散浮多手足離，祖田不守好移居；萱堂早歲應亡却，作事多勞財不依。

尺脈浮者，兄弟不睦，姊妹無情，幼年失母，不守祖宅，性好移居，爲事多勞，主財不住。病主小便難。

芤脈火：寸芤狠毒事多忘，子息艱難破祖莊；眷屬無情常好殺，九流爲業足風光。

寸脈芤者，作事不定，心好健忘，子息少力，財穀少聚，田宅破敗，狠毒好殺，戲弄多藝。病主吐血或鼻衄。

關芤狂妄未亨通，財禄難存事不隆；口舌官災重疊至，弟兄雖有也難終。

關脈芤者，一生狂蕩，作事不順，財禄多破，口舌官災時常不離，兄弟雖有難終。病主胷中有血。

尺芤壽殀事無疑，東走西移不定居；財帛縱多終耗散，還應尿血病難除。

尺脈芤者，主人壽夭，老人得之多主風痰，好善多不主財，心愛出入，常不在家。病主下虚尿血。

滑脈水：寸滑多能事事知，王公獲近横財隨；鼓盆未免相刑剋，春後花開得幾時。

寸脈滑者，主人多藝，好遊南北，能招横財，得近王公，貴人欽重，更有口禄，刑剋妻子。病主胷滿吐逆。

關滑多謀性不邪，宜爲邊將足才華；滿堂金玉兒三四，福壽團圝在一家。

關脈滑者，爲人性執不信神佛，心多謀略，宜於邊將，田宅盈腴，子息三四，奴婢多招。病主虚寒不能飲食矣。

尺滑文章富足强，聰明伶俐姓名揚；子多尊重人隨從，操節謀權事不長。

尺脈滑者，主大富足，財帛有餘，文章特達，聰明伶俐，爲人尊重，主有權威，經紀不利。病主臍腹冷疼。沉滑吉而壽，浮滑不和。

實脈火：寸滑情懷最剋傷　財多口禄足資糧；弟兄不睦萱椿剋，妻子俱刑見禍殃。

寸脈實者，主好情性，最耐久長，財禄多聚，弟兄不和，椿萱有剋，頭妻長子有相刑。

關實爲人執拗多，是非官訟兩無和；更兼妻子相刑剋，家破財亡累被魔。

關脈實者，性情冷淡，可與人交心腹，作事誠實，妻子刑傷，田宅破散，財穀不積。病主翻胃腹疾。

尺實爲人喜音律，貪花戀酒異常人；家財漸漸伶仃盡，只爲淫邪喪此身。

尺脈實而緩者，好音律，貪戀花酒，異於常人，錢財漸漸敗落，家産漸漸伶仃。病主下焦熱。

弦脈木：寸弦性急事難容，正直無私主得公；妻子本來應有分，自身惹禍被傷凶。

寸脈弦者，爲人性急不耐事，主立公門，多招横財，得妻子分主好，子孫有傷殺厄。病主胷中拘急。

關弦性僻最能偷，無耻邪淫下賤流；損子剋妻家業破，刑名水厄兩難留。

關脈弦者，性偏不良，常好偷竊，邪淫無耻，損子剋妻，田宅破敗，多犯刑名，亦主水厄。病主上下拘急。若在右脈，難免災在；左可減半。

尺弦多患事多勞，骨肉無情似水滔；出姓可宜并入贅，在家妨祖壽難高。

尺脈弦者，一生患難，爲事失才，骨肉無力，子息寡少，出姓入贅，在家妨祖，壽年不高。病主胷腹滿脹。

緊脈火：寸緊猖狂最不良，九流人喜可安藏；宜爲公吏衣財足，孤寡家中議短長。

寸脈緊者，爲人智短，猖狂輕薄，不與衆和，宜爲僧道，醫卜公吏，愛説人短，家貧少子。病主頭疼。

關緊情偏愛訟誣，家財破散弟兄疎；妻兒若也無刑累，殺害他人可不誣。

關脈緊者，爲人性拗，多愛詞訟，心常毒害，破散家財，骨肉不和爭鬭，刑剋妻子。病主胷膈痛。

尺緊虚狂没始終，平生汩汩走西東；公門若也安身吉，未免身軀病痛聾。

尺脈緊者，有始無終，虚詐不實，公家安身，一生愛走更佳，得安身常疾病，昏聵龍鍾。主臍下疾病。

洪脈火：寸洪温潤貴初年，顯達聲名有柄權；若是晚年洪大脈，心高志闊福雙全。

寸脈洪者，若得温潤，早年富貴，名位顯達，福禄雙全。若得洪秀，晚年多禄，子孫榮貴。病主胷中煩熱。上貴之脈。

關洪温潤福無邊，宜子宜孫兩得全；定主爲人多性急，有權有貴富多年。

關脈洪者，爲人性急，不容人犯，少受祖廕，妻子無窮，多好剛毅，財禄浩足，得人欽重。病主胃熱煩滿。公卿之位。

尺洪好酒又貪饕，淫慾財消不可逃；兄弟子孫難得力，妻宫不利見重掐。

尺脈洪者，主愛酒色，貪饕淫慾，財帛失散，妻子要見重掐，兄弟不得力，子孫難得。病主臍腹疼痛。

匀洪主兵權。

八裏陰脈吉凶

寸微福薄無衣食，父母先亡兄弟孤；家道恰似湯沃雪，離鄉别井走長途。

關中脈見不宜微，微脈爲人不遇時；若不犯刑爲戍卒，定須作僕受貧飢。

尺微長走不歸家，父母先亡體不遮；到處奸偷爲活計，恐因乖弄作妖邪。

寸沉温潤學神仙，九流僧道悟真篇；家道必能多破敗，常人酒色被牽纒。

關沉孤寡少妻兒，奉道修真謁貴官；衣食自能身不定，奈何心口有奸貪。

尺沉勤苦足富貴，田宅榮華益貴昌；延壽更兼生貴子，爲官定是列星郎。
寸中脈緩去還粗，作事愚頑是竊徒；武職當權無破散，平人多訟妻妾無。
關緩爲人穩重深，平生富貴足珠珍；爲官必定陞臺閣，父母妻兒受蔭深。
尺緩爲人情性執，平生作事少端的；中年妻妾多離散，只恐憂官破產室。
寸部脈濇壽不長，居官蔭爵是難量；資財散盡離鄉守，又恐中年破惡亡。
關濇貪淫實可哀，剋妻剋子破家財；生平志氣徒誇大，性僻人乖不可猜。
尺濇平生多計較，却因酒色去資財；官符口舌常時有，多是多非更有災。
寸遲家業往來無，常是區區走路途；欺詐奸謀心莫測，一生災禍少人扶。
關遲常走不歸家，淺薄情慵好自誇；有藝爲僧皆自得，庶人孤獨少榮華。
尺脈遲來性不常，一生破散主離鄉；無災也自爲僧道，孤路終須別父娘。
寸伏膽大實無良，蹤跡多遊出外鄉；孤獨求謀多聚散，更兼氣患滿胷腸。
關伏之人命不高，平生招事豈雄豪；資財破敗無妻妾，枉死非災不可逃。
尺伏終難出衆前，若求衣食窘綿綿；縱然飽食終無定，非禍災侵添疾纏。

八裏吉凶脈訣

微脈金：寸微父母定遭刑，鰥寡無依獨立煢；縱有家財終耗散，氣虛未免足難行。

寸脈微者，爲人福薄，父母早刑，乞丐無依，左右辨之，男女反目，縱有家財，終須耗散。病主氣血俱虛。

關脈微者世艱辛，未免饑寒僕從人；不是官災身入獄，縱饒刑害必充宣。

關脈微者，一生辛勤，不免饑寒，爲人役使，主受官災，身入牢獄，縱免刑害，後必充軍。病主嘔逆。

尺微家破又離鄉，人賤人輕受此殃；縱有妻兒也刑剋，子孫掘窟又踰牆。

尺脈微者，爲人輕賤，破家離鄉，爲人所使，不招人重，妨剋妻子，子孫爲盜。病主小腹氣及小便多。

沉脈水：寸沉僧道好修行，必有神仙氣象生；若也在家即破敗，剋妻喪子市中刑。

寸脈沉者，擬是九流爲道修之人，神仙氣象，在家破敗，剋子害妻，死於市曹。病主胷中冷疼。

關沉孤寡僧道高，藝術資身財横招；若是居家多蹭蹬，兩妻刑剋定難逃。

關脈沉者，貧窮孤寡，宜爲僧道，多有内術，活計自然，廣招外財，若常人刑剋二妻。病主逆冷。

尺沉辛苦計謀乖，自置田莊福壽來；子貴自然佩金紫，重重衣食見添財。

尺脈沉者，慇懃辛苦，能作活計，多招横財，田莊自置，福壽延長，子孫貴顯，沉滑大吉。病主腰背痛。

緩脈土：寸緩心粗膽氣凌，平生好殺定曹刑；不招祖業兒官厄，宜在軍中職任亨。

寸脈緩者，心膽粗勇，賦性頑硬，惡性好殺，多犯刑憲，子受官厄，宜在軍門職任方亨。病主皮膚疾。

關緩爲人德性寬，一生災少只慳貪；妻兒好合登高壽，父母團圝福壽全。

關脈緩者，爲人穩重，作事純厚，衣食有餘，一生少災，只是慳吝，妻子好合，父子雙全。病主脾氣。

尺緩施爲性最遲，心中多計更多疑；奸謀取事應成敗，何必區區眞巧機。

尺脈緩者，爲人性遲，作事疑惑，心中譎詐，多計多謀，成敗無禄營運，巧算心機。病主脚軟小便數。

濇脈金：寸濇應爲少信人，雙親不養背天真；居官享禄無高壽，子息艱難只一身。

寸脈濇者，面目冷淡，心少忠信，不孝雙親，衣食不足，居官不久，子息寡少，壽年不高。病主胃脘不足。

關濇平生疾病拘，少年貪色老年頹；弟兄縱有刑傷剋，壽夭難過四十餘。

關脈濇者，一生多病，家不稱意，少年愛色，顔不耐老，兄弟刑剋，若論壽限不過四十。病主虚勞病氣。

尺濇操持有智謀，多因酒色訟拘留；是非只爲慳貪得，妻妾貪淫暗裏偷。

尺脈濇者，操持有志，多因酒色財帛爭訟，與人不周，妻妾多情，只爲慳吝，惹是招非。病主小便數，婦人則血氣之疾。

遲脈土：寸遲一世受孤貧，退落家財有禍迍；縱有祖田難保守，弟兄內外不懽忻。

寸脈遲者，主一生少遂財穀資產，進退有災迍，子嗣艱於早年，弟兄殘害，骨肉無情，孤苦之身，出家可以延年，居家不利。病主胷滿氣疾冷痛。

關遲常走不歸家，父母妻兒總是嗟；僧道作工爲活計，常人孤苦少榮華。

關脈遲者，爲人蹇薄，東走西逃，常不歸家，性好慵懶，自誇工藝，爲僧道尤可，俗人孤獨。疾主中焦受寒腹痛。

尺遲衣食漸多消，祖業田莊定不招；決是遷移他郡客，雖然子好病難饒。

尺脈遲者，衣食漸消，祖業不守，流移外郡，方可保守，子孫縱好，未免多疾。病主下焦虛寒。

伏脈水：寸伏爲人膽氣强，東西猶豫足風光；一生破敗難超衆，疾病相侵逆氣妨。

寸脈伏者，膽大心强，爲事猶豫，輕薄顛狂，一生破敗不能出衆，心好遊蕩，疾病連綿。病主中氣逆悶。

關伏施爲作事沉，難招子息事違心；田園不遂多零落，腸癖還招疾病臨。

關脈伏者，爲人坎坷，作事沉滯，子息難招，事多違心，田園不遂，家業零落。病主腸癖瞑目。

尺伏應爲下賤家，無衣無食少榮華；沉沉疝氣圍臍痛，積塊奔豚食不加。

尺脈伏者，爲人僻猥，無衣無食，奔波乞丐，下賤之人，居無産業，耕無田地，孤貧無比。病主疝氣積塊。

濡脈水：寸濡顛狂性不閒，相思終日暗摧殘；此身若也多孤弱，不顧危亡戀女顔。

寸脈濡者，性好狂蕩，不肯停住，貪淫好色，凡百作事有始無終，爲貧窮下賤之人。病主氣少精散。

關濡爲人怕較爭，多兒穩住又多生；自然衣食成佳庇，只恐其人壽少亨。

關脈濡者，爲人沉重，一生怕事，不與人爭，衣食自至，多得祖財，子孫蕃盛，只壽不高。病主脾氣弱。

尺濡迍邅下部虛，貪淫戀色病來拘；營謀處處俱無利，年少難過二十餘。

尺脈弱者，迍邅不利，下部虛寒，貪淫戀色，經營無利，少年得之壽不長久。病主下焦冷。

弱脈水：寸弱爲人只一年，一年過了一年纏；沉沉若也居牀席，一月之中見禍連。

寸脈弱者，一生孤苦貧窮下賤。止可一年，一年若可，不過二年；若過二年，一月必死。疾主瘧疾胃氣少也。

關弱精神定少清，剋妻剋子見伶仃；若爲僧道身安吉，父母同居也必刑。

關脈弱者，多濁少清，剋妻剋子，孤苦伶仃，若爲僧道少可安身，椿萱同室，也見相刑。病主血氣病也。

尺弱精神夢泄磨，爲人下賤妄言多；壓身小藝方爲吉，未免難逃四十過。

尺脈弱者，精神減少，妄語多羅，下賤小輩，若爲小藝方可壓身，縱過三十，四十難過。病主下元敗弱。脈帶滑則有壽而無産業。

論官貴清聲少

肝脈實大少清聲，細緊爲人必賤輕；若是浮高多短濇，沉沉不必問前程。

夫肝膽之脈若實者，爲官少清聲；若細而緊者，爲人則輕薄。若浮而高，爲事多强；若沉者，爲事決斷不分明。

論腎脈見喜

左右清沉在尺當，福福加喜慶無雙；細看洪緊心流利，剋日須知進禄鄉。

腎脈，北方水，澄則智，清則喜。再看寸口通洪而緊，分明只在本月内有喜。春得微洪弦，喜。四季中見之。脈虚者無喜也。

論貴脈先退後福之喜

仕禄先看寸部來，分明流利任高才；沉沉寸口知君退，洪滑分明播九垓。

夫官禄之脈，先看進退之位，寸口脈本體洪弦大而散。若沉細者爲不仕禄。在官者退位，在私者災。若洪而弦於寸口者，其人有天才；若兼寸口緊如一點明珠者，此人入座三台之位。

論福德脈

指下分明似捻珠，寸關尺脈常與殊；三部流利知爲吉，福德鄉閭與衆殊。

診福德之人，五臟之脈俱看，流利分明，不高不低，五十息不止及無斷换者，此爲巨福之人。心部見之，爲上等福人也。若關尺中洪潤，爲中等福人。餘無常者不貴。

論先富後貧

洪大寬調是富兒，若求官職事難爲；忽逢突起於心部，早富中貧實可知。

凡心脈本要洪大平和，若見寬緩而慢，其人無官之分，是大富之人。如脈突起於心部，其人先富，後衰耗家貧。

論脈不利妻

尺部脈濇大而伏者，主妻宫不利多病。

兩尺微沉短濇虧，堪嗟内助少光輝；婦道相宜多病苦，琴弦頻續不芳菲。粧奩一物空攜手，却用供他眷屬肥；名門剛健多喧辱，若遇貞嚴也下微。

大凡看妻妾之脈，以兩尺見沉微濇之狀，此内助不堅，雖執婦道，必多疾病，不能眉壽，乃琴弦頻續之兆。却主妻家力怯，奩資空費，或供給妻族。若在名門，反有喧辱之事。如得貞淑之妻，亦恐出於下倫。

論得妻力脈

脾家之脈主妻宫，清潤勻長事不空；若非貞淑名門偶，必獲奩資致大功。

尺弦長大主便血，若無溢血是奇絶；得妻賢淑富房奩，婚姻纔了成家業。

凡論脈以右關爲妻，得脈清潤溫柔勻長，此乃有財喜之脈；亦主妻家旺夫，必然名門大族，貞淑之人，須獲奩粧而致富。

論子孫光茂

尺部弦長滿指到，應知火脈洪勻好；豈特榮身利子孫，更兼數世傳家寶。

定貧賤法

脾脈紛紛似水洪，爲人財利一生空；本部更加奔波涌，早起得錢晚又窮。

定軍屠法

指下紛紛似撒沙，心中不定是奸邪；若非軍卒屠牛客，定是當年老賊家。

論三限脈

火初水末木居中，一限匀和一限通；三限俱和匀静好，榮華一世足興隆。

寸關尺部分三限，應指匀和福自佳；三限若還無可取，不然終是定波喳。

論初限

火初爲限要和匀，圓潔須交應指明；本部之中無進退，定興基業立聲名。

主早年登科，平人發財。

心部伏沉并短濇，不足本部乃爲殃；少年限正多迍滯，初主須知破耗傷。

主早年偃蹇，平人破財。

論中限

木爲中主要弦長，指下匀和特異常；益旺資財人口進，加官進禄喜難量。

主三十以後大發顯。

又逢短濇更沉微，伏匿亂散若過之；産破人亡官失禄，中年少得趁心時。

主三十年以後迍邅。

論末限

水爲末限宜沉滑，本部匀和應指强；進官益禄多財帛，家道興隆事事昌。
主晚年發達長壽。

尺部細短濇并濡，不及本部强施爲；巧中成拙難成立，晚景波喳壽必虧。
主晚年不順。

八卦定初中末三運

乾一，兑二，離三，震四，巽五，坎六，艮七，坤八。

男子以心部脈沉取，女子以肺部脈沉取，看其卦數以斷初年，而皆以肝部脈沉取斷中主。一數爲乾，二數爲兑，餘倣此。

男子宜行東南運，屬離震巽坤爲順；女人宜趨西北途，兑乾坎艮歛藏居。男女各由宜利處，並無剋剥晦滯疎；若使乖張或弛背，謀多成敗復趦趄。

出身性情

先以出身斷德性，心宫沉取而數定；乾兑之卦性温和，胷中平坦事無多。離卦光明仍爽麗，光風霽月如春和；震數心直口仍快，性直那容激觸他。巽數爲風無定準，依違善惡語言邪；坎艮無常沉狠毒，損人利己資包羅。坤主納污能載物，性資迂緩可如何；細將八卦推情性，邪正分明決不訛。

四部論

心斷吉凶并善惡，肝推貴賤細消詳；剋剥但於肺部論，禄壽原知脾胃鄉。心部忽如蝴蝶舞，三至一至喜重重；婚姻子女文書應，人口增添事事通。若還一止還復止，更加散亂無頭緒；官司口舌忽然來，如響應聲非妄語。短促而止事徒知，失脱破財於此取；三春心部洪弦利，人口婚姻陞轉意。三部數而止若何，虛驚破財而已矣；柔滑而長應若殊，天資明敏學優殊。如珠而清六脈剋，僧道高標福有餘；本宮窒塞不分明，心地惟知但損人。縱會藏形如見惑，安能脈底隱其情。

定　窮

脾脈宫中仔細攻，撒沙指下定爲窮；奔波一世無停住，未免如顔陋巷中。
脾脈上如撒沙應指，一世財帛不聚，未免如顔子居於陋巷也。

定　通

肝脈宫中用意明，指頭下處有輕清；若居寸口三關利，作事殊常定暢亨。
肝脈宫中及三關流利如珠走之明静，定主爲人通達，士人一舉高中，常人財獲萬倍。

定　僧　道

肺脈分明似水珠，自然清淨氣神符；更看六脈無形狀，德福清高與衆殊。

定心脈富貴

心脈分明弦秀洪，此人必定作三公；更兼三部俱無斷，至老須持國柄隆。

定見尊重

息數朝來不改常，一生沉重位高堂；診來清利藏珠滑，自有洪名萬世香。

凡尊重之脈，見沉而隱隱不亂，分明無濇滯；又要看六部勻和相應安然，如珠在水中一般。此人聲名高出人表也。

定智慧

智慧須看腎水鄉，洪和必定主文章；二儀尺寸來相應，遲緩高低計策長。

凡智慧脈，須有心火洪和相應順也，腎沉滑無滯，此人必有大才，智謀俱全。

論心脈不遂

指下輕浮及小遲，一生運蹇不須疑；若過浮高與沉細，便求官職定應遲。

論肝脈吉凶

東方肝脈遇浮洪，定有虛驚主大凶；若無微小并沉細，處世敦崇禄再豐。

論肺脈災福

肺脈如毛仔細推，若還洪大主災隨；更看本部俱浮緩，此是豪家富貴兒。

論脾脈貴賤

中央之脈號爲脾，推取輕浮及緩遲；若不弦長浮更緊，此人食禄主恢肥。

論丙丁火災福

丙丁洪弦動在關，定知武職作郎官；若是應指頻無定，必然災咎且無官。

丙丁弦長指下來，平生富貴有文才；若無撞指來相應，長子須知定棟材。

論戊己土災福吉凶刑剋不足職藝

戊己太過細推之，少年遶路走東西；九流之内非豪貴，主是常人又剋妻。

戊己不及若更濡，必然離鄉别處居；若見弦時必有病，平生業不在詩書。

雜　斷

三部匀來總一同，此人豪富是英雄；兩關脈大上朝寸，應是爲官主誥封。

大抵三關短復長，來時或緊去時忙；平生語急并身弱，貧困何年得顯揚。

八八男兒却反陰，尺中浮大寸中沉；女年七七陽中盛，反是須知定是凶。

男兒八八脈沉清，左右相生福最深；須憂尺寸皆洪盛，卒厥來時力不任。

論些星肝脈

甲乙慧官好些星，脈來洪緩潤弦匀；心神容足多才藝，必作黄堂以上人。

論火星心脈

火星作主在南方，舉按洪浮闊且長；急促細弦人急躁，官高職顯足輝光。

論星辰腎脈貴威權

北方坎水星辰位，指下如珠似水流；十萬兵權爲上將，名標青史定封侯。

論羅睺腎脈

羅睺高向腎中尋，著骨方來緊大沉；眼大赤光根本厚，多謀足智紫薇人。

論月孛命門脈

月孛俱在命門鄉，膚下如珠動不忙；爲事多奸人性惡，平生戀事在花娼。

論太白肺脈貴威權

太白金星位旺西，來時浮濇不須疑；中間秀潤兼和順，文武兵權定有之。
西宮肺脈要推詳，下指洪勻又緊長；塞外不爲軍將主，中年也作紫薇郎。

論貴賤澄湛格

澄湛如同珠在水，凝然瑩麗易推詳；尺寸俱遲應大器，賢良從此譽垂揚。

清奇格

清奇之格世罕逢，古怪形容衆不同；脈來勻靜清奇極，富貴才能勳業隆。

陽極格

六部勻洪動且寬，勻長應指用心觀；壁立威權難屈節，騰身鳳闕跨金鞍。

陰極格

六部俱弦静似無，恢肥骨骼福方殊；若遇形枯難奮發，初雖富貴末年枯。

青龍格

青龍主喜有資財，尺寸縱横遠信來；酒食佳賓須發嗣，只憂不順反成災。

縱横逆順四脈

夫尺寸得縱横脈，主酒食佳賓豐盛，發嗣長久，吉慶。脈來不順反成災迍。如水部乘火、金乘木，曰縱；火乘水、木乘金，曰横；水乘金、火乘木，曰逆；金乘水、水乘木、木乘火，曰順。

白虎格

忽然右寸脈微沉，一歲之中孝服臨；只恐緦麻從此至，過兼災患及沉吟。

勾陳格

右關脈動或沉芤，田宅婚姻慮隙讎；或見中央芤斷絶，一年之内見傾舟。

關脈浮而芤，田宅婚姻，事干争競中决斷者，有傾舟之患。

矢雀格

左寸洪急事喧喧，印信争論不可言；復慮朝臨并事至，爲官禄敗反纏綿。

螣蛇格

左手尺脈或堅牢，回禄之災不可逃；若是鄉鄰承此難，免教自己患思勞。

元武格

右手三關脈緊弦，須招鬼賊禍來纏；若逢微緩頻頻動，富貴心閒似地仙。
右三部脈弦急者，鬼賊爲害。若微和平緩，匀清心閒，仙境富貴，容足之人也。

雲鶴銜天格

六部論時不濇弦，爲官世代是根源；文武兼全須大用，喜同椿桂定延綿。
若六部脈之中不濇不弦者，主世代爲官，文武兼全也。

獅子入宫格

四十不止命門中，緩大寬長第一翁；更若弦長并分寸，三台八座好英雄。
三焦命門所配，其脈緩大寬長無急濇，主貴至一品，不然亦主三台八座之分也。

飛龍在海格

木來弦急最無情，却有文章學業精；脈若沉濡而緩急，一生淹蹇没功名。
左肝脈弦緊，覽盡文章。或沉滯濇，一生淹蹇而功急不遂也。

鴛鷺帶雲格

肺脈輕清事業高，最嫌浮大及堅牢；若還長短兼刑剋，咳嗽聲聲必作癆。

肺脈輕浮而勻，不大不小，主事業高完之人也。若逢大及堅牢，或長或短者，主癆嗽之人也。

蝶入花園格

男子爲陽尺脈弱，女人爲陰尺脈弦；反之不及并太過，婚姻虧損破田園。

男子尺常弱爲順，若太過爲逆；女子尺常盛爲順，不及爲逆。如此則婚姻損剋，蕩破田園也。

維雀失巢格

肝膽前虛後實來，肉輕骨重用心裁；前實後虛身不正，螣蛇入位事當推。

肝膽之脈前小後大，又云前虛後實，肉輕骨重者，貴。前大後小，前實後虛，立身不正，亦主六親不正之事。

蒼鷹折翅格

六脈不順事非常，牢格弦微緩更長；招引是非應晦滯，六親惟恐有侵傷。

六脈不順及堅牢格弦之形，又微長緩不等者，此脈定有是非折傷之患。

魚遊淺水格

兩關脈溢上魚際，狡猾人來奪騙錢；陽動而浮須享福，陰沉而濇禍初年。

兩關脈上魚際出者，恐是狡人前來奪騙錢物。陽脈浮動者，必享早年之福；若陰脈沉濇者，主初年當災病也。上魚際者，謂脈出寸外動也。

二龍交戰格

血脈爲臟是尋常，革濇沉微又緩長；陽盛殺人陰被害，陰陽俱盛兩相傷。

五臟六腑，血脈之精，若脈來往革濇沉微緩長不等之狀，左寸爲陽狂暴之脈，主殺人或鬬争打折狠戾等傷；若關中陰脈沉者，主被人害命。

秋雁横飛格

脈來三部慢沉沉，冠世文章第一人；必輔帝王爲宰相，世傳清骨若珠珍。

三部沉沉緩常和匀者，主貴格；不然，主文章冠世也。

龍蛇混雜格

兩寸沉濇破貲財，官事無休迭迭來；赴詔爲官須退職，除非寬緩有三台。

左右寸口却是兩陽之位，若脈沉濇者，主破財；更有詞訟不絶，爲仕者退職。若脈寬大不沉濇，即有三台之位也。

入林纏虎格

六部看時動不常，更尋沉實又浮長；萬般不許人間會，爲事生平性最强。

鴛鴦顯石格

男女生來六脈長，陰陽逆順用心量；男兒破却女家户，女子破却男家莊。

夫男女六脈俱有盛弦之脈，即是陰陽反逆，主男破女家，女破男家田莊也。

魚遊春沼格

肝木弦實犯刑徒，偏向東西是假儒；若得寬長富貴客，豪雄足稱結珍珠。

肝脈强實者，主犯刑徒。脈見不和，此是衣冠假儒。若寬長，主榮華富貴。

寸實而强尺又急，平生情性多乖失；更兼妻子損重重，做事到頭終少吉。

寸實而强，又兼尺緊而急，主人情性有乖，更憂家内老幼禍福不吉之事。

野鶴衝天格 衝天一作入山

推令内而外不内，心腹計較少知音；推令外而内不外，應知他日必遭刑。

兩手六脈推其筋而取之，多内而不出外者，主人計較；外而不入内者，其人奸猾，他日見犯刑遭法也。

飛鶯入柳格

木來弦緊最無情，却有文章學業精；脈若沉濡而緩滯，一生多蹇少功名。

秋鴈高飛格

肺宫微薄急而强，幾度重妻更反張；此是先賢留秘訣，臨時指下細推詳。

羊簪格

六脈微微緩不通，官方鬼賊要相逢；若還順逆依其位，不必求占并問神。

龜遊荷葉格

腎脈迢迢五十餘，看時指下緩弦隨；逸民之士遐齡壽，慕道休官世上無。

腎脈弦緩而大浮者，有壽好静，慕道參禪，休官守己之士。

鷺飛千里格

脈牢浮大尺中時，心内機謀面黑黧；三限俱亡無所住，離鄉别井走東西。

鴻鴈失行格

陽實而强陰緊急，平生情性言乖失；須防妻子老幼傷，作事到頭終少吉。

論五陽脈主吉凶

心浮財喜肝危厄，脾浮有喜加財帛；腎浮子孫喜氣臨，此是臟腑之浮脈。

心滑憂疾肝財喜，肺喜子孫脾禄位；腎滑爲財喜亦然，肝滑應之類皆此。

心肝脈實子孫喜，肺内喜脾憂兄弟；腎實失脱却爲憂，此是脈實之大體。

實而滑利者，喜吉之兆；若實而濁數者，病也。

心脈弦時只自然，肺主驚恐脾憂煎；腎若弦時父母稱，肝脈逢之兄弟賢。

弦滑緩者，宜而吉；若數重濁者，不利而逆。

心脈平和旺子孫，肝弦洪脈喜中珍；脾喜妻子胃財帛，洪脈其中意又存。
心弦禄喜肝兄弟，肺主驚恐脾見逆；腎宮父母喜見弦，弦脈分明無差忒。

論五陰脈主吉凶

心脈微時主關憂，肝爲身病未全瘳；脾爲手足憂病患，腎厄相逢水澤求。
心脈水火肺防危，肝纏不起疾兄弟；脾名血光諸惡病，腎家驚恐不曾離。
心緩須防憂孝服，肝緩不測禍災生；肺逢失脱兼傷折，脾主憂災腎子孫。
心肝濇脈憂手足，肺遇危亡災孝服；脾家必主財帛失，腎逢財破何如足。
心肺伏時俱憂死，肝家伏兮慮子孫；脾逢更慮子生病，腎伏前逢主有迍。

推五陰五陽剋應日例

浮應庚辛滑戊己，甲乙弦之實壬癸；洪爲火德應丙丁，此是五行真妙旨。微憂申酉沉亥子，緩逢寅卯濇辰戌；伏逢巳午便生殃，濡弱丑未爲災咎。

假如診得浮脈緩緩，如蝴蝶鬬舞者，應在庚辛之日有喜。若太過不及者，則有災晦。若先期能預慎防閑，則或能減少。《太素》一書，正欲使人避凶趨吉。故程子曰：知之減半，慎之全無也。餘倣此。用光近續增趙石亭條下，參驗甚詳。

古今圖書集成醫部全録卷八十八

脈法

太素脈訣　明·彭用光

肝脈見喜

弦脈由來本是肝，貴占憑此亦偏歡；亥卯未來多利益，寅卯天恩及轉官。

少陽厥陰，主功名貴達，顯耀喜慶，全在此宮。

肝脈見貴

要知職位膽中看，匀緩分明又在肝；診得弦長終是貴，細沉定是主孤寒。

膽氣均匀即有官，少年仕路恐難攀；若心部洪匀相生，主少年發達。中年決定封侯印，名利文章一世安。

肝脈升沉流利者　即印綬官之貴禄，中年榮顯。

甲乙來而動更弦，爲人尊重有威權；若還三按都無斷，官高三品一生賢。

甲乙太過細尋之，先抛頭女與頭兒；却有文章多藝學，中年破敗各東西。

要知職位少陽看，少陰洪應用心觀；少年金榜及高第，至老人稱號長官。

初年發科，必手少陰寸部洪柔，與少陽相生，方顯貴。

厥陰指下盡來長，少陽之脈異尋常；紫誥定承辰戌裏，中年決定佐朝堂。
少陽之下最和柔，木到陰宮水順流；無制不弦，所以不悠久也。爲官只是多閒訟，居到朝堂便好休。
定居職位膽爲先，指下弦長珠顯圓；此脈若當春季仲，更兼及第在初年。
無珠力弱惟一陰，處世驅馳只是沉；常見一弦宜晚發，寅申巳亥不相應。
三部寬長是上賢，更於膽脈帶長弦；豁然應指如龍動，翊贊明君萬萬年。
脈來弦緩更分明，須信爲官顯大名；更得寬長來不濇，終身榮貴作公卿。

肝脈清濁

肝脈輕清貴禄榮，堂堂儀貌足人情；數分三分應亨泰，恭謹尤加目秀清。
肝脈重濁性何如，狠毒無情駃不移；不是脈中無貴氣，奈何生骨欠清奇。

心脈清濁

心脈輕清應在神，聰明接物廟堂人；旺看丙丁無凝滯，四七年來貴顯身。
心脈重濁主無神，性僻情乖終殺身；眼視不明終舌短，夭亡難得侍雙親。
春見夏體同。

肺脈清濁

肺脈輕清號俊才，皮膚潤澤善恢諧；看看四九聲名顯，武略功勳蹈帝堦。
肺脈重濁人無儀，性格貪淫禮更疎；貧賤一生無別事，殺因臨忿損身軀。
春見秋體同。

腎脈清濁

春見冬體同。
腎脈輕清智巧多，待人處事更慈和；清吉調暢無憂滯，一大相逢貴奈何。
腎脈重濁最無情，少智多愚主賤貧；此部若無清一點，平生那得見光榮。

脾脈清濁

春見四季同。
脾脈輕清氣象高，爲人尊重更英豪；數逢戊己須榮顯，晚節身安壽筭遥。
脾家重濁主風狂，無信欺人命不長；縱是左心清應指，也應濁富不賢良。

肝脈見煞

肝微并濇兼沉滯，凡病如斯更莫醫；尚有破財人不足，骨肉分離事可知。

肝脈主災

本部看看更動遲，須言災病莫狐疑；頻頻舉按還無應，夏至災來骨肉離。
震臟本來動滑芤，破財詞訟足心憂；如毛壽夭分明斷，密地心思不到頭。
甲乙如毛命不長，浮滑芤來事可傷；破財詞訟多憂險，及到中年在外鄉。
甲乙分明指下遲，少年多病實難醫；若還舉按仍無力，奴婢逃走定難尋。
三部按時但是弦，須知忿怒急連天；忽然浮大來無息，亦是憂驚事到纏。

肝脈見夢

肝實頻來指下寬，夢松高樹又登山；如虚若在木中立，或在深林暗昧間。

春見肝脈

春中得木是權期，柔更長條喜應時；若見火來居此位，清明時節福相隨。

肝脈沉弦四十至者，位至三公。

夏見肝脈

夏得木位定無疑，金來剋木哭妻兒；若到火宫便逢喜，但言二七九方知。

秋見肝脈

木部之中忌金來，父母須防定有災；水來相救無大厄，相生相順福之媒。

冬見肝脈

木到水位喜爲先，來扶水位喜相連；望後即無三五至，一陽之後定官遷。

定流年春脈則例

本内火來時，欣然事可宜；莅官加禄位，求財萬倍歸。

木内火來者，乃春該木旺而主事也。足厥陰經中見手少陰經，即子母相生而相逢，豈不欣欣然而不可樂乎？

所以居官必陞，求財必倍，家門有喜慶吉祥之事也。

春月順時節宣

《内經》曰：春月，陽氣閉藏於冬者，漸發於外。故宜發散以暢陽氣。故又曰：春三月，此謂發陳，天地俱生，萬物以榮，夜卧蚤起，廣步於庭，被髪緩形，以使志生，生而勿殺，予而勿奪，賞而勿罰，此春氣之應，養生之道也，逆之則傷肝，夏為寒變。故人當二月以來，摘取東引桃枝葉各一握，水三升，煎取二升，以來蚤朝空心服之即吐，却心膈痰飲，宿熱即除不爲害。春深，稍宜和平將息，綿衣晚脱，不可令背寒即傷肺，鼻塞咳嗽，但覺熱即去之，覺冷即加之，加減俱在早起之時，若於食後日中，恐致感冒風寒。春不可衣薄，令人傷寒霍亂，消渴頭痛。春凍未泮，衣欲下厚而上薄也。大風大雨，皆宜避之。東垣曰：木在時爲春，在人爲肝，在天爲風，風者無形之清氣也。其時脈當弦，而六部俱見於本脈之中，又必緩於四至五至，是謂有胃氣。《脈經》云：阿阿緩若春楊柳，此是脾家居四季。夏秋冬效此。善調者，百疾不生。間有失調，或傷冬寒，至春發爲温熱之病。故曰：寒受熱邪名曰傷寒。以左脈浮緊辨是。若當春傷風即病，左脈浮緩辨是。又有飲食不節，房室勞役過度，則爲内傷發熱之證，當以右脈盛大辨是。治法詳後。《素問》云：春傷於風，夏生飧泄。潛谿論曰：慎起居，忍嗜慾，薄滋味，行陰騭，所以却病延年益壽云。

以上春太素脈。

心部總論脈訣

脈來寬緩更逢春，不作賢人亦貴身；更若弦洪來不滯，須知超顯異羣倫。

心爲一生之主，乃君尊之位也。登科、文明、吉凶、發富、清貴，全在此宫。

心脈之中見土來，得財喜慶又添財；更加洪滑時時動，出去求財必得回。

心脈均匀指下來，平生不滯更無災；年紀定逢二七至，常流妻妾一懷胎。
春得洪弦喜慶培，但看春夏喜須來；若非輔職并婚娶，即是生兒定有財。
當春心脈見洪弦，看取清明節後邊；君子輔官多喜慶，脈來寬緩一生賢。

心脈見貴

得二數爲伊傅，得三數爲文章，忠孝純全，乃成德君子。
弦秀是文官，緊是武官。
心脈分明弦秀洪，此人必定作三公；更尋三按俱無斷，至老須持國柄隆。
弦秀洪帶緩，不實不虛者，大貴。
心脈分明緩細頻，先看粗濇後調匀；雖然今日爲貧士，異日興隆是貴人。
主三十歲後發科甲，平人發富。

心脈見聰慧

心脈生時緊又長，一生勞碌費心腸；若見匀洪并秀潤，儀容體貌必文章。

心脈見災

心脈緊數出公私，沉細更加婦女低；口舌臨門三七内，但宜防慎密關機。
心宫滑實不調匀，性毒人嫌狡詐心；必定官災刑害至，若逢結脈定增驚。
驚憂之脈起於心，散數微浮去復沉；相剋顛狂投指亂，更將急緩定災迍。
息數狂投洪散來，勞心擦亂暗思推；眼前盡是攢目事，怎奈星辰不護台。

忽然無脈少精神，須有憂疑驚恐深；天性沉吟多毒害，要知心脈似棘林。

心脈見官災父母患

丙丁沉滑最堪憂，官事常常不得休；父母更防殘疾死，他年必定走他州。

心脈見孤獨

心脈頻來息不加，更來衰氣實參差；爲人至老常孤獨，子死妻亡自主家。

心脈見孤貧

心脈頻來指下粗，太陰無力一身孤；若還見水少浮滑，女爲婢妾子爲奴。

心脈見憂驚

面赤紫紅三部數，狂言亂語如邪神；忽然實大并帶滑，險怪虛驚不慢陳。

心脈見婦人淫亂

欲識佳人一寸心，關前散亂及浮沉；枉將山岳爲盟誓，不是幽居獨展衾。

心脈主病死

心脈濡弱細尋之，年内須防厄更危；若是伏遲須是死，分明洞斷莫狐疑。

春見心脈

心來木本兩相隨，必是須招異姓兒；若是水來居本位，其人憂事見災危。

水來火部相剋，所以災生。

心脈見病死

丙丁微來更沉遲，得病今年早怨誰；若是似毛終是死，教君千萬莫求醫。

夏見心脈

火來事大也難猜，須有憂驚定見災；便是沉微災必至，家中人死淚衣衫。

秋見心脈

火旺相逢金位君，爲官失職禍相隨；莫教金水來相剋，不見青天如是悲。

冬見心脈

冬見心脈不相宜，遭枷下獄鎖相隨；若還遠近行他事，此脈多憂定見非。

定流年夏脈則例

火中如見土，夏喜足文才；洪緩當時應，無求財自來。

火中見土者，手少陰經中見足太陰，乃子母相生之理，兼夏該心火旺相管事而得洪緩，足太陰子戀其母，豈不吉慶亨嘉？凡事皆順，官必陞遷，財禄大旺也。

夏月順時節宣

《内經》曰：夏月人身陽氣發外，伏陰在内，是脱精神之時，特忌下利以泄陰氣。故又曰：夏三月，此謂蕃秀，天地氣交，萬物華實，夜卧蚤起，無厭於日，使志無怒，使華英成秀，使氣得泄，若所愛在外，此夏氣之應，養長之道也，逆之則傷心，秋爲痎瘧。故人常宜宴居静坐，節減嗜慾，調和心志，此時心旺腎衰，精化爲水，至秋乃凝，尤須保嗇以固陰氣，常食熱物，使腹中温煖，生瓜果茄水冰冷淘粉粥蜂蜜，尤不可食，食多秋時必患痢瘧。勿以冷水沐浴洗手而淋背，使人得虚熱眼暗，筋脈厥逆，霍亂轉筋，陰黄之疾。勿當星露風卧，勿眠中使人揮扇，汗體毛孔開展，風邪易入犯之，使人患風痺不仁，手足不遂，言語蹇濇之疾。年壯不覺爲害，亦種病根。氣衰之人，如桴鼓應響矣。酷暑尤宜思之。凡夏不宜極凉，極凉則心浥浮寒，而秋冬肺與腎有沉滯之患。然大熱亦有所當避。《素問》曰：夏傷於暑，秋必痎瘧。慎者却之。其或春傷於風，清氣在下，至長夏而飧泄者，則右關足陽明太陰之脈，弦緊大辨之。或脈伏者，此手少陽與胃應也，則霍亂吐瀉轉筋，四肢厥冷，身無疼痛，治法詳後。乃心火旺，六部脈該微洪，於本部而緩也。經曰：夏傷於暑，秋必痎瘧。潛谿論曰：夏至一陰生，當節嗜慾也。

以上夏太素脈。

肺脈見貴

庚辛忽見滑實來，一生剛氣有文才；如逢撞指來相應，定折天邊桂子回。

穎悟登科，聰明黄甲，親屬全在，手陽明太陰浮濇取法。

五至如珠登第貴，朝庭常傍赭黄袍；均匀滿指實而有，行短猶兼壽不牢。

三台華蓋要輕浮，緩濇輕毛事必投；五十動中無實大，丈夫高折桂枝秋。

夫肺者華蓋也，輕指所得。又云指下無實大脈者，及第也。如有實大，皆常流也。

登科須要肺浮輕，本部調勻顯蚤榮；緩細分明無斷數，佇看金榜掛聲名。

太白金星位正西，脈來浮濇不須疑；中間秀潤須相合，刑名兵柄盡成威。

西方肺脈要推詳，下指洪緊又無長；塞外不爲將軍主，中年也作紫薇郎。

三台八座之貴，此部浮洪緊而短，見之上貴之格也。

肺脈見夢

肺脈頻來虛更長，登山涉水問途忙；實須夢見刀兵起，虛主鐘聲鼓振堂。

肺脈見父貴

右手如絲一兩條，微微指下舉全消；位高名職爲人父，便是常流亦富饒。

肺脈見凶

秋來診得火來侵，外來剋内木難存；身危宅暗多憂慮，財散人衰不可當。

庚辛動滑兩頭虛，來不輕浮只緩微；再三舉按無多應，定是他鄉已破徒。

肺脈如浮又不浮，男爲浪子女孤愁；縱教不死爲夫婦，也主離鄉別處州。

肺脈見喜夫婦順

肺脈當秋應指浮，脾寬勻大緩相投；内還投内夫婦順，才喜重重不用愁。

肺脈主賤好外遊

庚辛部内見弦長，少不中年在外鄉；若然不作僧與道，也主離家別父娘。

肺脈主刑憲

肺脈逢之實且弦，情性多剛作事偏；滑微兼緩情詳察，徒刑之脈莫流傳。

肺脈主無德

爍金之脈見沉微，口是心非好貪淫；此等見人多笑語，會將喜口取人心。

肺脈見妻高

肺脈原是主妻宮，外祖之家且一同；浮緩輕輕皆吉兆，庚辛定主夜生人。

肺脈見孝服

肺宮白虎不堪云，食啖居堂本至迍；最忌丙丁來相剋，庚辛之中淚驚人。

春見肺脈

春見肺脈本相剋，金水相剋却沉吟；妻兒破散身無主，田產拋荒枉費心。

夏見肺脈

火照金位金不安，秋若逢之加職看；一日福禄來相應，爲官高選定陞官。

秋見肺脈

秋逢金脈是旺宫，遇火須憂是亂紛；木更逢到妻宫喜，喜上添財衣禄豐。

冬見肺脈

金水相生是貴人，木來旺相喜逢春；必須用貴招財物，榮旺家風福氣新。

定流年秋脈則例

秋金脈浮滑，必定喜相加；忽然弦長應，得財以手拏。

秋令肺金正旺，爲當權司令之時，而得浮滑之脈，乃足少陰經入手太陰相生之地。又得忽然弦長，妻位之來，所以主有財喜獲寳之事，大吉之兆也。

秋月順時節宣

《内經》曰：秋月當使陽氣收斂，不宜吐及發汗，犯之令人臟腑消鑠。故又曰：秋三月，此謂容平，天氣以急，地氣以明，蚤卧蚤起，與鷄俱興，使志安寧，以緩秋形，收斂神氣，使秋氣平，無外其志，使肺氣清，此秋氣之應，養收之道也，逆之則傷肺，冬爲飧泄。若知夏時多食冷物及生瓜果稍多，即宜以童子小便二升，并大腹檳榔五顆，細切，煎取八合，下生姜汁一合，和臘雪三分，早起空心分爲兩服，瀉三行。夏月所食冷物及膀胱宿水，悉爲驅逐而出，即不爲患。此藥是承氣湯，雖年老之人，亦宜服之。瀉後兩三日，以薤白粥加羊腎，如無，猪腰子代之，空心補之，勝服補藥也。秋當温足以涷腦，其時清肅之氣與斂行之體也。自夏至以來，陰氣漸旺，當薄衽席情慾以爲壽基。其或夏傷於暑，至秋發爲痎瘧，木氣終見，三焦二陽相合病也。陽上陰下交爭，爲寒爲熱，肺金不足，灑淅寒熱，此皆往來未定之氣也。以二少陽脈微弦剥辨是。又有夏食生冷，積滯留中，至秋變爲痢疾，以足陽明太陰脈微弦濡而緊者是。秋脈當如毛，如脈洪則反時矣，治法詳後。《素問》云：秋傷於濕，冬生咳嗽。潛谿論曰：養氣完形，寡慾嗇精，肺金司秋之正令也。

以上秋太素脈。

腎脈見喜

遷移須要水中清，交易之中便得成；若遇丑寅來本位，此時財穀盡豐盈。

壽夭晚景，祖宗子孫，此足少陰主，全在此宫。

腎脈見貴

尺中隱隱潤兼長，福壽榮華安可當；莫教火大來相并，不爲將相主封王。

北方坎向腎中求，兩尺迢迢似箭頭；十萬兵中爲上將，名標清史定封侯。

羅睺要向腎中尋，看物方來緊大沉；眼大赤光顔色厚，多謀定計智尤深。

北方腎脈深且長，來時沉滑不高昂；非惟有壽多才智，佐國忠臣尤異常。

腎部忽然動滑時，爲官必定有遷移；更看三部寬洪應，用意消詳仔細推。

腎水頻來指下匀，少年仕路做官人；女子不逢加封號，定生二子盡超羣。

腎水深藏指下均，心寧多喜助天真；丹田自有嬰兒在，佐國齊家一世清。

左右滑澄兩尺當，精神加喜福無雙；細看弦滑心流利，剋日須知進禄鄉。

細微沉滑通利津，定是高遷木壽椿；寸口莫嫌洪緊併，也知登禄在春深。

腎脈見壽長

北方之脈本滑沉，指下來兼潤帶深；此是世間長壽客，名題金榜作公卿。此爲男子一身之本，主至大之貴，在沉滑如珠。

腎脈見喜孕

腎脈須當仔細尋，尺中三動忽然沉；此名妻孕何勞問，妙者須知不換金。

腎脈見仕禄及短壽

壬癸迢迢指下寬，眼前雖任是郎官；只愁數短來無位，定知難得十年歡。

腎脈見才智

才智還看腎水鄉，宏才九竅足文章；二儀尺寸來相應，高低遲緩一般詳。夫智慧之脈，腎必柔和流利，人多謀計。

腎脈見旺吉又長，一生至貴壽高强；忽然緩緩來相應，求財何用作經商。

腎脈見情慾之喜

尺脈本沉微，那堪緊數隨；蘭房明月夜，有客笑嘻嘻。

腎脈見福壽

尺脈微微動滑珠，淵源福禄許安居；如珠至五加封號，常庶成家福倍殊。

腎脈是天元，深藏福壽延；平生災禍少，喜樂信相便。真元脈要堅，累累是珠聯；百年無疾病，福禄滿天年。

腎脈見災并疾病

三至虚遲復緩來，雖加封號却愚頑；生災抱疾難爲壽，田産多因體不完。
水緩悠悠指下沉，一生羸瘦少精神；母氏少年多疾病，更兼父亦患癆人。

腎脈見淫重

月孛要在命門鄉，膚下如珠動又忙；爲事多奸人性急，平生只戀在花娼。

腎脈見博學無成

壬癸弦長動更柔，爲人志氣好風流；却又文章多道藝，奈何好學不到頭。

腎脈見末年多災

壬癸如逢太過時，末年纔到病無疑；若見細沉多巧性，風流士子有三妻。

腎脈見病訟

壬癸之中怕伏沉，來時動濇病源深；若見緩沉公事至，好將指下定災迍。

腎脈見死災

壬癸沉來又似伏，舉指按之都不足；何須買藥請良醫，須臾便見全家哭。

腎脈與命門見奴僕車馬吉凶

奴僕車馬定三焦，輕按如絲定主招；如珠定主中奴斷，忽管奴逃馬墜腰。

腎與命門見官符失財大災

三焦相配命門宫，火怕土宫來旺時；不特火光并脱失，也應六畜化爲泥。
最忌相冲滿指來，伏逢三按冷如灰；訟獄此生難得釋，戊己教君退大財。

腎脈不宜妻妾

左右尺脈頻更芤，馬年相剋不和柔；此人必定傷妻妾，獨守空房淚暗流。

腎脈主不利親子

左右尺中滯又微，更加脈息又乖時；須知不利親男子，定是恩鄉養外兒。

腎脈見病厄壽促

來時沉濇去時微，此主平生疾病軀；更向尺中來短促，其人難過三旬餘。
腎與命門寄尺中，診時須要定災凶；忽然浮大來傷剋，長夏見之命須終。
泉鬼偏尋腎裏藏，白濃瘦却不堪當；切忌沉濇并不見，患人不久入泉鄉。
腎脈若伏無脈時，逡巡更見死相期；若逢不及數并短，得病中年病莫醫。

腎脈見修養長壽修短

水部柔洪陰養陽，丹田血海熱如湯；不施紅粉如桃臉，百歲冰肌壽又康。洪滑至骨而出者貴壽。

腎與命門該脈數，行來相剋詢消息；沉微定是安居死，緊滑須知出外亡。

短伏必知溺水死，濡沉終是虎狼傷；微沉自害并他害，濇滯須知打撲傷。

緊數須知連病重，蹇勞飢凍不虚揚；忽然短代并來滯，他日須知受市傷。

貴人反得賤脈者，忠肝義膽之正士。

春見腎脈

水生木位合相逢，水木相生喜不同；忽然金到爲刑剋，病情骨肉各西東。

夏見腎脈

夏得水脈本相刑，指下多少是憂驚；夜夢狂神并猛虎，交秋纔遇命須傾。

秋見腎脈

水入金宫頻喜慶，水來金位水相生；此是人家添福壽，財帛萬事總加臨。

冬見腎脈

冬見腎脈是本鄉，金來和合更無妨；頻頻至數惟生福，水至天然達帝鄉。

定流年冬脈則例

冬月得弦長，榮身兼壽康；當時見弦濇，門宇添吉祥。

冬月，足少陰寒水旺相之月，職掌權衡用事，而得足厥陰之脈，是母生其子，所以身吉家昌，爲官必超遷内台，庶常必倍獲財寶也。

冬月順時節宣

《内經》曰：冬月天地閉，血氣藏伏，陽在内，心膈多熱，切忌發汗以泄陽氣。故又曰：冬三月，謂之閉藏，水冰地坼，無擾乎陽，蚤卧晚起，必待日光，使志若伏若匿，若有私意，若已有得，去寒就温，無泄皮膚，使氣亟奪，此冬氣之應，養藏之道也，逆之則傷腎，春爲痿厥。故人當服浸酒之藥，熟地、當歸、五加皮、地榆、仙靈脾、牛膝、虎脛骨、獨活、萆薢、枸杞子，絹兜浸酒，七日之後，早晚量服，以迎陽氣。雖然亦不可過煖，綿衣雖晚著，使漸加厚。雖大寒不得向猛火烘炙，甚損人目睛。且手足能引火氣入心，使人心臟燥熱。衣服亦不宜火炙極煖。冬月天寒，陽氣已自鬱熱，若更加之炙衣重裘，近火醉酒，則陽氣太甚，故遇春寒閉塞之久，不即發散，至春夏之交，陰氣既入，不能攝運陽氣，必至有時行熱疾，甚者狂走妄語，切宜忌之。亦不可過勞房室，不可觸冒風寒。故曰：冬傷於寒，春必温病。故先王於是月閉關，俾寒熱適中，此爲至要。冬不欲極熱，極熱則腎受虚陽，而春夏肝與心有壅蔽之患。冬脈宜沉，按至骨而滑，六部亦然。如秋傷於濕，冬生咳嗽，是腎水受迫上行，與脾土相合爲痰咳，則手太陰陽明及足二經脈洪實也。若冬寒傷腎，感邪即病，足太陰少陰本病，治法詳後。經曰：冬傷於寒，春必温病。此時傷令也，其人慎避。《性理》云：病時藥餌固不可緩，及愈後保護，引在賑荒論中。濳谿曰：人能爲善，行方便好事，爲一生之大藥，何病之有？

以上冬太素脈。

脾脈總論

脾脈平均應指來，能爲高貴有文才；如逢三按都無斷，加官名譽震天雷。爵位田産，陞遷妻妾，太陰足經取，全在此宫。

脾脈見喜

脾緩財産更加添，寬緩輕輕不用占；戊己男宫須見喜，丙丁進契不須錢。

脾脈見成才能仕禄

脾脈分明似捻珠，寸關尺部與常殊；停匀流利知爲吉，福禄平生事不虚。脾脈寬緩好情懷，撞指心田不可猜；大小浮沉俱似緩，禄位高官顯大才。夫脾脈中宫之土也，每季各旺十八日，其脈宜寬而緩，得旺相之本也，人有寬懷情意。若六月診之寬緩，乃脾之正旺相之脈也，是有喜之脈。若撞指來往不足者，此人爲事有隱情不可猜也。若見大小沉浮而緩者，此爲旺相之脈也，此人有才智，須至老爲顯貴大家也。

脾脈見性巧無禄位

戊己緩濇巧中看，大小非同子細參；心下爲人多藝術，文章雖有不爲官。

脾脈妻貴壽

右關遲緩動阿阿，妻是名家淑女歌；五至動柔終是貴，妻宫文惠巧工多。

緩主妻貞淑，弦主妻性急。

少年封邑兼長壽，常庶人家福若何；三至脈來如棗核，貴官皮血疾偏頗。棗核，木剋土也，以此推之。

戊己太過細尋之，少年流蕩走東西；若非九流三教内，定知常有二三妻。

脾脈見賤

戊己芤時又似浮，無信憑誰不相投；切忌動來隨指至，一生至死作奴儔。

脾脈見災危

戊己常來一向沉，若還遲細見災臨；非同困者皆憂命，按之無力死逡巡。

脾脈見犯土災病

中央之氣土宮臨，掘鑿多因犯此迍；甲乙病人連怕進，腫頭凹面減精神。

脾脈見惡死

戊己來實更浮高，天然凶惡足强豪；若見伏時須赴法，忽然官訟有刑遭。

脾脈見死家宅不安

土脈見水死家風，脾脈沉浮旺深冬；陰人小口須防厄，急命良醫始見功。

脾脈見仕禄

脾腎逢金氣再寬，縱然無詔亦加官；關中若見浮兼滑，財帛徐徐儘自安。

脾脈見理奥

脾怕水來居此邊，諸般論脈合三天；有人會得三天事，醫中稱説是神仙。

脾脈見祟

脾弦脈鬼主蒼黑，浮濇須言西北神；忽然沉滑陰暗祟，更細浮大是亡人。

脾脈總論

本部之中脈再强，輕浮指下細推詳，好學文章多致貴，規模相遇有風光。

春見脾脈

春來得位乃榮敷，七十二日旺其因；戊己若來金位立，求財加取一番新。

夏見脾脈

火到土位要知源，其人安樂十餘年；若逢木來侵其土，夏末秋初命入泉。
以此部切忌弦木。

秋見脾脈

子母相逢最相宜，浮動來時有福爲；金土相生財帛旺，秋冬穩穩更無疑。

冬見脾脈

冬月屬水土臨間，其脈緩大實難堪；須宜致土免侵剋，滋腎培根益壽安。

定流年四季脈則例

脾官旺四季，緩滑足榮昌；居官當遷擢，財帛獲倉箱。

脾主季月十八日當權主事，若緩是本位。今得滑是足少陰入足太陰經，是爲夫妻相合，所以官當陞遷，求財必獲也。

以上四季太素脈。

定六親

肺爲月孛母中堂，大腸妻子計都鄉；忽然脈起來三至，定父先亡母後亡。四數却緣刑剋母，奔波災起見刑傷；若還應指無分曉，骨肉重重有不詳。浮取大腸斷妻子，五數賢名應不剋；若逢三至定難爲，先女後男方是吉。若爲肺部大腸中，災起浮來洪更緊；火居金部總非宜，知是刑傷兩妻脈。短促而止來三至，到老無妻似出家；端中天命非人欲，本部分明而不雜。妻子分明多得力，更加祖業與匡持，如在蓬麻中自直。七至兄弟成而敗，九至兄弟有如無。一生破家并换祖，回頭祖業總是虚。若還沉緩來應指，定得妻財綽有餘。本部浮沉應指明，勢如奔涌不曾停；細君醜陋淫無比，獅子河東不絕聲。女子肺脈洪福德，心部夫宫論刑剋；主行仍於立命推，息數還同男女脈。子息須看小腸部，三至浮弦生意緒；流年參論不相生，心必非主兒如玉。

定性多怒

三部按時俱是弦，肝宮左右叫連天；出身若得震離卦，喜怒不常心自賢。怨惡不藏難激觸，接人光霽意悠然；此心明白能嚴斷，定見應無倚與偏。

若心部脈浮大散而止結，必主憂疑之事纏綿。

剋定災年

心脈見水，即壬癸年見災，十年一次。見木則甲乙年。餘倣此。仔細認脈，萬無一失。

逐年小限

此逐年小限以推五運子母。

土運如逢緩潤中，無災無害保安寧；弦長相值行年木，緊失多災禍患生。

此土運與心脈爲子母。

水運行年怕水宮，脈爲緩短大爲凶；大沉遲促如相剋，輕則爲災重命終。

此水運與肝脈爲子母。

木運弦長是木形，更兼標本脈匀停；行年流濇兼失脱，金剋肝宮即禍生。

此木運與腎脈爲子母。

庚辛部内見有形，主脈匀調百事成；大忌離來逢短濇，肺虚有疾禍殃臨。

此金運與脾脈爲子母。

火運行年入水中，脈無根本禍重重；若教弦脈歸心部，子母相逢減半凶。

此火運與肝脈爲子母。

論五運行年生剋

假如十年行大運，行年屬腎經等四季之正形，兼脈平穩，是爲二運和勻。其年當有喜慶，各據貴賤大小而言。若心部無變，行腎經短失，定主災禍。更心部沉實或散失，其父年内必死矣。雖曰年内死亡，然十二月中有緊慢。腎屬水，應在子午卯酉日見也。又如心脈失本形而得脾脈形狀，謂之母來乳子，雖曰未免災殃，終爲有救也。

五運六氣論

鬼臾區告黄帝曰：子午之上，少陰主之；少陰之上，君火主之。此子午所以爲君火也。丑未之上，太陰主之；太陰之上，濕土主之。此丑未所以爲土正位也。寅申之上，少陽主之；少陽之上，相火主之。此寅申所以爲相火之位也。卯酉之上，陽明主之；陽明之上，燥金主之。此所以爲陽明燥金之位也。辰戌之上，太陽主之；太陽之上，寒水主之。此辰戌所以爲太陽濕土之位也。已亥之上，厥陰主之；厥陰之上，風木主之。此已亥所以爲風木之位也。日月一年而十二會，主坐有蝕有不蝕。交則蝕，不交則不蝕。所以有交與不交，皆行黄道、行九道也。亦有交而不蝕者，同道而相避，日月之相合，數之交也。日望月到月蝕，日掩月則日蝕，猶水火之相剋，水剋火掩而剋之，火不能剋水心陽焉。此邵子康節篇衍義云。

陰陽反證

四肢逆冷脈洪遲，此病雖危尚可醫；忽然遍身如火熱，脈微沉細等生稀。

此兼叔和論病也。

陰陽交衝

八八男兒脈反陰，尺中浮大寸中沉；女子七七男宮盛，此法須知不換金。

男子八八脈澄清，左右相生福最深；左右反憂洪盛脈，來時厥厥力難停。

大驚脈

其人指下脈上如核子是也。一云如沙子。候若得此脈，其人被大驚來。大抵四季之脈，假如春得冬脈則和平，水生木；春得土脈，生旺喜慶，木剋土；春得秋脈，金剋木，必死。餘倣此。

推三學堂

此論文學功名，推測象例也。

肝爲身學堂，肺爲外學堂，腎爲智慧學堂。

此三部脈，流利秀靜，士人得之全，一舉過省；缺一全，獲薦而已矣；三中有一，雖不請舉，亦文章出俗之士，庸俗弗及。流利長匀之脈，反主歲内災病不安，君子之器，非所當取。

分九品官格

心脈流利條長爲上三品，肝脈流利條長爲中三品，腎脈流利條長爲下三品。

推官出身

凡左手三部脈流利秀長，自科甲出身官；三部秀匀，候王之脈。右手三部脈流利秀長，非延賞則外氏恩澤或恩寵官，主異路功名出身。

武官格局

左手寸關脈急大出指，右手脾命脈出關急促者，爲武職官脈。

公相脈

心脈弦秀洪，乃三宮師保之位，在指下推詳。

凡公相之脈，既兼九品流利之形，更人迎脈長而秀麗，乃位極人臣也。所謂人迎位者，人多以手寸口爲之，非也。人迎在魚際，從後大指節背高骨之前虛陷中者是也。氣口亦如此取，在右手求之。

將相脈

凡將相之脈，不必左右手三部皆流利。若肝脈與肺脈流利，其餘脈或沉或急，更要人迎氣口脈條長，乃將相之脈。若人迎氣口三脈等流利，乃出將入相之格。

心肺二官洪秀清而緩急相等，參兩尺洪緩如箭頭者，此出將入相之脈也。

推心部脈官禄

夫心者火也，爲主，四臟爲佐。在公則吉，私則凶。左右寸口管於公文，又主福禄之位。凡有官禄，進退乃清，分四季看。若凡心脈洪緊分明，須察禄位遷權。五擲洪緊分明，主五日有禄喜；二十擲分明，半月有禄喜。更看六指内脈滿指而來安隱，便有喜樂之事，如春三月等脈者。又主人口退失，乃木生火，泄氣故也。

仕禄先看初寸來，分明流利弼天才；若居寸口知君退，移換文書正位來。

推腎部脈禄喜

夫腎者水也，沉則智生而喜至，在公爲公。爲寸在左，爲尺在右。察脈有喜事，五擲住而洪緊分明，五日喜；至十擲住而洪緊分明，七日内有官之人加禄，無官之人招田財喜；二十擲住者，半月内有禄；至四十擲洪緊流利住者，四個月内有喜至。仍以歲剋應，萬無一失。

此論心腎二宫，而肝肺脾。趙石亭先生疑有闕文，當參春夏四季論中爲詳備。

左右看時在尺常，福神加喜脈尤强；細看洪緊并流利，剋日須知進禄鄉。

腎脈分明入水珠，自然安静氣神甦；更看六脈無移動，福應鄉閭與衆殊。

推六脈出宫重交圖

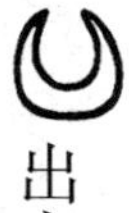出宫　前出爲重　後出爲交

右出宫之形，看在何部，少定剋應。且如腎部脈出宫，若脈占表，是爲膀胱，屬未，應亥卯未日時；若脈占裏，是爲腎脈，屬午，應寅午戌日時；若表裏俱出，應在即日。重主過去，交主未來，剋應亦如前法，以三合定之。

推遷移脈法

假如問官員遷移，直要腎部與命門俱動。腎爲遷移，命爲驛馬，又爲厨竈。若一動一不動，不須再擬議，未遂定矣。若兩有所動，遷移之兆。更看肝部人君貴人之位，脈氣如何，若不偏不邪，無剋無失，定主陞陟，反此則出降矣。仍要本脈秀與心部脈皆好，方爲全吉。不然吉事減半。言之位脈爲次，又以三部定其過去未來之象。大抵審脈，但要表裏五行四季得意，何必件件皆據成法而後言之？臨時以意消詳加減，達斯理矣。

陞遷全在青龍喜神動旺，兩尺相合，心宫文書動應三合，吉兆。緩和守舊，滯濇不利。

腎脈如逢動滑時，爲官必定喜遷移；更須心脈寬洪應，禄秩多增入帝畿。

老病脈

老病之人脈要微，連年縱患死難期；若逢弦緊并洪大，病者應須死莫疑。

老病之脈宜細弱，若洪緊大者，少壯之脈，所以爲逆，候病必死。

少年脈

少年之脈緊而剛，憔悴多時死未忙；細弱又兼逢代者，難痊疾病定須亡。

少年之脈宜洪盛有力，爲相順之脈，宜療；怯弱者難痊。

論富貴官高

全在辨別輕清、重濁、生剋。

一品寸脈洪長寬緩遲大　二品寸脈洪實緩秀　三品寸脈洪弦洪大　四品寸脈長大緩實　五品寸脈浮洪不絶　六品寸脈浮實弦緩　七品寸脈長緩實秀　八品寸脈緊洪實六　九品寸脈弦緩寬大　正從相同有官病寸脈沉實不絶　有官死者寸脈弱而緩小　有官見殺寸脈沉虚并實　官因殺不見六親寸脈滑緩而粗　初年爲官寸洪不絶　中年爲官寸弦不絶　末年爲官寸浮不絶　官遭賊刼寸濡尖藏　官死尸不全寸遲滑　先官後貧寸洪滯滑　先貧後官寸弦洪寬　官無子絶氣寸脈緊緩　官有生旺寸脈帶洪寬秀　有官出家寸脈芤伏　休官爲富寸脈洪緩不絶　休官爲賤寸洪不定　官無祖業寸實寬緩　官得横財寸弦清秀　官得祖業寸洪緩實滑秀　官得小人財寸緊實不絶　官得老人財寸緊寬緩　官得陰人財寸緊多滑　有學武藝寸弦半寬　官得賊人財寸動洪滑　爲官落水死寸沉細絶　爲官氣死寸脈弱不分明　爲官睡死寸脈小緩不見　爲官風癱寸促常弱　爲官落馬死寸微虚小　爲官夜夢驚死寸短細沉退下　爲官征軍死寸滑雀啄　有官熱死寸洪太過　有官服毒死寸濡沉伏　爲官雀目死寸細伏小　爲官因家不和失位寸微浮帶芤　爲官被人奪位不得官，出門

無事死寸帶細小弦　爲官虛名無實者死寸滑脈細遲　衣祿不絕寸洪寬大　先貧後富寸沉濡反洪　先富後貧寸脈牢洪　爲官之人一世無財，空費精神死寸脈或滑或洪或沉　爲官初發寸洪帶滑　爲官未發寸脈沉緩帶洪　初發壽夭，中發者六親得榮，未發者子孫富貴，代代榮華。脈有一十四道。脈之最難，有相生，有相剋，有敗，有絕，有孤，有官，有祿，有富，有貴，有貧，有賤，有夫剋妻，妻剋夫，夫剋妻多者心脈細伏　妻剋夫多者心洪大散　夫剋三妻心緊散不明　妻剋三夫心沉細不足　父剋子心滑濁　母剋子心微小　子剋父心洪弦大散　子剋母心緩平散　子得父旺心洪緩滑清　父得子旺心浮滑不利　母得子旺心脈義秀　子得母旺心實寬大明浄　得伊子多旺心洪大實秀　得女壻旺心滑明浄　不得子旺心弦伏　不得女壻旺心沉濇不明　子多得力心脈細緩　得外人旺心緊寬秀　得出家出去旺心芤緩洪實　得奴僕力旺心緩明秀　不得奴僕力心促不明　得田旺相心寬大分明　不得田旺心緩濁　得六畜旺心弦明秀　不得六畜心微遲伏　若論胏者爲人之上，心脈爲主，姊妹兄弟生旺，皆得相生。陰脈之法得兄弟心洪秀分明　得姊妹力心浮大分明　不得兄弟力心緩寬細　不得姊妹力心動實濁　得貴人財物田園六畜寸脈洪不絕或緩大而寬　有害貴人不得財物寸長沉細分明不寬　害貴人旺心洪芤不絕　關脈大行仔細推詳，生死萬事無差，禍福有準，刑剋衰旺足誇。少夫娶剋老妻關弦濇不分明　老人娶剋少妻關弦長秀　妾生子貴旺關緊寬分明　妻妾敗家關緩伏　妻不一心關沉短　夫妻同死關細沉緩微　財物不散關洪弦寬大　有文官立關洪大分明　有武官立關實寬秀　有官子孫關緊長分明　有次妻旺關芤秀分明　夫婦有男女大旺關洪大分明　爲官并庶民生子多疾目盲關濇不秀　耳聾關虛微　啞關長伏　癱瘓關促伏結　癆蠱關結弱　音小關濡軟　瘡痕微小不分　癰疽遲　癮疹芤　癢麻實　咳嗽濇　哮喘浮濇　顛癇洪散　車碾傷死微弱　妻妾媳婦生產難結短　投井河死遲伏　餓死結大　凍死遲濇不見　有文才作死牢沉不見　自縊死滑絕　食不充口沉濡　喉閉死微短　身體臭芤滑　身體軟弱弦秀分明　有官好唱緊虛　有官好笑微大寬長　有官好哭濇短

尺部脈

仕庶官宦富貴疾證，喜怒憂思愁慮，房室起居，禍福生旺，春夏秋冬，風寒暑濕，一切疾病皆由尺中知之矣。

爲官顯達尺濇多秀　長子財物豐足尺起匀秀　次子爲官顯達清寬分明　次子財物旺沉寬細　爲官春旺弦長秀　爲官夏旺弦秀　爲官秋旺滑寬　爲官冬旺沉清秀　爲官四季旺緩明秀　鬼魅死沉數不見　鬼魅不死浮　痔漏寬散　婦人生子不死緊數　母死子活洪大數　母活子死結洪秀

六部輕清秀潤爲貴，重濁聚散爲賤脈。云動静爲一身根本，富貴寬弱安危之理，莫不由此而推。

心部剋應

浮應庚辛喜生財，滑憂戊己日生災；洪在丙丁子孫慶，微長申喜酉悶憂。沉應亥子憂水厄，緩應孝服寅卯哀；實喜財在壬癸日，伏應巳午死哀哉。弦應甲乙孫平喜，濇主辰戌丑未日；手足病來若遇此，四個月辰恐不吉。清喜在外二四八，濁憂在外三六九；此是日與脈剋應，吉凶禍福定日期。

脈之剋應，前已備載。若論之時於陰陽剋應之時。

肝部剋應

滑主財禄喜，應戊己日。　浮主疾難，應庚辛。　弦兄弟，應甲乙。

洪父母喜，應丙丁。　實子孫喜，應壬癸。　微金石傷，應申酉。

沉子孫血光，應亥子。　緩失脱疾病，應寅卯。　濇手足災病，應辰戌丑未。

伏慮子孫，應巳午。　清主喜應二四八日外。　濁憂悶，應三六九。

腎部剋應

浮子孫喜，應庚辛。　滑財喜，應戊己。　實憂失脱，應壬癸。

弦父母害，應甲乙。　洪財喜，應丙丁。　微水災，應申酉。

沉驚憂，應亥子。　緩憂子孫，應壬癸。　濇破財，災厄，應辰戌丑未。
伏陰暗，應巳午。　清喜在外，應五七十日。　濁憂在內，應六八十日。

肺部剋應

浮進財喜，應庚申。　滑財喜，應戊己。　實憂失脱，應壬癸。
弦父母害，應甲乙。　洪財喜，應丙丁。　微水災，應申酉。
沉驚憂，應亥子。　緩憂子孫，應寅卯。　濇破財，災厄，應辰戌丑未。
伏陰暗，應巳午。　清喜在外，應五七十日。　濁憂在內，應六八十日。

脾部剋應

浮財喜，應庚辛。　滑子孫，應戊己。　實兄弟憂，應壬癸。
微手足病，應申酉。　弦身虛，應甲乙。　緩憂哭，應寅卯。
沉血光，應亥子。　洪子孫喜，應丙丁。　濇小喜，應辰戌丑未。
伏子孫災，應巳午。　清子孫驚，應五七八日。　濁憂在內，應四六八日。

腎與命門同剋則一也。

凡看之時，要診寸關尺。關前爲陽，關後爲陰。浮則爲陽，沉則爲陰。浮則在表，沉則在裏。遲則爲冷，數則爲熱。三至爲遲，六至爲數。表裏陰陽，虛實内外。辨别春弦夏洪，秋浮冬沉，各隨四季，仔細推詳。下指之時，常以平旦爲期。陽氣未散於四肢，陰氣未分於五臟，飲食未進，經脈未散，絡脈調匀。彼醉莫診，我醉莫診；大怒大勞，大醉大飽，皆不可診。務要静其心，調和氣息，目無外視，耳無外聽，方可診脈，以決生死、吉凶、貴賤、禍福、災危，萬無一失耳。

推天元太素四季災禍吉凶式

心應在下，微洪爲平，主喜；弦長爲相生，主有財。浮爲相剋，小災；沉爲剋我，主大病。

肝應在春，弦長爲平，主有喜；洪大爲相生，仕祿財喜旺相。浮爲剋我，主大災；沉爲相生，有喜。

肺應在秋，得春脈，剋他，有小疾；得夏脈，剋我，主大病。得秋脈旺相，有財喜；得冬脈旺相，加官財祿。平人主横災厄。

脾應在四季，得春脈，相剋有災；得夏脈相生，主有財。得秋脈，生他，主有喜；得冬脈，相剋，主病患。

腎應在冬，得春脈，有喜事；得夏脈，有小災。主精不藏，得秋脈，母子相逢吉；得脾脈，相剋，有災害。

以上仍參運氣時令以消息斷之，斯無遺矣。

診女子太素

太素曰：右尺部脈爲女子之己身，兼主婢僕使女；右關爲翁姑，又爲財産；右寸爲父。

左關肝脈爲夫主正宫，兼兄弟。

左右寸脈常弱，爲順，有德性；若太過，爲逆，無涵淑而性急。

尺部常沉而緩帶如珠之狀，爲順，爲有福德；大沉大急爲逆。

右關脈爲尺相勝順事，翁姑相安和氣；爲青龍輔榮旺其夫，蕃衍後嗣；爲朱雀脈輔主勤儉起家，奴僕聚散；

螣蛇脈輔則衣食稱意；爲元武脈輔兄弟多衆，比和恊順。蚤見青龍脈輔好淫亂，思男久矣。蚤見勾陳脈沉細，無青龍脈相輔，多妨丈夫，少年無子。

女子以右手爲主，診災福，亦如男子之法斷之，亦驗也。

論女子脈貴賤

貴脈相逢，金水相生；賤脈無土制水，乃脾衰水旺也。且如女子左手爲夫，右手爲己身之脈，屬水，須得脾相輔則可。若脾脈太弱，腎肝太旺，無土制水，平生淫亂，爲翁姑不足，然一夫豈能慰其心足？而脈如柳絮輕飄應指，狂風上下，其女一生身心無定，勞碌貧賤。如得肺金生腎水，早年得父母之力，爲人尊重，凡事貞潔而得貴格矣；榮身貴己。然得水而沉，故根基穩壯。夫爲娼妾從何斷之？心肺太過，脈俱弦濇硬之所主也。女子以右尺爲主，今當浮，左肝爲腎相生，多得夫主之意，子女亦繁多。若兩尺脈先大後小，夫妻勞碌於晚年，凡事不如先；尺脈有力肝脈弱，平生不得丈夫之意，又生子不得力，終身波喳。肝脈太過尺脈弱者，無結果。夫爲娼者先浮急，後沉和；弦而尺和者，先爲娼後爲良，榮安己身。心脈太過而尺弱者，無疑爲婢。如逢息匀，多招婢僕而足富貴，治家勤儉過人，尤有機巧智變，聰明達上之所奇也。

論婚姻生剋男女財産嫁貲成敗

凡男子六脈但弦盛，寸弱尺浮大，主破女家資，剋妻；若女子，剋夫家財産。

婦人脈

慢慢悠悠動似雲，陰陽俱判旺中存；更逢三部俱洪秀，嬌美才賢作貴人。
輕來指下秀均匀，六部皆調慢騰騰；若逢水火皆明潤，必賢蚤嫁貴官人。
六部頻頻指下寬，平生無恙一身安；養女必招金紫婿，生男必定作郎官。
陰陽關内再怕長，生來性格即非常；親生三子俱無壽，臨終只在女家亡。
三指俱浮指下柔，太陰宫内也太浮；今生父母俱常别，隨逐親夫遠處遊。

論婦人懷孕

尺中不絶須懷孕，三部浮沉也有期；血旺氣衰終是有，氣旺血衰定無兒。

尺中按之不絶者，孕也；三部浮沉按之不絶者，亦有孕也。

寸口脈來寬更緩，必因秋後是男兒；忽然沉滑日將近，緊細須知未有期。

凡右手脈寬緩，秋季須産。脈沉滑緊細遲速，不可量也。

論　生　産

孕本浮洪沉并滑，更將左右定陰陽；右手脈弦須是女，左邊浮大是男郎。

論産難吉凶

浮滑沉小却言生，緊勞弦急即須傾；細小不絶身應活，濇疾不調是死名。

寸口沉細不絶者，生；濇疾不調者，死。

論夢多奇怪預彰吉凶并刋尅

肺脈輕清匀且奇，施爲果斷不卑微；吉凶之機形在夢，榮枯得失報君知。

一曰母得子旺長秀；二曰母尅子心微小；三曰妻尅夫心脈洪大散；四曰妻尅二夫心沉細不定。

論女子貴格

肺金腎水要相生，尊重堂堂淑且賢；穩壯根基身顯貴，夫榮子旺有封章。

凡女子之脈，肺金來生腎水，平生好清潔，爲人尊重，多得父母之力，此爲貴格，榮夫旺子。金得水而沉，根基穩壯，富貴雙全，仍膺有誥勅之封。

論女子富格

右關相勝順公姑，榮貴必得左肝扶；三部息勻招奴婢，一呼百諾衆欽崇。

女子以右關爲公姑財産，左關爲夫子勻秀，清弦則順事無疑矣。得肝相輔，榮旺夫家，蕃衍子孫。三部常順息勻，多得奴僕女婢，更勤儉，有機謀起家，聰明過人，人所欽仰。

論女子淫蕩

脾微因無土制水，平生淫亂多夫婿；身心無定偏勞碌，更怕脈飄如柳絮。

脾脈太弱，腎脈太旺，則主平生好淫，與公姑不睦，多招夫壻。若尺脈於指下如柳絮輕飄，主爲人身性無定，一生貧賤勞碌，不得丈夫之意，終身波喳，衣食不充足。

論女人賤

尺弱無疑爲婢妾，肝弦心過必爲娼；前浮後急沉弦過，來去先娼後必良。

凡女子爲娼，心脈太過而尺脈弱者，無疑爲婢妾之屬；更以肝膽之脈俱弦緊濇硬 必爲娼妓之流。若肝脈太過弱者，先浮後急，得沉和弦於尺下來去，必先娼，後爲良人榮身，成主家計。

女人貞潔脈

要知女子身貞潔，尺脈條條動是常；面色凝脂無別疾，肺中澄静獲貞良。

命宫脈洪盛，腎脈沉濇，好潔多子。血海旺，子宫沉濇，好淫無子。

室女思不遂

室女尺脈浮洪盛而大匀，乃是思男之意，身體黄瘦。室女尺部洪緊大，有血脈旺行；微沉細濇乃血冷，帶下崩中之疾也。不是貞潔之女，二尺脈絶敗者死也。

女思淫癆瘵脈

女子最嫌脈細微，不多應指定多思；四肢倦怠常潮熱，寒熱相兼不用醫。

推女子少男多女

脾脈散大而不匀至，多女少男。

推先男後女

脾脈先小後大，生女；若先生男，主不育。

定雙生男女

婦人二尺皆洪滑而大，陰陽旺動，主雙生男；若二尺皆疾而長，定生女。

定遺腹生子脈

凡腎脈涌而向後者，其父已死而後生也。

論男女貴賤壽夭脈

男子左手爲主。左腎主一生壽夭，故男左腎爲一生之本，主子孫根基。此脈沉而有力，往來息勻分明，異乎常生者，非病脈也，主平生貴顯，仕宦之後衣禄豐盈；又應一身之根基，兼審壽數。脈來去遲，年少主貧；中年之後，凡事遂意，爲官衣禄俱足。若來去無力，根基不耐，末年貧寒。

女子右手爲主。右腎脈弦大，主夫榮禄壽長；若沉小而無力，或急不利者，則貧賤之人也。若微而濇，平生多病，無子嗣，孤剋之人也，衣食不足，緩滑，富家名門之女，有德性封誥之婦也。

婦人女子之脈，當緩勻而洪潤，沉中得滑，尺中大如珠而得沉實不浮者，乃爲貴而有子，富而有壽，反此則爲貧賤。若得細清而勻，但尺脈不實而浮者，亦貴而無子。芤者不壽。肺脈大者，性偏嫉妬之婦。脾脈緩勻，六部相生，乃德性貞潔，勤儉起家，純全之脈。餘皆詳上條。

太素歲運所屬五臟之圖

一歲	二歲	三歲	四歲	五歲	六歲	七歲	八歲	九歲	十歲	十一	十二
心部	心部	心部	肝部	肝部	肝部	腎部	腎部	腎部	心部	心部	心部
十三	十四	十五	十六	十七	十八	十九	二十	二十一	二十二	二十三	二十四
心部	肝部	肝部	肝部	腎部	腎部	腎部	肝部	肝部	肝部	肝部	心部
二十五	二十六	二十七	二十八	二十九	三十	三十一	三十二	三十三	三十四	三十五	三十六
心部	心部	腎部	腎部	腎部	脾部	脾部	脾部	脾部	肺部	肺部	肺部

三十七	三十八	三十九	四十	四十一	四十二	四十三	四十四	四十五	四十六	四十七	四十八
命門	命門	命門	肺部	肺部	肺部	肺部	脾部	脾部	脾部	命門	命門
四十九	五十	五十一	五十二	五十三	五十四	五十五	五十六	五十七	五十八	五十九	六十
命門	腎部	腎部	腎部	腎部	肝部	肝部	肝部	心部	心部	心部	肝部
六十一	六十二	六十三	六十四	六十五	六十六	六十七	六十八	六十九	七十	七十一	七十二
肝部	肝部	肝部	心部	心部	心部	腎部	腎部	腎部	心部	心部	心部
七十三	七十四	七十五	七十六	七十七	七十八	七十九	八十	八十一	八十二	八十三	八十四
心部	脾部	脾部	脾部	肺部	肺部	肺部	脾部	脾部	脾部	脾部	肺部
八十五	八十六	八十七	八十八	八十九	九十	九十一	九十二	九十三	九十四	九十五	九十六
肺部	肺部	命門	命門	命門	肺部	肺部	肺部	肺部	命門	命門	命門
九十七	九十八	九十九	一百								
腎部	腎部	腎部	心部								

運至百歲，復行運轉於一歲，心部如初。餘倣此推排之。然此太素百歲長生部運之説，惟在於保調者能之，故老子曰：我命在我不在天，其斯之謂歟！

古今圖書集成醫部全録卷八十九

外診法 望

黄帝素問

五臟生成篇

心之合脈也，其榮色也，其主腎也。

註　心主血脈，故合於脈。經云：脈出於氣口，色見於明堂。心之華在面，故其榮在色。五臟合五行，各有相生相制，制則生化。心主火而受制於腎水，是腎乃心臟生化之主，故其主腎也。

肺之合皮也，其榮毛也，其主心也。

註　肺主氣，氣主表，故合於皮。《傷寒論》曰：寸口脈緩而遲，緩則陽氣長。其聲商，毛髮長。毛附於皮，氣長則毛榮。

肝之合筋也，其榮爪也，其主肺也。

註　髓生肝，肝生筋，故所合在筋。爪乃筋之餘，故其榮在爪。

脾之合肉也，其榮脣也，其主肝也。

註　脾主中央土，乃倉禀之官。主運化水穀之精以生養肌肉，故合肉。脾開竅於口，故榮在脣。

腎之合骨也，其榮髮也，其主脾也。

註　腎藏精而主髓，故所合在骨。髮乃精血之餘，故其榮在髮。五運行論曰：北方生寒，寒生水，水生鹹，鹹生腎。腎生骨髓，髓生肝。肝生筋，筋生心。心生血，血生脾。脾生肉，肉生肺。肺生皮毛，皮毛生腎。此天一生水而五臟之相生也。

五臟之氣，故色見青如草茲者死，黄如枳實者死，黑如炲者死，赤如衃血者死，白如枯骨者死，此五色之見死也。

註　五味藏於腸胃，以養五臟之氣。五臟内藏五神五氣，外見五色。五臟之氣受傷，則見五行之敗。色茲草者，死草之色青而帶白也；枳實者，黄帶青色也；炲，煙塵也，黑而帶黄；衃者，敗惡凝聚之血，色赤黑也；枯骨者，死白而乾枯也。五色乾枯而兼有所勝之色，故死。

青如翠羽者生，赤如雞冠者生，黄如蟹腹者生，白如豕膏者生，黑如烏羽者生，此五色之見生也。

註　五色正而華彩光潤，故生。

生於心如以縞裹朱，生於肺如以縞裹紅，生於肝如以縞裹紺，生於脾如以縞裹栝樓實，生於腎如以縞裹紫，此五臟所生之外榮也。

註　縞，素白也。朱，紅之深也。紅，淡白紅也。紺，青揚赤也。栝蔞實，紅黄色也。紫，赤黑之間色也。此五行之色而俱兼紅者也。蓋氣主白而榮主紅，如以縞裹者，五臟之氣包於外也；五色之俱兼紅者，五臟之榮隱見於内也。

色味當五臟，白當肺辛，赤當心苦，青當肝酸，黄當脾甘，黑當腎鹹。故白當皮，赤當脈，青當筋，黄當肉，黑當骨。

註　言色味之應五臟者，色外而味内也。故曰白當肺辛，言辛生肺而肺生白也。此言五臟死生之色生於五臟之氣，五臟之神氣生於五味也。肺合皮，心合脈，肝合筋，脾合肉，腎合骨。此言生於心生於肺之色，承五臟之合而見於外也。

夫脈之小大、滑濇、浮沉，可以指別。五臟之象，可以類推。五臟相音，可以意識。五色微診，可以目察。能合色脈，可以萬全。

註　此以診脈察色而知五臟之病也。小者正氣虚，大者邪氣盛；滑主血傷，濇爲少氣；浮爲在外在腑，沉爲在裹在臟。此六者脈之提綱而可以指別也。五臟在内而氣象見於外，以五行之理可類而推之。五臟之相合於五音，發而爲聲，可以意識。視五色之微見，可以目内察之。能審色脈之相應，以辨病之死生，則萬全而無失矣。

凡相五色之奇脈，面黄目青，面黄目赤，面黄目白，面黄目黑者，皆不死也。

註　奇脈，奇經衝任之脈色也。衝任爲經血之海，皆歸於肝，外榮於目也。面主氣色，目主血色。目之五色俱見面黄者，五臟之陰而俱見胃脘之陽也。

面青目赤，面赤目白，面青目黑，面黑目白，面赤目青，皆死也。

註　經云：人無胃氣者死。面無黄色，無胃土之陽矣。面之青黑赤色，皆臟邪乘陽，純陰無陽，故皆死也。夫生於心如以縞裹朱者，論五臟之生色也。察於目者，論五臟病成之色也。

移精變氣論

岐伯曰：色脈者，上帝之所貴也，先師之所傳也。

註　色脈之道，上帝之所秘藏，非其人不教，非其真弗授。先師，僦貸季也。

上古使僦貸季理色脈而通神明，合之金木水火土、四時、八風、六合，不離其常。

註　八風者，天有八風，在人則有五經之風，謂調理五脈之邪也。言上古之師經理色脈而通神明，總不外乎天地、陰陽、四時、五行之常理也。

變化相移以觀其妙，以知其要。欲知其要，則色脈是矣。

註　色者氣之華，脈乃精之液。變化相移者，移精變氣也。觀其移精變氣，以通神明之妙。欲知其要道，則色脈是也。蓋言理色脈而通神明，則知精氣之盛衰矣。

色以應日，脈以應月，常求其要，則其要也。

註　日月者，天地陰陽之精也。夫色爲陽，脈爲陰，常求其色脈之要，總不外乎陰陽。故知色以應日，脈以應月，則其要在是矣。

夫色之變化以應四時之脈，此上帝之所貴以合於神明也。所以遠死而近生。生道以長，命曰聖王。

註　色之變化，五色以應四時之脈，色生於脈也。能貴重色脈以合於神明，所以遠死而近生。生道以長，是謂聖王。

治之要極，無失色脈，用之不惑，治之大則。

註　色脈者，陰陽之道也。臨病人，觀色脈，知死生而無嫌疑。治之大法，盡於是矣。

玉版論要篇

容色見上下左右，各在其要。其色見淺者，湯液主治，十日已。其見深者，必齊主治，二十一日已。其見大深者，醪酒主治，百日已。色夭面脱，不治，百日盡已。脈短氣絶死。

註　言奇恒之病，發於五臟之中，而五脈之氣色，外見於明堂上下左右，各在其深淺順逆之要耳。色見淺，其病亦微，故以湯液治之，而十日可愈。夫奇恒之道，五臟皆稟氣於胃，足太陰爲之轉輸，病則逆回而色見於面，故用湯液治之。蓋以稻米之液，助土氣之資生，十干已周，俾五臟之氣復也。色見深，其病亦深，故必齊毒藥攻其中。二十者偶數之終，一者生陽之始，以十干而再周，復得甲而化土。五臟爲陰，氣色爲陽，二十一日五臟之生氣已復轉矣。色大深，則病更深。醪醴，熟穀之液，其氣慓悍。飲以酒者，衛氣先行皮膚，先充絡脈，榮衛運行，則所逆之色亦散矣。因色大深，至甲十復而後已也。所謂色者，因五臟之變而見於五色也。五臟之氣榮於脈，五經之脈見於色，氣血衰則面色脱而夭然不澤，故至百日五臟之氣盡而已矣。若脈短氣絶，乃虚脱已極，喪無日矣。

色見上下左右，各在其要。上爲逆，下爲從。女子右爲逆，左爲從。男子左爲逆，右爲從。易，重陽死，重陰死。

註　五色篇曰：其色上行者，病益甚。其色下行如雲徹散者，病方已。女爲陰，右亦爲陰，故女子色見于右爲逆，見于左爲從。男爲陽，左亦爲陽，故男子色見於左爲逆，見於右爲從。如男女之左右反易，是爲重陽者死，重陰者死。

診要經終論

太陽之脈，其終也戴眼、反折、瘈瘲。其色白，絶汗乃出，出則死矣。

註　太陽主筋，爲諸陽主氣。陽氣者，柔則養筋。太陽之經氣已絶，是以筋脈急而戴眼，反折，手足牽引也。手太陽主液。膀胱者，津液之所藏。絶汗者，津液外亡也。色白者，亡血也。津液外脱，則血内亡矣。

少陽終者，耳聾，百節皆縱，目睘絶系。絶系，一日半死。其死也色先青白，乃死矣。

註　少陽主骨，諸節皆屬於骨。少陽氣終，故百節皆縱。經脈篇曰：少陽是主骨所生病者，諸節皆痛。手足少陽之脈，皆至目鋭眥，終則牽引於目，故目如驚而邪視也。絶系，目系絶也。少陽屬腎，腎藏志，系絶則志先絶，故一日半死也。青者，甲木之氣外脱也。白者，三焦之榮内亡也。夫陽生於陰，色生於氣。是以六經之氣終而先見於色。

陽明終者，口目動作，善驚妄言，色黄。其上下經盛，不仁則終矣。

註　手足陽明之脈，皆侠口承目，故口目動作而牽引歪邪也。聞木音則惕然而驚，是陽明之善驚也。罵詈不避親疎，是陽明之妄言也。色黄，陽明土氣外脱也。上下經盛，胃氣絶而無柔和之象也。榮衛者，中焦水穀所生。肌膚不仁者，榮衛之氣絶也。

少陰終者，面黑，齒長而垢。腹脹閉，上下不通而終矣。

註　心之華在面，面黑者水氣上乘，火氣滅而水氣脱矣。齒長而垢，骨氣泄也。腹脹閉而上下不通者，心腎水火之氣並絶，而不能上下交通矣。

太陰終者，腹脹閉，不得息，善噫善嘔。嘔則逆，逆則面赤。不逆則上下不通，不通則面黑。皮毛焦而終矣。

註　足太陰脈，入腹屬脾，故爲腹脹。手太陰脈，上膈屬肺而主呼吸，故爲不得息。脹滿則升降難，不得息則氣道滯，故爲噫爲嘔。嘔則氣逆於上，故爲面赤。不逆則否塞於中，故爲上下不通。脾氣敗，則無以制水，故黑色見於面。肺氣敗，則治節不行，故皮毛焦。

脈要精微論

夫精明五色者，氣之華也。赤欲如白裹朱，不欲如赭；白欲如鵝羽，不欲如鹽；青欲如蒼璧之澤，不欲如藍；黄欲如羅裹雄黄，不欲如黄土；黑欲如重漆色，不欲如地蒼。五色精微象見矣，其壽不久也。

註　赤如白裹朱，白如鵝羽，青如蒼璧，黄如羅裹雄黄，黑如重漆，乃五臟之氣章華於色也。赤如赭，白如鹽，青如藍，黄如土，黑如地蒼，此五臟之精象見於外也。夫臟者藏也。如五臟之真色見而不藏，則其壽不久矣。

夫精明者，所以視萬物，別白黑，審短長。以長爲短，以白爲黑，如是則精衰矣。

註　五臟主藏精者也。精有所藏而後能視萬物，審短長。如精微象見於外，則精氣內衰，視物昏瞶，而壽不久矣。

頭者精明之腑，頭傾視深，精神將奪矣。背者胷中之腑，背曲肩隨，腑將壞矣。腰者腎之腑，轉搖不能，腎將憊矣。膝者筋之腑，屈伸不能，行則僂附，筋將憊矣。骨者髓之腑，不能久立，行則振掉，骨將憊矣。得强則生，失强則死。

註　諸陽之神氣上會於頭，諸髓之精上聚於腦，故頭爲精髓神明之腑。髓海不足，則頭爲之傾；神氣衰微，則視深目陷。肩背爲陽，胷腹爲陰，陽爲腑，陰爲臟。心肺居於胷中，而俞在肩背，故背爲胷之腑。兩腎在於腰內，故腰爲腎之外腑。筋會陽陵泉，膝乃筋之會腑也。僂曲其身，依附而行也。筋乃肝之合，筋將憊者，肝臟之精氣衰也。髓藏於骨，故骨爲髓之腑。不能久立，髓竭於內也，髓竭則骨將憊矣。此五者，得腑氣之强則生；失强則腑壞而臟將絶矣。

肝脈搏堅而長，色不青，當病墜若搏。因血在脅下，令人喘逆。其軟而散，色澤者，當病溢飲。溢飲者，渴暴多飲，而易入肌皮腸胃之外也。

註　肝主血而主色。脈盛而色不見者，血蓄於下也。當病墜傷，或爲手搏所傷。因血凝脅下，故令人喘逆。蓋肝脈貫膈上注肺，血積於下，則經氣上逆而爲喘也。其不及而色澤者，當病溢飲。

胃脈搏堅而長，其色赤，當病折髀。其軟而散者，當病食痺。

註　足陽明之脈，從氣衝下髀抵伏兔下足跗，髀傷故脈盛而色赤也。食入於胃，由中焦之腐化，胃氣不足，故當病食痺。

脾脈搏堅而長，其色黃，當病少氣。其軟而散，色不澤者，當病足䯒腫若水狀也。

註　五臟元真之氣，脾所主也。濕熱太盛，則色黃脈盛而少氣矣。其不及，當病足䯒腫。脾氣虛，故足腫也。若水狀而非水病，故其色不澤。

腎脈搏堅而長，其色黃而赤者，當病折腰。其軟而散者，當病少血，至令不復也。

註　腰者腎之腑。腰傷，故腎脈盛也。傷於骨者，其色赤黄，則外應於肌肉間。其不及，當病少血。蓋腎爲牝臟，受五臟之精而藏之。腎之精液復上入心而爲血，精虚，至令不復化赤而爲血也。

帝曰：有故病五臟發動，因傷脈色，各何以知其久暴至之病乎？岐伯曰：悉乎哉，問也！徵其脈小色不奪者，新病也；徵其脈不奪，其色奪者，此久病也。徵其脈與五色俱奪者，此久病也；徵其脈與五色俱不奪者，新病也。肝與腎脈並至，其色蒼赤，當病毀傷不見血。已見血，濕若中水也。

註　有故病因傷五臟之色脈，復感暴至之病，有似乎病成而變，故帝有此問，而伯嘉其詳悉焉。病久則色脈傷，脈小而色不奪，故知其爲新病。脈不奪色奪，言病者由五臟而見於脈，由五脈而見於色。至於色脈之敗傷，又因色而脈，脈而臟也。脈與五色俱奪，此血氣俱傷，故爲久病。暴至之病，自外而内，色脈之傷，從内而外，故有病色脈俱不奪者，知其爲新感之病也。此言有故久之病，至五臟之氣發作而後見於色脈也。毀傷筋骨，故肝與腎脈並至而其色蒼赤。不見血者，謂筋骨傷而血不傷也。如已見血，而血傷則又若中水傷心，而心脈亦並至矣。

平人氣象論

臂多青脈曰脱血。

註　臂多青脈者，臂内浮見之絡脈多青，蓋因血脱而不華於色也。

頸脈動喘疾欬曰水。目裹微腫，如臥蠶起之狀曰水。溺黄赤安臥者黄疸。已食如飢者胃疸。面腫曰風。足脛腫曰水。目黄者曰黄疸。

註　見頸脈動疾，目裹微腫，足脛腫者，知水病之在裹也。溺赤、安臥、已食如飢者，知爲黄疸、胃疸也。面腫者，知爲風水也。此一望而知其病也。

玉機真臟論

大骨枯藁，大肉陷下，胷中氣滿，喘息不便，其氣動形，期六月死。真臟脈見，乃予之期日。

註　大骨，兩臂兩腿之骨。大肉，兩臂兩腿之肉。蓋腎主骨而脾胃主肌肉四肢也。夫胃氣之資養於五臟者，宗氣也。宗氣積於胷中，從虛里之大絡，貫於十二經脈。經脈逆行，是以胷中氣滿。陽明氣厥，故喘息不便也。其氣動形者，心病而欲傳之於肺，肺主氣，故氣盛而呼吸動形也。期以六月死者，今心始傳之肺，肺傳之肝，肝傳之脾，脾傳之腎而後死，故有六月之久也。真臟脈見堅而搏，如循薏苡子累累然。予之期日者，當死於壬癸日之中夜也。

大骨枯藁，大肉陷下，胷中氣滿，喘息不便，內痛引肩項，期一月死。真臟見，乃予之期日。

註　此言肝病至肺而死也。內痛者，肺受其傷。肺之俞在肩背，故痛引肩項也。肝病而已，傳及於所勝之臟，故當期本月之內而死也。真臟脈見，如循刀刃責責然，如按琴瑟絃。予之期日，當死於庚辛日之薄暮也。

大骨枯藁，大肉陷下，胷中氣滿，喘息不便，內痛引肩項，身熱，脱肉破䐃。真臟見，十日之內死。

註　肺病，故痛引肩背。傳於心，故身熱。夫心主血而生於腎臟之精。血氣盛則充膚熱肉，心腎傷而精血衰，故曰脱肉破䐃。䐃，肉之標也。真臟脈見，大而虛，如毛羽中人膚。病傳於心，故期以十日之內死。蓋心不受邪故死之速。

大骨枯藁，大肉陷下，肩髓內消，動作益衰，真臟來見，期一歲死。見其真臟，乃予之期日。

註　脾主爲胃行其津液，淖澤注於骨，補益腦髓。脾病而津液不行，故肩髓先內消也。肩髓者，大椎之骨髓，上會於腦，是以項骨傾者，死不治也。脾主四肢，脾病則四肢懈惰，故動作益衰。真臟來見者，如水之流，如烏之啄。脾土主於四時，脾氣灌於四臟，故雖有真臟來見，尚期有一歲之久。蓋以四時五臟之氣終而後死也。期死之日〔一〕，見其真臟之乍數乍疎，乃予〔二〕之期日，謂當死於甲乙之昧旦也。

大骨枯藁，大肉陷下，胷中氣滿，腹內痛，心中不便，肩項身熱，破䐃脱肉，目眶陷。真臟見，目不見人立死；其見人者，至其所不勝之時則死。

註　本經曰：腎病者，大小腹痛。腎傳之心，故心中不便。心傳之肺，肺傳之肝，故肩項身熱。肝傳之脾，故目眶陷也。真臟脈

註〔一〕日　原作「月」，據文義改。
〔二〕予　原作「與」，據文義改。

見，搏而絶，如指彈石辟辟然。如目不見人，腎之精氣已絶，故立死。其見人者，餘氣未盡，至所不勝之時而死，謂當死於日昃。腎爲生氣之原，生氣絶於下，故死之更速也。

真肝脈至中外急，如循刀刃，責責然如按琴瑟絃，色青白不澤，毛折乃死。真心脈至堅而搏，如循薏苡子累累然，色赤黑不澤，毛折乃死。真肺脈至大而虚，如以羽毛中人膚，色白赤不澤，毛折乃死。真腎脈至搏而絶，如指彈石辟辟然，色黑黄不澤，毛折乃死。真脾脈至，弱而乍數乍疎，色黄青不澤毛折乃死。諸真臟脈見者，皆死不治也。

註　如循刀刃，如按琴瑟絃，肝木之象也。如薏苡子，如彈石，心腎之象也。皆堅勁之極而無柔和之氣也。乍數乍疎，欲灌不能，脾氣欲絶之象也。如羽毛中人膚，肺氣虚散之象也。蓋堅勁虚散，皆不得胃氣之中和，人無胃氣則死矣。色青白不澤，赤黑不澤，皆兼克賊所勝之色。色生於血脈，氣將絶故不澤也。夫脈氣流經，經氣歸於肺，肺朝百脈，輸精於皮毛，毛脈合精而後行氣於臟腑，是臟腑之氣欲絶而毛必折焦也。《靈樞經》曰：血獨盛則淡滲皮膚，生毫毛。又曰：經脈空虚，血氣弱枯。腸胃僵辟，皮膚薄著。毛腠夭焦，予之死期。是皮毛夭折者，血氣先絶也。

凡治病察其形氣色澤脈之盛衰，病之新故，乃治之，無後其時。

註　五臟乘傳，有淺有深，而胃氣不資，有虚有絶，故當察其形氣色脈，宣急治之，無後其時而致於死不治也。

形氣相得，謂之可治。色澤以浮，謂之易已。

註　形氣相得，病之新也。色澤以浮，乘逆淺也。

形氣相失，謂之難治。色夭不澤，謂之難已。

註　形氣相失，病之久也。色夭不澤，乘傳深也。

三部九候論

五臟已敗，其色必夭，夭必死矣。

註　夭，死色。言五臟之形氣，由形臟之資生；五色之外榮，由五臟之所發。

必先度其形之肥瘦，以調其氣之虛實。實則瀉之，虛則補之。必先去其血脈而後調之。無問其病，以平爲期。

註　肥人者，血氣充盈，膚革堅固，其氣濇以遲，刺此者宜深而留之。瘦人者，皮薄色少，血清氣滑，易脱於氣，易損於血，刺此者宜淺而疾之。實者，邪氣盛也。虛者，精氣奪也。宜瀉者迎而奪之，宜補者追而濟之。去血脈者，除宛陳也。蓋凡治病必先去其血，乃去其所苦。然後瀉有餘，補不足，無問其病之可否，必候其氣至和平而後乃出其針也。

形盛脈細，少氣不足以息者危。形瘦脈大，胷中多氣者死。形氣相得者生。

註　夫形充而脈堅大者順也。形充而脈小以弱者氣衰。衰則危矣。《針經》曰：病而形肉脱，氣勝形者死，形勝氣者危。蓋形瘦者，正氣衰也。脈大者，病氣進也。胷中多氣者，氣勝形也。氣勝形者，邪氣盛而正氣脱也。天之生命，所以立形定氣，形氣和平，是爲相得。

瞳子高者，太陽不足。戴眼者，太陽已絶。此决死生之要，可不察也。

註　夫九針九候之道，貴在神與氣。心藏神而爲陽中之太陽，腎爲生氣之原而膀胱爲之表裏。是以獨候手足之太陽者，太陽主諸陽之氣也。瞳子高者，乃太陽之神氣不足。蓋手太陽之脈上頰至目鋭眦，其支者，抵鼻至目内眦。虛則經氣急而瞳子高大矣。足太陽之脈，起於目内眦系，氣絶，故死必戴眼。雖熱手足之經氣交相貫通，手經之不足，緣生氣之衰微，如生氣脱於下，手太陽先絶於上矣。故虛於上者宜補之，絶於下者爲死證。所謂木敷者其葉發，弦敗者其音嘶。

通評虛實論

尺虛者，行步恇然。

註　尺虛者，脈氣虛於下也。恇，虛怯也。陽明之氣虛於下，則令人行步恇然。蓋身半以下，足太陰陽明皆主之。

刺熱篇

肝熱病者左頰先赤。心熱病者顏先赤。脾熱病者鼻先赤。肺熱病者右頰先赤。腎熱病者頤先赤。

註　五臟之色，各有其部，肝屬木而位居東方，故左頰先赤。顔，額也，心合火而位居南方，故顔先赤。土位中央，故脾熱病者鼻先赤。肺屬金而位居西方，故右頰先赤。腮下謂之頤，腎屬水而位居北方，故頤先赤。

太陽之脈色榮顴骨，熱病也。榮未交，曰今且得汗，待時而已。與厥陰脈争見者，死期不過三日。其熱内連腎，少陽之脈色也。

註　太陽之爲病，脈浮。見太陽之脈者，乃六氣之病始在太陽之表陽，此外因之熱病也。赤色之榮於顴頰間，乃五臟之熱始病氣而見於色，此内因之熱病也。曰骨者，謂尚在内而隱見於皮膚之間。當此之時，五臟之榮色尚未與表陽之氣相交，表陽之熱尚未與五臟之榮氣相交。故良工曰：病在太陽者，可從表汗而解熱。在五臟者，病雖未發見赤色者刺之，名曰治未病。今且得汗，是可待時而已矣。若不急從汗解，則太陽之熱與臟熱相交而太陽與厥陰之脈争見者，死期不過三日矣。少陽屬腎，蓋少陽之氣發源於腎，故熱病内連腎者，少陽之脈色也。

少陽之脈色榮頰前，熱病也。榮未交，曰今且得汗，待時而已。與少陰脈争見者死期不過三日。

註　外見少陽之脈，少陽之熱病也。色榮頰前，腎臟之熱病也。

頰下逆顴爲大瘕，下牙車爲腹滿，顴後爲脅痛，頰上者膈上也。

註　如頰下之色上逆於顴，是腎熱乘肝，當爲大瘕泄。如下於牙車，是腎熱乘胃，當主腹滿。逆於顴後，是熱邪乘膽，當爲脅痛。如逆於頰上者，是膈上心肺之分也。蓋言五臟之熱，色見於面部而有外邪之熱者，當治其未病交争，勿使外内相合而成不救之死證。

評熱病論

諸有水氣者，微腫先見於目下也。水者，陰也，目下亦陰也。腹者至陰之所居，故水在腹者，必使目下腫也。

註　太陰者，至陰也。水邪上乘於腹，始傷胃而漸及於脾，故微腫先見於目下。脾主約束也。

舉痛論

五臟六腑，固盡有部。視其五色，黄赤爲熱，白爲寒，青黑爲痛，此所謂視而可見者也。

註　五臟六腑之氣色，皆見於面而各有所主之部位。視其五色而可見其病矣。中有熱，則色黄赤。寒則血凝泣，故面白脱色也。青黑乃陰寒凝滯之色，故爲痛。

痿　論

痿病，肺熱者色白而毛敗，心熱者色赤而絡脈溢，肝熱者色黄而爪枯，脾熱者色黄而肉蠕動，腎熱者色黑而齒槁。

註　痿病之因，皆因五臟熱而津液竭，不能榮養於筋脈骨肉，是以有因肺熱葉焦致五臟熱而成痿者，有因悲思内傷勞倦外熱致精血竭而臟氣熱者，皆當診之於形色也。爪者筋之應，齒者骨之餘。

大奇論

脈至如頹土之狀，按之不得，是肌氣予不足也。五色先見黑，白壘發死。

註　頹土，傾頹之頑土也。脾主肌肉，如頹土而按之不得者，無來去上下之象，是肌氣受所予之不足也。土位中央，而分主於四季，當五色具見而先主黄，若五色之中而先見黑，是土敗而水氣乘之矣。壘，葛屬，葛色白而發於春。白壘將發，木氣旺而頹土之氣絶矣。

脈解篇

所謂面黑如地色者，秋氣内奪，故變於色也。

註　秋時陰氣正出，則内奪其所藏之陰。陰氣上乘，故面黑如地色也。

皮部論

陽明之陽，名曰害蜚。上下同法。視其部中有浮絡者，皆陽明之絡也。其色多青則痛，多黑則痺，黄赤則熱，多白則寒。五色皆見，則寒熱也。絡盛則入客於經。陽主外，陰主内。

註　陽明之陽絡，名曰害蜚。蜚，飛動也。陽明者，午也。爲盛陽之時，如萬物之飛動。陽盛而陰氣加之，有害於飛，故名害蜚。上下同法，謂手足二經皆同此法。部中，皮之分部中也。夫邪之中人，始於皮膚，次於絡脈，留而不去則傳舍於經。故視其皮部之浮絡，多青則痛，多黑則痹，黄赤則熱，多白則寒。五色皆見，則爲寒熱。絡盛而不瀉其邪，則入客於經矣。在陽明之部分，則爲陽明之病。在少陽之部分，則爲少陽之病。在三陰之部分，則爲三陰之病。見於皮膚間者爲絡，爲陽而主外；絡於筋骨者爲經，爲陰而主内。蓋在陽者可從外解，在陰者則内入而舍於臟腑矣。

經絡論

黄帝曰：夫絡脈之見，其五色各異，青黄赤白黑不同。其故何也？岐伯對曰：經有常色，而脈絡無常變也。

註　言絡脈之五色各異，而爲痛、痹、寒、濕之證者，其故何也？蓋經脈有五行之常色，絡脈則隨四時之變而無常也。

帝曰：經之常色何如？岐伯曰：心赤，肺白，肝青，脾黄，腎黑，皆亦應其經脈之色也。

註　經謂十二經脈。五臟具五色，亦皆應其經脈而爲青黄赤白黑之常色。

帝曰：絡之陰陽亦應其經乎？岐伯曰：陰絡之色應其經，陽絡之色變無常，隨四時而行也。

註　帝言經脈應五臟而成五色，絡脈之陰陽亦應其經乎？陰絡者，六陰經之絡，應五臟之經，各有常色而不變。陽絡者，六陽經之絡，合六腑之陽，隨四時之春青、夏赤、秋白、冬黑，並爲變易者也。此皆五行四時之常色，謂之無病。若四時之中，五臟之絡見青黑爲寒，見黄赤則爲熱矣。

寒多則凝泣，凝泣則青黑；熱多則淖澤，淖澤則黄赤。此皆常色，謂之無病。五色具見者，謂之寒熱。

註　凝泣、淖澤，謂絡中之血氣。

方盛衰論

是以切陰不得陽，診消亡。得陽不得陰，守學不湛。知左不知右，知右不知左，知上不知下，知先不知後，故治不久。知醜，知善，知病，知不病，知高，知下，知坐，知起，知行，知止。用之有紀，診道乃具，萬世不殆，起所有餘，知所不足。

註　持診之道，有陰陽逆從，有左右前後上下之診論，在脈要精微篇中。醜善，脈證之有善惡也。有餘之病則起而行，不足之病多坐而臥。知起之所爲有餘，則知所以不足。蓋知此即可以知彼，知一即可以知十也。

度事上下，脈事因格，是以形弱氣虛死。形氣有餘，脈氣不足死；脈氣有餘，形氣不足生。

註　事謂通變也。上下者，氣之通於天，病之變化也。先度其上下之通變，因而窮究其脈之通變，是以形弱氣虛者死。此又無論其脈之平與不平，度其形氣而知其死也。形氣有餘，脈氣不足者死；脈氣有餘，形氣不足者生。是當以形證脈氣通變審之，而後可必其死生也。

是以診有大方，坐起有常。出入有行，以轉神明。必清必静，上觀下觀。司八正邪，别五中部。按脈動静，循尺滑濇寒温之意。視其大小，合之病能。逆從以得，復知病名。診可十全，不失人情。故診之或視息視意，故不失條理。道甚明察，故能長久。不知此道，失經絶理。亡言妄期，此謂失道。

註　轉神明者，運己之神以候彼之氣也。上觀下觀者，若視深淵，若視浮雲也。八正，日月星辰、四時之氣也。别五部中，先别五臟之脈也。按脈動静，候其浮沉遲數也。循尺滑濇寒温之意，謂脈滑者，尺之皮膚亦滑，脈濇者，尺之皮膚亦濇。尺膚滑其淖澤者風也，尺膚濇者風痺也，尺膚熱其脈甚躁者病温也，尺膚寒其脈小者泄少氣，尺膚炬然先熱後寒者，寒熱也；尺膚先寒，久之而熱者，亦寒熱也。故善調尺者不待於寸，善調脈者不待於色，能參合而行之者，可以爲上工也。視其脈之大小，合之病能。病能者，奇恆之病也。逆從者，神轉不回，回則不轉也。苟能正其病名，而後診可十全，不失其人情矣。視息者，候呼吸之往來，脈之去至也。視意者，閉户塞牖，繫之病者，數問其情以從其意。得神者昌，失神者亡。亡言者，亡妄之言。不知診道，妄與生死之期。此失經絶理，是謂失道矣。

解精微論

夫心者，五臟之專精也，目者其竅也，華色者其榮也。是以人有德也則氣和於目，有亡憂知於色。

註　五臟主藏精者也。心者五臟六腑之主，故爲五臟之專精。心開竅於目，故目者心之竅。五臟生成篇曰：心之合脈也，其榮色也，其主腎也。故華於色者，心之榮也。有德者見於色，而知心氣之和也。

靈樞經

九針十二原篇

覩其色，察其目，知其散復。一其形，聽其動静，知其邪正。

註　此言上工觀五色於目。知色之散復，即知病之散復矣。知其邪正者，知論虚邪與正邪之風也。

邪氣臟腑病形篇

黄帝問於岐伯曰：余聞之，見其色，知其病，名曰明；按其脈，知其病，命曰神；問其病，知其處，命曰工。余願聞見而知之，按而得之，問而極之，爲之奈何？岐伯曰：夫色脈與尺之相應也，如鼓桴影響之相應也，不得相失也。此亦本末根葉之出候也，故根死則葉枯矣。色脈形肉，不得相失也，故知一則爲工，知二則爲神，知三則神且明矣。黄帝曰：願卒聞之！岐伯答曰：色青者，其脈弦也。赤者，其脈鉤也。黄者，其脈代也。白者，其脈毛。黑者，其脈石。見其色而不得其脈，反得其相勝之脈，則死矣；得其相生之脈，則病已矣。

註　夫精明五色者，氣之華也，乃五臟五行之神氣而見於色也。脈者，榮血之所循行也。尺謂脈外之氣血，循手陽明之絡而變見於尺膚，脈内之血氣，從手太陰之經而變見於尺寸，此皆胃腑五臟所生之氣血，本末根葉之出候也。形肉謂尺膚也，知色、脈與尺之三者，則神且明矣。青黄赤白黑，五臟五行之氣色也。弦鉤代毛石，五臟五行之脈象也，如影響之相應者也。故色青者其脈弦，色赤者其脈鉤，見其色而得脈之相應，獨坤道之順承天也。如色青而反見毛脈，色赤而反見石脈，此陰陽五行之反勝故死。如色青而得石脈，色赤而得代脈，此色生於脈，陽生於陰，得陽生陰長之道，故其病已矣。

經脈篇

手太陰氣絶則皮毛焦。太陰者，行氣温於皮毛者也。故氣不榮則皮毛焦，皮毛焦則津液去皮節，津液去皮節者則爪枯毛折。毛折者則毛先死。丙篤丁死，火勝金也。

註　手太陰之氣主皮毛，是以太陰氣絶則皮毛焦。手太陰主氣，氣主熏膚澤毛，故太陰者，行氣温於皮毛者也。是以氣不榮，則皮毛焦。津液隨三焦出氣以温肌肉，淖澤於骨節，潤澤於皮膚，氣不榮則津液去皮節，津液去皮節則爪枯毛折矣。毛先死者，手太陰之氣先絶於外。丙篤丁死，肺臟之氣死於内也。

手少陰氣絶則脈不通，脈不通則血不流，血不流則髦色不澤。故其面黑如漆柴者，血先死。壬篤癸死，水勝火也。

註　心主血脈，故手少陰氣絶，則脈不通，脈隨氣行者也。脈不通則血不流，血隨脈氣流行者也。夫心之合脈也，其榮色也。髦者血氣之所生也，故血脈不流，則髦色不澤，面如漆柴。少陰氣絶，則血先死。壬篤癸死，心臟之火氣滅也。

足太陰氣絶者則脈不榮肌肉。脣舌者肌肉之本也，脈不榮則肌肉軟。肌肉軟則肉萎人中滿，人中滿則脣反。脣反者，肉先死。甲篤乙死，木勝土也。

註　足太陰之氣生於脾，脾藏榮而外主肌肉，是以太陰氣絶則脈不榮肌肉矣。脾開竅於口，主爲衛使之迎糧，故脣舌爲肌肉之本。脈不榮，則肉萎脣反，太陰之生氣絶於外也。甲篤乙死，脾臟之氣死於内也。

足少陰氣絶則骨枯。少陰者冬脈也，伏行而濡骨髓者也。故骨不濡則肉不能著也。骨肉不相親則肉軟却，肉軟却故齒長而垢髮無澤。髮無澤者，骨先死。戊篤己死，土勝水也。

註　足少陰之氣主骨，故氣絶則骨枯。冬脈者，謂五臟之脈氣合四時，而外濡於皮肉筋骨者也。夫谿骨屬骨，肉本於骨也。故骨不濡，則肉不能著於骨，而骨肉不相親矣。骨肉不相親，則骨氣外脱而齒長且垢矣。夫腎主藏精而化血。髮者血之餘也，髮無澤者，腎臟之精氣絶，而骨先死矣。

足厥陰氣絶，則筋絶。厥陰者，肝脈也。肝者，筋之合也。筋者聚於陰器而脈絡於舌本也。故脈弗榮則筋急，筋急則引舌與卵。故脣青、舌卷、卵縮，則筋先死。庚篤辛死，金勝木也。

註　足厥陰之氣主筋，故氣絶則筋絶。厥陰肝脈也，肝者筋之合，謂厥陰之氣合於肝脈，肝臟之氣合於筋也。聚於陰器者，筋氣之會於宗筋也。筋聚於陰器而絡於舌本，故脈不榮於筋，則筋急而舌卷、卵縮矣。厥陰氣絶，則筋先死。庚篤辛死，金勝木而肝臟之木氣絶也。

五陰氣俱絶則目系轉，轉則目運。目運者爲志先死。志先死，則一日半死矣。

註　心系上繫於目系，目系轉者，心氣將絶也。火之精爲神，水之精爲志。神生於精，火生於水，故志死而神先絶。所謂生則俱生急則俱死也。天一生水，地二生火。一日半者，一二日之間陰陽水火之氣，終於天地始生之數也。

六陽氣絶，則陰與陽相離，離則腠理發泄，絶汗乃出，故旦占夕死，夕占旦死。

註　三陽之氣，根於陰而出於陽。是以六陽將絶，則陰與陽相離矣。離則陽氣外脱，腠理發泄，絶汗乃出，而陽氣終也。三陽者，應天之氣，是以旦占夕死，夕占旦死，不能終天運之一周。

凡診絡脈，脈色青則寒且痛，赤則有熱。胃中寒，手魚之絡多青矣。胃中有熱，魚際絡赤。其暴黑者，留久痺也。其有赤、有黑、有青者，寒熱氣也。其青短者，少氣也。凡刺寒熱者，皆多血絡，必間日而一取之，血盡乃止，乃調其虛實。其青而短者，少氣甚者，瀉之則悗；悗甚則仆不得言，悗則急坐之也。

註　凡診絡脈，脈色青則寒，赤則有熱，蓋浮絡之血氣皆見於皮之部也。胃中寒，手魚之絡多青，胃中熱，魚際絡赤，蓋皮絡之氣血，本胃腑所生，從手陽明少陽注於尺膚而上魚也。氣者，三陰三陽之氣，胃腑之所生也。少氣甚者，瀉之則悗，氣益虛而不能行於外也。悗甚則仆，不能言者，謂陰陽六氣生於胃腑水穀之精，而本於先天之水火也。少陰之氣厥於下，則仆而不得言，故悗則急坐之，以啓少陰之氣，如緩帶被髮大杖重履而步之一法也。

師傳篇

黄帝曰：本臟以身形肢節䐃肉，候五臟六腑之小大焉。今夫王公大人臨朝即位之君而問焉，誰可捫循之而後答乎？岐伯曰：身形肢節者，臟腑之蓋也，非面部之閱也。黃帝曰：五臟之氣閱於面者，余已知之矣，以肢節知而閱之奈何？岐伯曰：五臟六腑者，肺爲之蓋，巨肩陷咽，候見其外。黃帝曰：善！岐伯曰：五臟六腑，心爲之主，缺盆爲之道。骺骨有餘，以候髑骭。黃帝曰：善！岐伯曰：肝者主爲將，使之候外。欲知堅固，視目小大。黃帝曰：善！岐伯曰：脾者主爲衛，使之迎糧，視脣舌好惡以知吉凶。黃帝曰：善！岐伯曰：腎者主爲外使之遠聽，視耳好惡以知其性。黃帝曰：善！願聞六腑之候。岐伯曰：六腑者，胃爲之海，廣骸，大頸，張胷，五穀乃容。鼻隧以長，以候大腸。脣厚人中長以候小腸。目下果大，其膽乃橫。鼻孔在外，膀胱漏泄。鼻柱中央起，三焦乃約。此所以候六腑者也。上下三等，臟安乃良矣。

註　此言望而知之，斯可謂國士也。夫人生於地，懸命於天，天地合氣，命之曰人。在天主氣，在地成形，此天之生命，所以立形定氣，而視壽夭者必明乎此。是以五臟之氣見於色，臟腑之體應乎形，既能閱於面而知五臟之氣，又當閱其形以知臟腑之形，知氣知形，斯可謂望知之神。髑骭，胷骨也。肝乃將軍之官，故主爲將。脾乃轉運之官，故主爲衛。腎開竅於耳，故主爲外，言其聽之遠也。堅固者，五臟之有堅脆也。吉凶者，臟安則吉，臟病則凶也。性者，五臟有端正偏傾之性也。鼻乃肺之竅，大腸者肺之腑，故鼻以候大腸。口乃脾之竅，小腸受盛脾胃之濁而上屬於胃，故脣與人中以候小腸。目乃肝之竅故目下以候膽。膀胱者，津液之腑，氣化則出。鼻孔在外，謂鼻孔之氣出在外，則膀胱漏泄，蓋上竅通而下竅泄也。三焦者，決瀆之官，水道出焉。氣約則止，不約則遺。鼻柱中央起者，謂鼻之吸氣從中央而起，則三焦乃約。蓋上氣吸入則下約，上氣呼出則下通，上下開闔之相應也。此言臟腑之形外內相應者，亦由氣之所感也，謂天地人三部之相等也。

五閱五使篇

黃帝問於岐伯曰：余聞刺有五官五閱，以觀五氣。五氣者，五臟之使也，五時之副也。願聞其五使當安出？岐伯曰：五官者，五臟之閱也。黃帝曰：願聞其所出，令可爲常。岐伯曰：脈出於氣口，色見於明堂。五色更出以應五時，各如其臟，經氣入臟，必當治裏。

註　言五臟之氣，外見於五色，上通於五竅，五色更出以應五時，各如其臟，此從内而應於外也。如從外而内，是當皮而絡，絡而脈，脈而經，經而臟，故曰經氣入臟，必當治裏。夫色見於皮膚，五臟之氣見於色者，蓋亦從經脈而出於皮膚，故曰五脈安出，五色安見。

帝曰：善！五色獨決於明堂乎？岐伯曰：五官已辨，闕庭必張，乃立明堂。明堂廣大，蕃蔽見外，方壁高基，引垂居外，五色乃治。平博廣大，壽中百歲。見此者刺之必已。如是之人者，血氣有餘，肌肉堅緻，故可苦以針。

註　此論五臟之氣，應土基之博厚也。闕庭，天庭也。明堂，王者聽政之堂，猶天闕在上，王宫在下也。蕃蔽者，頰側耳門之間，猶明堂之藩屏也。方壁高基者，四方之牆壁堅固，而地基高厚也。引垂居外者，邊陲在外，爲中土之保障也。此土基之平博廣大，以配五色之潤澤高明，如是者天地交而二氣亨，壽必中百歲而去。

黄帝曰：願聞五官。岐伯曰：鼻者肺之官也，目者肝之官也，口脣者脾之官也，舌者心之官也，耳者腎之官也。黄帝曰：以官何候？岐伯曰：以候五臟。故肺病者喘息鼻張，肝病者眦青，脾病者脣黄，心病者舌卷短顴赤，腎病者顴與顔黑。

註　官之爲言司也，所以聞五臭，别五色，受五穀，知五味，聽五音，乃五臟之氣外應於五竅，而五竅之各有所司也。五官者，五臟之閲也，閲其五官之色證，則知五臟之病矣。

黄帝曰：五脈安出，五色安見，其常色殆者何如？岐伯曰：五官不辨，闕庭不張，小其明堂。蕃蔽不見，又埤其牆。牆下無基，垂角去外。如是者雖平常殆，況加病哉！

註　此言土基埤薄者，其常色亦殆。蓋人秉天地之氣以生，得博厚高明而後能悠久。

黄帝曰：五色之見於明堂，以觀五臟之氣。左右高下，各有形乎？岐伯曰：五臟之在中也，各以次舍，左右上下，各如其度也。

註　明堂者，鼻也。五臟次於中央，六腑挾其兩側。言五色見於明堂，而臟腑之氣各有所次之部位。

逆順肥瘦篇

黄帝曰：願聞人之白、黑、肥、瘦、小、長，各有數乎？岐伯曰：年質壯大，血氣充盈。膚革堅固，因加以邪。刺此者深而留之，此肥人也。廣肩腋，項肉薄，皮厚而黑色，脣臨臨然，其血黑以濁，其氣濇以遲。其爲人也，貪於取與。刺此者深而留之，多益其數也。

註　廣肩腋者，廣闊於四旁也。項乃太陽之所主，項肉薄而皮厚黑色者，太陽之水氣盛也。脣乃脾土之外候，臨臨然者，土氣厚大也。黑者水之色，血黑以濁者，精水之重濁也。氣濇以遲者，肌肉厚而氣道滯也。夫太過則能與，不及則貪取，貪於取與者，不得中和之道，過猶不及也。

黄帝曰：刺瘦人奈何？岐伯曰：瘦人者，皮薄色少，肉廉廉然，薄脣輕言，其血清氣滑，易脱於氣，易損於血。刺此者淺而疾之。

註　皮薄色少，秉天氣之不足也。肉廉廉而瘦潔，薄脣輕言，秉地氣之不足也。血清者水清淺也。氣滑者肌肉薄而氣道滑利也。

黄帝曰：刺常人奈何？岐伯曰：視其白黑各爲調之。其端正敦厚者，其血氣和調。刺此者無失常數也。

註　黑白者水天之色也。端正敦厚者，坤之德也。此得天地平和之氣，故其血氣和調也。常數者，天地之常數也。蓋以人應天地之氣，而針合天地人之數也。

黄帝曰：刺壯士真骨者奈何？岐伯曰：刺壯士，真骨堅肉緩節監監然，此人重則氣濇血濁。刺此者深而留之，多益其數。勁則氣滑血清。刺此者淺而疾之。

註　先天之真元藏於腎，而腎主骨。天真完固而後骨肉充滿。真骨堅肉緩節監監者，筋骨和而肌肉充也。監監者，卓立而不倚也。其人重濁，則氣濇血濁；其人輕勁，則氣滑血清。蓋元真者乃混然之氣，已生之後而有輕重高下之分焉。深而留之，淺而疾之，導其氣出入於外内也。

五變篇

黄帝曰：人之善病風厥漉汗者，何以候之？少俞答曰：肉不堅，腠理疎，則善病風。黄帝曰：何以候肉之不堅也？少俞答曰：䐃肉不堅而無分理。理者粗理，粗理而皮不緻者腠理疎，此言其渾然者。

註　言皮不緻密，肉理粗疎，致風邪厥逆於内而爲漉漉之汗。蓋津液充於皮腠之間，皮潰理疎，則津洩而爲汗矣。委中，太陽之部分也。蓋太陽之氣主於皮膚，如䐃肉不堅，而無分理。無分理者粗理也，粗理而皮不緻密，則腠理疎而渾然汗出矣。

黄帝曰：人之善病消癉者，何以候之？少俞答曰：五臟皆柔弱者，善病消癉。黄帝曰：何以知五臟之柔弱也？少俞答曰：夫柔弱者必有剛强，剛强多怒，柔者易傷也。黄帝曰：何以候柔弱之與剛强？少俞答曰：此人薄皮膚而目堅固以深者，長衝直揚其心剛，剛則多怒，怒則氣上逆，胷中蓄積，血氣逆留，臗皮充肌，血脈不行，轉而爲熱，熱則消肌膚，故爲消癉。此言其人暴剛而肌肉弱者也。

註　消癉者，癉熱而消渴消瘦也。邪氣臟腑篇曰：五臟之脈微小爲消癉。蓋五臟主藏精者也。五臟皆柔弱，則津液竭而善病消癉矣。夫形體者，五臟之外合也。薄皮膚而肌肉弱，則五臟皆柔弱矣。夫柔弱者，必有剛强，謂形質弱而性氣剛也。故此人薄皮膚而目堅固以深者，其氣有長衝直揚之勢，其心剛，剛則多怒，怒則氣上逆而血積於胷中，氣逆留則充塞於肌肉，血蓄積則脈道不行；血氣留積，轉而爲熱，熱則消肌膚，故爲消癉。此言其人暴剛而肌肉弱者也。蓋肌肉弱則五臟皆柔，暴剛則多怒而氣上逆矣。

黄帝曰：人之善病寒熱者，何以候之？少俞答曰：小骨弱肉者，善病寒熱。黄帝曰：何以候骨之小大，肉之堅脆，色之不一也？少俞答曰：顴骨者，骨之本也。顴大則骨大，顴小則骨小。皮膚薄則其肉無䐃，其臂懦懦然，其地色殆然，不與其天同色，污然獨異，此其候也。然後臂薄者其髓不滿，故善病寒熱也。

註　腎主骨，顴者腎之外候也。故顴骨爲骨之本，顴大則周身之骨皆大，顴小則知其骨小也。䐃者肉之脂標也。懦懦，柔弱也。臂薄者，股肱之大肉不豐也。地色者，地閣之色殆不與天庭同色，此土氣之卑污也。髓者，骨之充也，骨小則其髓不滿矣。夫在外者皮膚爲陽，筋骨爲陰，骨小皮薄，則陰陽兩虚矣。陽虚則生寒，陰虚則發熱，故其人骨小皮薄者，善病寒熱也。

黄帝曰：何以候人之善病痺者？少俞答曰：粗理而肉不堅者善病痺。黄帝曰：痺之高下有處乎？少俞答曰：欲知其高下者，各視其部。

註　理者肌肉之文理，如粗疎而不緻密，則邪留爲痺。夫皮脈肉筋骨，五臟之分部也。痺論曰：風寒濕三氣雜至合而爲痺。以冬遇此者爲骨痺，以春遇此者爲筋痺，以夏遇此者爲脈痺，以至陰遇此者爲肌痺，以秋遇此者爲皮痺。故各視其部，則知痺之高下。蓋心肺之痺在高，肝腎脾痺在下也。

黄帝曰：人之善病腸中積聚者，何以候之？少俞答曰：皮膚薄而不澤，肉不堅而淖澤，如此則腸胃惡。惡則邪氣留止積聚，乃傷脾胃之間，寒温不次，邪氣稍至，稸積留止，大聚乃起。

註　皮膚薄而氣不充身澤毛，肉不堅而津液不能淖澤，如此則腸胃惡。蓋津液血氣，腸胃之所生也，惡則邪氣留止而成積聚，乃傷脾胃之間，若再飲食之寒温不節，邪氣稍至，即稸積而大聚乃起。夫腸乃肺之合而主皮主氣，胃乃脾之合而主肉主津，故皮膚薄而肉不堅，則氣不充而津液不淖澤矣。氣不充而液不澤，則毫毛開而腠理疎，疎則邪氣留止，漸溜於腸胃之間而成積聚矣。

本臟篇

心小則安，邪弗能傷，易傷以憂；心大則憂不能傷，易傷於邪。心高則滿於肺中，悗而善忘，難開以言；心下則臟外，易傷於寒，易恐以言。心堅則臟安守固，心脆則善病消癉熱中；心端正則和利難傷，心偏傾則操持不一，無守司也。

註　心小則神氣收藏，故邪弗能害，易傷以憂也。心大則神旺而憂不能傷，神氣外弛，故易傷於邪也。肺者心之蓋，故心高則滿於肺中。在心主言，在肺主聲，滿則心肺之竅閉塞，故悶而善忘，難開以言也。經云：心部於表。故心下則臟外，易傷於寒，易恐以言也。心堅則臟安守固，心脆則善病消癉熱中。蓋以五臟主藏精者也，五臟脆弱則津液微薄，故皆成消癉。心正則精神和利，而邪病難傷。心偏傾則操持不一，無守司也。

肺小則少飲，不病喘喝；肺大則多飲，善病胷痺喉痺逆氣。肺高則上氣肩息欬；肺下則居賁迫肺，善脅下痛。肺堅則不病欬上氣；肺脆則苦病消癉易傷。肺端正則和利難傷；肺偏傾則胷偏痛也。

註　肺主通調水道，故小則少飲，大則多飲。肺居胷中，開竅於喉，以司呼吸，故小則不病喘喝，大則善病胷痺喉痺。肺主氣，故高則上氣息肩而欬也。賁乃胃脘之賁門，在胃之上口，肺下則居賁間而胃脘迫肺，血脈不通，故脅下痛。脅下乃肺脈所出之雲門、中府處也。肺堅則氣不上逆而欬，肺脆則苦病消癉而肺易傷也。肺藏氣，氣舍魄，肺端正則神志和利，邪不能傷，肺偏傾則胷偏痛也。

肝小則臟安，無脅下之痛；肝大則逼胃迫咽，迫咽則苦膈中且脅下痛。肝高則上支賁切脅，悗爲息賁；肝下則逼胃脅下空，脅下空則易受邪。肝堅則臟安難傷；肝脆則善病消癉易傷。肝端正則和利難傷；肝偏傾則脅下痛也。

註　肝居脅下，小則臟安而無脅下之痛。肝居胃之左，故大則逼胃，而胃脘上迫於咽也。肝在膈之下，故大則苦於膈中，且脅下痛。肝脈貫膈上注肺，故高則上支賁切脅，悗爲息賁。肝居胃旁，故下則逼胃而脅下空，空則易受於邪，蓋脅乃邪正出入之樞部。肝堅則臟安難傷，肝脆則善病消癉而易傷也。肝藏血，血舍魂，端正則神志和利，偏傾則脅痛也。

脾小則臟安，難傷於邪也；脾大則苦腠眇而痛，不能疾行。脾高則眇引季脅而痛；脾下則下加於大腸，下加於大腸則臟苦受邪。脾堅則臟安難傷；脾脆則善病消癉易傷。脾端正則和利難傷；脾偏傾則善滿善脹也。

註　脾爲中土而主於四旁，故小則臟安而難傷於邪。脾居於腹，在脅骨之眇，故大則苦腠眇而痛。脾主四肢，故不能疾行。脅在眇之上，故高則眇引季脅而痛，下則加於大腸而臟苦受邪，蓋臟虛其本位也。脾堅則臟安難傷，脾脆則善病消癉而易傷也。脾藏意，意舍榮，端正則神志和利，偏傾則善滿善脹也。

腎小則臟安難傷；腎大則善病腰痛，不可以俛仰，易傷於邪。腎高則苦背膂痛，不可以俛仰；腎下則腰尻痛，不可以俛仰，爲狐疝。腎堅則不病腰背痛；腎脆則苦病消癉易傷。腎端正則和利難傷；腎偏傾則苦腰尻痛也。

註　夫臟者，藏也。故小則臟安難傷，大則善病腰痛，腰乃腎之腑也。夫腰脊者，身之大關節也，故腰痛、背膂痛、腰尻痛，皆不可以俛仰。腎附於腰脊間，故病諸痛也。狐疝者，偏有大小，時時上下。狐乃陰獸，善變化而藏。睾丸上下，如狐之出入無時，此腎臟之疝也。腎堅則不病腰背痛，脆則苦病消癉而易傷也。腎藏精，精舍志，臟體端正則神志和利而難傷，偏傾則苦腰尻痛也。

赤色小理者心小，粗理者心大；無髃骬者心高，髃骬小短舉者心下；髃骬長者心下堅，髃骬弱小以薄者心脆；髃骬直下不舉者心端正，髃骬倚一方者心偏傾也。

註　小理者，肌膚之文理細密；粗理者，肉理粗疏。大肉䐃脂，五臟所生也。故候肉理之粗細，即知臟形之大小。髃骬，胷下蔽骨也。䐃肉，本於臟腑募原之精津以資生。募原者，臟腑之膏肓也。五臟所藏之精液溢於膏肓，而外養於䐃肉，是以五臟病者，大肉陷下，破䐃脱肉也。

白色小理者肺小，粗理者肺大；巨肩反膺陷喉者肺高，合腋張脅者肺下；好肩背厚者肺堅，肩背薄者肺脆；背膺厚者肺端正，脅偏疎者肺偏傾也。

註　肺居肩膺之内，脅腋之上。故視其肩背膺腋，即知肺之高、下、堅、脆、端、傾。

青色小理者肝小，粗理者肝大；廣胷反骹者肝高，合脅兎骹者肝下；胷脅好者肝堅，脅骨弱者肝脆；膺腹好相得者肝端正，脅骨偏舉者肝偏傾也。

註　骹者，胷脅交分之扁骨。內膈，前連於胷之鳩尾，旁連於脅，後連於脊之十一椎。肝在膈之下，故廣胷反骹者肝高，合脅兎骹者肝下。兎者骨之藏伏也。肝脈下循於腹之章門，上循於膺之期門。在内者從肝別貫膈，故膺腹好相得者肝端正，脅骨偏舉者肝偏傾也。

黄色小理者脾小，粗理者脾大；揭脣者脾高，脣下縱者脾下；脣堅者脾堅，脣大而不堅者脾脆；脣上下好者脾端正，脣偏舉者脾偏傾也。

註　脣者脾之候，故視脣之好惡，以知脾臟之吉凶。

黑色小理者腎小，粗理者腎大；高耳者腎高，耳後陷者腎下；耳堅者腎堅，耳薄不堅者腎脆；耳好前居牙車者腎端正，耳偏高者腎偏傾也。凡此諸變者，持則安，減則病也。

註　耳者腎之候，故視耳之好惡以知腎臟之高下偏正。凡此諸變，神志能持則安，減則病矣。

五臟六腑，邪之舍也。五臟皆小者少病，苦焦心，大愁憂；五臟皆大者，緩於事，難使以憂。五臟皆高者，好高舉措；五臟皆下者，好出人下。五臟皆堅者無病；五臟皆脆者不離於病。五臟皆端正者和利得人心；五臟皆偏傾者，邪心而善盜，不可以爲人平，反復言語也。

註　五臟所以藏精神血氣魂魄志意者也，故小則血氣收藏而少病。小則神志畏怯，故苦焦心大憂愁也。五臟皆大者，神志充足，故緩於事，難使以憂。五臟皆高者，好高舉措；五臟皆下者，好出人下。此皆因形而情志隨之，和於中則著於外，故得人心也。善盜者貪取之小人，語言反復，不可以爲平正之人。

肺合大腸，大腸者皮其應。心合小腸，小腸者脈其應。肝合膽，膽者筋其應。脾合胃，胃者肉其應。腎合三焦膀胱，三焦膀胱者，腠理毫毛其應。

註　五臟爲陰，六腑爲陽，臟腑雌雄相合。五臟内合六腑，六腑外應形身，陰内而陽外也。故視其外内之皮脈肉筋骨，則知六腑之厚薄長短矣。腎將兩臟，一合三焦，一合膀胱。

肺應皮。皮厚者大腸厚，皮薄者大腸薄。皮緩腹裹大者，大腸大而長；皮急者大腸急而短。皮滑者大腸直；皮肉不相離者，大腸結。

註　五臟内合六腑，外應於皮脈肉筋骨，是以肺應皮而皮厚者大腸厚，皮薄者大腸薄。臟腑之形氣，外内交相輸應者也。

心應脈。皮厚者脈厚，脈厚者小腸厚；皮薄者脈薄，脈薄者小腸薄。皮緩者脈緩，脈緩者小腸大而長；皮薄而脈冲小者，小腸小而短。諸陽經脈皆多紆屈者，小腸結。

註　邪氣臟腑篇曰：脈急者尺之皮膚亦急，脈緩者尺之皮膚亦緩。皮脈之相應也，有如此。

脾應肉。肉䐃堅大者胃厚，肉䐃麽者胃薄。肉䐃小而麽者胃不堅；肉䐃不稱身者胃下，胃下者下脘約不利。肉䐃不堅者胃緩，肉䐃無小裹累者胃急。肉䐃多小裹累者胃結。胃結者，上脘約不利也。

註　胃有上脘、中脘、下脘，故胃下則下脘約不利，結則上脘約不利也。

肝應爪。爪厚色黄者膽厚，爪薄色紅者膽薄；爪堅色青者膽急，爪濡色赤者膽緩；爪直色白無約者膽直，爪惡色黑多紋者，膽結也。

註　爪者筋之餘，故肝應爪，視爪之好惡以知膽之厚薄緩急也。五臟六腑，皆取決於膽，故秉五臟五行之氣色。

腎應骨。密理厚皮者三焦膀胱厚，粗理薄皮者三焦膀胱薄。疎腠理者三焦膀胱緩，皮急而無毫毛者三焦膀胱急。毫毛美而粗者三焦膀胱直，稀毫毛者三焦膀胱結也。

註　太陽之氣，主皮毛三焦之氣通腠理，是以視皮膚腠理之厚薄，則内應於三焦膀胱矣。又津液隨三焦之氣以温肌肉充皮膚。三焦者少陽之氣也。本經云：熏膚、充身、澤毛，是謂氣。是以皮毛皆應於三焦膀胱。

視其外應以知其内臟，則知所病矣。

註　六腑内合五臟，外應於皮肉筋骨，故視其外應以知其内臟，則知其所病矣。蓋六腑之厚薄緩急大小而爲病者，與五臟之相同也。

五色篇

雷公問於黄帝曰：五色獨決於明堂乎？小子未知其所謂也。黄帝曰：明堂者鼻也，闕者眉間也，庭者顔也，蕃者頰側也，蔽者耳門也。其間欲方大，去之十步皆見於外，如是者壽必中百歲。

註　五臟生於地之五行，地之五行上呈天之五色，及三陰三陽之六氣，故色見於明堂。脈出於氣口，乃五臟之氣見於色而應於脈也。故曰五氣者，五臟之使也，五時之副也。氣口者，左之人迎右之寸口，所以候三陰三陽之氣。三陰三陽者，五臟六腑之氣也。

雷公曰：五官之辨奈何？黄帝曰：明堂骨高以起，平以直。五臟次於中央，六腑挾其兩側。首面上於闕庭，王宫在於下極。五臟安於胷中，真色以致，病色不見，明堂潤澤以清。五官惡得無辨乎？

註　五官者，五臟之外候也。明堂者鼻也，鼻之準骨貴高起而平直。五臟次於中央：闕庭之中肺也，闕下者心也，直下者肝也，再下者脾也，臟爲陰而主中，故候次於中央也。六腑挾其兩側：肝左者膽也，方上者胃也，中央者大腸也，面王以上者小腸也，面王以下者膀胱子處也。腑爲陽而主外，故位次於兩側也。腎爲水臟，故挾大腸而位於蓄蔽之外，應地居中而海水之在外也。首面上於闕庭，王宮在於下極，應天闕在上，王宮在下，有天地人之三部也。闕庭者肺，肺主天而居上。極下者脾，脾主地而居下。王宮者心之部，心爲君主而居中也。五臟安居於胷中，而臟真之色致見於外，五官惡得無辨乎？

雷公曰：其不辨者可得聞乎？黄帝曰：五色之見也，各出其色部，部骨陷者必不免於病矣。其色部承襲者，雖病甚不死矣。

註　不辨者，謂不辨其真色而辨其病色也。五色之見，各出其色部者，謂五臟之病色各見於本部也。刺熱論曰：色榮顴骨熱病也。部骨陷者，謂本部之色隱然陷於骨間，此必不免於病矣。蓋病生於内者從内而外，色隱見於骨者病已成矣。承襲者，謂子襲母氣也，如心部見黄、肝部見赤、肺部見黑、腎部見青，此子之氣色承襲於母部，雖病甚不死。蓋從子以泄其母病也。

雷公曰：官五色奈何？黄帝曰：青黑爲痛，黄赤爲熱，白爲寒，是爲五官。

註　青黑者風寒之色，故爲痛；黄赤者火土之色，故爲熱；白者清肅之氣，故爲寒。是以五色之所司，而爲外因之病也。

雷公曰：以色言病之間甚奈何？黄帝曰：其色粗以明，沉夭者爲甚。其色上行者病益甚；其色下行，如雲徹散者，病方已。五臟各有臟部，有外部有内部也。色從外部走内部者，其病從外走内。其色從内走外者，其病從内走外。病生於内者，先治其陰，後治其陽，反者益甚。其病生於陽者，先治其外，後治其内，反者益甚。

註　粗明主陽，沉夭主陰，陰陽交見，故病甚。夫色乃五臟五行之氣，從内而出，自下而上，以見於面。其色上行者，病氣方殷，故爲益甚。夫地氣升而爲雲，得天氣降而徹散，故病方已也。臟部，臟腑之分部也。五臟次於中央爲内部，六腑挾其兩側爲外部。色從外部走内部者，外因之病從外走内也。其色從内部走外部者，内因之病從内走外也。蓋腑爲陽而主外，臟爲陰而主内也，故病生於内者，先治其陰後治其陽，反者益甚；其病生於陽者，先治其外，後治其内，反者益甚也。

雷公曰：小子聞風者百病之始也，厥逆者寒濕之起也，别之奈何？黄帝曰：常候闕中，薄澤爲風，衝濁爲痺，在地爲厥，此其常也。各以其色言其病。

註　地者，地閣也。風乃天氣，故常候於闕庭。寒濕者地氣，故候在地部。風乃陽邪，故其色薄澤。寒濕者陰邪，故其色衝濁。

言風寒濕邪可并於脈中，可入於臟腑，而爲卒死之不救。故邪風之至疾如風雨，而爲百病之長，故善治者治皮毛，其次治肌膚，其次治筋脈，其次治臟腑。治臟腑者，半死半生也。是以當明分部，審察外內，而用陰和陽，用陽和陰，勿使邪入於臟而成不救。斯謂之良工，而萬舉萬當也。

雷公曰：人不病卒死，何以知之？黄帝曰：大氣入於臟腑者，不病而卒死矣。雷公曰：病小愈而卒死者，何以知之？黄帝曰：赤色出兩顴，大如拇指者，病雖小愈必卒死。黑色出於庭，大如拇指，必不病而卒死。

註　大氣入臟者，外淫之邪入於臟腑，故不病而卒死。不病者，無在外之形證也。病小愈而卒死者，內因之病臟腑相乘也。赤色出兩顴，黑色出於庭，即下文之所謂腎乘心，心先病，腎爲應，色皆如是。蓋赤者火之色，黑者水之色也。小愈者，水濟其火也。卒死者，水淫而火滅也。蓋五行之氣制則生化，淫勝則絶滅矣。夫病在氣者，其色散而不聚，乘於脈中者，其色聚而不散。大如拇指者，血脈之聚色也。腎脈注胷中上絡心，赤色出兩顴者，腎上乘心而心火之氣外出也。黑色出於庭者，腎乘心而心先病，腎爲應而亦隨之外出，故色皆如是，言皆如拇指也。蓋臟者藏也，五色之見於面者，五臟之氣見於色也，聚色外見者，臟真之外泄也。

雷公再拜曰：善哉！其死有期乎？黄帝曰：察色以言其時。雷公曰：善乎！願卒聞之。黄帝曰：庭者首面也，闕上者咽喉也，闕中者肺也，下極者心也，直下者肝也，肝左者膽也，下者脾也，方上者胃也，中央者大腸也，挾大腸者腎也，當腎者臍也，面王以上者小腸也，面王以下者膀胱子處也。顴者肩也，顴後者臂也，臂下者手也，目内眥上者膺乳也，挾繩而上者背也，循牙車以下者股也，中央者膝也，膝以下者脛也，當脛以下者足也，巨分者股裏也，巨屈者膝臏也。此五臟六腑肢節之部也，各有部分。有部分，用陰和陽，用陽和陰。當明部分，萬舉萬當。能別左右，是謂大道。男女異位，故曰陰陽。

註　察色以言其時者，察五臟五行之色以知所死之時也。如赤色出於兩顴者，所死之日壬癸，其時夜半也。黑色出於庭，而死之日戊己，其時辰戌丑未也。臟腑各具五行之色，各有所主之部，故當明其部分，用陰和陽，用陽和陰，陰陽和調，萬舉萬當矣。陽從左，陰從右，能別左右，是謂天地之大道。男子之色從左而右，女子之色從右而左。男女異位，故曰陰陽。

審察澤夭，謂之良工。沉濁爲内，浮澤爲外。黄赤爲風，青黑爲痛，白爲寒，黄而膏潤爲膿，赤甚者爲血。

痛甚爲攣，寒甚爲皮不仁。五色各見其部，察其浮沉以知淺深，察其澤夭以觀成敗，察其散摶以知遠近，視色上下以知病處。積神於心，以知往今。故相氣不微，不知是非。屬意勿去，乃知新故。色明不粗，沉夭爲甚。不明不澤，其病不甚。

註　沉濁爲内，浮澤爲外。謂外因病從外而内，察其色之浮沉，則知病之外内也。風乃天之陽邪，故色見黄赤。痛爲陰痺，故色見青黑。色白爲寒，色黄而膏潤爲癰膿。赤甚者爲留血。痛在筋骨，故甚則爲拘攣。寒傷皮膚，故甚則爲皮不仁。此外因之邪見於五色而各見其部。察其色之浮沉以知病之淺深，察其色之澤夭以觀人之成敗，察其色之散摶以知病之遠近，視其色之上下以知病之所在。積神於心，然後以知往古來今，故相氣不微，不知是非，屬意勿去，乃知新故。若色明不粗而反見沉夭者，其病爲甚。其色雖不明澤而不沉夭者，其病不甚。蓋外因之病宜從外散，而不宜内入也。

其色散，駒駒然未有聚，其病散而氣痛。聚，未成也。腎乘心，心先病，腎爲應，色皆如是。

註　臟病之散而不聚，則其色散如駒駒然而病未有聚也。若摶聚於臟，血脈相乘，則見摶聚之色而爲卒死之病矣。駒駒然者，如駒之過隙，行而不留者也。其色行散，故病未有聚也。夫氣傷痛，其病散於氣分而痛者，聚未成於血脈也。若臟病不出於氣分，如腎乘心，則心先病，而摶聚之赤色出於兩顴，大如拇指矣。腎即爲應，而黑色出於庭，亦大如拇指矣。此臟邪聚於臟，從血脈相乘，故色皆如是之聚而不散也。《金匱要略》云：血氣入臟即死，入腑即愈。非爲一病，百病皆然。在外者可治，入裏者即死。

男子色在於面王爲小腹痛，下爲卵痛，其圜直爲莖痛。高爲本，下爲首，狐疝㿗陰之屬也。女子在於面王，爲膀胱子處之病。散爲痛，摶爲聚，方圓左右，各如其色形。其隨而下至胝爲淫，有潤如膏狀，爲暴食不潔。左爲左，右爲右，其色有邪，聚散而不端，面色所指者也。

註　面王以上者，小腸也；面王以下者，膀胱子處也。故男子色見於面王，爲小腹痛，其圜直爲莖痛。夫外因病從外而内，其色從上而下，故以高爲本下爲所行之首，其病乃在下狐疝陰㿗之屬也。女子色見於面王，爲膀胱子處之病。男女之病，散在氣分則爲痛，摶於血分則爲聚。夫狐疝陰㿗之屬，乃有形之證，其形之或方或圓，或左或右，各如其色形。蓋病聚於内，則見聚色於外。形方則色方，形圓則色圓。此病形而不病臟，雖有聚色非死色也。此五臟六腑，各有部分。有外内，能明乎部分，知其外内，萬舉萬當矣。脈者，面王之下部也。其面王之色隨而下至脈者，主有淫濁之證其色潤如膏狀者，爲暴食不潔之物。蓋腑爲陽而主外，主受納水穀，傳導糟粕，是以或外受風寒，或内傷飲食，皆爲病腑而色見於腑部也。色見於左則爲病在左，色見於右則爲病在右，其所見之色或聚或散，皆斜而不端，其搏聚之面色所謂如指者也。夫血脈傳溜，大邪入臟，則爲卒死。今腑病而爲狐疝陰㿗之屬，因邪搏而爲聚病，故見其聚色，非入臟之死徵也。

色者，青黑赤白黄，皆端滿有別鄉。別鄉赤者其色赤，大如榆莢，在面王，爲不日。

註　青黄赤白黑，五臟五行之色也。別鄉者，如小腸之部在面王，而面王乃心之別鄉也。膽之部在肝左，膽部者肝之別鄉也。大如榆莢者，血分之聚色，即如拇指之狀也。不日者，不終日而卒死也。此言五臟之病色見於本部，五臟之死色見於別鄉。如心受外淫之邪而卒死者，其色見於面王。心受内因之病而卒死者，其色出於顴。皆非心臟之本部。但在臟者，其色端滿而不斜；在腑者，其色斜而不端。此臟腑死生之有別也。

其色上鋭首空上向，下鋭下向，在左右如法。

註　其色上行者上鋭，首虛浮而上行。其色下行者下鋭，首虛浮而下行。蓋病從内而外者，其本在下，其首在上。病從外而内者，其本在上，其首在下。是以本沉實而首虛浮，此端滿之色狀也。有邪而不端者，其本在左，其首向右行；其本在右，其首向左行。皆如上鋭首空，下鋭首空之法。此病在腑而搏聚爲色也。

以五色命臟：青爲肝，赤爲心，白爲肺，黄爲脾，黑爲腎。肝合筋，心合脈，肺合皮，脾合肉，腎合骨也。

註　上言赤色出於兩顴，黑色出於庭，赤色在面王，此心腎之色也。若以五色命臟，則五臟各有五者之色矣。至於肩、臂、膺、背膝、脛、手、足之部，俱各有五臟所合之皮、脈、肉、筋、骨。視其五色，則知病在内之五臟，在外合之形層。此五臟内合五行，外見五色。若外因風寒暑濕之邪而見於色者，六氣之應於色也。

古今圖書集成醫部全録卷九十

外診法 望

靈樞經

論勇篇

黄帝曰：四時之風，病人如何？少俞曰：黄色薄皮弱肉者，不勝春之虚風；白色薄皮弱肉者，不勝夏之虚風；青色薄皮弱肉，不勝秋之虚風；赤色薄皮弱肉，不勝冬之虚風也。黄帝曰：黑色不病乎？少俞曰：黑色而皮厚肉堅固，不傷於四時之風。其皮薄而肉不堅，色不一者，長夏至而有虚風者病矣。其皮厚而肌肉堅者，長夏至而有虚風不病矣。其皮厚而肌肉堅者，必重感於寒，外内皆然乃病。黄帝曰：善！

註　皮膚肌腠之間，五臟元真之所通會，是以薄皮弱肉，則臟真氣虚矣。五臟之氣虚，則不能勝四時之虚風矣。虚風者，虚鄉不正之邪風也。黑者水之色，論腎氣之厚薄也。不傷於四時之風者，謂土旺於四季也，不病長夏之風者，謂土主於長夏也。設有皮厚肉堅，傷於四時之風者，必重感於寒也。夫在地爲水，在天爲寒，腎爲水臟，上應天之寒氣，是以色黑。而皮厚肉堅之爲病者，必重感於寒，外内皆然乃病。謂外受天之寒邪，内傷腎臟之水氣。

衛氣失常篇

黄帝問於伯高曰：何以知皮肉氣血筋骨之病也？伯高曰：色起兩眉薄澤者，病在皮。脣色青黄赤白黑者，病在肌肉。榮氣濡然者，病在血氣。目色青黄赤白黑者，病在筋。耳焦枯受塵垢，病在骨。

註　色者，氣之章也。兩眉間即闕中，乃肺之部。肺合於皮，故色起兩眉薄澤，知衛氣之病在皮也。肌肉者脾土之外合，土灌四臟，故觀脣色青黄赤白黑者，知衛氣之病在肌肉也。榮者，血之氣也。血之液爲汗，汗出而濡然者，知衛氣之病在血氣也。肝主筋，開竅在目，視目色之青黄赤白黑者，知衛氣之病在筋也。筋合於三陰三陽十二經脈，故五色之並見也。耳者腎之竅，耳焦枯受塵垢者，知衛氣之病在骨也。夫皮、肉、筋、骨，脈外之氣分，衛氣出於形身而各在其處也。

陰陽二十五人篇

木形之人，比於上角，似於蒼帝。其爲人蒼色，小頭，長面，大肩背，直身，小手足。好有才，勞心，少力，多憂，勞於事。能春夏，不能秋冬，感而病生。足厥陰佗佗然。太角之人比於左足少陽，少陽之上遺遺然。左角之人比於右足少陽，少陽之下隨隨然。釱角之人比於右足少陽，少陽之上推推然。判角之人比於左足少陽，少陽之下栝栝然。

註　木主東方，其音角，其色蒼，故木形之人，當比之上角，似於上天之蒼帝。色蒼者，木之色蒼也。頭小者，木之巔小也。面長者，木之體長也。肩背大者，木之枝葉繁生，其近肩之所闊大也。身直者木之體直也。小手足者，木之枝細而根之分生者小也。此自其體而言耳。好有才者，木隨用而可成材也。力少者木易動摇也。内多憂而外勞於事者，木不能静也。耐春夏者，木春生夏長也，不耐秋冬者，木至秋冬而凋落也，故感而病生焉。此自其性而言耳。足厥陰風木主氣。佗佗，美也。如木之美材也。夫五音主五運之化氣，三陽應六氣之司天，五音之合於三陽者，應歲運之干支相合也。足厥陰與足少陽相合，以一陰而合左右太少之四陽者，應地居天之中，而天運於上下左右也。大謂之釱，即太角也。太角之人比於左足少陽，釱角之人比於右足少陽，少陽之上遺遺、推推然者，下文之所謂足少陽之上血氣盛，則通髯美長也。遺遺，謙下之態，如枝葉之下達也。推推上進之態，如枝葉之上達也。半謂之判，即少角也。左角之人比於右足少陽，判角之人比於左足少陽，少陽之下隨隨、栝栝然者，下文之所謂足少陽之下血氣盛，則脛毛美長，外踝肥也。隨隨，從順之態，如木體之委曲也。栝栝，正直之態，如木體之挺直也。

火形之人，比於上徵，似於赤帝。其爲人赤色，廣朋，鋭面，小頭，好肩、背、髀、腹，小手足，行安地，疾心，行摇，肩背肉滿，有氣。輕財，少信，多慮，見事明，好顏，急心，不壽暴死。能春夏，不能秋冬，秋冬感而病生。手少陰核核然。質徵之人比於左手太陽，太陽之上肌肌然。少徵之人比於右手太陽，太陽之下慆慆然。右徵之人比於右手太陽，太陽之上鮫鮫然。質判之人比於左手太陽，太陽之下支支頤頤然。

註　火主南方，其音徵，其色赤，故火形之人似於上天赤帝。色赤者，火之色赤也。䏘，脊肉也。廣䏘者，火之中勢熾而大也。面鋭頭小者，火之炎上者，鋭且小也。好肩背髀腹者，火之自下而上，光明美好也。手足小者，火之旁及者，其勢小也。行安地者，火從地而起也。疾心者，火勢猛也。行摇者，火之動象也。肩背肉滿者，即䏘廣也。有氣者，火有氣勢也，此自其體而言耳。輕財者，火性易發而不聚也。少信者，火性不常也。多慮而見事明者，火性通明而旁燭也。好顏者，火色光明也。急心者，火性急也。不壽暴死者，火性不久也。此自其性而言耳。耐春夏者，木火相生之時。不耐秋冬者，火畏涼寒也，故秋冬感而病生焉。手少陰君火主氣，核核，真實之義，如火之神明正直也。手少陰與手太陽相合。質者火之形質也，質徵即太徵，質判，即少徵也。質徵之人比於左手太陽，右徵之人比於右手太陽。太陽之上肌肌鮫鮫然者，下文之所謂手太陽之上血氣盛，則有多鬚，面多肉以平也。肌肌然者，肉之充滿也。鮫鮫然者性之踊躍也。少徵之人比於右手太陽，質判之人比於左手太陽，太陽之下慆慆支支然者，下文之所謂手太陽之下血氣盛，則掌肉充滿也。慆慆，喜悦之態。支支頤頤，上下之相應也。

土形之人，比於上宫，似於上古黄帝。其爲人黄色，圓面，大頭，美肩背，大腹，美股脛，小手足，多肉，上下相稱，行安地，舉足浮。安心，好利人，不喜權勢，善附人也。能秋冬，不能春夏，春夏感而病生。足太陰敦敦然。太宫之人比於左足陽明，陽明之上婉婉然。加宫之人比於左足陽明，陽明之下坎坎然。少宫之人比於右足陽明，陽明之上樞樞然。左宫之人比於右足陽明，陽明之下兀兀然。

註　中央主土，其音宫，其色黄，故土形之人比於上宫，似於上古黄帝。曰上古者，以别於本帝也。色黄者，土之色黄也。面圓者。土之體圓也。頭大者，土之高阜也。肩背美者，土之體厚也。腹大者，土之闊充也。股脛美者，充於四體也。小手足者，土溉四旁，至四末而土氣漸微也。多肉者，土主肉也。上下相稱者，土豐滿也。行安重者，土體安重也。舉足浮者，土揚之則浮也。此自其體而言耳。安心者，土性静也。好利人者，土以生物爲德也。不喜權勢善附人者，土能藏垢納污，不棄賤趨貴也。耐秋冬者，土得令也。不耐春夏者，受木剋而土燥也，故春夏感而病生焉。此自其性而言耳。足太陰濕土主氣，敦敦然者，有敦厚之道也。足太陰與足陽明相合。太宮之人比於左足陽明，少宮之人比於右足陽明，陽明之上婉婉樞樞然者，下文之所謂足陽明之上血氣盛，則髯美長也。婉婉，和順之態，土之德也。樞樞，如樞轉之持重，土之體也。加宮，土之加厚，比上宮也。加宮之人比於左足陽明，左宮之人比於右足陽明，陽明之下坎坎兀兀然者，下文之所謂足陽明之下血氣盛，則下毛美長至胷也。坎坎然者，行地之或安或浮，如山路之不平也。兀兀，不動貌，如平陸之安夷也。

金形之人，比於上商，似於白帝。其爲人方面，白色，小頭，小肩背，小腹，小手足，如骨發踵，外骨輕。身清廉，急心静悍，善爲吏。能秋冬，不能春夏，春夏感而病生。手太陰敦敦然。釱商之人比於左手陽明，陽明之上廉廉然。右商之人比於左手陽明，陽明之下脱脱然。左商之人比於右手陽明，陽明之上監監然。少商之人比於右手陽明，陽明之下嚴嚴然。

註　西方主金，其音商，其色白，故金形之人比於上商，似於上天白帝。面方者，金之體方也。色白者，金之色白也。頭腹肩背俱小者，金質收斂而不浮大也。小手足如骨發踵外骨輕者，金體堅剛而骨勝也。身清廉者，金之體冷而廉潔不受污也。此自其體而言耳。急心静悍者，金質静而性鋭利也。善爲吏者，有斧斷之才也。秋冬者，金水相生之時。不耐春夏者，受木火之制也，故春夏感而病生焉。此自其性而言耳。手太陰燥金主氣，敦敦然者，如金體之敦重也。手太陰與手陽明相合。釱商之人，比於左手陽明，左商之人比於右手陽明，陽明之上廉廉監監然者，下文所謂手陽明之上血氣盛則髭美也。廉廉如金之潔而不污，監監如金之鑒而明察也。右商之人比於左手陽明，少商之人比於右手陽明，陽明之下脱脱嚴嚴然者，下文所謂手陽明之下血氣盛，則腋下毛美手魚肉以温也。脱脱，如金之堅白涅而不淄。嚴嚴，如金之整肅也。

水形之人，比於上羽，似於黑帝。其爲人黑色，面不平，大頭，廉頤，小肩，大腹，動手足，發行摇身，下尻長，背延延然。不敬畏，善欺紿人，戮死。能秋冬，不能春夏，春夏感而病生。足少陰汙汙然。太羽之人，比於右足太陽，太陽之上頰頰然。少羽之人比於左足太陽，太陽之下紆紆然。衆之爲人比於右足太陽，太陽之下潔潔然。桎之爲人比於左足太陽，太陽之上安安然。

註　北方主水，其音羽，其色黑，故水形之人比於上羽，似於上天黑帝。色黑者，水之色黑也。面不平者，水面有波也。頭大者，水面平闊也。頤乃腎之部，廉頤者，如水之清濂也。小肩大腹者，水體之在下也。動手足者，水流於四旁也。發身搖者，水動而不靜也。下尻長者，足太陽之部如水之長也。背主督脈，背延延然，太陽之水上通於天也。水懦弱民狎而玩之則多死焉，故人不敬畏而善欺紿人也。戮死者多因戮力勞傷而死，蓋水質柔弱，而不宜過勞也。秋冬者，金水相生之時，春時木泄水氣，夏時火熯水涸也，故春夏感而病生焉。足少陰寒水主氣，汙汙然者，卑下之態如川澤之納污也。足少陰與足太陽相合。太羽之人比於右足太陽，桎之爲人比於左足太陽，太陽之上頰頰安安然者，下文之所謂足太陽之上血氣盛，則美眉，眉有毫毛也。頰，俠輔也。頰頰然者，謂太陽在上如有俠輔而尊貴也。安安然者，安然而不動也。少羽之人比於左足太陽，衆羽之人比於右足太陽，太陽之下紆紆潔潔然者，下文之所謂足太陽之下血氣盛，則跟肉滿踵堅也。紆紆，紆洄之態，如水之洄旋也。潔潔，如水之清潔也。曰衆之爲人者，謂居海濱平陸之大衆，如水之在下而形體清潔也。桎之爲人者，謂居岡陵山谷之人民，如山之在上，安然而不動也。蓋水性動而不靜，故水形之人動手足，發行搖身，如居於高陵山谷之中，受加宫之所勝制，則手足如桎梏而安然不動矣。

黄帝曰：得其形，不得其色，何如？岐伯曰：形勝色、色勝形者，至其勝時年加，感則病行，失則憂矣。形色相得者，富貴大樂。黄帝曰：其形色相勝之時，年加可知乎？岐伯曰：凡年忌下上之人，大忌常加，七歲、十六歲、二十五歲、三十四歲、四十三歲、五十二歲、六十一歲，皆人之大忌，不可不自安也。感則病行，失則憂矣。當此之時，無爲姦事，是謂年忌。

註　形勝色者，如太角之人其色黄；色勝形者，如太宫之人其色青也。夫形者，五行之體也；色者，五行之氣也。形氣相得，感天地之生成，故主富貴大樂。下上之人者，謂左右太少之上下合手足三陽之人，而三陰之人不與焉。年加者，始於七歲，每加九年，乃色形不相得者之所大忌也。夫七歲者少陽也，加九年乃十六歲，再加九年乃二十五歲。蓋以手足三陽之人，始於七歲之少陽，再加窮九之老陽，陽亢極而有悔矣。凡此相加之年，皆爲斯人之大忌，不可不自安其分也。如感之則病行，有所疎失，失則憂矣。

黄帝曰：夫子之言脈之上下，血氣之候，以知形氣奈何？岐伯曰：足陽明之上，血氣盛則髯美長，血少氣多則髯短。故氣少血多則髯少；血氣皆少則無髯，兩吻多畫。足陽明之下，血氣盛則下毛美長至胷；血多氣少則下毛美短至臍，行則善高舉足，足指少肉，足善寒；血少氣多則肉而善瘃；血氣皆少則無毛，有則稀枯瘁，善痿厥足痺。

註　生長鬚毛者，乃充膚熱肉，澹滲皮毛之血氣。然手足三陽之氣血，各因本經之經脈所循之處而各分皮部，故帝問脈之上下血氣之候以知形氣。蓋以各經脈絡所循之上下候之，以知形中之氣血也。形者，謂皮肉筋骨也。足陽明之脈其上行者，俠口環脣，下交承漿，是以皮膚之血氣盛則髯美而長；血少氣多則髯短；氣少血多則髯少；氣血皆少則無髯。蓋血盛則澹滲皮膚而生毫毛，氣者所以熏膚充身澤毛者也。是以在上之鬚眉，在下之毫毛，皆藉皮膚之氣血以生長，故氣少則髯少，血少則髯短，血氣皆少則無髯矣。血氣少而不能充皮膚、肥腠理，故兩吻多畫。蓋肌肉不得充滿而多瘦紋也。足陽明之脈其下行者，循膺胷，下臍腹，從膝臏而至足跗，故在下皮膚之血氣盛，則下毛美而長至胷；血多氣少則下毛美短至臍；血氣皆少則無毛，雖有亦稀而枯瘁也。足指少肉，足善寒者，氣之所以熏膚充身澤毛者也。瘃者，手足寒冷之凍瘡。夫血所以温膚熱肉，今血少則肉瘃也。痿厥足痺者，血氣少而不能榮養筋骨也。

足少陽之上，氣血盛則通髯美長；血多氣少則通髯美短；血少氣多則少鬚；血氣皆少則無鬚。感於寒濕則善痺，骨痛爪枯也。足少陽之下，血氣盛則脛毛美長，外踝肥；血多氣少則脛毛美短，外踝皮堅而厚；血少氣多則胻毛少，外踝皮薄而軟；血氣皆少，則無毛，外踝瘦無肉。

註　足少陽經脈，其上行者，循於耳之前後，加頰車，下頸項。是以皮膚之血氣盛則通髯美長，血多氣少則通髯美短。蓋鬚髮乃血之餘，是以血多氣少，雖短而亦美也。在外者皮膚爲陽，筋骨爲陰。病在陽者，名曰風。病在陰者名爲痺。爪者筋之餘，血氣皆少，不能榮養筋骨，以致寒濕之邪留痺，而爲骨痛爪枯也。其經脈之下行者，循膝外廉下輔骨之前，抵絶骨之端，下出外踝之前，循足跗上。是以在下皮膚分肉之血氣盛，則脛毛美長，外踝肥；血多則皮堅而厚；血少則皮薄而軟。蓋血之所以澹滲於皮膚者也。

足太陽之上，血氣盛則美眉，眉有毫毛；血多氣少則惡眉，面多少理；血少氣多則面多肉；血氣和則美色。足太陽之下血氣盛，則跟肉滿踵堅；氣少血多則瘦跟空；血氣皆少則善轉筋，踵下痛。少理當作小理。

註　足太陽脈起於目内眥，循兩眉而上額交巔，是以皮膚之血氣盛，則眉美好而有毫毛也。夫充膚熱肉，生鬚毛之血氣，乃後天水穀之所生，在上之髭鬚，在下之長毛，皆生於有生之後。眉乃先天所生，故美眉者，眉得血氣之潤澤而美也。毫毛者，眉中之長毛，因血氣盛而生長，亦後天之所生也。惡眉者，無華彩而枯瘁也。面多小理者，多細小之紋理，蓋氣少而不能充潤皮膚也。血少氣多則面多肉，氣之所以肥腠理也。《内經》云：心之合脈也，其榮色也。平脈篇曰：緩則陽氣長，其色鮮，其顔光。血氣和者，謂經脈皮膚之血氣和調，則顔色鮮美也。蓋臟腑之俞，皆出於太陽之經，太陽爲諸陽主脈也。轉筋踵下痛者，血氣少而不能榮養筋骨也。

手陽明之上，血氣盛則髭美；血少氣多則髭惡；血氣皆少則無髭。手陽明之下，血氣盛則腋下毛美，手魚肉以温；氣血皆少則手瘦以寒。

註　手陽明脈其上行者，俠口交人中，上俠鼻孔，是以皮膚之血氣盛則髭美，惡者稀而枯瘁也。其經脈之下行者，循臑臂上入兩筋之間，出合谷，故血氣盛則腋下毛美而手魚肉以温，血氣皆少則手瘦以寒也。

手少陽之上，血氣盛則眉美以長，耳色美；血氣皆少則耳焦惡色。手少陽之下，血氣盛則手卷多肉以温；血氣皆少，則寒以瘦；氣少血多則瘦以多脈。

註　手少陽脈其上行者，出走耳前交頬上至目鋭眥，是以皮膚之血氣盛，則眉美以長。其下行者從肩臑肘臂而上出手腕，故血氣盛則手卷多肉以温。蓋手少陽之血氣循手表腕，盛則皮緩肉淖，善於卷握也。多脈者，皮肉瘦而脈絡多外見也。

手太陽之上，血氣盛則有多鬚，面多肉以平；血氣皆少則面瘦惡色。手太陽之下，血氣盛則掌肉充滿；血氣皆少則掌瘦以寒。

註　手太陽脈其上行者，循於顴頬耳鼻目眥之間，是以皮膚之血氣盛，則有多鬚，面多肉以平；血氣皆少，則面瘦色惡。太陽爲諸陽主氣也，其下行者，循肩臑肘臂而下，出於手腕，是以血氣盛則掌肉充滿；血氣皆少，則掌瘦以寒也。

美眉者，足太陽之脈氣血多；惡眉者氣血少。其肥而澤者血氣有餘；肥而不澤者氣有餘血不足；瘦而無澤者，氣血俱不足。審察其形氣有餘不足而調之，可以知逆順矣。

註　美眉者，足太陽之脈氣血多也。惡眉者，足太陽之脈氣血少也。肌肉肥而顔色潤澤者，手足三陽之脈，血氣皆有餘也。蓋足太陽爲諸陽主脈，太陽之脈氣血盛而美眉，則諸陽之脈血氣皆有餘而肌肉肥澤矣。故當再審察其皮膚分肉之氣血有餘不足而調之可以知逆順矣。逆順者，皮膚經脈之血氣交相逆順而行者也。知逆順之有餘不足，則知所以調之矣。

五音五味篇

聖人視其顔色。黄赤者多熱氣，青白者少熱氣，黑色者多血少氣。美眉者太陽多血，通髯極鬚者少陽多血，美鬚者陽明多血。此其時然也。

註　赤主夏，黄主長夏，故黄赤者多熱氣，熱氣者陽氣也。青主春而白主秋，故青白者，少熱氣也。黑主冬令之水，而陽氣深藏，故多血而少氣也。三陰三陽者，乃天之六氣，亦合於四時：初之氣厥陰風木，二之氣少陽相火，三之氣少陰君火，四之氣太陰濕土，五之氣陽明燥金，終之氣太陽寒水。在天有此六氣，而人亦有此六氣。合人之臟腑經脈，有手足十二之分。在天之陰陽，止有太少之六氣也。故美眉者太陽多血，通髯極鬚者少陽多血，美鬚者陽明多血。

行針篇

重陽之人，熇熇高高，言語善疾，舉足善高。心肺之臟氣有餘，陽氣滑盛而揚。故神動而氣先行。

註　心肺居上爲陽，肝腎脾居下爲陰，陰中有陽也。重陽之人者，手足左右太少之三陽，及心肺之臟氣有餘者也。熇熇高高，手三陽之在上也。言語善疾，陰中之陽在中也。舉足善高，足三陽之在下也。心藏神，肺主氣，心肺之臟氣有餘，陽氣滑盛而揚，故神動而氣先行也。

黄帝曰：重陽之人而神不先行者，何也？岐伯曰：此人頗有陰者也。黄帝曰：何以知其頗有陰也？岐伯曰：多陽者多喜，多陰者多怒，數怒者易解，故曰頗有陰。其陰陽之離合難，故其神不能先行也。

註　心爲陽中之太陽，肝爲陰中之少陽。心主喜，肝主怒。心藏神，肝藏魂，魂隨神以往來者也。神動而氣先行者，神魂之相離也。重陽而頗有陰者，陰陽之相合也。陰陽之離合難，故神與魂合，則其神不能先行也。

通天篇

太陰之人，貪而不仁，下齊湛湛，好内而惡出，心和而不發，不務於時，動而後之。此太陰之人也。

註　太陰之人，太偏於陰矣。其人陰險，故貪而不仁。陰内而陽外，故好内而惡出。湛湛，清潔貌。下齊，謙下整齊，足恭之態也。心和而不發，陰柔之性也。不務於時者，不通時務也。動而後之者，見人之舉動而後隨之，柔順之態也。

少陰之人，小貪而賊心，見人有亡，常若有得，好傷好害，見人有榮，乃反慍怒，心疾而無恩。此少陰之人也。

註　少陰之人，少偏於陰，故小貪。然賦陰險之性，局量褊淺，故常存賊害之心，利人之失而忌人之得也。

太陽之人，居處于于，好言大事，無能而虚説，志發於四野，舉措不顧是非，爲事如常自用，事雖敗而無常悔。此太陽之人也。

註　於於，自足貌。好言大事，無能而虚説，言大不慙無必爲之志也。志發於四野者，放曠而肆志也。舉措不顧是非者，姿意妄行，顛倒從遠也。自用者，言不式古，行不遵先也。雖敗而無常悔者，陽剛而矯强也。陽在外，故偏陽之人，好誇張於外，而無内之實行也。

少陽之人，諟諦好自貴，有小小官則高自宜，好爲外交而不内附。此少陽之人也。

註　諟諦好自貴者，好自審爲貴也。有小官則高者，妄自尊高也。好外交而不内附者，陽性而喜外務也。

陰陽和平之人，居處安静，無爲懼懼，無爲欣欣，婉然從物，或與不爭，與時變化，尊則謙謙，譚而不治，是謂至治。

註　居處安静者，恬惔虚無也。無爲懼懼無爲欣欣者，心安而不懼，志閒而少欲也。婉然從物，或與不爭者，與物無競，與世不爭也。與時變化者，隨時變遷，所謂禹、稷、顔回同道也。居尊而謙，其德愈光也。譚而不治者，無爲而治也。至治者，不治之治也。此陰陽和平之象，惟聖賢能備而行之，則心正身修而可以平治天下矣。

黄帝曰：治人之五態奈何？少師曰：太陰之人，多陰而無陽。其陰血濁，其衛氣濇，陰陽不和，緩筋而厚皮，不之疾瀉，不能移之。

註　太陰之人，多陰無陽，故其陰血濃濁。陽氣者，通會於腠理。無陽，故衛氣所行之濇滯也。陰血多，故筋緩。血多氣少，故皮堅而厚，此陰陽不和之劇。不之疾瀉，不能移易也。

少陰之人，多陰少陽。小胃而大腸，六腑不調。其陽明脈小，而太陽脈大。必審調之，其血易脱，其氣易敗也。

註　小胃而大腸者，以上爲陽，而下爲陰也。多陰少陽，故六腑不調也。陽氣生於中焦，其陽明脈小者，生陽之本不足也。太陽之氣生於水中，太陽脈大者，寒水之氣盛也。此陰陽不和，故其血易脱而氣易敗，必審察其盛虚以調之。

太陽之人，多陽而少陰。必謹調之，無脱其陰而瀉其陽。陰重脱者，易〔一〕狂。陰陽皆脱者，暴死不知人也。

註　無脱其陰而瀉其陽者，陽爲陰之固也。若陰氣重脱，則爲易狂。陰陽皆脱，則爲暴死。蓋陽爲陰之固，陰爲陽之守，陽氣生於陰中，陰重脱則陽亦脱矣。

少陽之人，多陽少陰。經小而絡大，血在中而氣外。實陰而虚陽，獨瀉其絡脈則强。氣脱而疾，中氣不足，病不起也。

註　經小而絡大者，以裏爲陰而表爲陽也。血在中而氣外者，陰在内而陽在外，血爲陰而氣爲陽也。故欲實陰而虚陽，獨瀉其絡脈則强，如瀉氣則氣脱而疾。致中氣不足，病不起也。

陰陽和平之人，其陰陽之氣和，血脈調。謹診其陰陽，視其邪正，安容儀。審有餘不足：盛則瀉之；虚則補之；不盛不虚，以經取之。此所以調陰陽別五態之人者也。

註　陰陽之氣和，氣有陰陽也。血脈調，血有陰陽也。謹診其陰陽，視其邪正，安其容儀，形中之陰陽也。審其有餘不足：盛則瀉之，虚則補之，調其氣之盛虚也。如氣無盛虚，則以經取之，調其血之虚實也。此所以調陰陽別五態之人也。

黄帝曰：夫五態之人者，相與毋故，卒然新會，未知其行也。何以別之？少師答曰：衆人之屬，不如五態之人者，故五五二十五人而五態之人不與焉。五態之人，猶不合於衆者也。

註　陰陽五態之人，與五音之二十五人不同，猶不合於衆人者也。故當視其形狀以別之。

註：〔一〕易　原作「陽」，據《靈樞》通天改。

黄帝曰：别五態之人奈何？少師曰：太陰之人，其狀黮黮然黑色，念然下意，臨臨然長大，膕然未僂。此大陰之人也。

註　黮黮然者，黑暗而無光明也。念然下意，即下齊足恭之意也。身半以下爲陰，是以臨臨然。膕，脛之長大也。

少陰之人，其狀清然竊然，固以陰賊，立而躁嶮，行而似伏。此少陰之人也。

註　清然，冷貌。竊然者，消沮閉藏之貌也。以陰險賊害爲心，故有此態也。其立也躁而不静，陰善躁也。行而似伏者，其内藏沉思反側之心故耳。

太陽之人，其狀軒軒儲儲，反身折膕。此太陽之人也。

註　車之向前曰軒，軒軒者，面高而軒昂也。儲儲，挺然之狀。反身折膕者，腹仰而倨然也。此居處於好言大事之人，故有此狀也。

少陽之人，其狀立則好仰，行則好摇，其兩臂兩肘則常出於背。此少陽之人也。

註　立則好仰，即反身折膕之狀。行則好摇者，初陽生動之象也。其兩臂兩手常出於背者，謂常反挽其手於背，此皆輕倨傲慢之狀，無叉手鞠恭之貌也。

陰陽和平之人，其狀委委然、隨隨然、顒顒然、愉愉然、暶暶然、豆豆然，衆人皆曰君子。此陰陽和平之人也。

註　委委，雍雍自得之貌。隨隨，不急遽也。顒顒，尊嚴貌。愉愉，和悦也。暶暶，目好貌。豆豆，有品也。蓋存乎人者，莫良於眸子。胷中正，故眸子了然而美好也。此陰陽和平之君子也。

論疾診尺篇

視人之目窠上，微癰如新臥起狀，其頸脈動時欬，按其手足上窅而不起者，風水膚脹也。

註　足太陽之脈，起於兩目而下出於頸項。太陽之上，寒水主之。太陽之氣，運行於膚表，此水隨氣而溢於皮膚之間，故目窠微腫。頸脈動而膚脹欬者，水留於皮毛而動其肺氣也。風水者，因外受於風，風行而水涣也。

尺膚滑其淖澤者，風也。尺肉弱者解㑊安臥。脱肉者寒熱不治。尺膚滑而澤脂者風也。尺膚濇者，風痺也。尺膚粗如枯魚之鱗者，水泆飲也。尺膚熱盛脈盛躁者，病温也；其脈盛而滑者，病且出也。尺膚寒，其脈小者，泄少氣；尺膚炬然先熱後寒者，寒熱也。尺膚先寒久大之而熱者，亦寒熱也。

註　津液淖澤於皮膚，故尺膚滑其淖澤者，風在於皮膚而鼓動其津液也。脂者，肌肉文理間之脂膜。尺膚滑而澤脂者，風在於肌肉間也。夫在外者皮膚爲陽，筋骨爲陰，病在陽者名曰風，病在陰者名曰痺。如尺膚濇者，此風痺於筋骨間也。此以尺膚之淖澤滑濇而知風邪之淺深也。肌肉者，五臟元真之所通會，脾土之所主也，故尺肉弱者，主脾土虚而解㑊安臥。解㑊者，懈惰也。脱肉者，形損也。寒熱者，陰陽血氣虚也。陽虚則惡寒，陰虚則發熱。陰陽形氣皆已虚脱，治爲不治。如枯魚之鱗者，皮膚起寒粟也。寒者，水之氣。此水邪泆飲於内，故寒色見於外也。温病者，寒毒藏於肌膚，至春發爲温病，故尺膚熱甚而脈盛躁者，知其爲病温也；其脈盛而滑者，知病且出於外也。尺膚寒，其脈小者少氣。蓋氣者，所以温膚熱肉，從陰而生，自内而外，故知其泄於内而虚於外也。此診其尺而知内因之病也。尺膚之先熱後寒，先寒後熱，而皆爲寒熱者，尺膚主三陰三陽之氣也。

肘所獨熱者，腰以上熱。手所獨熱者，腰以下熱。肘前獨熱者，膺前熱。肘後獨熱者肩背熱。臂中獨熱者，腰腹熱。肘後粗以下三四寸熱者，腸中有蟲。掌中熱者，腹中熱。掌中寒者，腹中寒。魚上白肉有青血脈者，胃中有寒。

註　手太陰之脈，從指井之少商，過於輸，行於經，而入於肘之尺澤。脈外之氣血，從手陽明之五里走尺以上魚，相逆順而行也。肘所自寸而下尺也，手所自尺而上寸也。肘所獨熱者腰以上熱，手所獨熱者腰以下熱。此診尺膚以候形身之上下，故與脈候之上下反其診也。肘前乃手厥陰之曲澤處，肘後乃手少陽之天井處。蓋以兩手下垂，上以候上，下以候下，前以候前，後以候後也。夫所謂肘所手所者，論手臂之背面，臂中掌中魚上，乃手臂之正面。背面爲陽，故候形身之外；正面主陰，故候腰腹腸胃之内。即尺外以候季脅，尺裏以候腹中之大義相同也。

尺炬然熱，人迎大者，當奪血。尺堅大，脈小甚，少氣悗有加，立死。

註　尺炬然熱，人迎大者，三陽之氣偏盛也，故當主奪血。夫皮膚爲陽，血脈爲陰，尺堅大脈小甚者，陽盛而陰絶於外也。少氣悗有加者，陽盛而陰絶於内也。

目赤色者病在心，白在肺，青在肝，黄在脾，黑在腎；黄色不可名者，病在胷中。

註　五臟之血氣，行於脈中而變見於寸口；五臟之氣血變見於色而出於目中。蓋五臟之精皆上注於目而爲之睛也。黄色不可名者，色黄而有黑白青赤之間色也。病在胷中者，五臟之氣皆從内膈而出，故所見之色若是。

診目痛，赤脈從上下者，太陽病；從下上者，陽明病；從外走内者，少陽病。

註　太陽爲目上綱，故目脈從上下者，主太陽病。陽明爲目下綱，故從下上者，主陽明病。少陽之脈循目鋭眦，故從外走内者，主少陽病。

診寒熱，赤脈上下至瞳子。見一脈一歲死；見一脈半一歲半死；見二脈二歲死；見二脈半二歲半死；見三脈三歲死。

註　寒熱者，水火陰陽之氣也。心主包絡之氣，發原於腎，歸於心下之部署，爲一形臟而主脈。瞳子者，腎臟之骨精也。水臟之毒上交於火臟，而火臟之氣復下交於陰，所謂陰陽交者，死不治。

診齲齒痛，按其陽之來有過者獨熱。在左左熱，在右右熱；在上上熱，在下下熱。

註　齒痛曰齲。上齒屬手陽明大腸經，下齒屬足陽明胃經，故按其陽脈之來而有過者，必爲獨熱，其脈之在左右上下則病，熱亦因之而分左右上下也。

診血脈者多赤多熱，多青多痛，多黑爲久痺，多赤多黑多青皆見者，寒熱。

註　皮部論曰：凡十二經脈者，皮之部也。其色多青則痛，多黑則痺，黄赤則熱，多白則寒，五色皆見則寒熱也。

身痛而色微黄，齒垢黄，爪甲上黄，黄疸也。安臥，小便黄赤，脈小而濇者，不嗜食。

註　身痛，病見於肉也。色黄，病見於皮也。齒垢黄，病見於骨也。爪甲上黄，病見於筋也。黄疸，脾家病也。脾病故解㑊安臥。小腸爲赤腸，心之腑也。心主血脈，小便赤黄，脈小而濇，病見於脈也。小便赤黄，下焦熱也。不嗜食，上焦虚也。蓋土位中央而上下四旁皆爲之應。

嬰兒病，其頭毛皆逆上者，必死。

註　毛髮者血之餘，少陰精血之所生者也。夫髮復下垂，以應人之血氣從下而升，復從巔而下。若使髮上逆，是惟有升而無降矣。升降息，是以不免於死亡。

耳間青脈起者掣痛。

註　腎主骨而開竅於耳，故耳間青脈起者，當主筋骨掣痛。此承上文而言，人之血氣，始於先天腎臟之所生。

扁鵲難經

望色

十三難曰：經言見其色而不得其脈，反得相勝之脈者即死，得相生之脈者病即自已。色之與脈，當參相應，爲之奈何？

註　《靈樞》第四篇曰：見其色，知其病，命曰明。按其脈，知其病，名曰神。問其病，知其處，命曰工。色脈形肉，不得相失也。色青者其脈弦，赤者其脈鉤，黃者其脈代，白者其脈毛，黑者其脈石，見其色而不得其脈，謂色脈之不相得也。色脈既不相得，看得何脈，得相勝之脈即死，得相生之脈病即自已。

然五臟有五色皆見於面，亦當與寸口尺内相應。假令色青其脈當弦而急，色赤其脈浮大而散，色黃其脈中緩而大，色白其脈浮濇而短，色黑其脈沉濡而滑，此所謂五色之與脈當參相應也。

註　色脈當參相應，夫如是，所謂見其色而得其脈矣。

五臟各有聲色臭味，當與寸口尺内相應，其不應者病也。假令色青其脈浮濇而短，若大而緩爲相勝；浮大而散，若小而滑，爲相生也。

註　舉色青爲例以明相勝相生。青者肝之色，浮濇而短，肺脉也，爲金剋木；大而緩，脾脉也，爲木剋土。此相勝也。浮大而散，心脉也，爲木生火；小而滑，腎脉也，爲水生木，此相生也。此所謂得相勝之脉即死，得相生之脉病即自已也。

十六難曰：然。假令得肝脉，其外證善潔，面青善怒；其内證臍左有動氣，按之牢若痛；其病四肢滿閉，淋溲便難，轉筋。有是者肝也，無是者非也。

註　得肝脉，診得弦脉也。肝與膽合，爲清淨之腑，故善潔。肝爲將軍之官，故善怒。面青，肝之色也。此外證之色脉情好也。臍左，肝之部也。按之牢者，若謂其動氣，按之堅牢而不移或痛也。馮氏謂肝氣𦞦鬱，則四肢滿閉。傳曰：風淫末疾是也。厥陰脉循陰器，肝病故溲便難。轉筋者，肝主筋也。此内證之部屬及所主病也。

假令得心脉，其外證面赤，口乾喜笑；其内證臍上有動氣，按之牢若痛；其病煩心，心痛，掌中熱而啘。有是者心也，無是者非也。

註　掌中手心主脉所過之處。蓋真心不受邪，受邪者手心主爾。啘，乾嘔也。心病則火盛，故啘。經曰：諸逆衝上，皆屬於火；諸嘔吐酸，皆屬於熱。

假令得脾脉，其外證面黄，善噫，善思，善味；其内證當臍有動氣，按之牢若痛；其病腹脹滿，食不消，體重節痛，怠惰嗜臥，四肢不收。有是者脾也，無是者非也。

註《靈樞》口問篇曰：噫者寒氣客於胃，厥逆從下上散，復出於胃，故爲噫。經曰：脾〔一〕主四肢。

假令得肺脉，其外證面白，善嚏，悲愁，不樂，欲哭；其内證臍右有動氣，按之牢若痛；其病喘欬，灑淅寒熱。有是者肺也，無是者非也。

註　陽氣和利，滿於心，出於鼻，故爲嚏。灑淅寒熱，肺主皮毛也。

假令得腎脉，其外證面黑，善恐欠；其内證臍下有動氣，按之牢若痛；其病逆氣，小腹急痛，泄如下重，足脛寒而逆。有是者腎也，無是者非也。如讀而。

註〔一〕脾　原作「肺」，據文意改。

註　腎氣不足則爲恐，陰陽相引則爲欠，泄而下重，少陰泄也。

十七難曰：診病若閉目不欲見人者，脈當得肝脈强急而長，而反得肺脈浮短而濇者，死也。

註　肝開竅於目，閉目不欲見人，肝病也。肝病見肺脈，金剋木也。

病若開目而渴，心下牢者，當脈得緊實而數，反得沉濇而微者，死也。

註　病實而脈虚也。

六十一難曰：經言望而知之謂之神，聞而知之謂之聖，問而知之謂之工，切脈而知之謂之巧，何謂也？然，望而知之者，望見其五色以知其病。

註《素問》五臟生成篇曰：色青如草滋者死，黄如枳實者死，黑如炲者死，赤如衃血者死，白如枯骨者死，此五色之見死者也。青如翠羽者生，赤如鷄冠者生，黄如蟹腹者生，白如豕膏者生，黑如烏羽者生，此五色之見生也。生於心，欲如以縞裹朱；生於肺，欲如以縞裹紅；生於肝，欲如以縞裹紺；生於脾，欲如以縞裹栝蔞實；生於腎，欲如以縞裹紫，此五臟生色之外榮也。《靈樞》四十九篇曰：青黑爲痛，黄赤爲熱，白爲寒。又曰：赤色出於兩顴，大如拇指者，病雖小愈，必卒死。黑色出於庭，大如拇指，必不病而卒。又七十四篇曰：診血脈者，多赤多熱，多青多痛，多黑爲久痺。多黑多赤多青皆見者爲寒熱，身痛，面色微黄，齒垢黄，爪甲上黄，黄疸也。又如驗産婦面赤舌青，母活死子；面青舌青沫出，母死子活；脣口俱青子母俱死之類也。袁氏曰：五臟之色見於面者，各有部分，以應相生相剋之候，察之以知其病也。

經言以外知之曰聖，以内知之曰神，此之謂也。

註　以外知之望聞，以内知之問切也。神，微妙；聖，通明也。

金匱要略

漢·張機

望　聞

問曰：病人有氣色見於面部，願聞其説！師曰：鼻頭色青，腹中痛，苦冷者死；鼻頭色微黑者有水氣，色黄者，胷上有寒，色白者亡血也。設微赤非時者死，其目正圓者痓不治。又色青爲痛，色黑爲勞，色赤爲風，色黄者便難，色鮮明者有留飲。

師曰：息摇肩者心中堅。息引胷中上氣者欬。息張口短氣者肺痿唾沫。

師曰：吸而微數，其病在中焦，實也，當下之即愈，虚者不治。在上焦者其吸促，在下焦者其吸遠，此皆難治。呼吸動摇振振者不治。

師曰：寸口脈動者，因其王時而動。假令肝王色青，四時各隨其色。肝色青而反色白，非其時色脈皆當病。

傷寒論

漢·張機

望聞

脈浮而洪，身汗如油，喘而不休，水漿不下，形體不仁，乍静乍亂，此爲命絶也。

又未知何臟先受其災？若汗出髮潤，喘而不休者，此爲肺先絶也。陽反獨留，形體如煙熏，直視摇頭者，此爲心絶也。脣吻反青，四肢漐習者，此爲肝絶也。環口黧黑，柔汗發黄者，此爲脾絶也。溲便遺失，狂言目反直視者，此爲腎絶也。

問曰：上工望而知之，中工問而知之，下工脈而知之。願聞其説！師曰：病家人請，云病人苦發熱，身體疼，病人自臥。師到診其脈，沉而遲者，知其差也。何以知之？表有病者脈當浮大，今脈反沉遲，故知其愈也。假令病人云：腹中卒痛，病人自坐。師到脈之，浮而大者，知其差也。何以知之？裏有病者，脈當沉而細，今脈浮大，故知愈也。

師曰：病家人來請，云病人發熱煩極。明日師到，病人向壁臥，此熱已去也。設令脈不和，處言已愈。設令向壁臥，聞師到，不驚起而盻視，若三言三止，脈之嚥唾者，此詐病也。設令脈自和，處言汝病太重，當須服吐下藥，針灸數十百處。

師持脈，病人欠者無病也，脈之呻者病也。言遲者風也，搖頭言者裏痛也，行遲者表强也，坐而伏者短氣也，坐而下一脚者腰痛也，里實護腹如懷卵物者心痛也。

問曰：人病恐怖者，其脈何狀？師曰：脈行如循絲纍纍然，其面白脱色也。

人不飲，其脈何狀？師曰：脈自濇，脣口乾燥也。

人愧者其脈何類？師曰：脈浮而面色乍白乍赤。

寸口脈微而濇，微者衛氣衰，濇者營氣不足，衛氣衰面色黄，營氣不足面色青。營爲根，衛爲葉。營衛俱微，則根葉枯槁而寒慄欬逆，唾腥吐涎沫也。

古今圖書集成醫部全録卷九十一

外診法 望

中藏經 漢·華佗

寒熱察色

寒而頰赤多言者，陽中之陰邪也。熱而面青多言者，陰中之陽邪也。寒而面青多言者，陰中之陰邪也。若不言者，不可治也。

五色脈論

面青，無右關脈，脾絶，木剋土。面赤，無右寸脈，肺絶，火剋金。面白，無左關脈，肝絶，金剋木。面黄，無左尺脈，腎絶，土剋水。面黑，無左寸脈，心絶，水剋火。五絶者，死。凡五絶者，當時即死，非其時則半歲死耳。五色雖見而五脈不見，即非死者矣。

察聲色形證決死法

凡人五臟六腑，榮衛關竅，宜平生氣血順度，循環無終，是爲不病之本。若有缺絶，則禍必來矣。要在臨病之時，存神内想，息氣内觀，心不妄視，著意精察，方能通神明，探幽微，斷死決生，千無一誤。死之證兆，具之於後：

黑色起於耳目鼻上，漸入口者死。　赤色見於耳目額者，五日死。　黑白色入口鼻目中者，五日死。　黑或如馬肝色，望則如青，近則如黑者死。
張口如魚，出氣不反者死。
循摸衣縫者死。
尸臭不可近者死。
面目直視者死。
肩息者一日死。
面青，人中反者，三日死。　面無光，牙齒黑者死。　面青目黑者死。　面白目黑者十日死。　面赤眼黃，即時死。　面黑目白者，八日死。　面青目黃者，五日死。
眉系傾者，七日死。
齒忽黑色者，三十日死。
髮直者，十五日死。
遺尿不覺者，五六日死。
脣口乍乾黑者死。
爪中青黑色者死。
頭目久痛，卒視不明者死。
舌卷卵縮者死。
面黑直視者死。　面青目白者死。　面黃目白者死。　面目俱白者死。　面目青黑者死。　面青脣黑者死。
髮如麻，喜怒不調者死。　髮眉如衝起者死。
面色黑，脅滿不能反側者死。　面色蒼黑，卒腫者死。

掌腫無紋，臍腫出，囊莖俱腫者死。

手足爪甲肉黑色者死。

汗出不流者死。

脣反人中滿者死。

陰陽俱絶，目眶陷者死。

陽絶陰結，精神恍惚，撮空循衣者死。

榮衛耗散，面目浮腫者死。

心絶於腎，肩息回眄目直者，一日死。

肺絶，則氣去不反，口如魚口者，三日死。

骨絶，腰脊痛，腎中重不可反側，足膝後平者，五日死。

腎絶，大便赤濇下血，耳乾，脚浮，舌腫者，六日死。又曰足腫者，六日死。

脾絶，口冷足腫脹，泄不覺者，十二日死。

筋絶，魂驚虚恐，手足爪甲青，呼罵不休者，八九日死。

肝絶，汗出如水，恐懼不安，伏臥目直面青者，八日死。又曰即時死。

胃絶，齒落面黄者，七日死。又曰十日死。

脈訣

晉・王叔和

五臟之色

心臟歌曰：順視鷄冠色，凶看瘀血凝。

註　鷄冠，色之赤者也。瘀血，赤而黑者也。赤乃本色而爲順，黑則水來剋火而凶矣。通津子曰：心，其色赤，然心臟於內不得見，此云順視鷄冠，凶看瘀血。叔和以經云五臟有五色皆見於面，又當與寸口尺内相應。假令色赤者，脈當浮大而散。赤，心色也。浮大而散，心脈也。以此言之，五臟之色，皆可察之於面也。

肝臟歌曰：翠羽身將吉，顔同枯草殃。

註　肝臟色青。翠羽色青而紅，枯草色青而白。紅屬心火，白屬肺金。木生火故曰吉，金剋木故曰殃。

腎臟歌曰：色同烏羽吉，形似炭煤危。

註　腎色本黑色，似烏羽，黑而帶青者也。青屬肝，是水生木，故曰吉。色似炭煤，黑而帶黄者也。黄屬土，是土剋水，故曰危。

肺臟歌曰：豬膏凝者吉，枯骨命難全。

註　肺金色白而光澤。白者金也，光澤者水也，金能生水，故云吉也。枯骨之色白而不澤。白是金也，不澤者，内失其水以火就燥也。火來剋金，故曰命難全也。

脾臟歌曰：痞氣冬爲積，皮黄四體昏。

註　經曰：脾之積名曰痞氣，在胃脘，覆大如盤。久而不愈，令人四肢不收，發黄疸，飲食不消，肌膚黄瘦。以冬壬癸日得之。何以言之？肝病傳脾，脾當傳腎。腎以冬適旺，旺者不受邪。脾復欲還肝。肝不肯受，故留結爲積。故知痞氣以冬壬癸日得之也。

察色觀病生死候歌

欲愈之病目皆黄，眼泡忽陷定知亡。

註　眼中分屬五臟，應五輪：瞳人屬腎應水輪，烏睛屬肝應風輪，兩瞼上下兩泡屬脾應肉輪，眼白屬肺應氣輪，兩眥屬心應血輪。兩眥色黄，火能生土，胃氣將行其病，故知欲愈。眼泡陷者，五臟之氣絶也，故知當亡。《素問》曰：目内陷者死。言太陽之脈起於目，内陷者太陽絶也，故死。太陽主諸陽之氣，故獨言之。

耳目口鼻黑色起，入口十死七難當。

註　黑者，腎之色也。腎邪浸淫各臟，黑色見於耳目口鼻。舌居口内而屬心火，黑色自外人於口内，水剋火，故知十死無一生。火之成數在七，故第七日難當。

面黄目青酒亂頻，邪風在胃衮其身。

註　酒乃濕熱之物，飲過多，則濕熱傷乎脾胃，故面色黄。脾胃積熱，熱則生風，故目青也。一身皆藉胃氣資養，風邪留於胃中，則播於一身。《内經》曰：有病身熱懈惰，汗出如浴，惡風淅淅。此爲何病？岐伯曰：酒中風也。

面黑目白命門敗，困極八日死來侵。

註　黑，水也。目，木也。白，金也。命門，火也。水浸淫而賊火之氣，金剋木而伐火之源，所以命門火敗。火之成數七，七日火極矣，故死於第八日也。

面色忽然望之青，進之如黑卒難當。

註　青黑之色爲肝腎色也。先青後黑，是迴則不轉，神去則死也。

面赤目白憂息氣，待過十日定存亡。

註　息氣，喘逆也。赤色屬火，白色屬金。火來剋金，必作喘逆。金之成數在九，十乃土之成數也。土能生金則生，不能生金則死，故曰待過十日。

面赤目青衆惡傷，榮衛不通立須亡。

註　面赤，火也。目青，木也。木火色見，風熱傷於五臟六腑。臟腑受傷，血氣衰微。肌肉不滑，榮衛之道濇而不通，其死也可立而待。

黄黑白色起入目，更兼口鼻有災殃。

註　獨見者，謂之正色。雜見者，謂之邪色。黄黑白之三色雜見於面，或入於目，或入於口，或入於鼻，乃病氣從外而之内，故有災殃。

面青目黄中時死，餘候須看兩日强。

註　中時即午時也，午時屬火。面青目黄，肝木剋乎脾土。到午時木得火而不畏金，木勢愈盛。人以胃氣爲本，土絶即死，故死在是時。其他相剋，看賊旺二日而斷其死生。

目無精光齒齦黑，面白目黑亦災殃。

註　目無精光者，神短也。齒齦黑者，脾絶也。面白者，少血也。目黑者，腎虚也。有是四者，則非久長之客。

口如魚口不能閉，氣出不返命飛揚。

註　火勝迫於肺，大喘而死，肺敗也。

肩息直視反脣焦，面腫蒼黑也難逃。

註　肩息者，氣喘而兩肩動也。直視者，覩物而不轉睛也。脣焦者，心家熱也。面乃心之候，黑乃腎之色。上句是心絶，下句是肝絶。心肝既絶，命故難逃。

妄語錯亂及不語，屍臭元知壽不高。

註　神亡失守故也。

人中盡滿兼脣青，三日須知命必傾。

註　人中屬脾土，青色屬肝木，土受木剋，其絶在木之生數。

兩頰顴赤人病久，口張氣直命難停。

註　眼睛下高骨之中名曰顴，顴下名面，面裏名臉，面外名頰。顴面頰臉，心火所屬，久病而赤色，乃精神外洩。口張氣直，脾肺已絶，故命難停。

足趺趾腫膝如斗，十日須知難保守。

註　脾主四肢，足趺乃胃所行之處，脾胃將絶，則有是證。脾屬土，十日者，土之成數也，故死不過十日。

項筋舒展定知殂，掌内無文也不久。

註　項筋舒展，因督脈已絶。掌内無文，心包脈絶也。脈絶人必死，豈得久生乎？

脣青體冷及遺尿，背面飲食四日期。

註　脣青體冷，乃真氣欲絶。遺尿不禁，乃膀胱不藏。背面飲食，乃神去不守。人之神氣生於肝，神不守則肝絶，不出金數而死也。

手足爪甲皆青黑，能過八日定難醫。

註　肝臟其充筋，其華爪，其色青。黑色屬腎，腎肝俱敗，則水不能生木，故見是色。八日，木之成數也。

脊疼腰重反覆難，此是骨絶五日看。

註　脊者，脾之候也。腰者，腎之腑也。脾屬土，腎屬水，土剋水，死有五日之期。五者，土之生數也。

體重溺出時不止，肉絶六日便高拚。

註　體重肉絶，脾也；溺出不止，腎也。土勝水，死期故曰六日。六乃水之成數也。

手足甲青呼罵多，筋絶九日定難過。

註　肝絶遇金而死。九日，金之成數也。

髮直如麻半日死，尋衣語死十知麽。

註　髮直如麻者，肺氣絶也。尋衣語死，神不守舍也。

五臟察色歌

肝臟歌曰：面腫蒼黑舌卷青，四肢乏力眼如盲；泣下不止是肝絶，八日應當命必傾。

註　青，肝之色。舌卷青者，子見母色也。四肢乏力者，筋不能維持也。肝不能含血榮目，則眼如盲。津液外泄，則泣出不止。凡此數者，皆肝絶所致。金能剋木，故死於金王之日。八者，從甲日數至辛日也。經曰：足厥陰氣絶，則筋縮引卵與舌卷。厥陰者，肝脈也。肝者，筋之合也。筋者，聚於陰器而絡於舌本，故脈不榮，即筋縮急。筋縮急，即引卵與舌。舌卷卵縮，此筋先死。庚日篤，辛日死。

心臟歌曰：面黧肩息直視看，又兼掌腫没文斑；狂言亂語身悶熱，一日之内到冥間。

註　黧，黄黑色也。掌腫無文，心氣絶也。一乃水之成數，水剋火，故死在一日之内。經曰：手少陰氣絶則脈不通，脈不通則血不流，血不流則色澤去，故面色黑如黧。此血先死。壬日篤，癸日死。

脾臟歌曰：臍趺腫滿面浮黄，泄痢不覺污衣裳；肌肉粗澀兼脣反，一日十二内災殃。

註　臍，神闕也。趺，足跗上也。浮黄，黄腫也。經曰：足太陰氣絶，則脈不榮其口脣。口脣者，肌肉之本也。脈不榮則肌肉不滑澤，肌肉不滑澤則肉滿，肉滿則脣反，脣反則肉先死。甲日篤，乙日死。

肺臟歌曰：口鼻氣出不復迴，脣反無文黑似煤；皮毛焦乾爪枯折，途程三日定知災。

註　氣出不復迴，有呼無吸也。脣反，土不能生金也。黑似煤，金不能生水也。氣不流通，則皮毛焦乾。魂魄不連，則爪甲枯折。從甲至丙，三日也。丙屬火，火剋金，故死在三日。經曰：手太陰氣絶，則皮毛焦。太陰者，肺也。行氣温於皮毛者也。氣弗營則皮毛焦，皮毛焦則津液去，津液去則皮毛枯折。毛折者，則毛先死。丙日篤，丁日死。

腎臟歌曰：面黑齒痛目如盲，自汗如水腰折頻；皮肉濡結髮無澤，四日應當命不存。

註　面黑，面如垢也。目如盲，瞳人反背也。自汗如水，火獨炎也。腰乃腎之腑，腎敗則腰似折。不能榮於骨髓，而骨肉不相親，濡肉而却，不能爲五液之主，故髮不潤澤。從甲至戊，越四日也。戊屬土，土剋水，故命不存。經曰：足少陰氣絶，則骨枯。少陰者，冬脈也，伏行而温於骨髓。故骨髓不温，即肌肉不著骨；骨肉不相親，即肉濡而却；肉濡而却，故齒長而枯。髮無潤澤，是骨先死。戊日篤，己日死。

産難生死歌

身重體熱寒又痛，舌下之脈黑復青。反舌上冷子當死，腹中須遣母歸冥。面赤舌青細循看，母活子死定難應。脣口俱青沫又出，子母俱死總高拚。面赤舌青沫出頻，母死子活定知真。

小兒外證十五候歌

眼上赤脈，下貫瞳人。

註　赤脈屬心，瞳人屬腎。乃心火勝腎水，水乾則不生木，致腎肝皆絶故也。

顋門腫起，兼及作坑。

註　熱盛則腫，熱極則陷，皆熱候也。

鼻乾黑燥，

註　火剋金也。

肚大筋青。

註　木剋土也。

目多直視，覩不轉睛。

註　經曰：迴則不轉，是也。

指甲青黑，忽作鵶聲。

註　肺肝已絶。

虚舌出口，齒欲咬人。

註　心脾已絶。

魚口氣急，啼不作聲。

註　魚口張而不合也，是謂脾絶。氣急作喘，哭而無聲，是謂肺絶。

蛔蟲既出，必是死形。

註　蛔蟲生於胃中，藉穀食以養，胃絶而穀食不入，蟲故出也。

用藥速救，十無一生。

註 總結上文十五證而言也。小兒有是證者，十中莫治其一。

千金方 唐·孫思邈

診五臟六腑氣絶證候

病人肝絶八日死，何以知之？面青目赤，但欲伏眠，目視而不見人，汗出如水不止。一曰二日死

病人膽絶七日死，何以知之？眉爲之傾。病人筋絶九日死，何以知之？手足爪甲青，呼罵不休。一曰八日死。

病人心絶一日死，何以知之？兩目回回，直視肩息，立死。

病人腸一曰小腸絶六日死，何以知之？髮直如乾麻不得屈伸，白汗不止。

病人脾絶十二日死，何以知之？口冷足腫，腹熱臚脹，泄利不覺，出無時度。一曰五日死。

病人胃絶五日死，何以知之？脊痛腰中重，不可反覆。一曰腓揚平，九日死。

病人肉絶六日死，何以知之？耳乾舌皆腫，溺血，大便赤泄。一曰足腫九日死。

病人肺絶三日死，何以知之？口張但氣出而不還。一曰鼻口虚張短氣。

病人大腸絶不治，何以知之？泄利無度，利絶則死。

病人腎絶四日死，何以知之？齒爲暴枯，面爲正黑，目中黄色，腰中欲折，白汗出如流水。一曰人中平七日死。

病人骨絶，齒黄落，十日死。諸浮脈無根者，皆死。

以上五臟六腑爲根也。

河間六書

金・劉完素

察色論

論曰：聲合五音，色合五行，聲色符合，然後定立臟腑之榮枯。若滋榮者，其氣生，如翠羽、鷄冠、蟹腹、豕膏、烏羽是也。枯夭者，其氣敗，如草茲、衃血、枳實、枯骨、如炲是也。至如青赤見於春，赤黄見於夏，黄白見於長夏，白黑見於秋，黑青見於冬，是謂五臟之生者，以五行之相繼也。得肝脈色見青白，心脈色見赤黑，脾脈色見黄青，肺脈色見白赤，腎脈色見黑黄，是謂真臟之見者，以五行之相剋也。若乃肺風而眉白，心風而口赤，肝風而目青，脾風而鼻黄，腎風而肌黑，以風善行數變故爾。肝熱而左頰赤，肺熱而右頰赤，心熱而顏赤，脾熱而鼻赤，腎熱而頤赤，以諸熱皆屬火故爾。以至青黑爲痛，黄赤爲熱，青白爲寒，以九氣不同故爾。鼻青爲腹水，黑爲水氣，白爲無血，黄爲胷寒，赤爲有風，鮮明爲留飲，而五色取決於此故爾。然審病者，又皆以真脾之爲本。蓋真脾之黄，是謂天之氣。五色又明，病雖久而面黄必生者，以其真氣外榮也。此數者雖皆成法，然自非心清見曉於冥冥，不能至於此。故五色微診而以目察尤難。《難經》曰：望而知之謂之神。爲見五色於外，故決死生也。

東垣十書

元・李杲

望診

病來潮作之時，病氣精神增添者，是爲病氣有餘，乃邪氣勝也，急瀉之以寒涼酸苦之劑。若病來潮作之時，神氣困弱者，爲病氣不足，乃真氣不足也，急補之以辛甘温熱之劑。不問形氣有餘並形氣不足，只取病氣有餘不足也。不足者補之，有餘者瀉之。假令病氣有餘者，當急瀉之以寒涼之劑，爲邪氣勝也。病氣不足者，當急補之以辛甘温熱之劑，此真氣不足也。夫形氣者，氣謂口鼻中氣息也，形謂皮膚筋骨血脈也。形勝者爲有餘，消瘦者爲不足。其氣者，審口鼻中氣勞役如故，爲氣有餘也。若喘息氣促氣短或不足以息者，爲不足也。故曰：形氣也，乃人之身形中氣血也。當補當瀉，全不在於此，只在病勢潮作之時。病氣增加者，是邪氣勝也，急當瀉之。如潮作之時，精神困弱，語言無力及懶語者，是真氣不足也，急當補之。若病人形氣不足，病來潮作之時，病氣亦不足，此乃陰陽俱不足也。禁用針，宜補之以甘藥，不可以盡劑。不灸弗已。臍下一寸五分，氣海穴是也。

氣證則飲水，血證不飲水。氣病則麻，血病則痛。無陽則厥，無陰則嘔。陰證身靜，重語無聲，難布息，目睛不了了，鼻中呼不出吸不入往來，口與鼻中氣冷，水漿不入，大小便不禁，而止惡寒，有如刀刮。陽證身動，輕語有聲，目睛了了，鼻中呼吸出入，能往能來，口與鼻中氣皆熱。

面部形色之圖

察色分位	坤　胃 遺散至腎死	兑　肺	乾　大腸 遺散至肝死
額	離　心		坎　腎頤
精明五色	巽　膽 遺散至脾死	震　肝	艮　小腸 遺散至肺死

察色脈以定吉凶

脈，地也。色，天也。地生天則順，天生地則逆。
假令得弦脈而面赤色，地生天也。地生天則順也。兒扶母兮瘥逭也。
假令得弦脈而面黑色，天生地也。天生地則逆也。母抑子兮退遲也。

色者陰中之陽氣也，本乎天。脈者陽中之陰氣也，本乎地。

天元圖

七十四難曰：從其首繫其數。

問象	在表	五化疊元		以應望聞	
肝	青大敦，木井	臊曲泉，水合	酸中封，金經	呼太衝，土俞	泣行間，火滎
心	赤少府，火滎	焦少衝，木井	苦少海，水合	言靈道，金經	汗神門，土俞
脾	黄太白，土俞	香大都，火滎	甘隱白，木井	歌陰陵泉，水合	涎商丘，金經
肺	白經渠，金經	腥太淵，土俞	辛魚際，火滎	哭少商，木井	涕尺澤，水合
腎	黑陰谷，水合	腐復溜，金經	鹹太谿，土俞	呻然谷，火滎	液涌泉，木井

地元圖

六十八難曰：元證脈合，復生五象。

井心下滿	膽元證	身熱	體重節痛	喘嗽寒熱	逆氣泄
滎身熱	心下滿小腸	元證	體重	寒熱	逆氣
俞體重節痛	心下滿胃	身熱	元證	寒熱	逆氣
經喘咳身熱	心下滿大腸	身熱	體重	元證	逆氣
合逆氣而泄	心下滿膀胱	身熱	體重	寒熱	元證

假令膽病，善潔、面青、善怒元證，得弦脈合脈，又病心下滿當刺膽井；如見善潔、面青、善怒，脈又弦，又病身熱當刺膽滎，又病體重節痛當刺膽俞；如見善潔、面青、善怒，脈又弦，又病喘咳寒熱當刺膽合。余經例倣此。假令肝經淋溲便難、轉筋，春刺井，夏刺滎，秋刺經，冬刺合。

夫天元法者，謂之五化疊元，當從其首繫其數。首者，寅方春也，在人爲肝。是從東方順天輪數至所主之處，計從幾數，却於所受病一方，倒疊回去，數至依前數盡處，便於元受病一方穴内，瀉所止之方來路穴也，不得於所主之方内經中瀉之，勿悮。

假令病者聞香臭二者，心主五臭也，入脾爲香臭。從東數至所主之處，所主五臭者心也。東一南二，計得二數。却當於受病之方，倒疊回去，脾一心二，元數二也，是數至心，心者滎火也，當於受病之方内瀉滎火，是脾經，瀉火都是也。或曰：何以倒疊數？對曰：此從地出，爲天輪所載，右遷於天，不當於所顯之虚治之。此舟行岸移之意也。

丹溪心法 元·朱震亨

能合色脈可以萬全

欲知其内者，當以觀乎外；診於外者，斯以知其内。蓋有諸内者，必形諸外。苟不以相參而斷其病邪之逆順，不可得也。爲工者深燭厥理，故望其五色，以青黄赤白黑以合於五臟之脈，窮其應與不應；切其五脈急大緩濇沉，以合其五臟之色，順與不順。誠能察其精微之色，診其微妙之脈，内外相參而治之，則萬舉萬全之功可坐而致也。《素問》曰：能合色脈，可以萬全。其意如此。原夫道之一氣判而爲陰陽，散而爲五行，而人之所稟皆備焉。夫五脈者，天之真，行血氣，通陰陽，以榮於身。五色者，氣之華，應五行，合四時，以彰於面。惟其察色按脈而不偏廢，然後察病之機，斷之以寒熱，歸之以臟腑，隨證而療之，而獲全濟之效者，本於能合色脈而已。假令肝色如翠羽之青，其脈微弦而急，所以爲生；若浮濇而短，色見如草兹者，豈能生乎？心色如鷄冠之赤，其脈當浮大而散，所以爲順；若沉濡而滑，色見如衃血者，豈能順乎？脾色如蟹腹之黄，其脈當中緩而大，所以爲從；若微弦而急，色見如枳實者，豈能從乎？肺色如豕膏之白，其脈當浮濇而短，所以爲吉；若浮大而散，色見如枯骨者，豈能吉乎？以至腎色見如烏羽之黑，其脈沉濡而滑，所以爲生；或脈來緩而大，色見如炲者，死。死生之理，夫惟診視相參。既以如此，則藥證相對，厥疾弗瘳者，未之有也。抑嘗論之：容色所見，左右上下，各有其部；脈息所動，寸關尺中，皆有其位。左頰者肝之部，以合左手關脈肝膽之分，應於風木，爲初之氣。顏爲心之部，以合於左手寸口心與小腸之分，應於君火，爲二之氣。鼻爲脾之部，合於右手關脈脾胃之分，應於濕土，爲四之氣。右頰肺之部，合於右手寸口肺與大腸之分，應於燥金，爲五之氣。頤爲腎之部，以合於左手尺中腎與膀胱之分，應於寒水，爲終之氣。至於相火爲三之氣，應於右手命門，三焦之分也。若夫陰陽五行，相生相勝之理，當以合之於色脈而推之也。是以脈要精微論曰：色合五行，脈合陰陽。十三難曰：色之與脈，當參相應。然而治病萬全之功，苟非合於色脈者，莫之能也。五臟生成篇云：心之合脈也，其榮色也。夫脈之大小滑濇浮沉，可以指別。五色微診，可以目察。繼之以能合色脈，可以萬全。謂夫赤脈之至也喘而堅，白脈之至也喘而浮，青脈之至也長而左右彈，黄脈之至也大而虚，黑脈之至也上堅而大。此先言五色，次言五脈，欲後之學者望而切之以相合也。厥後扁鵲明乎此，述之曰：望而知之謂之神，切脈而知之謂之巧。深得《内經》之理也。下迨後世，有立方者，目之曰：神巧萬全。厥有旨哉！

黑白人藥食禁忌

凡面黑人不可多服黄芪，以其氣實而又補之也。

面白人不可多發散，以其氣虚而又虧之也。

面白人不可飲酒，以酒耗血故也。

格致餘論　元·朱震亨

治病先觀形色然後察脈問證論

經曰：診脈之道，觀人勇怯、肌肉、皮膚，能知其情，以爲診法也。凡人之形，長不及短，大不及小，肥不及瘦。人之色白不及黑，嫩不及蒼，薄不及厚。而況肥人濕多，瘦人火多，白者肺氣虛，黑者腎氣足。形色既殊，臟腑亦異，外證雖同，治法迥別。所以肥人責脈浮，瘦人責脈沉，躁人疑脈緩，緩人疑脈躁，以其不可一概觀也。試陳一二，可以例推。東陽陳子，露筋，體稍長，患體虛而勞，頭痛甚至有決別之言。余察其脈，弦而大帶數，以人參、白朮爲君，川芎、陳皮爲佐。至五六日未減，衆人皆訝之，以藥之不對也。余曰：藥力有次第矣，更少俟一二宿，當自安。忽其季來問曰：何不少加黄芪？予笑不答。又經一宿，忽自言病頓愈。予脈之，覺指下稍盛。又半日，病者言膈上滿，不覺飢；視其腹紋已隱矣。予曰：夜來藥中莫加黄芪否？曰：然。止與三貼，遂速與二陳湯加厚朴、枳殼、黄連以瀉其衛，三貼而安。又浦江義門陳兄，年二十餘，秋間大發熱，口渴，妄言妄見，病似邪鬼。七八日後，召我治。脈之，兩手洪數而實，視其形肥，面赤帶白，却喜露筋，脈本不實，涼藥所致。此因勞倦成病，與溫補藥自安。曰：已服柴胡七八貼矣。予以黄芪附子湯，冷與之飲。三貼後，困倦鼾睡，微汗而解，脈亦稍軟。繼以黄芪白朮湯。至十日，脈漸收斂而小。又與半月而安。夫黄芪補氣藥也，此兩人者一則氣虛，一則氣實，便有宜不宜存焉，可不審乎？

外科精義

元·齊德之

論榮衛色脈參應之法

夫天地之道曰陰與陽，在人曰血與氣。蓋血者榮也，氣者衛也，榮者榮於中，衛者衛於外，所以榮行脈中，衛行脈外。脈者，血氣之先也，血非脈，則焉能榮於中？氣非脈，則焉能衛於外？二者相資而行，內則通於五臟六腑，十二經絡，外則濡於九竅四肢，百節毫毛，晝夜循行，如環無端，以成其度，會於寸口，變見於脈。故曰，氣血者，人之神也；脈者，氣血之神也。所以治病之始，五決爲紀。蓋五決者，五臟之色脈也。脈應於內，色應於外，其色之與脈，當相參應。故曰：能合色脈，可以萬全也。凡爲醫先須調明色脈，若於此不精，雖聰慧辯博，亦不足委也。

醫學入門

明·李梴

觀形察色

觀形察色，以治未病。凡臟腑未竭，氣血未亂，精神未散者全愈；病已成者半愈；病勢已過者危。

第一看他神氣色，潤枯肥瘦起和眠。

註　肥白人多濕痰，黑瘦人多火熱。或形肥色黑，或形瘦色白。臨時參證，或從形，或從色，不可泥也。

活潤死枯肥是實，瘦爲虛弱古今傳。欠體即知腰内苦，攢眉頭痛與頭眩。手不舉兮肩背痛，步行艱苦脚間疼。叉手按胷胷内痛，按中臍腹痛相連。但起不眠痰夾熱，貪眠虛冷使之然。面壁身踡多是冷，仰身舒挺熱相煎。身面目黄脾濕熱，脣青面黑冷同前。

形色脈相應總訣

形健脈病人不久，形病脈健亦將危。

註　假如健人診得浮緊而濇似傷寒太陽經病脈，其人雖未頭疼發熱惡寒，此則不久即病，病即死也。謂之行尸。又如十五動一止，一年殂，其人雖未病，期應一年，病即死也。病人脈健者，假如形容羸瘦，精神枯槁，盜汗不食，滑泄不止者，勞損之證，而脈反見洪健者亦死。

色脈相生病自已，色脈相勝不須醫。

註　經言見其色而不得其脈，反得相勝之脈者即死，得相生之脈者病即自已。蓋四時之邪，以從前來者爲實邪，從後來者爲虛邪。例看假令色紅心病熱、痰火、顛狂、斑疹等證，其脈當浮大而散。色青肝病脅痛、乾嘔、便血等證，其脈當弦而急。色黄脾病濕熱、腫脹、傷食、嘔泄、關格等證，其脈當中緩而大。色白肺病氣喘、痰飲、痿悴、咳嗽等證，其脈當浮濇而短。色黑腎病腰脚、疝瘕、淋濁、漏精等證，其脈當沉濡而滑。其間多動則爲虚爲火，静則爲寒爲實，皆當與脈相應。又五積六聚，尤宜察色與脈證相應。故言赤脈白脈，合色脈而言之也。又五色應五臟間有緑色，乃任督陰陽之會也。

肥人沉結瘦長浮，矮促長疎盡莫違。

註　肥人肉厚，脈宜沉結；瘦人肉薄，脈宜浮長。人形矮則脈宜短促，人形長則脈宜疎長。相違相反而又不和者，皆死。非但形體相應，雖皮膚滑濇寬緊，亦宜與脈相應。經言脈數尺之皮膚亦數，脈急尺之皮膚亦急，脈緩尺之皮膚亦緩，脈濇尺之皮膚亦濇，脈滑尺之皮膚亦滑是也。

醫學準繩六要

明・張三錫

望法

在昔軒岐，愍生民之疾苦，乃探頤索隱，遡流窮源，垂法以福後世。而以望聞問切著爲四診法，以決陰陽表裏，寒熱虚實，死生吉凶。今人止據脈供藥，欲無不謬得乎？況豪富人家，婦人居帷幔之中，復以帛蒙手臂，既無望色之神，聽聲之聖，又不能盡切脈之巧，未免詳問。病家厭繁，以爲術疎，得藥不服者有之。以病試醫，以命試藥，醫復輕視人命，妄舉妄譚，不兩失乎？大抵醫爲司命，若不明辨精察，據的投治，忍心害理，是已非人，非仁人之用心也。今自《素問》、《靈樞》而下，諸歷代明哲等書，片言隻字可法者，銓於左，爲四診法。後之學者，倘肯沉潛翫味，平昔講究明白，診脈之際，自如冰鑑。

《内經》曰：望而知之者，望見其五色，以知其病。肝青象木，肺白象金，心赤腎黑，脾土色黄，一或有病，色必變見於面庭矣。然肺主氣，氣虚則色白；腎屬水，水涸則面黧。青爲怒氣傷肝，赤爲心火炎上。痿黄者内傷脾胃，紫濁者外感客邪。憔悴黖黑，必鬱悒而神傷；消瘦淡黄，乃久病而體憊。山根明亮，須知欲愈之疴；

環口黧黑，休醫已絶之腎。蓋有諸中必形諸外，見其表以知其裏。眉目一占，肺肝斯見。

六腑氣絶，足寒脚縮。五臟氣絶，利不禁，手足不仁。心病傳肺者死，如先心煩痛而後見喘嗽。肝病傳脾者死，如先脅痛後見脹腫瀉者是。脾病傳腎者死，如先瀉後痢者是。腎病傳心者死，如先腰胻痛後見心煩等證是。肺病傳肝者死，如先咳嗽後見兩脅疼，脈弦細者是。

人之大體爲形，形之所充者氣。形勝氣者夭，氣勝形者壽，修長黑瘦有神者是也。肥白是也。形盛爲有餘，邪氣實也。消瘦爲不足，正氣虚也。

死證

尸臭，舌卷囊縮，肝絶也。口不合，脾絶也。肌肉不滑，唇反，胃絶也。髮直，齒枯及黑，遺尿，腎絶也。毛焦，面黑，直視，目瞑不見，陰氣絶也。目眶陷，目系傾，汗出如珠，陽絶也。病後喘瀉，脾脈將絶也。目正圓，痓，不治。手撒戴眼，太陽絶也。吐沫，聲如鼾睡，面赤，面青黑唇青，人中滿，唇反，髮與眉衝起，爪甲下肉黑，手掌無紋，臍凸，足趺腫，面青，但欲伏眠，目視不見，汗出如油，肝絶，八日死。眉傾者膽絶。手足爪甲青或脱落，呼罵不休，筋絶，八日死。肩息回視，心絶，立死。髮直如麻，不得屈伸，自汗不止，小腸絶，六日死。口冷，足腫，腹熱臚脹，泄利無時，不覺，脾絶，五日死。脊痛腫，身重不可反覆，胃絶，五日死。耳乾，舌背腫，溺血，大便赤泄，肉絶，九日死。口張，氣出不返，肺絶，三日死。泄利無度，大腸絶。齒枯面黑，目黄，腰欲折，自汗，腎絶，四日死。齒黄枯落，骨絶。脈浮無根。

古今醫統

明·徐春甫

望聞問切訂

按望聞問切四字，誠爲醫之綱領。若得四字之旨，則於醫學可謂至矣。今人惟問一端而已，其於望聞亦淺淺耳。至於切脈，則又謂居三者之末，而猶復輕視之，故所以卒鮮有精於脈者。間有言者，亦不過左心小腸肝膽腎之説耳。經位不別，其何以察虛實生死之幾耶？殊不知四者之要，則又在切之之功也。其望聞問之三者，先以得其病情之端，而後總切脈於寸口，確乎知始病之源，而方今延流於何臟何經，若虛若實，或死或生，準候酌方，必有賴於切脈，而後可以爲圖治之效矣。斯其次第之序，初近患人，先望而聞，次問而切，固理之不容易也。然則切脈果可輕歟？予故訂之，以備知者之取採耳。

證治準繩

明・王肯堂

察色要略

凡看傷寒，必先察其色。《内經》曰：聲合五音，色合五行，聲色符同，然後可以知五臟之病也。然肝色青，

青色見於太陰太陽，及魚尾、正面、口角，如大青藍葉怪惡之狀者，肝氣絶，主死。若如翠羽柏皮者，只是肝邪，有驚病、風病、目病之屬。

紅色見於口脣，及三陰三陽上下，如馬肝之色死血之狀者，心氣絶，主死。若如橘紅馬尾色者，只是心病，有怔忡，有驚悸，夜臥不寧。

白色見於鼻準，及正面，如枯骨及擦殘汗粉者，爲肺絶，丙丁日死。若如膩粉梅花白綿者，只是肺邪咳嗽之病，有孝服之憂。

黄色見於鼻，乾燥若土偶之形，爲脾氣絶，主死。若如桂花雜以黑暈，只是脾病，飲食不快，四肢倦怠，妻妾之累。

黑色見於耳，或輪廓内外，命如懸壁。若污水烟煤之狀，爲腎氣絶，則死。若如蜘蛛網眼烏羽之澤者，只是腎虛，火邪乘水之病。

其聲呼；肺色白，其聲哭；心色赤，其聲笑；脾色黄，其聲歌；腎色黑，其聲呻也。且夫四時之色，相生則吉，而相剋則凶。如青赤見於春，赤黄見於夏，黄白見於長夏，白黑見於秋，黑青見於冬，此乃相生之色也。若肝病之色青而白，心病之色赤而黑，脾病之色黄而青，肺病之色白而赤，腎病之色黑而黄，此皆五行之相剋，爲難治矣。且以五臟之熱，色見於面者，肝熱則左頰先赤，肺熱則右頰先赤，心熱則顔先赤，脾熱則鼻先赤，腎熱則頤先赤也。至於面黑者爲陰寒；面青爲風寒；青而黑，主風、主寒、主痛；黄而白，爲濕、爲熱、爲氣不調；青而白，爲風、爲氣滯、爲寒、爲痛也。大抵黑氣見於面，多凶，爲病最重；若黑氣暗中明，準頭、年壽亮而滋潤者生，黑而枯夭者死也。此乃略舉其要。《内經》以五色微診，可以目察。《難經》曰：望而知之謂之神。故色不可不察也。

凡看傷寒，必先察脈色，然後切脈審證參合，以決死生吉凶。夫色有青黄赤白黑，見於面部皮膚之上，氣有如亂絲亂髮之狀，隱於皮裏也。蓋五臟有五色，六經有六色，皆見於面以應五行。相生者吉，相剋者凶。滋榮者生，枯夭者死。自準頭、年壽、命宫、法令、人中皆有氣色，其滋潤而明亮者吉，暗而枯燥者凶也。又當分四時生剋之理而通察之。茲略具五色傷寒之要者列於左，以便覽焉。

青色屬木，主風、主寒、主痛，乃足厥陰肝經之色也。凡面青脣青者，陰極也。若舌卷囊縮者，宜急温之。如夾陰傷寒，小腹痛，則面青也。《内經》曰：青如翠羽者生，青如草滋者死。青而黑，青而紅相生者生；如青白而枯燥者相剋乃死也。脾病見青氣，多難治。

赤色屬火，主熱，乃手少陰心經之色，在傷寒見之而有三陽一陰之分也。如足太陽屬水，寒則本黑，熱則紅也。經曰：面色緣緣正赤者，陽氣怫鬱在表，汗不徹故也，當發其汗。若脈浮數，表熱，汗不出者，面色紅赤而光彩也。經言陽明病面合赤色者，不可攻之。合者通也，謂表邪未解不可攻裏也。若陽明内實，惡熱不惡寒，或蒸蒸發熱，或日晡潮熱，大便秘結，譫語面赤者，此實熱在裏，可攻之也。如表裏俱熱，口燥舌乾，飲水，脈洪面赤，裏未實者，且未可下，宜人參白虎湯和之也。如少陽經病，熱在半表半裏，面紅脈弦者，宜小柴胡湯和之，不可下也。經言少陰病下利清穀，裏寒外熱，面赤者，四逆湯加葱白主之。此陰寒内極，逼其浮火上行於面，故發赤色，非熱也。若不察仔細，誤投寒涼之劑即死，可不謹哉！又夾陰傷寒，虚陽泛上者，亦面赤也，但足冷脈沉者，是又煩躁。面赤足冷脈沉不能飲水者，此陰極也，宜温之。若久病虚人午後面兩頰顴赤者，此陰火也，不可作傷寒治之。然三陽之氣皆會於頭額，其從額上至巔頂絡腦後者，太陽也；從額至鼻下於面者，陽明也；從頭角下耳中耳之前後者，少陽也。但有紅氣或赤腫者，以此部分别之。蓋大頭傷寒證，正要知此部分可也。《内經》曰：心熱則顔先赤，脾熱則鼻先赤，肝熱則左頰先赤，肺熱則右頰先赤，腎熱則頤先赤。若赤而青，赤而黄，爲相生，則吉。如赤而黑，爲相剋，則凶。經言赤如鷄冠者生，如衃血者死。蓋準頭、印堂有赤氣枯夭者死，明潤者生也。如肺病見赤氣者，則難治。

黄色屬土，主濕，乃足太陰脾經之色。黄如橘子明者，熱也；黄如熏黄而暗者，濕也。凡黄而白，黄而紅，相生則吉，若黄而青相剋者，則凶也。《内經》曰：黄如蟹腹者生，黄如枳實者死。若準頭、年壽、印堂有黄氣明潤者，病退而有喜兆也；若枯燥而夭者死。凡病欲愈，目眥黄也，長夏見黄白則吉，若黄青則凶也。

白色屬肺金，主氣血不足也，乃手太陰肺經之色。肝病見之難治。《内經》曰：白如豕膏者生，白如枯骨者死。凡印堂、年壽白而枯夭者凶，白而光潤者吉。若白而黑，白而黄相生，吉也；若白而赤，相剋，則凶矣。凡傷寒面白無神者，發汗過多，或脱血所致也。

黑色屬水，主寒，主痛，乃足少陰腎經之色也。凡黑而白，黑而青，相生則吉；若黑而黄，相剋則凶。《内經》曰：黑如烏羽者生，黑如炲者死。若準頭、年壽、印堂黑氣枯夭者死，黑中明潤者生也。黑氣自魚尾相牽入太陰者死。黑氣自法令、人中入口者生。耳目口鼻黑氣枯夭者死。凡面、準頭、命宫明潤者生，枯暗者死。若心病見黑氣在頭者死也。華佗曰：凡病人面色相等者吉，不相等者凶。如面青目白，面赤目青，面黄目青，面赤目白，面白目黑，面黑目白，面白目青，皆爲不相等，故曰凶也。相等者，面目俱青、俱紅之類也。

察目

凡目睛明能識見者，可治；睛昏不識人，或反目上視，或瞪目直視，或目睛正圓，或戴眼反折，或眼胞陷下者，皆不治也。凡開目而欲見人者，陽證也；閉目而不欲見人者，陰證也。凡目中不了了，睛不和，熱甚於内也。凡目疼痛者，屬陽明之熱。目赤者，亦熱甚也。目瞑者，必將衄血也。白睛黄者，將發身黄也。凡病欲愈，目眥黄，鼻準明，山根亮也。

察鼻

鼻頭色青者腹中痛，苦冷者死。微黑者水氣，黄色者小便難。白色者爲氣虚，赤色者爲肺熱，鮮明者有留飲也。鼻孔乾燥者，屬陽明之熱，必將衄血也。鼻孔乾燥，黑如烟煤，陽毒熱深也。鼻孔冷滑而黑者，陰毒冷極也。鼻息鼾睡者，風温也。鼻塞濁涕者，風熱也。鼻孔搧張者，爲肺風，肺絶而不治也。

察口脣

凡口脣焦乾爲脾熱，焦而紅者吉，焦而黑者凶。脣口俱赤腫者，熱甚也，脣口俱青黑者，冷極也。口苦者，膽熱也。口中甜者，脾熱也。口燥咽乾者，腎熱也。舌乾口燥而欲飲水者，陽明之熱也。口噤難言者，痙風也。凡上脣有瘡，爲狐蟲食其臟；下脣有瘡，爲惑蟲食其肛也。若脣青舌卷，脣吻反青，環口黧黑，口張氣直，口如魚口，口脣顫摇不止，氣出不返，皆不治也。

察耳

凡耳輪紅潤者生，或黄、或白、或黑、或青而枯燥者死。薄而白，薄而黑，皆爲腎敗。凡耳聾，耳中疼，皆屬少陽之熱，而爲可治；若耳聾舌卷脣青，皆屬厥陰，爲難治也。

察舌

凡舌鮮紅者，吉。青爲冷。青而紫者，爲陰爲寒也。赤而紫者，爲陽爲熱也。黑者亢極，爲難治。凡舌上胎白而滑者，表有寒也。又曰：丹田有熱，胷中有寒也。胎黃而燥渴者，熱盛也。胎黑而燥渴者，熱甚而亢極也。若不燥渴，舌上黑胎而滑者，爲寒爲陰也。舌卷而焦，黑而燥者，陽毒熱極也。舌青而胎滑者，陰毒冷極也。凡舌腫脹，舌上燥裂，舌生芒刺，皆熱甚也。凡舌鞭、舌强、舌短縮，神氣昏亂，語言不清者，死也。又陰陽易病，吐舌數寸者死也。舌乃心之竅，屬火而色紅者吉，惟黑者乃水剋火，故難治也。

察身

凡病人身輕自能轉側者，易治；若身體沉重，不能轉側者，則難治也。蓋陰證則身重，必足冷而踡臥，惡人，常好向壁臥，閉目不欲向明，懶見人也。又陰毒身如被杖之疼，身重如山而不能轉側也。又中濕風濕，皆主身重疼痛不可轉側，要當辨之。大抵陽證身輕而手足和煖，開目而欲見人，爲可治；若頭重視身，此天柱骨倒而元氣敗也。凡傷寒傳變，循衣摸牀，兩手撮空，此神去而魂亂也。凡病人皮膚潤澤者生，枯燥者死。經曰：脈浮而洪，身汗如油，喘而不休，形體不仁，乍静乍亂，此爲命絶也。

醫門法律 清·喻昌

望色論

人之五官百骸，賅而存者，神居之耳。色者，神之旗也。神旺則色旺，神衰則色衰，神藏則色藏，神露則色露。帝王之色，龍文鳳彩。神仙之色，嶽翠山光。榮華之色，珠明玉潤。壽耇之色，柏古松蒼。乃至貧夭之色重濁晦滯，枯索垔黧，莫不顯呈於面。而病成於内者，其色之著見又當何如？《内經》舉面目爲望色之要。謂面黄目青，面黄目赤，面黄目白，面黄目黑者，皆不死；面青目赤，面赤目白，面青目黑，面黑目白，面赤目青，皆死。蓋以黄爲中土之色，病人面目顯黄色，而不受他色所侵，則吉。面目無黄色，而惟受他色所侵，則凶。雖目色之黄，濕深熱熾，要未可論於死生之際也。然五臟善惡之色見於面者，額頰鼻頤，各有分部。刺熱篇謂肝熱病者左頰先赤，心熱病者額先赤，脾熱病者鼻先赤，肺熱病者右頰先赤，腎熱病者頤先赤。病雖未發，見赤色者刺之，名曰治未病。是則五臟分部見於面者，在所加察，不獨熱病爲然也。然更有進焉，則目下之精明、鼻間之明堂是也。經謂精明五色者，氣之華也。是五臟之精華上見爲五色，變化於精明之間，某色爲善，某色爲惡，可先知也。謂容色見上下左右，各在其要。是明堂上下左右，可分别其色之逆從，並可分别男女色之逆從，故爲要也。察色之妙，無以加矣。仲景更出精微一法，其要則在中央鼻準，毋亦以鼻準在天爲鎮星，在地爲中嶽，木金水火四臟病氣，必歸併於中土耶？其謂鼻頭色青，腹中苦冷痛者死。此一語獨刊千古，後人每恨《卒病論》亡，莫繇仰遡淵源，不知此語正其大旨也。蓋厥陰肝木之青色，挾腎水之寒威，上徵於鼻，下徵於腹，是爲暴病，頃之亡陽而卒死耳。其謂鼻頭色微黑者有水氣，又互上句之意。見黑雖爲腎陰之色，微黑且無腹痛，但主水氣而非暴病也。謂色黄者胷上有寒，寒字《傷寒論》中多指爲痰，言胷有積痰也。謂色白者亡血，白者肺之色，肺主上焦，以行營衛，營不充則鼻色白，故知亡血也。謂設微赤非時者死，火之色歸於土，何遽主死？然非其時而有其氣，則火非生土之火，乃剋金之火，又主臟燥而死矣。次補察目一法，謂其目正圓者，痓不治。次補察面五法，謂色青爲痛，色黑爲勞，色赤爲風，色黄者便難，色鮮明者有留飲。又即色黄者胷上有寒之互辭。語語皆表章《内經》，補其未備，故可法可傳也。色之善者，青如翠羽，赤如鷄冠，黄如蟹腹，白如豕膏，黑如烏羽；色之惡者，青如草茲，赤如衃血，黄如枳實，黑如炲，白如枯骨。五臟有精華則色善，無精華則色惡，初非以青黑爲大忌也。未病先見惡色，病必惡。《靈樞》謂赤色出於兩顴，大如拇指，病雖小愈必卒死。黑色出於天庭，大如拇指，必不病而卒死。義與容色見明堂上下左右同，而此爲暴病耳。若夫久病之色，必有受病之應：肺熱病者，色白而毛敗應之；心熱病者，色赤而絡脈溢應之；肝熱病者，色蒼而爪枯應之；脾熱病者，色黄而肉蠕動應之；腎熱病者，色黑而齒槁應之。夫病應其色，庸工亦多見之，然冀嘘枯澤槁於無益之日，較之治未病者，不啻倍蓰無算矣。更有久見病色，其人原不病者，庸工且心炫而竊疑之，殊不知此絡脈之色不足畏也。蓋陰絡之色，隨其經而不變，色之變動無常者，皆陽絡之色也。寒多則凝泣，凝泣則青黑，熱多則淖澤，淖澤則黄赤。《内經》謂此皆無病，何反怪之耶？然而察色之法，亦有其傳。岐伯謂生於心，如以縞裹朱；生於肺，如以縞裹紅；生於肝，如以縞裹紺；生於脾，如以縞裹栝蔞實；生於腎，如以縞裹紫。縞，素帛也，加於朱紅紺黄紫之上，其内色耀映於外，若隱若見，面色由肌内而透於外，何以異此？所以察色之妙，全在察神。血以養氣，氣以養神，病則交病。失睡之人，神有飢色，喪亡之子，神有呆色，氣索自神失所養耳。小兒佈痘，壯火内動，兩目先現水晶光，不俟痘發，大劑壯水以制陽光，俾毒火一線而出，不致燎原，可免劫厄。古今罕及此者，因併誌之。

律一條

凡診病不知察色之要，如舟子不識風汛，動罹覆溺，鹵莽粗疎，醫之過也。

合色脈論

合色脈之法，聖神所首重，治病之權輿也。色者，目之所見，脈者手之所持，而合之於非目非手之間，總以靈心爲質。《内經》云：上古使僦貸季理色脈而通神明，合之金木水火土、四時、八風、六合，不離其常。是則色脈之要，可通神明，直以之下合五行休王，上副四時往來，六合之間，八風鼓坼，不離常候。咸可推其變化而前知，況人身病機乎？又云：色之變化以應四時之脈，此上帝之所貴以合於神明也。所以遠死而近生，是色之變化於精明之間者，合之四時之脈，辨其臧否，蚤已得其生死之徵兆，故能常遠於死而近於生也。常遠於死而近於生，寧不足貴乎？其謂善診者，察色按脈，先別陰陽，審清濁而知部分，視喘息聽音聲而知所苦，觀權衡規矩，按尺寸，觀浮沉滑濇而知病所生。是由色脈以參合於視息聽聲，相時而求病所生之高下中外矣。精矣微矣！要未可爲中人以下者道也，是以有取於上工、中工、下工三等。上工十全九，中工十全七，下工十全六。故云善調尺者，不待於寸；善調脈者，不待於色，有根本枝葉之分矣。然必能參合三者而兼行之，更爲本末皆得之上工也。合之維何？五臟之色在王時見者，春蒼、夏赤、長夏黄、秋白、冬黑。五臟所主外榮之常，白當肺當皮，赤當心當脈，黄當脾當肉，青當肝當筋，黑當腎當骨。五臟之脈，春弦、夏鉤、秋毛、冬石，强則爲太過，弱則爲不及。四時有胃曰平，胃少曰病，無胃曰死。有胃而反見所勝之脈，甚者今病，微者至其所勝之時而病。合其色脈而互推之，此非顯明易遵者乎？仲景亦出方便法門，謂寸口脈動者，因其王時而動，假令肝色青而反白，非其時色脈見皆當病。蓋兩手太陰經之脈，總稱寸口，因其王時而動者，肝王色青，其脈之動當微弦，設反見白色，反得毛脈，至其所不勝之時而死矣。惟本王之色脈青而且弦，爲得春令之正，此外不但白色毛脈爲鬼賊，即見赤黄黑之色，得鉤代石之脈，皆當主病，特有輕重之分耳。《内經》言法已詳，仲景復以金針度之，學者可不明哉？

律一條

凡治病不合色脈，參互考驗，得此失彼，得偏遺全，只名粗工。臨證模糊，未具手眼，醫之罪也。

申治病不察四易四難之律

凡治病參合於望色、切脈、審證三者，則難易若視諸掌。粗工難易不辨，甚且有易無難，醫之罪也。

凡治病察其形氣色澤，脈之盛衰，病之新故，及治之無後其時，形氣相得，謂之可治。色澤以浮，謂之易已。脈從四時，謂之可治。脈弱以滑，是有胃氣，命曰易治。蓋氣盛形盛，氣虛形虛，是相得也，故可治。色氣明潤，血氣相營，故易已。春弦、夏鉤、秋浮、冬石，順從四時，故可治。弱而且滑，胃氣適中，無過不及，故易治。

形氣相失，謂之難治。色夭不澤謂之難已。脈實以堅，謂之益甚。脈逆四時，謂不可治。必察四難而明告之。蓋形與氣兩不相得，色夭枯而不明，與脈實堅而無胃氣，逆四時而脈反常，此四者不治。其難爲，故必明告之。粗工之所易治，曾不加察也。

申治病不察新故之律

凡治病不察新病邪實，久病正虛，緩急先後失序，而實實虛虛，醫之罪也。

徵其脈小色不奪者，新病也。此蓋氣乏而神猶强也。徵其脈不奪其色奪者，此久病也。此神雖持而邪則凌正〔一〕也。

徵其脈與五色俱奪者，此久病也。此神與氣俱衰也。徵其脈與五色俱不奪者，新病也，此神與氣俱强也。新病可急治，久病宜緩調。

五臟已敗，其色必夭，夭必死矣。夫色者，神之旗。臟者，神之舍。神去則臟敗。臟敗則色見夭惡。

先哲格言

肥人濕多，瘦人火多。濕多肌理縱，外邪易入；火多肌理緻，外邪難侵。濕多中緩，少內傷；火多中燥，喜內傷。

註〔一〕正　原作「止」，據《醫門法律》卷一治病不察新久之律改。

景岳全書

明·張介賓

脈色辨陰陽

脈色者，血氣之影也。形正則影正，形斜則影斜。病生於内，則脈色必見於外。故凡察病者，須先明脈色。但脈色之道非數言可盡，欲得其要，則在乎陰陽虛實四者而已。四者無差，盡其善矣。第脈法之辨，以洪滑者爲實爲陽，微弱者爲虛爲陰，無待言也。然仲景曰：若脈浮大者，氣實血虛也。陶節庵曰：不論脈之浮沉大小，但指下無力，重按全無，便是陰證。《内經》以脈大四倍以上爲關格，皆屬真虛，此滑大之未必爲陽也。形色之辨，以紅黄者爲實熱，青黑者爲陰寒，而仲景云：面赤帶陽者爲陰不足，此紅赤之未必爲實也。總之，求脈之道，當以有力無力辨陰陽，有神無神察虛實。和緩者乃元氣之來，强峻者乃邪氣之至。病值危險之際，但以此察元氣之盛衰，邪正之進退，則死生關係全在乎此。此理極微，譚非容易。姑道其要。以見凡欲診病者，既得病因，又必須察脈色，辨聲音參合求之，則虛實陰陽方有真據。否則得此失彼，以非爲是，醫家之病，莫此爲甚，不可忽也！

神氣存亡論

診病以形言之：則目光精彩，言語清亮，神思不亂，肌肉不削，氣息和平，大小便如常。若此者，雖其脈有可疑，尚無足慮，以其形之神在也。若眉暗睛迷，形羸色敗，喘急異常，泄瀉不止；或通身大肉已脱；或兩手尋衣摸牀；或無邪而言語失倫；或無病而虛空見鬼；或病脹滿而補瀉皆不可施；或病寒熱而温涼皆不可用；或忽然暴病，即沉迷煩躁，昏不知人；或一時卒倒，即眼閉口開，手撒遺尿。若此者，雖其脈無凶候，必死無疑，以其形之神去也。

先天後天論

人生於地，懸命於天，此人之制命於天也。栽者培之，傾者覆之。此天之制命於人也。天本無二，而以此觀之，則有天之天者，謂生我之天生於無而由乎天也。有人之天者，謂成我之天成於有而由乎我也。生者在前，成者在後，而先天後天之義於斯見矣。故以人之稟賦言，則先天强厚者多壽，先天薄弱者多夭，後天培養者，壽者更壽；後天斲削者，夭者更夭。若夫骨骼者，先天也；肌肉者，後天也。精神者，先天也；容貌者，後天也。顔色之有辨也，蒼者壽，而嫩者夭。嫩中有蒼者吉，蒼中有嫩者凶。聲音之有辨也，充者壽，而怯者夭。雖細而長者凶，雖洪而促者凶。形體之辨也，堅者壽，而脆者夭。身雖羸瘦而動作能耐者吉，體雖强盛而精神易困者凶。動静有辨也，静者壽，而躁者夭。性雖若急而急中有和者吉，陽雖若厚而厚中蘊薄者凶。至若少長之辨，初雖綿弱而漸長漸堅者，晚成之徵也。氣質之辨，少年華麗而易盈易滿者，早凋之兆也。是以兩天俱得其全者，耆艾無疑也。先後俱失其守者，夭促弗卜也。若以人之作用言，則先天之强者不可恃，恃則并失其强矣；後天之弱者當知慎，慎則人能勝天矣。所謂慎者，慎情志可以保心神，慎寒暑可以保肺氣，慎酒色可以保肝腎，慎勞倦飲食可以保脾胃。惟樂可以養生，欲樂者，莫如爲善；惟福可以保生，祈福者，切勿欺天。但使表裏無虧，則邪疾何由而犯？而兩天之權不在我乎？故《廣成子》曰：毋勞爾形，毋摇爾精，乃可以長生。至矣哉！兩言盡之矣。勿以此爲易而忽之！

身經通考 清·李潆

望　色

經曰：望而知之謂之神。故望色者，治人第一義也。《靈樞經》曰：以五色命臟，青爲肝，赤爲心，白爲肺，黄爲脾，黑爲腎。《内經》云：五臟之氣，色見青如草茲者死，黄如枳實者死，黑如炲者死，赤如衃血者死，白如枯骨者死，此五色之見死也。青如翠羽者生，赤如鷄冠者生，黄如蟹腹者生，白如豕膏者生，黑如烏羽者生，此五色之見生也。生於心，如以縞裹朱；生於肺，如以縞裹紅；生於肝，如以縞裹紺；生於脾，如以縞裹枯蔞實；生於腎如以縞裹紫，此五臟所生之外榮也。《内經》以一色之中而分平、病、死三等，至《靈樞》又分明臟腑部分及浮沉淺深、夭澤散摶等法，蓋以其道之不容忽也。予略陳其要：夫五色有光，明亮是也；五色有體，潤澤是也。光者無形，爲陽，陽主氣；體者有象，爲陰，陰主血。氣血俱亡，其色沉晦枯槁，經所謂草茲、枳實、炲、衃血、枯骨五者是也。氣血尚存，其色光明潤澤，經所謂翠羽、鷄冠、蟹腹、豕膏、烏羽五者是也。此五色雖爲可生，終爲一臟之色獨亢，亢則害，病也，非平也。蓋平人五臟既和，其一臟之色必待其王而始榮於外。其榮於外也，稟胃氣而出於皮毛之間，胃氣色黄，皮毛色白，故云如縞裹。如縞裹者朦朧光澤，雖有形影，猶未燦然，内因氣血無乖，陰陽不爭，五臟無偏勝故也。苟或不然，五臟衰敗，其見色也，昔之朦朧者一變而爲獨亢，昔之光明者一變而爲沉濁，昔之潤澤者一變而爲枯槁，甚至沉濁枯槁合而爲夭，是光體俱無，陰陽氣血俱絶，不死又何待哉！

石室秘籙

清·陳士鐸

論氣色

看病必須察色，察色必須觀面，而各有部位，不可不知。面上之兩眉心候肺也，如色紅則火，色青則風，色黄則濕，色黑則痛，色白則寒也。兩眼之中爲明堂，乃心之部位。明堂之下，在鼻之中，乃肝之部位。肝位之兩旁以候膽也。鼻之尖上以候脾，鼻尖兩旁以候胃，兩顴之上以候腎，腎位之上以候大腸。肝膽位下鼻之兩旁以候小腸。肺位之上爲額以候咽喉。額之上以候頭面，心位之旁以候膻中。鼻之下人中爲承漿以候膀胱，三焦無部位，上焦寄於肺，中焦寄於肝，下焦寄於膀胱，其餘各部位俱照《靈樞》無差錯也。五色之見，各出於本部，可照五色以斷病，一如肺經法斷之，無不神驗。但其中有生有剋：如青者而有黃色，則木剋土矣；紅者而有黑色，則水剋火矣。黄者而有紅色，則火生土矣；黑者而有白色，則金生水矣。剋者死，生者生也。治之法，剋者救其生，生者制其剋。否則病不能即瘥。然其中有從內出外，有從外入內。從內出外者，病欲解而不欲藏；從外入內者，病欲深而不欲散。欲解者病輕，欲深者病重也。治之法，解者助其正，深者逐其邪，否則病不能遽衰。但內外何以別之？色之沉而濁者爲內，色之浮而澤者爲外也。五色既見於部位，必細察其浮沉，以知其病之淺深焉；細審其枯潤，以觀其病之死生焉；細辨其聚散以知其病之遠近焉；細觀其上下，以知其病之臟腑焉。其間之更妙者，在察五色之有神無神而已。色暗而神存，雖重病亦生；色明而神奪，雖無病亦死。然有神無神，從何辨之？辨之於色之黃、明。倘色黃而有光彩，隱於皮毛之內，雖五色之分見，又何患乎？此觀神之法，又不可不知之也！

古今圖書集成醫部全録卷九十二

外診法 聞

黄帝素問

脈要精微論

中盛臟滿，氣盛傷恐者，聲如從室中言，是中氣之濕也。

註　腎爲水臟，受五臟之精而藏之。如腎不受藏，則中盛臟滿矣。恐爲腎志，如腎不藏而反勝於中，則傷動其腎志矣。氣盛傷恐，則精亦外溢，故曰此中氣之濕也。聲如從室中言者，音不響亮，而聲不外出也。

言而微，終日乃復言者，此奪氣也。

註　微者，聲氣衰微也。終日復言者，氣不接續也。《傷寒論》曰：實則譫語，虚則鄭聲。鄭聲者，重語也。

衣被不斂，言語善惡，不避親疏者，此神明之亂也。

註　神明者，五臟之神氣也。語言善惡不避親疏者，神亂而譫語也。

寶命全形論

夫鹽之味鹹者，其氣令器津泄。弦絶者，其音嘶敗；木敷者，其葉發[一]；病深者，其聲噦。人有此三者，是謂壞腑，毒藥無治，短針無取。此皆絶皮傷肉，血氣爭黑。

註　鹽之味鹹者，性本潤下，如置之器中，其氣上升令津泄澤於器之上。如絃欲絶者，其音必先嘶敗。如木氣敷散，其葉蚤發生。

註〔一〕木敷者，其葉發　新校正引《太素》作木陳者其葉落。并謂：木敷葉發，殊不與帝問相協。

凡此三者，以比噦之腑壞，而後發於音聲。夫噦之有三因：如因肺氣逆而欲復出於胃者，橘皮竹茹湯主之，此噦之逆證也；如噦而腹滿，當視其前後，知何部不利，利之而愈者，此噦之實證也；如有此三者之比而其聲噦者，噦之敗證也。此因病深而胃腑已壞，雖毒藥無可治其內，短針無可取其外，皆皮毛焦絶，肌肉損傷，而氣血爭爲腐敗矣。黑者，腐色。

通評虛實論

所謂氣虛者，言無常也。

註 氣者，陽明所生之榮衛宗氣也。陽氣者，陽明之所生也。言無常者，宗氣虛而語言無接續也。蓋陽明之氣虛於上，則言語無常。

扁鵲難經

聲合五音以別病

六十一難曰：聞而知之者，聞其五音以別其病。

註 五臟有聲，而聲有音。肝聲呼，音應角，調而直。音聲相應則無病，角亂則病在肝。心聲笑，音應徵，和而長。音聲相應則無病，徵亂則病在心。脾聲歌，音應宮，大而和。音聲相應則無病，宮亂則病在脾。肺聲哭，音應商，輕而勁。音聲相應則無病，商亂則病在肺。腎聲呻，音應羽，沉而深。音聲相應則無病，羽亂則病在腎。袁氏曰：聞五臟五聲以應五音之清濁，或互相勝負，或其音嘶嗄之類，別其病也。

金匱要略

漢·張機

語聲呼吸

師曰：病人語聲寂寂然喜驚呼者，骨節間病。語聲喑喑然不徹者，心膈間病。語聲啾啾然細而長者，頭中病。一作痛。

師曰：吸而微數，其病在中焦，實也，當下之即愈；虚者不治。在上焦者，其吸促；在下焦者，其吸遠。此皆難治。呼吸動摇振振者，不治。

中藏經　漢·華佗

聞聲決死法

妄語錯亂及不能語者死，熱病即死。

五臟内外絶，神氣不守，其聲嘶者死。

陰陽俱閉，失音者死。

東垣十書　元·李杲

辨氣少氣盛

外傷風寒者，故其氣壅盛而有餘；内傷飲食勞役者，其口鼻皆氣短促，不足以息。何以分之？蓋外感風寒者，心肺元氣初無減損，又添邪氣助之，使鼻氣壅塞不利，面赤不通，其鼻中氣不能出，併從口出。但發一言，必前輕而後重。其言高，其聲壯厲而有力。是傷寒，則鼻乾無涕，面壅色赤，其言前輕後重，其聲壯厲而有力者，乃有餘之驗也。傷風則決然鼻流清涕，其聲嗄，其言響，如從甕中出，亦前輕而後重，高揭而有力，皆氣盛有餘之驗也。内傷飲食勞役者，心肺之氣先損，為熱所傷。熱既傷氣，四肢無力以動，故口鼻中皆短氣，少氣，上喘，懶語。人有所問，十不欲對其一，縱勉强答之，其氣亦怯，其聲亦低，是其氣短少不足之驗也。明白如此，雖婦人女子亦能辨之。豈有醫者反不能辨之乎？

醫學準繩六要

明・張三錫

聲 診

《難經》曰：聞其五音以知其病。以五臟有五聲以合於五音，謂肝呼應角，心笑應徵，脾歌應宮，肺哭應商，腎呻應羽是也。然此義深奥，非尋常所可彷彿者，今將古今經驗簡易諸法銓著於左，名曰聲診。

脈之呻者，痛也。謂診時呻吟也。言遲者風也，即今風疾蹇澁也。聲如從室中言，此中氣之濕也。言而微，終日乃復言者，此奪氣也，謂氣弱不相接，言未已，停止半晌復言也。衣被不斂，言語詈罵，不避親疎者，此神明之亂，即風狂也。出言懶怯，先輕後重，内傷元氣不足也。出言壯厲，先重後輕，是外感邪盛也。攢眉呻吟，苦頭痛也。叫喊以手撫心下，中脘痛也。呻吟不能轉身，腰痛也。摇頭以手捫腮，唇齒痛也。呻吟不能行起，腰脚痛也。行遲者，腰脚痛也。診時吁氣，屬欝結也。摇頭言者，裏痛也。暴啞，風痰伏火或暴怒叫喊所致也。坐而氣促，痰火哮喘也。言語蹇澁，風痰也。中年人聲濁，痰火也。診時獨言獨語，言談不知首尾，思慮傷神也。傷寒壞證聲啞爲狐惑，上脣有瘡，蟲食其臟；下脣有瘡，蟲食其肛也。氣促喘息不足以息者，虚甚也。平人無寒熱，短氣不足以息者，爲實，即痰火也。

聽聲知吉凶

聲嘶色敗，久病不治。久病氣促者危。形羸聲啞，勞瘵不治，以咽中有肺花瘡也。

雖病而聲音響如故者，吉。

醫學入門　明・李梴

聽聲審音別病

第二聽聲清與濁，鑒他真語及狂言。聲濁即如痰壅滯，聲清寒内是其源。言語真誠非實熱，狂言號叫熱深堅。稱神説鬼踰牆屋，胷膈停痰證號顛。更有病困循日久，音聲遽失命歸泉。

五音以應五臟，金聲響，土聲濁，木聲長，水聲清，火聲燥。如聲清，肺氣調暢。聲如從室中言，中濕也。言而微，終日乃復言，奪氣也。先輕後重，高厲有力，爲外感。先重後輕，沉困無力，爲内傷。

醫門法律　清・喻昌

聞聲論

聲者，氣之從喉舌而宣於口者也。新病之人聲不變，小病之人聲不變，惟久病苛病，其聲乃變。迨聲變其病顯，機呈而莫逃，所可聞而知之者矣。經云：聞而知之者，謂之神。果何修而若是？古人聞隔垣之呻吟叫哀，未見其形，先得其情。若精心體驗，積久誠通，如瞽者之耳偏聰，豈非不分其心於目耶？然必問津於《内經》、《金匱》以求心生變化，乃始稱爲神耳。《内經》本宫商角徵羽五音，呼笑歌哭呻五聲，以參求五臟表裏虚實之病，五氣之邪。其謂肝木在音爲角，在聲爲呼，在變動爲握。心火在音爲徵，在聲爲笑，在變動爲憂。脾土在音爲宫，在聲爲歌，在變動爲噦。肺金在音爲商，在聲爲哭，在變動爲欬。腎水在音爲羽，在聲爲呻，在變動爲慄。變動者，遷改其常志也。以一聲之微，分别五臟并及五臟變動，以求病之善惡，法非不詳，然人之所以主持一身者，尤在於氣與神焉。經謂中盛臟滿，氣勝傷恐者，聲如從室中言，是中氣之濕也。謂言而微，終日乃復言者，此奪氣也。謂言語善惡，不避親疎者，此神明之亂也。是聽聲中并可得其神氣之變動，義更精矣。《金匱》復以病聲內合病情，謂病人語聲寂寂然喜驚呼者，骨節間病；語聲喑喑然不徹者，心膈間病；語聲啾啾然細而長者，頭中病。只此三語，而下中上三焦受病，莫不各有變動可徵。妙義天開，直可隔垣洞晰。語聲寂寂然者，不欲語而欲嘿也。静嘿統屬三陰，此則顓係厥陰所主。何以知之？厥陰在志爲驚，在聲爲呼，病本緘默而有時驚呼，故知之耳。惟在厥陰，病必深入下焦，骨屬筋節間也。喑喑然聲出不徹者，聲出不揚也。胷中大氣不轉，出入升降之機艱而且遲，是可知其病在中焦胷膈間也。啾啾然細而長者，謂其聲自下焦陰分而上，緣足太陽主氣，與足少陰爲表裏，所以腎邪不劑頸而還，得從太陽部分達於巔頂。腎之聲本爲呻，今腎氣從太陽經脈直攻於上，則腎之呻，並從太陽變動，而啾唧細長爲頭中病也。得仲景此段更張其説，而聽聲察病愈推愈廣，所以書不盡言，學者當自求無盡之藏矣。

律二條

凡聞聲，不能分呼笑歌哭呻，以求五臟善惡，五邪所干，及神氣所主之病者，醫之過也。

凡聞聲不别雌雄長短，出於三焦何部者，醫之過也。

辨息論

息出於鼻，其氣布於膻中。膻中宗氣，主上焦息道，恒與肺胃關通。或清而徐，或短而促，咸足以占宗氣之盛衰。所以經云乳之下其動應衣，宗氣泄也。人顧可奔迫無度，令宗氣盛喘數急，有餘反成不足耶？此指呼出爲息之一端也。其謂起居如故而息有音，此肺之絡脈逆也；不得臥而息有音者，是陽明之逆也。益見布息之氣關通肺胃，又指呼出爲息之一端也。呼出心肺主之，吸入腎肝主之，呼吸之中，脾胃主之。故惟脾胃所主中焦爲呼吸之總持。設氣積賁門不散，兩阻其出入，則危急存亡非常之候。善養生者，俾賁門之氣傳入幽門，幽門之氣傳二陰之竅而出，乃不爲害。其上焦下焦，各分呼出吸入，未可以息之一字統言其病矣。此義惟仲景知之，謂息摇肩者心中堅，息引胷中上氣者欬，息張口短氣者肺痿唾沫，分其息顓主乎呼，而不與吸並言，似乎創説；不知仲景以述爲作，無不本之《内經》。昌之所擬呼出爲息二端，不足盡之。蓋心火乘肺，呼氣奔促，勢有必至，呼出爲心肺之陽，自不得以肝腎之陰混之耳。息摇肩者，肩隨息動，惟火故動也。息引胷中上氣欬者，肺經收降之令不行，上逆而欬，惟火故欬也。張口短氣，肺痿唾沫又金受火刑不治之證，均以出氣之粗名爲息耳。然則曷不徑以呼名之耶？曰：呼中有吸，吸中有呼，剖而中分，聖賢所不出也。但以息之出者主呼之病，而息之入者主吸之病，不待言矣。經謂乳子中風熱，喘鳴肩息。以及息有音者，不一而足，惟其不與吸並言，而吸之病轉易辨識。然尚恐後人未悉，復補其義云：吸而微數，其病在中焦，實也，當下之即愈；虚者不治。在上焦者，其吸促；在下焦者，其吸遲。此皆難治。呼吸動摇振振者不治。見吸微且數，吸氣之往返於中焦者速，此必實者，下之，通其中焦之壅而即愈。若虚則肝腎之本不固，其氣輕浮，脱之於陽，不可治矣。昌前所指賁門幽門不下通，爲危急存亡非常之候者此也。在上焦者其吸促，以心肺之道近，其真陰之虚者，則從陽火而升不入於下，故吸促。是上焦未嘗不可候其吸也。下焦者其吸遲，肝腎之道遠，其元陽之衰者，則困於陰邪，所伏卒難升上，故吸遲。此真陰元陽受病，故皆難治。若呼吸往來，振振動摇，則營衛往返之氣已索，所存呼吸一線耳，尚可爲哉？學者先分息之出入以求病情，既得其情，合之愈不爽。但統論呼吸，其何以分上中下三焦所主乎？噫，微矣！

律一條

凡辨息不分呼出吸入以求病情，毫釐千里，醫之過也。

身經通考 清·李潆

聞聲

經曰：聞而知之謂之聖。如辨音者，聽其聲即可以知其物，雖非元遠，誠非淺易？予姑以經書中要者言之。經曰：肝在音爲角，在聲爲呼；心在音爲徵，在聲爲笑；脾在音爲宮，在聲爲歌；肺在音爲商，在聲爲哭；腎在音爲羽，在聲爲呻。口出無倫，譫語也，此爲有虚有實。無稽怒叫，狂言也，此爲實證。出言壯厲，先輕後重者，外感也。語言懶怯，先重後輕者，内傷也；語不接續，鄭聲也；無人始言，獨語也。此三證屬虚。鼻塞聲重，傷風也。聲啞脣瘡，狐惑也。卒口噤，背反張，痓證也。鼻鼾語塞，風温也。錯語呢喃，出言不正，熱證也。心下汩汩有聲，先渴後嘔，停水也。喉中漉漉有聲，痰也。腸若雷鳴，氣不和，濕也。小兒驚風，口不能言，心熱也。無還聲爲鴉聲，死證也。雜病發喘，癆瘵聲啞，危病也。已上種種，若能細察，實能活人。至於聞其五音，以知其所苦，是神聖之道，存乎司命者之方寸耳。

外診法 問

黄帝素問

移精變氣論

帝曰：余聞其要於夫子矣，夫子言不離色脈，此余之所知也。岐伯曰：治之極於一。帝曰：何謂一？岐伯曰：一者因得之。帝曰：奈何？岐伯曰：閉户塞牖，繫之病者，數問其情，以從其意。得神者昌，失神者亡。

帝曰。善！

註　一者，神也。得其神則色脈精氣皆得矣。因得者，因其情意而得之也。閉户塞牖，無外其志也。神舍於心，心性之動處，是謂情志。意者，所以御精神，收魂魄，適寒温，和喜怒，故無外其志，數問其情，以從其意，則得其神之存亡。失神者死，得神者生。

三部九候論

必審問其所始病，與今之所方病，而後各切循其脈，視其經絡浮沉，以上下逆從循之。

註　始病者，病久而深；方病者，新受之邪，病之淺也。各切循其脈者，切其病之在陰在陽、在臟在腑也。夫病久者其脈沉而逆，方病者其脈從而浮，故當視其經絡浮沉，以上下之逆從循之。

臟氣法時論

肝病者平旦慧，下晡甚，夜半静。

註　平旦乃木氣生旺之時，故爽慧。下晡乃金旺之時，故病甚。夜半得母之生氣，故安静。

心病者日中慧，夜半甚，平旦静。

註　《靈樞經》曰：春生、夏長、秋收、冬藏，是氣之常也，人亦應之。以一日分爲四時，朝則爲春，日中爲夏，日入爲秋，夜半爲冬，故自得其位而慧，至其所不勝而甚，至其所生而静也。

脾病者日昳慧，日出甚，下晡静。

註　昳，日昃也。應長夏之時，故慧。日出乃木旺之時，故甚。下晡乃申酉之分，應秋金之令，故静。

肺病者下晡慧，日中甚，夜半静。

註　一日一夜五分之，而各有生剋間甚之時。

腎病者夜半慧，四季甚，下晡静。

註　四季，辰戌丑未時也。腎病者水旺則慧，土旺則甚，金旺則静。

血氣形志篇

形樂志苦，病生於脈，治之以灸刺。

註　此貴人也。乃更貴更賤，以知死生，以决成敗。

形樂志樂，病生於肉，治之以針石。

註　形樂志樂，則過於安逸，由是則神機不轉，氣血羈留，故病生於肉，宜治以針石，引而通之。

形苦志樂，病生於筋，治之以熨引。

註　勞苦其形，則傷其筋，志逸而樂，則血脈未嘗受病，故治之以熨烙導引，使血脈榮養於筋，則就安矣。

形苦志苦，病生咽嗌，治之以甘藥。

註　百憂感其心，萬事勞其形，則陰陽氣血皆傷矣。夫嗌主天氣，咽主地氣。天者陽氣，地者陰氣，此陰陽氣血皆傷，故病生咽嗌，宜甘藥以調其脾胃。

形數驚恐，經絡不通，病生於不仁，治之以按摩醪藥。

註　驚則氣亂，恐則氣下。蓋血隨氣行，氣數亂逆，則經絡不通，榮衛不行，是以病生於不仁，宜按摩醪藥，以行其榮衛血氣焉。

疏五過論

帝曰：凡未診病者，必問嘗貴後賤，雖不中邪，病從内生，名曰脱營。嘗富後貧，名曰失精。五氣留連，病有所并，醫工診之，不在臟腑，不變軀形，診之而疑，不知病名。身體日減，氣虚無精，病深無氣，灑灑然時驚。病深者，以其外耗於衛，内奪於榮。良工所失，不知病情。此亦治之一過也。

註　嘗貴後賤，嘗富後貧，則傷其志意，故雖不中邪，病從内生。夫脾藏營，營舍意，腎藏精，精舍志，是以志意失而精營脱也。

五氣留連，謂五臟之神氣留鬱於内，而不得疎達。并者，謂病并於五臟也。五臟之氣，外合於皮毛筋骨，是以身體日減。氣虚無精，病深無氣，言氣生於精，精生於氣，精氣之并傷也。灑灑，消索貌。蓋以爲久常之富貴不意失之，故時驚也。此病不在臟腑，不在軀形，精氣日虚，營衛日耗，即有良工，不知因名。此治之一過也。

凡欲診病者，必問飲食居處。暴樂暴苦，始樂後苦，皆傷精氣。精氣竭絶，形體毁沮。暴怒傷陰，暴喜傷陽。厥氣上行，滿脈去形。愚醫治之，不知補瀉，不知病情，精華日脱，邪氣乃并。此治之二過也。

註　味歸形，氣歸精。味傷形，氣傷精。熱傷氣，寒傷形。樂者必過於温飽，苦者必失于飢寒，是以飲食失節，寒温失宜，皆傷精氣。精氣竭絶，則形體毁沮矣。喜怒不中，則陰陽不和，而厥氣上行，脈滿去形。蓋身半以上爲陽，身半以下爲陰。肌腠氣分爲陽，經脈血分爲陰。陰陽和平，則營衛血氣上下循環，外内出入。如暴喜傷陽，則氣并於陽而爲厥逆。暴怒傷陰，則血并於陰而爲脈滿。蓋肌形之血氣并於脈中，故謂脈滿去形也。盛者瀉之，不足者補之。愚醫治之，不知補瀉，不知病情，致使精華日脱，陰陽寒熱之邪氣相并。此治之二過也。

診有三常，必問貴賤。封君敗傷，及欲侯王。故貴脱勢，雖不中邪，精神内傷，身必敗亡。始富後貧，雖不傷邪，皮焦筋屈，痿躄爲攣。醫不能嚴，不能動神，外爲柔弱，亂至失常。病不能移，則醫事不行。此治之四過也。

註　封君敗傷，故貴脱勢，欲侯王不可得，此憂患緣於内，是以精神内傷。《靈樞經》曰：憂恐、忿怒、傷氣，是三者皆不能守而失其常矣。始富後貧，則傷其志意。志意者，所以馭精神，收魂魄，適寒温，和喜怒者也。是故榮衛調，志意和，則筋骨健强，腠理緻密。故傷其志意，則精神不能内守，外爲筋骨攣躄之病，榮衛不調，腠理不密，故外爲柔弱，而三者亦失其常矣。嚴、窮究也。動神，謂運動其神。移者，移精變氣也。

凡診者，必知終始，有知餘緒。切脈問名，當合男女。

註　終始者，經脈爲紀，凡診者必知之。餘緒，謂更知灸刺補瀉之緒端。當合男女，謂針刺之要，男内女外，堅拒勿出，謹守勿納，是謂得氣。

離絶菀結，憂恐喜怒，五臟空虚，血氣離守。工不能知，何術之語！

註 左爲人迎而主血，右爲氣口而主氣。離絶者，陰陽血氣，各有左右之分別也。是以血氣皆病，則氣鬱於右而血結於左。蓋以憂恐傷右部之肺腎，喜怒傷左部之心肝，以致五臟空虚，血氣各離其所本位。工不知人迎氣口有陰陽氣血之分，又何術之語哉？

嘗富大傷，斬筋絶脈。身體復行，令澤不息。故傷敗結，留薄歸陽，膿積寒炅。粗工治之，亟刺陰陽。身體解散，四肢轉筋。死日有期，醫不能明，不問所發，唯言死日，亦爲粗工。此治之五過也。凡此五者，皆受術不通，人事不明也。

註 如嘗富而一旦喪其貲，則大傷其神魂。是以心主之脈，肝主之筋，有若斬絶，此傷左之血脈也。然右關之脾臟未傷，故身體尚復能行；肺腎所主之精氣未傷，而尚生長之不息也。然病雖先起於陰，久則將及於陽，故傷敗心肝之血而結於左，則留薄於氣分而復歸於陽，左右血氣皆傷，而膿積寒炅也。此因傷陰而留薄歸陽，是以膿積於陰陽寒熱之間。夫陰陽血氣俱傷，補陽則陰竭，瀉陰則陽脱，如是者止可飲以甘藥，而不宜灸刺。粗工不知，亟刺陰陽，以致身體解散，則脾氣傷矣；四肢轉筋，則胃氣絶矣。夫脾胃者，五臟之生原。生氣已絶，喪無日矣。即有良醫，不明陰陽相乘之道，不問受病所發之因，止知陰陽壞而與之死期，此亦爲粗工。蓋不能審其因而施救治之法也。凡此五者，皆發於五中而不因於外感也。當知天地陰陽之氣，日用事物之常，莫不各有當然之理，順之則志意和調，逆之則苛疾暴起。此皆受術不通，人事不明，致有五者之責。

故曰：聖人之治病也，必知天地陰陽，四時經紀，五臟六腑，雌雄表裏。刺灸砭石，毒藥所主。從容人事，以明經道。貴賤貧富，各異品理。問年少長，勇怯之理。審于分部，知病本始。八正九候，診必副矣。

註 此總結診脈之道，當外合天地陰陽、四時經紀，内通五臟六腑、雌雄表裏。或宜於灸刺砭石，或當用藥食所主，從容人事，以明經道，審貴賤貧富之情，察少長勇怯之理，脈有分部，病有原始，候四時八正之氣，明三部九候之理，診道始備，而必副矣。

甲乙經 晉・皇甫謐

問情志以察病

所問病者，問所思何也？所懼何也？所欲何也？所疑何也？問之要，察陰陽之虚實，辨臟腑之寒熱。疾病

所生，不離陰陽臟腑、寒熱虚實，辨之分明，治無誤矣

扁鵲難經

問五味以知病之起在

六十一難曰：問而知之者，問其所欲五味，以知其病所起所在也。

註《靈樞》六十三篇曰：五味入口，各有所走，各有所病。酸走筋，多食之令人癃。鹹走血，多食之令人渴。辛走氣，多食之令人洞心。辛與氣俱行，故辛入心而與汗俱出。苦走骨，多食之令人變嘔。甘走肉，多食之令人悗心。推此則知問其所欲五味，以知其病之所起所在也。

袁氏曰：問其所欲五味中，偏嗜偏多食之物，則知臟氣有偏盛偏絶之候也。

傷寒論　漢·張機

問動氣以禁汗下

動氣在右，不可發汗。發汗則衂而渴，心苦煩，飲即吐水。

動氣在左，不可發汗。發汗則頭眩汗不止，筋惕肉瞤。

動氣在上，不可發汗。發汗則氣上衝，正在心端。

動氣在下，不可發汗。發汗則無汗，心中大煩，骨節苦疼，目運惡寒，食則反吐，穀不得前。

咽中閉塞，不可發汗。發汗則吐血，氣欲絶，手足厥冷，欲得踡臥，不得自還。

動氣在右，不可下。下之則津液内竭，咽燥鼻乾，頭眩心悸也。

動氣在左，不可下。下之則腹內拘急，食不下，動氣更劇，雖有身熱，臥則欲踡。

動氣在上，不可下。下之則掌握熱煩，身上浮冷，熱汗自泄，欲得水自灌。

動氣在下，不可下。下之則腹脹滿，卒起頭眩，食則下清穀，心下痞也。

咽中閉塞者，不可下。下之則上輕下重，水漿不下，臥則欲踡，身急痛，下利日數十行。

東垣十書 元・李杲

治病問所便

《黄帝針經》云：中熱消癉則便寒，寒中之屬則便熱。胃中熱則消穀，令人懸心善飢。臍以上皮熱，腸中熱則出黄如糜。臍以下皮寒，胃中寒則腹脹。腸中寒，則腸鳴飧泄。蓋腸中寒，則食已窘迫，腸鳴切痛，大便色白。腸中寒胃中熱，則疾飢小腹痛脹。腸中熱，胃中熱，則脹而且泄。非獨腸中熱則泄，胃中寒傳化失常亦泄。胃欲熱飲，腸欲寒飲。雖好惡不同，春夏先治標，秋冬先治本。衣服寒無悽愴，暑無出汗。熱無灼灼，寒無凄凄。寒温中適，故氣將持，乃不致邪僻也。此規矩法度，乃常道也，正理也，揆度也。當臨事制宜，以反常合變也。

辨寒熱

外傷寒邪之證，與飲食失節勞役形質之病，及内傷飲食，俱有寒熱，舉世盡將内傷飲食失節，勞役不足之病，作外傷寒邪表實有餘之證，反瀉其表，枉死者豈勝言哉？皆由不别其寒熱耳。今細爲分解之：外傷寒邪，發熱惡寒，寒熱併作，其熱也翕翕然發熱，又爲之拂拂發熱，發於皮毛之上，如羽毛之拂，明其熱在表也，是寒邪犯高之高者也。皮膚毛腠者，陽之分也，是衛之元氣所滋養之分也。以寒邪乘之，鬱遏陽分，陽不得伸，故發熱也。其面赤，鼻氣壅塞不通，心中煩悶，稍以袒裸露其皮膚，已不能禁其寒矣。其表上虛熱，止此而已。其惡寒也，雖重衣下幕，逼近烈火，終不禦其寒，一時一日，增加愈甚，必待傳入裏作下證乃罷，其寒熱齊作，無有間斷也。其内傷飲食不節，或勞役所傷，亦有頭痛、項强、腰痛，與太陽表證微有相似，餘皆不同，論中辨之矣。内傷不足之病，表上無陽，不能禁風寒也，此則常常有之。其躁熱發于腎間者間而有之，與外中寒邪略不相似其惡風寒也。蓋脾胃不足，榮氣下流而乘腎肝，此痿厥氣逆之漸也。若胃氣平常，飲食入胃，其榮氣上行以輸於心肺，以滋養上焦之皮膚腠理之元氣也。既下流，其心肺無所稟受，皮膚間無陽，失其榮衛之外護，故陽分皮毛之間虛弱，但見風見寒，或居陰寒處無日陽處，便惡之也。此常常有之，無間斷者也。但避風寒及温煖處，或添衣蓋温，養其皮膚，所惡風寒，便不見矣。是熱也，非表傷寒邪，皮毛間發熱也，乃腎間受脾胃下流之濕氣，閉塞其下，致陰火上衝，作蒸蒸而躁熱，上徹頭頂，旁徹皮毛，渾身躁熱作，須待袒衣露居，近寒涼處即已。或熱極而汗出，而亦解。彼外傷，惡寒發熱，豈有汗出者乎？若得汗，則病愈矣。以此辨之，豈不如黑白之易見乎？當内虛而傷之者，躁熱也。或因口吸風寒之氣，鬱其陰火，使咽膈不通，其吸入之氣欲入，爲膈上衝脈之火所拒，使陰氣不得入，其胷中之氣，爲外風寒所遏而不得伸，令人口開目瞪，極則聲發於外，氣不能上下，塞於咽中而氣欲絶。又或因噦、因嘔，因吐而躁熱發，必有所因，方有此證。其表虛惡風寒之證復見矣。表虛之弱爲陰火所乘，躁發須臾而過，其表虛無陽不任風寒復見矣。是表虛無陽，常常有之，其躁熱則間而有之，此二者不齊，躁作寒已，寒作躁已，非如外傷之寒熱齊作，無有間斷也。百病俱有身熱，又謂之肌熱，又謂之皮膚間熱，以手捫之方知者是也，乃肌體有形之熱也，亦須皆待陰陽既和，汗出則愈矣。慎不可於此上辨之！以其虛實内外病皆有之，故難辨耳。只依此説，病人自覺發熱惡寒之熱及躁作之熱上辨之，爲準則矣。

辨外感八風之邪飲食勞役所傷

辨外感八風之邪或有飲食勞倦所傷之重者，三二日間，特與外傷者相似，其餘證有特異名者。若不將兩證重別分解，猶恐將內傷不足之證，悞作有餘外感風邪。雖辭理有重複處，但欲病者易辨，醫者易治耳。

外感八風之邪，乃有餘證也；內傷飲食不節、勞役所傷，皆不足之病也。其內傷亦惡風自汗，若在温煖無風處，則不惡矣。與外傷鼻流清涕、頭痛自汗頗相似，細分之特異耳。外感風邪，其惡風自汗、頭痛、鼻流清涕，常常有之，一日一時增加愈甚，直至傳入裏作下證乃罷；其語聲重濁、高厲有力，鼻息壅塞而不通，能食腹中和，口知味，大小便如常，筋骨疼痛不能動摇，便著牀枕非扶不起。其內傷與飲食不節、勞役所傷，然亦惡風，居露地中、遇大漫風起，却不惡也；惟門窻隙中，些小賊風來，必大惡也。與傷風、傷寒俱不同矣。況鼻流清涕、頭痛自汗間而有之。鼻中氣短，少氣不足以息，語則氣短而怯弱，妨食、或食不下、或不欲食，三者互有之。腹中不和或腹中急而不能伸，口不知五穀之味，小便頻數而不渴，初勞役得病，食少，小便赤黃，大便常難，或澁、或結、或虛坐，只見些少白膿，時有下氣，或泄黃如糜，或溏泄色白，或結而不通，若心下痞，或胷中閉塞如刀劙之痛，二者亦互作不併見也。有時胃皖當心而痛，上肢兩脅，痛必臍下相火之勢如巨川之水不可遏而上行，使陽明之經逆行，亂于胷中，其氣無止息，甚則高喘，熱傷元氣，令四肢不收，無氣以動而懶倦嗜臥，以其外感風寒俱無此證，故易爲分辨耳。

辨手心手背

內傷及勞役飲食不節病，手心熱，手背不熱。外傷風寒，則手背熱，手心不熱。此辨至甚皎然。

辨口鼻

若飲食勞役所傷，其外證必顯在口，必口失穀味，必腹中不和，必不欲言，縱勉强對答，聲必怯弱，口沃沫多唾，鼻中清涕，或有或無，即陰證也。外傷風寒，則其外證必顯在鼻，鼻氣不利，聲重濁不清利，其言壅塞，盛而有力，口中必和。傷寒則面亦，鼻壅塞而乾；傷風則鼻流清涕而已。《內經》云：鼻者肺之候，肺氣通於天。外傷風寒，則鼻爲之不利。口者，坤土也，脾氣通於口，飲食失節，勞役所傷，口不知穀味，亦不知五味。又云傷食惡食。明矣！

辨頭痛

内證頭痛有時而作，有時而止。外證頭痛常常有之，直須傳入裏實方罷。此又内外證之不同者也。

辨中熱相似證

天氣大熱之時，在於路途中勞役得之，或在田野間勞形得之，更或有身體薄弱，食少，勞役過甚，又有修善常齋之人，胃氣久虛，而因勞役得之者，皆與陽明中熱白虎湯證相似。必肌體捫摸之壯熱，必躁熱悶亂大惡熱渴而飲水。以勞役過甚之故，亦身疼痛。始受病之時，特與中熱外得有餘之證相似，若誤與白虎湯，旬日必死。此證脾胃大虛，元氣不足，口鼻中氣皆短促而上喘，至日轉以後，是陽明得時之際，病必少減。若是外中熱之病，必到日晡之際，大作讝語，其熱增加，大渴飲水，煩悶不止。其勞役不足者，皆無此證，尤易爲分解。若有難決疑似之證，必當待一二日，求醫治療，必不至錯誤矣。

辨内傷飲食用藥所宜所禁

《内經》云：内傷者，其氣口脈反大於人迎一倍、二倍、三倍，分經用藥。又曰：上部有脈，下部無脈，其人當吐不吐者，死。但食不納，惡心欲吐者，不問一倍二倍，不當正與瓜蒂散吐之，但以指或以物探之使去。若所傷之物去不盡者，更診其脈，問其所傷，以食藥去之，以應塞因塞用，又謂之寒因寒用。泄而下降，乃應太陰之用，其中更加升發之藥，令其元氣上升。塞因塞用，因曲而爲之直。何爲曲？乃傷胃氣是也。何爲直？而升發胃氣是也。因治其飲食之内傷，而使生氣增益，胃氣完復，此乃因曲而爲之直也。若依分經用藥，其所傷之物，寒熱温凉，生硬柔軟，所傷不一，難立定法，只隨所傷之物不同，各立法治，臨時加減用之。其用藥又當問病人從來禀氣盛衰，所傷寒物熱物。是喜食而食之耶？不可服破氣藥；若乘飢困而食之耶？當益胃氣；或爲人所勸勉强食之，宜損血而益氣也。診其脈候，傷在何臟，方可與對病之藥，豈可妄泄天真生氣以輕喪身寶乎？且如先食熱物而不傷，繼之以寒物，因後食致前食亦不消化而傷者，當問熱食寒食孰多孰少，斟酌與藥，無不當矣。如傷熱物二分，寒物一分，則當用寒藥二分，熱藥一分，相合而與之，則榮衛之氣必得周流。更有或先飲酒而後傷寒冷之食，及傷熱食、冷水與冰，如此不等。皆當問其所傷之物，酌量寒熱之劑分數，各各對證而與之，無不取驗。

辨晝夜重輕

百病晝則增劇，夜則安静，是陽病有餘，乃氣病而血不病也；夜則增劇，晝則安静，是陰病有餘，乃血病而氣不病也。晝則發熱，夜則安静，是陽氣自旺於陽分也。晝則安静，夜則發熱煩躁，是陽氣下陷入陰中也，名曰熱入血室。晝則發熱煩躁，夜亦發熱煩躁，是重陽無陰，當急瀉其陽，峻補其陰。夜則惡寒，晝則安静，是陰血自旺於陰分也。夜則安静，晝則惡寒，是陰氣上入於陽中也。夜則惡寒，晝亦惡寒，是重陰無陽，當急瀉其陰，峻補其陽。晝則惡寒，夜則煩躁，飲食不入，名曰陰陽交錯者，死矣。

丹溪心法

元·朱震亨

問平日

凡治病，必先問平日起居飲食何如。

格致餘論 元・朱震亨

治病必求其本論

病之有本，猶草之有根也。去葉不去根，草猶在也。治病猶去草，病在臟而治腑，病在表而治裏，非惟戕賊胃氣，抑且資助病邪，醫云乎哉！族叔祖年七十，稟甚壯，形甚瘦，夏末患泄利，至深秋百方不應。予視之，曰：病雖久而神不悴，小便濇少而不赤，兩手脈俱濇而頗弦，自言膈微悶，食亦減。因悟曰：必此多年沉積，僻在胃腸。詢其平生喜食何物。曰：我喜食鯉魚，三年無一日缺。予曰：積痰在肺。肺爲大腸之臟，宜大腸之本不固也。當與澄其源而流自清，以茱萸、陳皮、青葱、蔍苜根、生薑煎濃湯，和以砂糖，飲一碗許，自以指探喉中，至半時辰，吐痰半升許，如膠。是夜減半。次早又飲，又吐半升而利止。又與平胃散加白朮、黃連，旬日而安。東陽王仲延遇諸途，來告曰：我每日食物必屈曲自膈而下，且硬濇，作微痛，他無所苦，此何病？予脈之，右甚濇而關尤沉，左却和。予曰：污血在胃脘之口，氣因鬱而爲痰，此必食物所致，明以告我。彼亦不自覺。予又曰：汝去臘，食何物爲多？曰：我每日必早飲點剁酒兩三盞逼寒氣。爲製一方，用韭汁半銀盞，冷飲細呷之，盡韭汁半斤而病安。已而果然。又一鄰人，年三十餘，性狡而躁，素患下疳瘡，或作或止。夏初，患自利，膈上微悶，醫與治中湯兩貼，昏悶若死，片時而甦。予脈之，兩手皆濇，重取略弦似數。予曰：此下疳瘡之甚重者，與當歸龍薈丸去麝，四貼而利減。又與小柴胡去半夏，加黃連、芍藥、川芎、生薑，煎五六貼而安。彼三人者，俱是濇脈，或弦或不弦，而治法迥別。不求其本，何以議藥？

醫學入門 明・李梴

問證

試問頭身痛不痛？寒熱無歇外感明。掌熱口不知食味，肉傷飲食勞倦形。五心煩熱兼有咳，人瘦陰虛火動情。除此三件見雜證，如瘧如痢必有名。從頭至足須詳問，證候參差仔細聽。

頭痛否：痛無間歇爲外感，痛有間歇爲内傷。

目紅腫否：或暴紅腫，或素疼痛。

耳鳴耳聾否：或左或右。久聾者，不敢純用補濇之劑，須兼開關行氣之藥。

鼻有涕否：或無涕而燥，或鼻塞，或素流涕不止，或鼻痔，或酒皶。

口知味否：或不食，食亦能知味，爲外感風寒；或食亦不知味，爲内傷飲食。

口渴否：或飲冷水者爲熱渴，飲熱水者爲虛，夏月大渴好飲者爲暑。

舌有胎否：或白，或黄，或黑，或紅而裂。

齒痛否：或上齦，或下齦，或有牙宣。

項强否：暴强則爲風寒，久强則爲痰火。

咽痛否：暴痛多痰熱，慣痛多下虛。

手掌心熱否：手背熱爲外感；手心熱爲内傷；手背手心俱熱，爲内傷兼外感。

手指梢冷否：冷則爲感寒，不冷則爲傷風，素清冷則爲體虛。

手足癱瘓否：左手足臂膊不舉或痛者，屬血虛有火。右手足臂膊不舉或痛者，屬氣虛有痰。

肩背痛否：暴痛爲外感，久痛爲虛損挾鬱。

腰脊痛否：暴痛亦爲外感，久痛爲腎虛挾滯。

尻骨痛否：暴痛爲太陽經邪，久痛爲太陽經火。

胷膈滿否：以下爲結胷，未下爲邪入少陽經分，非結胷也。素慣胷滿者，多鬱多痰火下虛。

脅痛否：或左或右，或兩脅俱痛，或一點空痛。

腹脹否：或大腹作脹，或小腹作脹。

腹痛否：或大腹痛，或臍中痛，或小腹痛，或痛按之即止，或痛按之不止。

腹有痞塊否：或臍上有痞塊，或臍下有痞塊，或臍左有痞塊，或臍右有痞塊，或臍中有痞塊，不可妄用汗吐下及動氣凝滯之藥，宜兼消導行氣之劑。

心痛否：暴痛屬寒，久痛屬火、屬虚。

心煩否：或只煩躁不寧；或欲吐不吐，謂之嘈雜；或多驚恐，謂之怔忡。

嘔吐否：或濕嘔，或乾嘔，或食罷即嘔，或食久乃嘔。

大便泄否：或溏泄，或水泄，或晨泄，或食後即泄，或黄昏時泄，一日共泄幾行？

大便秘否：秘而作渴作脹者爲熱，秘而不渴不脹者爲虚。

小便清利否：清利爲邪在表，赤澁爲邪在裏。頻數窘急爲下虚挾火，久病及老人得之危。

小便淋閉否：渴者爲熱，不渴爲虚。

陰强否：陰强爲有火，陰痿爲無火。

素有疝氣否：有疝氣，宜兼疎利肝氣，藥不可妄用升提及動氣之劑。

素有便血否，有痔瘡否：有便血痔瘡，不敢過用燥藥，爍陰傷臟。

有瘡疥否：有瘡疥忌發汗，宜兼清熱養血祛風。

素有夢遺白濁否：有遺濁則爲精虚，不敢輕易汗下。

有房室否：男子犯房，則氣血暴虚，雖有外邪，戒用猛劑，或先補而後攻可也。

膝痠軟否：暴痠軟則爲脚氣，或胃弱久病則爲腎虚。

脚腫痛否：腫而痛者，多風濕。不腫脛枯細而痛者爲血虚，爲濕熱下注。

脚掌心熱否：熱則下虚火動，脚跟痛者，亦腎虚有熱。脚指及掌心冷者爲寒。

有寒熱否，寒熱有間否：無間爲外感，有間爲内傷。午寒夜熱，則爲陰虚火動。

飲食喜冷熱否：喜冷則爲中熱，喜熱則爲中寒。
飲食運化否：能食不能化者，爲脾寒胃熱。
飲食多少否：能飲食者易治，全不食者難治；惟傷寒不食亦無害。
素飲酒及食煎炒否：酒客多痰熱，煎炒多犯上焦，或流入大腸而爲濕熱之證。
有汗否：外感有汗則爲傷風；無汗則爲傷寒；雜證自汗則爲陽虚。
有盗汗否：睡中出汗，外感則爲半表裏邪，内傷則爲陰虚有火。
渾身骨節疼痛否：外感則爲邪居表分，内傷則爲氣血不周，身重痛者爲挾濕氣。
夜重否：或晝輕夜重爲血病，或夜輕晝重爲氣病。
年紀多少：壯年病多可耐。老人病雜而元氣難當。婦人生産少者氣血猶盛；生産多，年又多，宜補不宜攻。
病經幾時：或幾日，或幾旬，或經年。
所處順否：所處順則性情和而氣血易調；所處逆則氣血怫鬱，須於所服藥中量加開鬱行氣之劑。
曾誤服藥否：誤藥則氣血亂而經絡雜，急病隨爲調解，緩病久病，停一二日後藥之可也。
婦人經調否：或參前爲血熱，或參後爲血虚。或當經行時有外感，經盡則散，不可妄藥，以致有犯血海。
經閉否：或有潮熱，或有咳泄，或有失血，或有白帶否？能飲食否？能食則血易調而諸證自除，食減漸瘦者危。
有癥瘕否：有腹痛潮熱而一塊結實者，爲癥瘕。
有孕能動否：腹中有一塊，結實能動，而無腹痛潮熱等證者，爲有孕。腹虚大脹滿，按之無一塊結實者，爲氣病，其經水亦時滲下。
産後有寒熱否，有腹痛否，有汗否，有咳喘否：寒熱多爲外感。腹痛多爲瘀血，或食積停滯。有汗䩞潮，爲氣血大虚。咳喘爲瘀血入肺，難治。

凡初證大綱未定，最宜詳審。病者不可諱疾忌醫，醫者必須委曲請問，決無一診而能悉知其病情也。初學宜另抄問法一紙，常出以問病。若大綱已定，或外感，或内傷，或雜病，自當遵守古法，不可概施發散劑也。

醫宗必讀　明·李中梓

不失人情論

嘗讀《内經》至方盛衰論而殿之曰：不失人情。未嘗不瞿然起，喟然嘆軒岐之入人深也！夫不失人情，醫家所甚亟，然戛戛乎難之矣。大約人情之類有三：一曰，病人之情；二曰，旁人之情；三曰，醫人之情。所謂病人之情者，五臟各有所偏，七情各有所勝。陽臟者宜涼，陰臟者宜熱。耐毒者緩劑無功，不耐毒者峻劑有害。此臟氣之不同也。動静各有欣厭，飲食各有愛憎。性好吉者，危言見非；意多憂者，慰安云僞。未信者忠告難行，善疑者深言則忌，此好惡之不同也。富者多任性而禁戒勿遵，貴者多自尊而驕恣悖理，此交際之不同也。貧者衣食不周，況乎藥餌；賤者焦勞不適，懷抱可知，此調治之不同也。有良言甫信，謬説更新，多歧亡羊，終成畫餅，此無主之爲害也。有最畏出奇，惟求隱當，車薪杯水，難免敗亡，此過慎之爲害也。有境緣不偶，營求未遂，深情牽掛，良藥難醫，此得失之爲害也。有急性者遭遲病，更醫而致雜投；有性緩者，遭急病，濡滯而成難挽。此緩急之爲害也。有參朮沾唇，懼補心先痞塞；硝黄入口，畏攻神即飄揚，此成心之爲害也。有諱疾不言，有隱情難告，甚而故隱病狀，試醫以脈，不知自古神聖未有舍望、聞、問而獨憑一脈者。且如氣口脈盛，則知傷食，至於何日受傷，所傷何物豈能以脈知之？此皆病人之情不可不察也。

醫學準繩六要　明·張三錫

問病必詳

凡診病，必先問所看何人，或男或女，或老或幼，或婢妾，或僮僕。次問得病之日、受病之原，及飲食胃氣如何，便利如何，曾服何藥，日間何如，夜寐何如，膈間有無脹悶痛處。

問病不答必耳聾。即當詢之是素聾否。否則，病久或汗下過傷，虛聾。

問而懶言點頭，是中氣虛。

昏憒不知人，是暴厥耶？抑久病耶？

婦人多中氣。

婦人當問月水如何？寡婦氣血凝滯，兩尺多滑，不可誤斷爲胎。室女同。

心腹脹痛，問是舊病舉耶？或新起耶？

診病必問所欲何味，所嗜何物，或縱酒，或齋素。喜酸則知肝虛，喜甘則知脾弱。

頭身臂膊作痛，必問曾病惡瘡否。

古今醫統

明·徐春甫

問證

王海藏曰：常人求診緘默，唯令切脈，試其能知病否。且脈人之氣血附於經絡，熱勝則脈疾，寒勝則脈遲，實則有力，虛則無力。至於得病之由，及所傷之物，豈能以脈知之乎？故醫者不可不問其由，病者不可不說其故。孫真人云：未診先問，最爲有準。蘇東坡云：脈之難明，古今所患也。至虛有盛候，大實有羸狀。疑似之間，便有死生之異。士夫多秘所患，以驗醫之能否。吾平生有疾請療，必盡告其所患。使醫了然知疾之所在，虛實寒熱，先定於胷中，然後診脈，疑似不能惑也。吾求愈疾而已，豈以困醫爲事哉？

婦科産後，先問坐草難易，惡露多少，飲食遲早，生子存亡。蓋形傷血傷之不同，補氣補血之有異。飲食失節宜調中，生子不存兼開鬱。問其所欲，以知其病。如欲熱者知爲寒，欲冷者知爲熱。如好静惡動者知其爲虚，煩躁不寧者知其爲實。惡食知傷食，惡風知傷風。好食甘者爲脾虚，好食辛者爲肺病，好食酸者爲肝虚，好食鹹者爲腎弱，嗜食苦者爲心病。此皆順應而易治。若乃心病愛鹹，肺傷欲苦，脾弱喜酸，肝病好辣，腎衰嗜甘，此爲逆候。病輕必危，危者必死。治得其法，服藥預防，猶可回生。又如唐汝正治小兒風熱，通身俱愈，惟頭頂不痊。問其因，乳母好熱酒，知其貽毒。本方倍用葛根、黄連而遂愈。

醫門法律

清・喻昌

問病論

醫，仁術也。仁人君子必篤於情，篤於情則視人猶己，問其所苦，自無不到之處。古人閉户塞牖，繫之病者，數問其情，以從其意。誠以得其歡心，則問者不覺煩，病者不覺厭。庶可詳求本末而治無誤也。如嘗貴後賤，病名脱營。嘗富後貧，病名失精。以及形志苦樂，病同治異；飲食起居，失時過節；憂愁恐懼，蕩志離魂；所喜所惡，氣味偏殊；所宜所忌，禀性迥異。不問，何以相體裁方也？所以入國問俗，入家問諱，上堂問禮，臨病人問所便。便者，問其居處動静、陰陽寒熱、情性之宜。如問其爲病熱，則便於用寒；問其爲病寒，則便於用熱之類，所謂順而施之也。人多偏執己見，逆之則拂其意，順之則加其病，莫如之何。然苟設誠致問，明告以如此則善，如彼則敗，誰甘死亡而不降心以從耶？至於受病情形，百端難盡。如初病口大渴，久病口中和，若不問而概以常法治之，寧不傷人乎？如未病素脾約，纔病忽便利，若不問而計日以施治，寧不傷人乎？如未病先有痼疾，已病重添新患，若不問而概守成法治之，寧不傷人乎？如疑難證，著意對問不得其情，他事閒言反成真面，若不細問而急遽妄投，寧不傷人乎？病形篇謂：問其病，知其處，命曰工。今之稱爲工者，問所非問，諛佞其間。病者欣然樂從，及病增更醫，亦復如是，乃至徬徨醫藥。偶遇明者，仍復不投。此宜委曲開導，如對君父，未可飄然自外也。更可怪者，無知戚友探問，忘其愚陋，强逞明能，言虚道實，指火稱痰，抑孰知其無責而易言耶？坐令依傍迎合，釀成末流，無所底止，良足悼矣！吾輩其明以律己，誠以動人，共砥狂瀾乎！

律一條

凡治病不問病人所便，不得其情，草草診過，用藥無據，多所傷殘，醫之過也。

申治病不疏五過之律并《内經》大意

凡診病不問三常，不知比類，不察神志，不遵聖訓，故犯不忌，醫之罪也。

《内經》常貴後賤一節，過在不問病情之所始也。

飲食居起一節，過在不知病人七情所受，各不同也。

比類奇恒一節，醫之所貴，如老吏判按，律所不載者，比例斷之，纖悉莫逃也。奇恒者，審其病之奇異平常也。從容者，凡用比類之法，分别病能，必從容參酌，惡粗疎簡略也。

診有三常一節，此過繇於不能戒嚴病者，令之悚然神動，蠲除憂患，徒外示柔弱，委曲從人也。

診者必知終始一節，察氣色之終始，知病發之餘緒，辨男女之順逆，與七情内傷，故離間親愛者魂遊，絶念所懷者意喪，菀積所慮者神勞，結固餘怨者志苦；憂愁者閉塞而不行，恐懼者蕩憚而失守，盛怒者迷惑而不治，喜樂者憚散而不藏。由是八者，故五臟空虚，血氣離守。工不思曉，又何言醫！

嘗富大傷一節，非分過損，身體，雖復，津液不滋。血氣内結，留而不去，薄於陽脈，則化爲膿，久積腹中，則外爲寒熱也。不但不學無術者爲粗工，即使備究經旨，而診不辨三常，療不審五過，亦爲粗略之醫也。

診不辨陰陽。此治之一失也。

受師不卒，妄作雜術，謬言爲道，更名自功，妄用砭石，後遺身殃。此治之二失也。

不適貧富貴賤之居，坐之厚薄，形之寒温，不適飲食之宜，不别人之勇怯，不知比類，足以自亂，不足以自明。此治之三失也。

診病不問其始憂患，飲食之失節，起居之過度，或傷於毒，不先言此，卒持寸口，何病能中？忘言作名，爲粗所窮。此治之四失也。

景岳全書 明·張介賓

問診

凡診病之法，固莫妙於脈。然有病脈相符者，有病脈相左者，此中大有元理。故凡値疑似難明處，必須用四診之法，詳問其病由，兼辨其聲色，但於本末先後中，正之以理，斯得其真。若不察此，而但謂一診可憑，信手亂治，亦豈知脈證最多真假，見有不確，安能無誤？且常診者知之猶易，初診者決之甚難。此四診之所以不可忽也。故《難經》以切居四診之末，其意深矣。陶節庵亦曰：問病以知其外，察脈以知其内，全在活法二字，乃臨證切脈之要訣也。此義惟汪石山言之最詳。

問寒熱

問寒熱者，問内外之寒熱，欲以辨其在表在裏也。人傷於寒，則病爲熱。故凡病身熱脈緊，頭疼體痛，拘急無汗，而且得於暫者，必外感也。蓋寒邪在經，所以頭疼身痛；邪閉皮毛，所以拘急發熱。若素日無疾，而忽見脈證若是者，多因外感。蓋寒邪非素所有而突然若此，此表證也。若無表證，而身熱不解，多屬内傷。然必有内證相應，合而參之，自得其真。

凡身熱經旬，或至月餘不解，亦有仍屬表證者。蓋因初感寒邪，便作身熱頭痛。醫不能辨，誤認爲火，輒用寒凉，以致邪不能散，或雖經解散而藥未及病，以致留蓄在經，其病必外證多而裏證少。此非裏也，仍當解散。

凡内證發熱者，多屬陰虛，或因積熱。然必有内證相應，而其來也漸。蓋陰虛者必傷精，傷精者必連臟。故其在上而連肺者，必爲喘急咳嗽；在中而連脾者，或妨飲食，或生懊憹，或爲躁煩焦渴；在下而連腎者，或精血遺淋，或二便失節。然必寒熱往來，時作時止，或氣怯聲微，是皆陰虛證也。

凡怒氣七情，傷肝傷臟而爲熱者，總屬真陰不足，所以邪火易熾，亦陰虛也。

凡勞倦傷脾而發熱者，以脾陰不足，故易於傷。傷則熱生於肌肉之分，亦陰虛也。

凡内傷積熱者，在癥痞必有形證，在血氣必有明徵，或九竅熱於上下，或臟腑熱於三焦。若果因實熱，凡火傷在形體而無涉於真元者，則其形氣聲色脈候，自然壯麗，無弗有可據而察者，此當以實火治之。

凡寒證尤屬顯然，或外寒者陽虧於表，或内寒者火衰於中，諸如前證。但熱者多實，而虛熱者最不可誤；寒者多虛，而實寒者間亦有之。此寒熱之在表在裏，不可不辨也。

問汗

問汗者，亦以察表裏也。凡表邪盛者，必無汗。而有汗者，邪隨汗去，已無表邪，此理之自然也。故有邪盡而汗者，身凉熱退，此邪去也。有邪在經而汗在皮毛者，此非真汗也。有得汗後，邪雖稍減而未得全盡者，猶有餘邪，又不可因汗而必謂其無表邪也，須因脈證而詳察之。

凡温暑等證，有因邪而作汗者，有雖汗而邪未去者，皆表證也。總之表邪未除者，在外則連經，故頭身或有疼痛；在内則連臟，故胷膈或生躁煩。在表在裏，有證可憑；或緊或數，有脈可辨。須察其真假虛實，孰微孰甚而治之。

凡全非表證，則或有陽虛而汗者，須實其氣；陰虛而汗者，須益其精；火盛而汗者，凉之自愈；過飲而汗者清之可寧。此汗證之陰陽表裏，不可不察也。諸汗證詳載傷寒門，此不贅。

問頭身

問其頭，可察上下。問其身，可察表裏。頭痛者邪居陽分，身痛者邪在諸經。前後左右，陰陽可辨；有熱無熱，内外可分。但屬表邪，可散之而愈也。

凡火盛於内而爲頭痛者，必有内應之證，或在喉口，或在耳目，别無身熱惡寒在表等候者，此熱盛於上，病在裏也。察在何經，宜清宜降，高者抑之，此之謂也。若用輕揚散劑，則火必上升而痛愈甚矣。

凡陰虚頭痛者，舉發無時，是因酒色過度，或遇勞苦，或逢情慾，其發則甚。此爲裏證，或精或氣，非補不可也。

凡頭痛屬裏者，多因於火，此其常也。然亦有陰寒在上，陽虚不能上達而痛甚者。其證則惡寒嘔惡，六脈沉微或兼弦細。諸治不效，余以桂、附、參、熟之類而愈之。是頭痛之有陽虚也。

凡云頭風者，此世俗之混名，然必有所因，須求其本，辨而治之。

凡眩運者，或頭重者，可因之以辨虚實。蓋病中眩運者，多因清陽不升，上虚而然。如丹溪云：無痰不作運，殊非真確之論。但當兼形氣，分久暫以察之。觀《内經》曰：上虚則眩，上盛則熱痛，其義可知。至於頭重，尤屬上虚。經曰：上氣不足，腦爲不滿，頭爲之苦傾。此之謂也。

凡身痛之甚者，亦當察其表裏以分寒熱。其若感寒作痛者，或上或下，原無定所，隨散而愈，此表邪也。若有定處，而别無表證，乃痛痺之屬，邪氣雖亦在經，此當以裏證視之，但有寒熱之異耳。若因火盛者，或肌膚灼熱，或紅腫不消，或内生煩渴，必有熱證相應，治宜以清以寒。若並無熱候而疼痛不止，多屬陰寒，以致血氣凝滯而然。經曰：痛者寒氣多也，有寒故痛也，必温其經使血氣流通，其邪自去矣。

凡勞損病劇，而忽加身痛之甚者，此陰虚之極，不能滋養筋骨而然。營氣憊矣，無能爲也。

問二便

二便爲一身之門户，無論内傷外感，皆當察此以辨其寒熱虚實。蓋前陰通膀胱之道，而其利與不利，熱與不熱，可察氣化之强弱。凡患傷寒而小水利者，以太陽之氣未劇，即吉兆也。後陰開大腸之門，而其通與不通，結與不結，可察陽明之虚實。凡大便熱結而腹中堅滿者，方屬有餘，通之可也。若新近得解而不甚乾結，或旬日不解而全無脹意者，便非陽明實邪。觀仲景曰：大便先硬後溏者，不可攻。可見後溏者雖有先硬，已非實熱。矧夫純溏而連日得後者，又可知也。若非真有堅燥痞滿等證，則原非實邪，其不可攻也明矣。

凡小便但見其黄，便謂是火。而不知人逢勞倦，小水即黄。焦思多慮，小水亦黄。瀉痢無期，小水亦黄。酒色傷陰，小水亦黄。使非有或淋或痛，熱證相兼，不可因黄便謂之火。余見逼枯汁而斃人者多矣。經曰：中氣不足，溲便爲之變，義可知也。若小水清利者，知裏邪之未甚，而病亦不在氣分。以津液由於氣化。氣病則小水不利也。小水漸利，則氣化可知，最爲吉兆。

大便通水穀之海，腸胃之門户也。小便通血氣之海，衝任水道之門户也。二便皆主於腎，本爲元氣之關，必真見實邪，方可議通議下。否則，最宜詳察審慎，不可誤攻。使非真實而妄逐之，導去元氣，則邪之在表者，反乘虚而深陷。因内困者必由瀉而愈虧。所以凡病不足，慎勿强通，最喜者小便得氣而自化，大便彌固者彌良，營衛既調，自將通達，即大腸秘結旬餘，何慮之有？若滑泄不守，乃非虚弱者所宜，當首先爲之防也。

問飲食

問飲食者，一可察胃口之清濁，二可察臟腑之陰陽。病由外感而食不斷者，知其邪未及臟，而惡食不惡食者可知。病因内傷而食欲變常者，辨其味有喜惡，而愛冷愛熱者可知。素欲温熱者，知陰臟之宜煖；素好寒冷者，知陽臟之可清。或口腹之失節，以致誤傷，而一時之權變可因以辨。故飲食之性情所當詳察，而藥餌之宜否，可因以推也。

凡諸病得食稍安者，必是虚證。得食更甚者，或虚或實皆有之。當辨而治之也。

問　胷

胷即膻中，上連心肺，下通臟腑。胷腹之病極多，難以盡悉。而臨證必當問者，爲欲辨其有邪無邪，及宜補宜瀉也。凡胷腹脹滿，則不可用補；而不脹不滿，則不可用攻。此大法也。然痞與滿不同，當分輕重。重者脹塞中滿，此實邪也，不得不攻。輕者但不欲食，不知飢飽，似脹非脹，中空無物，乃痞氣耳，非真滿也。此或以邪陷胷中者有之，或脾虚不運者有之。病者不知其辨，但見胃氣不開，飲食不進，問之亦曰飽悶，而實非真有脹滿。此在疑虚疑實之間，若不察其真確，未免補瀉倒施，必多致誤，則爲害不小。

今人病虚證者極多，非補不可。但用補之法，不宜造次。欲察其可補不可補之機，則全在先察胷腹之寛否何如，然後以漸而進；如未及病，再爲放膽用之，庶無所礙。此用補之大法也。

凡虚證勢在危急，補劑難容少緩。亦必先問其胷寛者乃可驟進。若元氣真虚，而胷腹又脹，是必虚不受補之證。若强進補劑，非惟無益，適足以招謗耳。此胷腹之不可不察也。

問　聾

耳雖少陽之經，而實爲腎臟之官，又爲宗脈之所聚，問之非惟可辨虚實，亦且可知死生。凡人之久聾者，此一經之閉無足爲怪。惟是因病而聾者，不可不辨。其在熱論篇則曰：傷寒三日，少陽受之，故爲耳聾。此以寒邪在經，氣閉而然。然以余所驗，則未有不因氣虚而然者。《素問》曰：精脱者耳聾。仲景曰：耳聾無聞者，陽氣虚也。由此觀之，則凡病是證，其屬氣虚者什九，氣閉者什一耳。

耳聾有輕重，輕者病輕，重者病重。若隨治漸輕，可察其病之漸退也；進則病亦進矣。若病至聾極，甚至絶然無聞者，此誠精脱之證，余經歷者數人矣，皆至不治。

問渴

問渴與不渴，可以察裏證之寒熱，而虚實之辨亦從以見。凡内熱之甚，則大渴。喜冷水不絶，而腹堅便結，脈實氣壯者，此陽證也。

凡口雖渴而喜熱不喜冷者，此非火證，中寒可知。既非火證，何以作渴？則水虧故耳。

凡病人問其渴否，則曰口渴；問其欲湯水否，則曰不欲。蓋其内無邪火，所以不欲湯水；真陰内虧，所以口無津液。此口乾也，非口渴也。不可以乾作渴治。

凡陽邪雖盛而真陰又虚者，不可因其火盛喜冷，便云實熱。蓋其内水不足，欲得外水以濟。水涸精虧，真陰枯也，必兼脈證細察之。此而略差，死生立判。余常治垂危最重傷寒，有如此者，每以峻補之劑浸冷而服，或以冰水參熟等劑相間疊進，活人多矣。常人見之，咸以爲奇，不知理當如是，何奇之有？然必其乾渴燥結之甚者，乃可以參附凉水並進；若無實結，不可與水。

身經通考

清·李潆

問證

望聞問切，察病之四法也。望色聞聲切脈，古人反復言之。至於問而知之之謂工，先哲尚未發明，不無有疑焉。何以故？如至病家，問其瀉痢以知其瀉痢，問其寒熱以知其寒熱，則淺矣。必非古人之意也。

問其病起於何日？日少爲新病，實證居多。日多爲久病，虚證居多。

曾食何物？食冰而病，藥用冰煎。如傷肉食，用草果、山楂之類。

曾否有怒勞房慾等事？怒則傷肝，勞則内傷元氣，房慾則傷腎。

及問初起何證？如初起頭疼發熱惡寒，屬外感。如初起心腹疼痛及瀉痢等證，屬内傷。

後變何病？如痢變瀉、變瘧爲輕；瘧變瀉、變痢爲重。先喘後脹病在肺；先脹後喘病在脾。先渴後嘔，爲停水之類。

口渴思飲否？口不渴，内無熱也；口渴欲飲，爲熱。老人口渴不思飲，主津液少。若漱水不欲嚥，主蓄血，主陰極發燥。

喜熱喜冷否？喜熱内寒，喜冷内熱。

口中淡苦否？苦，熱；鹹，寒；淡，虛；甘，脾熱成疳；酸，傷食。

思食否？傷食不思食，雜證思食，爲有胃氣則生，否則無胃氣則死。

胷中寬否？不寬，傷食痰積氣滯之證。

腹中有痛處否？無痛處，知病不在内，主虛。有痛處主食積痰血之類。有痛處，手按則減者爲虛。

大小便如常否？小便秘結黄赤爲熱，清白爲寒，濁如米泔爲濕熱下陷。大便秘爲實爲熱，自利爲虛。暴瀉暴痢爲實，久瀉久痢爲虛。下黄赤爲熱，下清白爲寒。

足冷煖否？足煖陽證，足冷陰證。乍冷乍温，便結屬陽，大便如常屬虛。

平日勞逸、喜怒、憂思，並喜食何物？勞則氣散，逸則氣滯。喜傷心，怒傷肝，憂傷肝，思傷脾，恐傷腎。

喜食厚味則生痰，醇酒則發熱。

種種問法，實爲活人之捷徑。然以此而盡古人問而知之之義，猶未也。予於静定之中，若有所悟。蓋今人之病，如咳嗽發熱瀉痢諸痛，俱病之總名也。一證之中，各有火有寒，有痰有氣，有虛有實，致證之原不同。如治咳嗽問得有火證，即作火治；有痰有氣證，即作痰氣治。因此一問，舍病名而治病原，庶合古人之心也。昔丹溪翁名擅千古，亦不過每證分出寒熱虛實痰火血氣等件，隨證調治。此豈有異人之目，洞見臟腑者乎？亦惟問其證以知之耳。